肿瘤科护理查房

岳丽青　匡雪春　主编

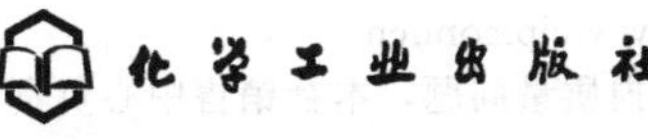

化学工业出版社

·北京·

内 容 简 介

本书收录头颈部肿瘤、胸部肿瘤、腹部肿瘤、泌尿和男性生殖系统肿瘤、女性生殖系统肿瘤、血液和淋巴系统肿瘤、骨肿瘤和皮肤肿瘤、中枢系统肿瘤，共八章三十余个病例，突出肿瘤科临床护理查房实践中的重点知识和逻辑思维，以肿瘤科临床护理需要为内容取舍标准，对典型个案的护理原理、护理措施和技能操作充分阐述，并广泛涉猎肿瘤诊治的最新研究进展、新近分期和循证医学证据，包括 PD-1、PD-L1 抑制剂等免疫治疗。本书图文并茂，贴近临床实际，适合各级护士，尤其是肿瘤科护士、护理实习生阅读参考。

图书在版编目（CIP）数据

肿瘤科护理查房/岳丽青，匡雪春主编. —北京：化学工业出版社，2020.11（2025.1重印）
ISBN 978-7-122-37698-5

Ⅰ.①肿…　Ⅱ.①岳…②匡…　Ⅲ.①肿瘤-护理　Ⅳ.①R473.73

中国版本图书馆 CIP 数据核字（2020）第 168718 号

责任编辑：戴小玲　　　　文字编辑：何　芳
责任校对：张雨彤　　　　装帧设计：史利平

出版发行：化学工业出版社
（北京市东城区青年湖南街 13 号　邮政编码 100011）
印　　装：北京盛通数码印刷有限公司
850mm×1168mm　1/32　印张 15½　字数 401 千字
2025 年 1 月北京第 1 版第 4 次印刷

购书咨询：010-64518888
售后服务：010-64518899
网　　址：http://www.cip.com.cn
凡购买本书，如有缺损质量问题，本社销售中心负责调换。

定　　价：59.00 元　版权所有　违者必究

编委会

主　　任　孙　虹

副 主 任　唐北沙

执行主任　李映兰

编　　委　虞玲丽　李　君　岳丽青　陶子荣
黄伦芳　谭红莲　李　丽　周　阳
匡雪春　戴　玉　唐　慧　卢敬梅
张　红　罗　煜　周　霞　徐德宝
唐云红　彭伶俐　袁素娥　李春梅
杨　莎

学术秘书　卢敬梅

本书编写人员名单

主　　编　岳丽青　匡雪春

副 主 编　陈文凤　姜萍岚　李艳婷　邹艳辉

编　　者　岳丽青　匡雪春　陈文凤　李艳婷

肖　红　温　明　佘桂娥　龚　钰

李梦霞　龚苏苏　张京慧　邹艳辉

李　妙　汤　宇　叶　莎　赵　嬰

姜萍岚　曾　园　陈　娅　石艳辉

陈　琼　朱江丽

主　　审　钟美佐

前言

临床护理查房是在主查人的引导下，通过全面了解患者的病情，提出护理问题，以患者为中心，以护理程序为框架，以解决问题为目的，突出对患者重点病情和护理服务需要进行深入讨论，是提高护士临床思维和解决问题能力的一个重要手段，是护理日常工作中不可缺少的一部分，其重要性、实用性已被护理界广为接受。

恶性肿瘤已成为导致我国居民死亡的重要疾病之一。肿瘤专科收治来自其他各病区失去手术机会或外科手术前后需要进行化学治疗、放射治疗和免疫治疗等的患者。患者疾病种类多、病情复杂，加上前期治疗导致患者承受着巨大压力或对身体已造成较大的创伤等，使护理难度大。面对此类患者，如何帮助其度过困难时期，配合有计划地实施相关的治疗和护理，加强心灵关怀，提高患者的生活质量等是摆在肿瘤专科护士面前的现实问题。

目前我国的肿瘤专科护士培训正在有序地进行，但针对肿瘤专科护士核心能力培养的书籍有限。本书由具有丰富临床经验的三级甲等综合医院和肿瘤专科医院的护理专家共同编写。作者根据近年来综合医院在肿瘤科进行非外科手术治疗的患者的病情特点，以护理问题为基础，以国内外先进护理理念为指导，采用北美护理诊断，结合临床经验总结，通过循证的方法，逐个解决患者的护理问题。内容涵盖疾病知识、检查治疗方法及注意事项、病情观察和护理的重点、心灵关怀、健康教育、延续护理等。内容丰富、资料翔实，加入图表说明，清晰易懂，既可作为肿瘤专科护士的参考书籍，也可作为轮训护士继续教育读物、实习护士的专业指导书。

在书稿的编写、审定和出版中，得到中南大学湘雅医院肿瘤科主任、各单位编写专家的大力支持，在此一并深表谢意！由于时间仓促，疏漏之处敬请读者批评指正。

编　者

2020 年 10 月

目录

第一章　头颈部肿瘤 …… 1

病例1　鼻咽癌 …… 1
病例2　舌癌 …… 21
病例3　喉癌 …… 42
病例4　甲状腺癌 …… 56

第二章　胸部肿瘤 …… 64

病例1　肺癌 …… 64
病例2　胸膜间皮瘤 …… 85
病例3　胸腺瘤 …… 102
病例4　食管癌 …… 112
病例5　乳腺癌 …… 129

第三章　腹部肿瘤 …… 144

病例1　胃癌 …… 144
病例2　大肠癌 …… 162
病例3　原发性肝癌 …… 179
病例4　胰腺癌 …… 192

第四章　泌尿和男性生殖系统肿瘤 …… 208

病例1　肾癌 …… 208
病例2　膀胱癌 …… 219
病例3　前列腺癌 …… 232

病例 4　睾丸癌 …… 251

第五章　女性生殖系统肿瘤 …… 267

病例 1　宫颈癌 …… 267
病例 2　卵巢癌 …… 279
病例 3　子宫内膜癌 …… 292
病例 4　绒毛膜癌 …… 309

第六章　血液、淋巴系统肿瘤 …… 320

病例 1　白血病 …… 320
病例 2　淋巴瘤 …… 335
病例 3　多发性骨髓瘤 …… 346
病例 4　造血干细胞移植 …… 359

第七章　骨肿瘤、皮肤肿瘤 …… 372

病例 1　骨肉瘤 …… 372
病例 2　恶性黑色素瘤 …… 383

第八章　中枢系统肿瘤 …… 394

病例 1　脑胶质瘤 …… 394
病例 2　脑膜瘤 …… 420
病例 3　脑垂体腺瘤 …… 428
病例 4　脑转移瘤 …… 443

参考文献 …… 460

问题目录

鼻咽癌 …… 1
为什么会得鼻咽癌？ …… 3
鼻咽癌的生长部位隐蔽，早期症状复杂，诊断困难。它的主要临床表现有哪些？ …… 4
鼻咽癌的美国癌症联合委员会（AJCC）第八版TNM分期是怎样的？ …… 4
鼻咽癌的主要辅助检查有哪些？ …… 6
鼻咽癌最有效的治疗方法是什么？ …… 6
什么是放疗？ …… 6
目前常用的放疗技术有哪些？Tomo和质子重离子治疗有什么特点，它们各自的适应证是什么？ …… 6
该患者目前的治疗计划是暂停放疗，放疗的禁忌证是什么？ …… 7
鼻咽癌患者在什么情况下采用放化疗联合治疗？放化疗联合治疗的优势有哪些？ …… 7
正常人24h的尿量是多少？何谓多尿、少尿、无尿？ …… 8
常见食物的含水量是多少？ …… 8
如何给患者准确记录出入水量？ …… 10
为什么该患者要进行血液透析治疗？ …… 11
为什么说该患者存在感染的风险？该采取哪些措施？ …… 12
怎样对该患者进行饮食指导？ …… 12
为什么要行鼻腔冲洗？怎样进行鼻腔冲洗？有什么注意事项？ …… 12
放疗后的主要不良反应有哪些？ …… 13
在放疗前、放疗中、放疗后如何做好患者的口腔护理？ …… 14
患者在放疗期间为什么会出现口干？应如何护理？ …… 15
放疗时出现顽固性口干怎么办？ …… 15
患者发生营养不良的原因有哪些？ …… 16
如何做好鼻咽癌放疗患者的皮肤护理？ …… 16
鼻咽癌患者出现鼻腔大出血时的常见原因有哪些？该怎样处理？如何预防？ …… 17
患者放疗后出院，应给哪些出院指导？ …… 18

舌癌 …… 21
什么是舌癌？ …… 22
如何对舌癌进行分期？ …… 23
舌癌的治疗方法有哪些？ …… 23
什么是舌（颌）颈联合手术？ …… 24
KPS是什么？为什么对肿瘤患者进行KPS评分？ …… 24
患者出现口咽部疼痛不适的原因是什么？ …… 25
为什么碳酸氢钠溶液和康复新液能用于舌癌患者的口腔感染？ …… 25
如何对放疗后口腔黏膜炎进行分级及护理？ …… 26
如何对患者进行疼痛护理？ …… 28
患者骨髓抑制的原因是什么？如何进行护理？ …… 29
使用多西他赛、奈达铂注射液进行化学治疗中需注意什么？ …… 30
患者出现头晕、乏力，从安全管理方面需特别注意什么？如何护理？ …… 32
舌癌根治术后行放射治疗和化学治疗，如何进行营养支持？ …… 33
放射治疗后，患者的放射区皮肤可能出现什么反应?如何保护放射区皮肤？ …… 35
患者一般出现哪些心理反应？如何进行心理护理？ …… 36
该患者留置胃管2个月余，出院前拔除胃管，如何指导患者进行吞咽功能的训练？ …… 36
如何对该患者进行语音功能锻炼？ …… 38
喉癌 …… 42
本患者使用唑来膦酸，它的适应证及用法有哪些？ …… 44
唑来膦酸的禁忌证有哪些？ …… 44
唑来膦酸的使用注意事项有哪些？ …… 44
该患者使用的紫杉醇脂质体属于哪一类化学治疗药物？ …… 45
紫杉醇脂质体最主要的不良反应有哪些？用药期间需注意什么事项？ …… 45
IMRT是什么？ …… 45
何为PGTVnx GTVnd、CTV1、CTV2、PTV1、PTV2？ …… 45
什么是姑息性放疗？DM、DT是什么意思？ …… 47
为什么常规放疗是每周5次？ …… 47
该患者为什么会出现皮下气肿？怎样护理？ …… 48
为什么患者脸部、颈部肿胀之后要停止放疗，而不能按原计划进行放射治疗？ …… 48

患者因脸、颈部肿胀不能做放疗，如果肿胀消失后接着做放疗，对效果有没有影响？ …… 49
该患者肿瘤发生了腰椎转移应怎样护理？ …… 49
何谓人工气道湿化？其方法有哪些？该患者使用了哪几种？ …… 50
如何判断该患者人工气道湿化是否有效？ …… 50
如何判断痰液黏稠度？ …… 50
气管切开患者对病室环境要求如何？ …… 50
护理人员给患者吸痰时应注意什么事项？ …… 50
怎样护理患者的气管套管？ …… 51
如何清洁气管内套管？ …… 51
更换气管内套管时需注意什么？ …… 51
该患者入住肿瘤放疗科时气管套管为金属材质的，为什么放疗前将其更换为硅胶材质的气管套管？ …… 52
患者的饮食护理要求有哪些？ …… 52
没有行气管切开的喉癌患者放射治疗时和放射治疗后要注意什么？ …… 52
当患者出现呼吸困难或窒息时该怎样处理？ …… 52
患者发音困难甚至不能发音，应怎样护理？ …… 52
喉癌有何流行病学特征？ …… 53
喉癌的临床表现有哪些？ …… 53
喉癌特有的辅助检查有哪些？ …… 54
喉癌的治疗原则有哪些？ …… 54
若患者出院，出院指导包括哪些内容？ …… 54
甲状腺癌 …… 56
PGTVtb 是什么意思？ …… 57
为什么患者要使用左甲状腺素钠片口服治疗？ …… 58
为什么此患者会出现窦性心动过速？对治疗方案有何参考？ …… 58
如何测基础代谢率？该患者有无甲亢？ …… 58
为什么该患者使用放射治疗？甲状腺癌放射治疗的适应证有哪些？ …… 58
为什么患者会出现吞咽疼痛和困难？ …… 58
康复新液的作用及使用方法有哪些？ …… 59
接受放射治疗的患者均需签订特殊治疗同意书，告知患者或家属放射治疗存在的危险或可能出现的问题，你认为该患者存在哪些风险？ … 59
为什么患者会出现白细胞下降？目前是几度骨髓抑制？ …… 59

诊断甲状腺癌的辅助检查有哪些？ …… 59
甲状腺癌的病理组织学分型有哪些？ …… 60
什么情况下应考虑甲状腺癌的可能？ …… 60
甲状腺癌的流行病学特征有哪些？ …… 61
甲状腺疾病常用的实验室检查指标有哪些？ …… 61
甲状腺癌的治疗原则有哪些？ …… 62
患者什么情况下需用^{131}I治疗？ …… 62
甲状腺癌内分泌治疗的意义有哪些？ …… 62
肺癌 …… 64
什么是肺癌？肺癌的组织学分型有哪些？ …… 65
肺癌的临床表现有哪些？ …… 65
肺癌的TNM分期是如何划分的？ …… 66
该患者诊断为肺癌的依据有哪些？ …… 70
如何对患者进行疼痛护理？ …… 70
肺癌患者常见的化疗方案有哪些？ …… 72
肺癌常见的免疫治疗用药有哪些免疫相关不良事件如何处理？ …… 73
针对该患者应该重点观察哪些病情变化？ …… 78
吉西他滨的不良反应及注意事项有哪些？ …… 79
顺铂注射液的不良反应及注意事项有哪些？ …… 79
骨髓抑制时如何检测血细胞？ …… 80
如何为该患者选择正确的穿刺部位？ …… 81
该患者出现化疗药物外渗时，应采取哪些措施？ …… 81
如何对肺癌化疗患者进行健康指导？ …… 82
如何处理肺癌患者并发大咯血？ …… 82
纤维支气管镜的术前、术后护理有哪些？ …… 83
胸膜间皮瘤 …… 85
胸膜间皮瘤的流行病学特征和发病特点有哪些？ …… 86
胸膜间皮瘤的临床表现有哪些？ …… 87
恶性胸膜间皮瘤的Butchart分期系统如何？ …… 87
该患者诊断为胸膜间皮瘤的依据有哪些？ …… 87

胸膜间皮瘤的治疗方法有哪些？ …… 88
营养不良的判断标准是什么？该患者属于哪个级别？ …… 89
该患者目前首优的护理问题是什么？护理目标是什么？该采取哪些护理措施？ …… 91
患者次优的护理问题是什么？护理目标是什么？该采取哪些护理措施？ …… 91
如何进行疼痛护理及使用疼痛药物的健康指导？ …… 92
如何应用培美曲塞二钠和顺铂？ …… 93
如何正确配制化疗药物？ …… 95
该患者输注化疗药物后可能出现哪些不良反应？如何护理？ …… 96
胸腔穿刺术的适应证和禁忌证有哪些？ …… 97
胸腔穿刺置管+胸腔灌注化疗药物术该注意哪些？ …… 98
该患者行肺穿刺术，肺穿刺术的护理要点有哪些？ …… 99
胸腺瘤 …… 102
什么是胸腺瘤？ …… 103
胸腺瘤的临床表现有哪些？ …… 103
胸腺瘤如何分期？胸腺瘤分期与疾病预后有什么关系？ …… 104
胸腺瘤的常见辅助检查有哪些？ …… 104
胸腺瘤的治疗方法有哪些？ …… 105
胸腺瘤患者常用的联合化疗方案有哪些？ …… 105
为什么患者会出现颜面部、颈部肿胀？ …… 105
什么是上腔静脉阻塞综合征？ …… 105
上腔静脉阻塞综合征的临床表现有哪些？ …… 106
患者合并上腔静脉阻塞综合征，该注意哪些事项？ …… 106
该患者出现呼吸困难、咳嗽，该如何护理？ …… 106
该患者在输液护理上应注意哪些事项？ …… 107
患者出现什么情况时可以考虑上肢 PICC 置管？ …… 107
经股静脉置入 PICC 导管应当如何护理？ …… 107
患者的饮食护理要求有哪些？ …… 107
患者出现脱发时，该采取哪些护理干预？ …… 107
该患者化疗期间如何防治出血性膀胱炎？ …… 108
泼尼松在肿瘤治疗中有什么作用？使用注意事项有哪些？ …… 108
患者在使用表柔比星期间为什么要全程用心电监护？ …… 108

使用右丙亚胺的注意事项有哪些？ …… 109
睡眠形态紊乱对患者机体有何影响？ …… 109
患者出现睡眠形态紊乱，该采取哪些护理措施？ …… 109
食管癌 …… 112
食管癌的临床症状有哪些？ …… 114
食管癌患者放疗期间的饮食护理有哪些？ …… 114
怎样对该患者进行皮肤护理？ …… 114
食管癌放射治疗的目的有哪几种？放射剂量各是多少？常用的放射源是什么？ …… 115
该患者放射治疗后应该注意观察哪些方面？ …… 115
诊断食管癌患者常用的辅助检查有哪些？ …… 115
食管癌的流行病学知识有哪些？ …… 116
该患者上述护理问题的相关因素是什么？ …… 116
我国食管癌是怎样进行临床分期的？ …… 117
各期食管癌的治疗原则有哪些？ …… 117
放射性食管炎一般发生在什么时候？根据RTOG食管急性毒性评分标准分为几级？ …… 117
放射性气管炎/肺炎一般发生在什么时候？有哪些临床表现？怎样处理？ …… 118
食管癌患者放疗期间并发出血和穿孔时应怎样护理？ …… 118
什么是肿瘤化疗？ …… 119
什么是辅助化疗及新辅助化疗？ …… 119
什么是联合化疗？它的优势是什么？ …… 119
化疗效果如何分级？ …… 120
化疗药物的常见毒性作用有哪些？ …… 120
什么是外周置入的中心静脉导管（PICC）？ …… 120
PICC导管的特点有哪些？ …… 121
PICC的适应证有哪些？ …… 121
PICC的禁忌证有哪些？ …… 121
PICC的优势有哪些？ …… 121
PICC在肿瘤患者化疗中应用的优势是什么？ …… 122
影响PICC导管流速的因素有哪些？ …… 122
上腔静脉的血流速度是多少？ …… 122

NS 对静脉炎是如何分级的？ …… 122
PICC 置管致机械性静脉炎的护理措施有哪些？ …… 123
携带 PICC 导管的日常生活注意事项有哪些？ …… 123
如何对 PICC 带管出院患者的导管维护进行宣教？ …… 123
WBC＜1×10^9/L 时对患者的保护性隔离措施有哪些？ …… 124
放射线是如何作用于癌细胞的？ …… 124
什么是三维适形放疗？什么是经典适形放疗？ …… 124
放疗与化疗协同能够提高疗效吗？ …… 125
何为放疗中早期反应组织与晚期反应组织？ …… 125
按影响范围分，放疗常见的不良反应有哪些？ …… 125
放疗不良反应的防治措施和治疗原则有哪些？ …… 125
放疗对血象的影响有哪些？ …… 126
放疗对机体免疫力有影响吗？ …… 126
患者情绪对放疗的影响有哪些？ …… 127
放疗期间怎样对患者进行营养指导？ …… 127
乳腺癌 …… 129
什么是靶向治疗？ …… 130
乳腺癌靶向治疗的主要应用药物是什么？适用于什么样的患者？有何用途？ …… 130
使用曲妥珠单抗的注意事项有哪些？ …… 130
肿瘤科患者入院时，为什么除了测量体重之外，还需要常规测量身高？怎样计算体表面积？ …… 131
甘氨双唑的作用及用药注意事项有哪些？ …… 131
乳腺癌化学治疗的常用药物有哪些？用药途径有哪些？ …… 131
使用不同乳腺癌化学治疗药物的注意事项有哪些？ …… 132
什么是靶向治疗？ …… 134
目前乳腺癌靶向治疗的药物有哪些？ …… 134
什么是曲妥珠单抗？适应证有哪些？使用时的注意事项有哪些？常见毒副作用有哪些？ …… 134
什么是帕妥珠单抗？适应证有哪些？使用时的注意事项有哪些？常见毒副作用有哪些？ …… 135
什么是拉帕替尼？适应证有哪些？使用时的注意事项有哪些？常见毒副作用有哪些？ …… 135

什么是吡咯替尼？适应证有哪些？使用时的注意事项有哪些？常见毒副作用有哪些？…… 136
该患者的饮食护理有何要求？…… 137
该患者将要接受手术，手术后患侧肢体如何护理？…… 137
乳腺癌术后患肢功能锻炼计划的内容是什么？…… 137
如何保护乳腺癌术后患者放疗区的皮肤？…… 138
乳腺癌放射治疗后的远期并发症有哪些？…… 138
乳腺癌发病的相关因素有哪些？…… 139
乳腺癌的临床表现有哪些？…… 139
乳腺癌的治疗方式有哪些？…… 140
什么是乳腺癌的内分泌治疗？有何特点？…… 140
乳腺癌内分泌治疗的常用药物有哪些？…… 140
诊断乳腺癌需做的特殊检查有哪些？…… 141
乳腺癌的临床治愈标准是什么？…… 142
胃癌…… 144
胃癌的诱发危险因素有哪些？…… 146
何谓胃癌的癌前状态？何谓胃癌的癌前病变？…… 146
胃癌的临床表现有哪些？…… 147
诊断胃癌患者的常用辅助检查项目有哪些？…… 147
何谓胃癌的 TNM 分期？…… 147
胃癌的治疗原则有哪些？…… 148
胃癌常用的化疗方案有哪些？…… 148
患者采用了哪种治疗方法？具体方案是什么？…… 149
患者行胃镜检查的注意事项有哪些？…… 149
患者使用便携式化疗输注泵中有哪些常见问题？该如何处理？…… 150
患者目前首优的护理问题是什么？该采取哪些护理措施？…… 150
使用氟尿嘧啶应注意什么？…… 151
使用多西他赛应注意什么？…… 151
使用顺铂的注意事项有哪些？…… 152
为什么该患者要使用生长抑素？使用中应注意哪些事项？…… 152
什么是癌痛？…… 153
癌痛的原因有哪些？…… 153
患者出现腹部疼痛，应采取哪些措施？…… 153

患者服用羟考酮缓释片，护士怎样给予护理指导？…… 153
使用阿片类药物发生呼吸抑制时有什么症状？该如何解救？…… 153
为什么患者容易发生肠梗阻？肠梗阻的临床表现有哪些？…… 154
患者发生肠梗阻，应怎样处理？…… 154
如何护理胃肠减压期间的患者？…… 155
患者腹腔积液，应采取哪些护理措施？…… 155
患者行腹腔穿刺置管十腹腔灌注治疗，应做哪些护理指导？…… 156
什么是化疗后口腔黏膜炎？其分类和分级标准有哪些？…… 156
该患者如何预防化疗药物所致的口腔黏膜炎？…… 157
分析该患者的心理状况，责任护士应如何指导？…… 157
为什么要对患者做预防跌倒、坠床的宣教？如何宣教？…… 158
为什么患者会出现癌因性疲乏？…… 158
患者出现癌因性疲乏，应如何护理？…… 158
患者康复期（出院期间）的饮食要求有哪些？…… 159
胃癌术后患者康复期间有哪些并发症？护士应如何护理？…… 159
大肠癌…… 162
什么是大肠癌？…… 164
大肠癌的诱发因素有哪些？…… 164
大肠癌的临床表现有哪些？…… 164
诊断大肠癌患者常用的辅助检查有哪些？…… 165
为什么大肠癌患者要行结肠镜检查？结肠镜检查的适应证、禁忌证有哪些？…… 165
结肠镜前后的准备及护理有哪些？…… 166
结肠镜常见的并发症有哪些？…… 167
大肠癌的治疗原则有哪些？…… 168
治疗大肠癌常用的化疗方案有哪些？…… 168
大肠癌化学治疗的适应证和禁忌证是什么？…… 169
什么是西妥昔单抗？适应证有哪些？使用时的注意事项有哪些？常见不良反应有哪些？…… 170
什么是贝伐单抗？适应证有哪些？使用时的注意事项有哪些？常见不良反应有哪些？…… 171
卡培他滨适用于哪些患者？…… 172
卡培他滨的不良反应有哪些？使用时应注意哪些事项？…… 172

什么是手足综合征？如何分级？该患者属于哪一级？…………………… 172
该如何预防与处理手足综合征？………………………………………………… 173
奥沙利铂的常见不良反应有哪些？配制原则有哪些？…………………… 173
如何预防奥沙利铂的神经毒性作用？…………………………………………… 174
如何防治奥沙利铂的高敏反应？………………………………………………… 174
伊立替康的常见不良反应有哪些？应对患者做好哪些宣教？………… 174
患者出现自我形象紊乱，护士应采取哪些措施？…………………………… 174
肠造口常见的并发症有哪些？肠造口周围皮肤并发症有哪些？……… 175
如何正确更换肠造口用品？……………………………………………………… 175
清洗造口时，如何保护造口黏膜及造口周围皮肤？……………………… 176
该患者出现造口周围皮肤炎该怎样处理？…………………………………… 176
如何做好肠造口患者的健康指导？……………………………………………… 177
肠造口患者的饮食禁忌有哪些？………………………………………………… 177
原发性肝癌…………………………………………………………………………… 179
什么是原发性肝癌？……………………………………………………………… 180
原发性肝癌如何分类？患者属于哪一类？…………………………………… 181
原发性肝癌常见的临床表现有哪些？…………………………………………… 181
患者血清检验甲胎蛋白大于1000μg/L，这对于肝癌诊断有什么临床意义？…………………………………………………………………………………… 182
原发性肝癌的治疗原则是什么？………………………………………………… 182
什么是肝癌的介入治疗？………………………………………………………… 182
肝动脉栓塞化疗的原理是什么？………………………………………………… 183
肝动脉栓塞化疗的基本原则、适应证和禁忌证各是什么？…………… 183
肝动脉栓塞化疗术后常见的不良反应有哪些？…………………………… 184
为什么肝癌患者术前要补充维生素 K_1？……………………………………… 184
什么是极化液？为什么患者入院后输注极化液？………………………… 184
肝动脉栓塞化疗术前的护理措施有哪些？…………………………………… 185
为什么患者行介入术后会出现腹痛？如何进行疼痛护理？…………… 185
患者诉腹痛，遵医嘱给予了止痛，什么是疼痛的三阶梯疗法？……… 185
患者治疗期间情绪低落，如何进行心理护理？…………………………… 186
肝动脉栓塞化疗术后穿刺部位及肢体的观察及护理要点有哪些？……… 186
患者行介入治疗时，应如何避免感染？若术后出现发热，如何护理？…………………………………………………………………………………… 186

肝癌介入治疗术后患者出血倾向的观察及预防事项有哪些？…………… 187
患者行介入治疗后为什么会出现恶心呕吐？如何护理？……………… 187
肝动脉栓塞化疗术后多数患者肝功能有一过性异常，如何处理？……… 188
肝动脉栓塞化疗术后患者如何进行饮食调理？………………………… 188
原发性肝癌终末期的最严重并发症是肝性脑病，什么是肝性脑病？如何护理？……………………………………………………………………… 189
如何预防肝性脑病？……………………………………………………… 189
胰腺癌………………………………………………………………… 192
何谓胰腺癌？胰腺癌发病的相关因素有哪些？………………………… 193
胰腺癌的临床表现有哪些？……………………………………………… 194
胰腺癌的常见辅助检查有哪些？………………………………………… 194
胰腺癌的预后怎样？如何提高胰腺癌的早期诊断率？………………… 195
胰腺癌的治疗原则是什么？……………………………………………… 195
胰腺癌治疗有什么新进展？……………………………………………… 196
胰腺癌免疫治疗用药过程中有哪些观察要点？………………………… 196
胰腺癌常见的联合化疗方案有哪些？…………………………………… 196
晚期胰腺癌的解救治疗有哪些？………………………………………… 197
胰腺癌患者使用吉西他滨治疗的主要不良反应有哪些？应如何护理？……………………………………………………………………… 197
什么是厄洛替尼？其不良反应有哪些？服用的注意事项有哪些？……… 198
什么是癌性发热？患者出现癌性发热的原因有哪些？………………… 198
癌性发热有什么特点？…………………………………………………… 199
该患者发热属于哪种类型的发热？应如何护理？……………………… 199
为什么患者会出现皮肤、巩膜黄染及皮肤瘙痒？应如何护理？………… 200
该患者长期呕吐，常见的护理问题有哪些？…………………………… 200
该患者有体液不足的危险，应如何护理？……………………………… 200
该患者出现活动无耐力，应如何护理？………………………………… 201
该患者频繁呕吐引起焦虑，应如何护理？……………………………… 201
该患者腹泻，应采取哪些护理措施？…………………………………… 201
该患者解黑粪两次，大便潜血试验示阳性，应如何进行病情监测和护理指导？……………………………………………………………… 202
如何做好潜血试验饮食的宣教？………………………………………… 203
患者出现上消化道大出血的急救措施有哪些？………………………… 203

该患者腹水，应采取哪些护理措施？ …………………………………………… 204
患者PICC置管术后出现穿刺点持续少量渗液，可能的原因有哪些？
应采取哪些护理措施进行干预？该患者考虑是什么原因？ ………………… 204
为什么予该患者服用甲地孕酮？ ………………………………………………… 205
恶病质有何临床表现？ ………………………………………………………………… 205
如何做好该患者的疼痛护理？ ……………………………………………………… 205
肾癌 ……………………………………………………………………………………… 208
肾脏的解剖位置与结构特点有哪些？ ……………………………………………… 209
肾癌常见的临床表现有哪些？ ……………………………………………………… 209
什么是“肾癌三联征”？ ……………………………………………………………… 210
什么是副瘤综合征？有什么临床表现？ …………………………………………… 210
该患者肾癌术后CT检查示右胸壁转移性肿瘤的可能性，请问肾癌
的扩散和转移途径有哪些？ ………………………………………………………… 210
诊断肾癌常用的辅助检查项目有哪些？ …………………………………………… 211
该患者的临床分期是T3N1M1，肾癌是如何进行分期的？ ………………… 211
肾癌的治疗方法有哪些？ …………………………………………………………… 213
转移性肾癌（临床分期Ⅳ期）的治疗方法有哪些？ …………………………… 213
该患者拟用白介素-2行免疫治疗，该药的临床应用特点有哪些？ …… 214
白介素-2的配制方法及注意事项有哪些？ ………………………………………… 214
患者行保留肾单位手术术前为什么要行肾动脉栓塞术？ ……………………… 214
肾动脉栓塞治疗的机制是什么？ …………………………………………………… 214
该患者为老年患者，肾动脉栓塞术后的护理要点有哪些？ …………………… 215
应用白介素-2进行免疫治疗的常见不良反应有哪些？ ………………………… 215
肾癌免疫治疗的常见不良反应的护理要点有哪些？ …………………………… 215
患者应用白介素-2进行免疫治疗时出现了高热，为什么要调整
用药时间？如何护理？ ……………………………………………………………… 216
该患者为老年人，经2个疗程的白介素-2免疫治疗后身体非常虚弱，
其康复要点是什么？ ………………………………………………………………… 216
肾癌患者治疗出院后随访时间有何界定？随访目的和内容有哪些？ …… 217
膀胱癌 …………………………………………………………………………………… 219
患者行膀胱镜检查提示膀胱三角区有新生物，膀胱三角区是怎样划
分的？膀胱三角区有什么解剖特点？ …………………………………………… 220
该患者膀胱活检为尿路上皮癌，请问膀胱癌的临床分类有哪些？ ……… 221

膀胱癌的临床表现有哪些？ …… 221
该患者有尿频、无痛性肉眼血尿 1 年余，请问膀胱癌患者的血尿有什么特点？ …… 221
膀胱肿瘤如何与以血尿为表现的其他疾病鉴别？ …… 222
若膀胱癌患者出现大量血尿、排尿困难，应如何处理？护理要点是什么？ …… 223
尿脱落细胞学检查对泌尿系统肿瘤的早期诊断、疗效观察和防癌普查有重要意义，行该检查时怎样留取尿标本？为什么要这样做？ …… 224
什么是膀胱镜检查？与检查相关的宣教内容有哪些？ …… 224
膀胱镜检查后护士应重点观察哪些方面？ …… 225
膀胱癌的临床治疗方法有哪些？ …… 225
什么是保留膀胱的综合治疗？ …… 225
该患者半年前行 TUR-BP 术，行 7 次膀胱灌注化疗后自行停药，这么做有什么弊端？可能的原因是什么？ …… 226
化疗对膀胱癌患者有什么意义？ …… 226
膀胱灌注治疗的药物有哪几类？如何设置其疗程？ …… 226
吡柔比星膀胱灌注化疗的主要不良反应是什么？ …… 227
经尿道膀胱肿瘤电切术术后可以即刻行膀胱灌注化疗吗？为什么？ …… 227
复发膀胱肿瘤的治疗方法有哪些？ …… 227
为什么要提高膀胱癌患者术后膀胱灌注化疗依从性？有哪些影响因素？ …… 227
提高膀胱癌患者治疗依从性的护理干预方法有哪些？ …… 228
膀胱灌注化疗的注意事项有哪些？ …… 228
膀胱灌注化疗的护理要点有哪些？ …… 229
如何观察膀胱灌注化疗的不良反应？如何护理？ …… 230
如何指导膀胱癌患者进行合理饮食？ …… 230
膀胱癌患者治疗出院后何时复查？复查内容有哪些？ …… 230
前列腺癌 …… 232
前列腺癌的诱发因素有哪些？ …… 233
前列腺癌的危险因素有哪些？ …… 234
前列腺癌的易患人群有哪些？ …… 235
前列腺癌的临床表现有哪些？ …… 235
前列腺癌的转移途径有哪些？ …… 236

哪些辅助检查有助于诊断前列腺癌？ …………………………………… 237
前列腺癌的诊断标准有哪些？ …………………………………………… 238
为什么前列腺特异抗原是诊断前列腺癌的重要指标？ ………………… 238
前列腺癌行经直肠前列腺穿刺活检术的注意事项有哪些？ ………… 239
前列腺癌的 TNM 分期如何？ …………………………………………… 240
根据前列腺癌 TNM 分期，前列腺癌各期患者的治疗原则有哪些？ …… 241
什么是 Gleason 分级？ ………………………………………………… 242
怎样鉴别前列腺癌与前列腺增生症和前列腺炎？ …………………… 243
前列腺癌的治疗方法有哪些？ ………………………………………… 243
内分泌治疗是晚期前列腺癌的主要治疗方法，内分泌治疗常用的方法
有哪些？ …………………………………………………………………… 244
该患者使用戈舍瑞林及比卡鲁胺进行内分泌治疗，有什么优势？ …… 245
戈舍瑞林的注射部位及使用剂量如何？不良反应有哪些？使用戈舍瑞林
治疗的患者应注意哪些事项？ ………………………………………… 245
该患者诉胸部持续性疼痛，应如何护理？ …………………………… 247
若前列腺癌患者并发尿潴留，应如何处理？ ………………………… 248
前列腺癌的预后怎样？ ………………………………………………… 248
前列腺癌的预防包括哪些方面？ ……………………………………… 249
前列腺癌的家庭护理注意事项有哪些？ ……………………………… 249
睾丸癌 ………………………………………………………………… 251
该患者的诊断是睾丸癌，什么是睾丸癌？ …………………………… 252
睾丸癌的致病因素有哪些？ …………………………………………… 252
睾丸癌的早期症状和体征有哪些？ …………………………………… 253
睾丸癌的转移途径有哪些？ …………………………………………… 253
哪些辅助检查有助于诊断睾丸癌？ …………………………………… 254
睾丸癌的类型有哪些？ ………………………………………………… 254
睾丸癌的临床分期如何？ ……………………………………………… 255
睾丸癌的治疗方法有哪些？ …………………………………………… 255
睾丸癌患者行放疗的副作用有哪些？ ………………………………… 257
睾丸癌的化疗方案有哪些？ …………………………………………… 257

该患者的化疗方案中使用了依托泊苷，依托泊苷的不良反应有哪些？使用时要注意什么？…… 258
该患者的化疗方案中还使用了博来霉素，博来霉素的不良反应有哪些？…… 258
患者出现肺纤维化或间质性肺炎，应如何护理？…… 259
如何提高晚期睾丸癌患者的临床治疗效果？…… 260
什么是CIK疗法？用CIK疗法治疗睾丸癌的优势有哪些？使用中应注意什么？…… 260
该患者化疗后为什么会出现恶心呕吐等胃肠道反应？应如何护理？…… 262
什么是骨髓抑制？骨髓抑制如何分级？…… 262
应如何对该患者进行饮食指导？…… 263
睾丸癌的护理要点有哪些？…… 263
睾丸癌的预后怎样？…… 264
日常生活中应如何预防睾丸癌？…… 264
睾丸癌患者如何进行日常保健？…… 265
宫颈癌…… 267
患宫颈癌的风险因素有哪些？…… 268
何谓“冰冻骨盆”？…… 268
卡莫氟的药理作用及主要不良反应有哪些？…… 269
患者便秘的相关因素有哪些？如何护理？…… 269
为什么说该患者有发生深静脉血栓的风险？怎样预防？…… 270
宫颈癌临床分期的依据是什么？…… 270
患者行右下肢深动脉、静脉彩超未见明显异常，为什么会出现右大腿明显肿胀？如何护理？…… 271
宫颈癌的治疗方法有哪些？分别适合哪些患者？…… 271
宫颈癌的早期识别诊断方法有哪些？…… 271
如何护理患者的放射治疗区皮肤反应？…… 272
什么是后装治疗？治疗期间应如何配合及护理？…… 273
宫颈癌患者放疗过程中为什么要进行阴道冲洗？如何护理？…… 274
如何护理宫颈癌大出血的患者？…… 275
宫颈癌并发放射性直肠炎患者如何护理？…… 276
放射性直肠炎分级的依据是什么？应如何护理？…… 276
如何护理宫颈癌并发放射性膀胱炎？…… 276

卵巢癌 ………………………………………………………………………… 279
卵巢癌的临床表现有哪些？ ……………………………………………… 280
卵巢癌的转移途径有哪些？ ……………………………………………… 281
卵巢癌的手术-病理分期有哪些？ ……………………………………… 282
血清中肿瘤标志物的测定有何临床意义？ …………………………… 284
卵巢肿瘤常见并发症有哪些？ ………………………………………… 284
如何区分卵巢肿瘤是良性还是恶性？ ………………………………… 284
卵巢肿瘤的处理原则有哪些？ ………………………………………… 285
卵巢癌腹腔化疗的优点有哪些？ ……………………………………… 285
腹腔化疗的主要适应证、禁忌证及并发症有哪些？ ………………… 286
影响腹腔化疗临床应用的因素有哪些？ ……………………………… 286
腹腔化疗常用的给药方式有哪些？ …………………………………… 287
卵巢癌常用的化疗方案有哪些？ ……………………………………… 287
卵巢癌放射治疗的原则有哪些？ ……………………………………… 287
妊娠合并卵巢肿瘤的护理有哪些？ …………………………………… 287
卵巢癌心理护理的措施有哪些？ ……………………………………… 287
卵巢癌患者恶心呕吐时的护理措施是什么？ ………………………… 288
患者出现疲乏的护理有哪些？ ………………………………………… 289
卵巢肿瘤患者如何进行随访？ ………………………………………… 289
如何做好卵巢肿瘤的保健指导？ ……………………………………… 290
子宫内膜癌 ……………………………………………………………………… 292
什么是子宫内膜癌？ …………………………………………………… 294
子宫内膜癌的发病类型有哪些？ ……………………………………… 294
子宫内膜癌的病理分型及表现有哪些？ ……………………………… 294
子宫内膜癌的转移途径有哪些？ ……………………………………… 295
如何划分子宫内膜癌的手术-病理分期？ ……………………………… 296
子宫内膜癌的临床表现有哪些？ ……………………………………… 297
子宫内膜癌的相关检查有哪些？ ……………………………………… 298
子宫内膜癌的处理原则是什么？ ……………………………………… 300
子宫内膜癌的放疗方法及指征有哪些？ ……………………………… 301
如何协助子宫内膜癌患者配合放疗？ ………………………………… 301
子宫内膜癌行化疗的原因及常用的化疗方案有哪些？ ……………… 302
子宫内膜癌内分泌治疗的作用机制是什么？ ………………………… 302

如何协助子宫内膜癌患者配合内分泌治疗？ …… 303
对子宫内膜癌患者的心理护理有哪些？ …… 303
子宫内膜癌健康教育的措施有哪些？ …… 304
子宫内膜癌静脉给药的护理有哪些？ …… 305
子宫内膜癌接受化疗时，出现化疗药物毒性作用的护理有哪些？ …… 305
如何对子宫内膜癌患者进行出院指导？ …… 306
影响子宫内膜癌预后的因素有哪些？ …… 306
如何预防及早期发现子宫内膜癌？ …… 307
绒毛膜癌 …… 309
什么是绒毛膜癌？ …… 310
绒毛膜癌的诱发因素有哪些？ …… 310
绒毛膜癌的临床表现有哪些？ …… 311
绒毛膜癌的临床分期如何？该患者为第几期？ …… 311
绒毛膜癌确诊的常见检查有哪些？ …… 311
绒毛膜癌的治疗原则是什么？ …… 312
绒毛膜癌的常用化疗方案有哪些？ …… 312
该患者化疗采用哪些途径？ …… 312
绒毛膜癌患者在什么情况下应考虑手术治疗？ …… 312
患者行腰椎穿刺注入化疗药物后如何护理？ …… 312
使用依托泊苷的常见不良反应及注意事项有哪些？ …… 313
使用放线菌素D的常见不良反应及注意事项有哪些？ …… 313
使用甲氨蝶呤、环磷酰胺的常见不良反应及注意事项有哪些？ …… 314
使用长春新碱的常见不良反应及注意事项有哪些？ …… 314
使用甘露醇注射液的注意事项有哪些？ …… 314
绒毛膜癌患者发生脑转移的护理措施有哪些？ …… 314
当患者出现抽搐时，应如何采取有效的急救措施？ …… 315
绒毛膜癌合并肺、脑转移患者的护理要点是什么？ …… 315
该患者属于几度贫血？如何进行饮食指导？ …… 316
如何做好该患者的心理护理？ …… 316
患者在输注化疗药物的过程中如何避免药物外渗？ …… 317
一旦发生化疗药物外渗，应怎样护理？ …… 317
绒毛膜癌的停药指征有哪些？ …… 318
绒毛膜癌患者的随访包括哪些内容？ …… 318

白血病 …………………………………………………………………………… 320
血细胞的生成与发育如何？ ……………………………………………………… 321
白血病的致病因素有哪些？ ……………………………………………………… 321
白血病按照主要累及的细胞系如何分类？ ……………………………………… 322
根据病史汇报，该患者诊断为弥散性血管内凝血的依据有哪些？弥散性血管内凝血因凝血功能异常分为哪几期？ ……………………………… 322
根据病史汇报，患者诊断为白血病的依据有哪些？ …………………………… 323
白血病的治疗有哪些？化疗的原则是什么？ …………………………………… 323
诱导缓解的目标是什么？ ………………………………………………………… 323
急性白血病常用的诱导缓解化疗方案有哪些？ ………………………………… 324
慢性粒细胞白血病的主要治疗方法有哪些？ …………………………………… 324
骨髓穿刺的目的是什么？常用的穿刺部位有哪些？ …………………………… 325
骨髓穿刺的体位有什么要求？护理要点有哪些？ ……………………………… 325
腰穿的目的、禁忌证有哪些？ …………………………………………………… 326
腰穿的并发症及护理要点有哪些？ ……………………………………………… 326
维A酸治疗急性早幼粒细胞白血病有效的分子基础是什么？ ………… 327
维A酸的主要副作用有哪些？ ………………………………………………… 327
发生维A酸综合征的机制及临床表现是什么？如何处理？ ……………… 328
患者使用三氧化二砷的毒性作用和注意事项有哪些？ ………………………… 328
白血病的主要临床表现及特点有哪些？ ………………………………………… 329
急性弥散性血管内凝血的出血有何特点？ ……………………………………… 330
该患者出现弥散性血管内凝血应采取哪些护理措施？ ………………………… 330
该患者并发感染该采取哪些护理措施？ ………………………………………… 331
如何做好白血病患者的饮食指导？ ……………………………………………… 332
如何做好白血病患者的心理护理？ ……………………………………………… 332
患者出院前该做哪些健康指导？ ………………………………………………… 333
淋巴瘤 …………………………………………………………………………… 335
淋巴瘤如何分类？诱发因素有哪些？ …………………………………………… 336
淋巴瘤的临床分期如何？每个临床分期按全身症状的有无如何分组？ ………………………………………………………………………… 337

淋巴瘤的主要临床表现有哪些？…… 337
淋巴瘤治疗的主要方法有哪些？…… 338
如何选择霍奇金淋巴瘤的治疗方法？主要化疗方案有哪些？其治疗新进展有哪些？…… 338
非霍奇金淋巴瘤常用的联合化疗方案有哪些？…… 339
淋巴瘤的预后如何？…… 339
患者皮肤溃烂，应采取哪些措施？…… 340
利妥昔单抗（美罗华）的适应证及不良反应有哪些？护理要点有哪些？…… 340
什么是CART细胞免疫治疗？常见的不良反应及主要应对措施有哪些？…… 341
什么是急性肿瘤溶解综合征？好发于哪些人群？…… 342
淋巴瘤患者如何预防肿瘤溶解综合征？出现后应如何护理？…… 342
淋巴瘤患者的饮食指导有哪些？…… 343
如何指导淋巴瘤患者自查淋巴结？…… 344
多发性骨髓瘤…… 346
多发性骨髓瘤的诱发因素有哪些？…… 347
多发性骨髓瘤如何分型和分期？…… 347
多发性骨髓瘤的临床表现有哪些？…… 348
多发性骨髓瘤患者的骨髓象都会有什么样的改变？…… 349
为什么多发性骨髓瘤患者多出现不同程度的骨折？怎样进行防护？…… 350
为什么患者会有头晕、乏力、眼花、耳鸣？护理上应注意哪些事项？…… 351
多发性骨髓瘤的治疗原则和治疗方法有哪些？…… 352
多发性骨髓瘤的治疗方案有哪些？…… 352
使用硼替佐米时患者出现周围神经病变，该如何进行护理？…… 353
如何做好多发性骨髓瘤的心理护理？…… 353
目前如何做好患者的疼痛护理？…… 354
该患者出现病理性骨折致躯体活动障碍，护理上应该注意些什么？…… 354

预防该患者感染应采取哪些护理措施？ …… 355
如何对多发性骨髓瘤的患者进行健康宣教？ …… 356
多发性骨髓瘤患者在什么情况下能进行干细胞移植？ …… 356
造血干细胞移植 …… 359
什么是造血干细胞移植？ …… 360
造血干细胞移植的临床种类有哪些？ …… 360
造血干细胞移植的适应证有哪些？ …… 361
什么是外周血干细胞的动员与采集？ …… 361
如何冻存和使用外周血干细胞？ …… 362
入住层流病房前对患者的处理有哪些？ …… 362
移植前预处理的目的是什么？预处理的方案有哪些？ …… 363
外周血造血干细胞输注时有哪些注意事项？ …… 363
造血干细胞移植患者移植前期如何预防感染？ …… 364
造血干细胞移植的常见并发症有哪些？ …… 364
移植物抗宿主病的病因有哪些？如何分期？ …… 364
急性移植物抗宿主病发生的主要相关性因素有哪些？ …… 365
移植物抗宿主病的主要临床表现有哪些？ …… 365
急性移植物抗宿主病是如何分级的？ …… 367
怎样做好该患者急性移植物抗宿主病的护理？ …… 367
造血干细胞移植患者出现肝静脉闭塞症的临床表现有哪些？应采取哪些护理措施？ …… 368
异基因造血干细胞移植复发的高危因素有哪些？什么是供者淋巴细胞输注？ …… 369
造血干细胞移植患者的饮食指导有哪些？ …… 369
如何对造血干细胞移植术患者进行出院指导？ …… 370
骨肉瘤 …… 372
什么是骨肉瘤？ …… 373
发生骨肉瘤的高危人群有哪些？ …… 374
骨肉瘤的早期症状有哪些？ …… 374

骨肉瘤的临床表现有哪些？…… 374
骨肉瘤的诊断依据有哪些？…… 375
骨肉瘤的治疗原则如何？…… 375
如何做好该患者化疗期间的健康教育？…… 376
该患者使用大剂量甲氨蝶呤时，会产生哪些不良反应？护理过程中应注意什么？…… 376
骨肉瘤的饮食要注意什么？…… 377
日常生活中怎样预防骨肉瘤？…… 377
骨肉瘤患者发生病理性骨折的危险因素有哪些？…… 378
骨肉瘤患者易发生病理性骨折，应如何预防和护理？…… 379
骨肉瘤患者截肢术后的安全护理措施有哪些？…… 379
骨肉瘤的预后怎么样？…… 380
该患者出现幻肢痛，护士应采取哪些护理措施？…… 380
患者截肢术后，残端如何进行功能锻炼？…… 381
恶性黑色素瘤 …… 383
什么是恶性黑色素瘤？其流行病学特点有哪些？…… 384
恶性黑色素瘤的诱发因素有哪些？…… 384
恶性黑色素瘤的病理分型有哪些？…… 385
恶性黑色素瘤的临床表现有哪些？…… 385
怎样鉴别诊断恶性黑色素瘤？…… 385
恶性黑色素瘤的治疗原则是什么？…… 386
恶性黑色素瘤的手术方式有哪些？该患者采用了哪种手术方式？…… 386
患者什么情况下可使用放射治疗？…… 387
恶性黑色素瘤的常用化疗方案有哪些？…… 387
达卡巴嗪的不良反应有哪些？使用中应注意什么？…… 387
卡莫司汀的不良反应有哪些？使用中应注意什么？…… 387
什么是生物免疫治疗？…… 387
干扰素 α-2b 的不良反应及注意事项有哪些？…… 388
重组人白介素-2 的不良反应及注意事项有哪些？…… 388
患者出现流感样症状怎样护理？…… 389

为什么患者会出现双下肢水肿？如何护理？ …… 389
患者化疗期间出现恶心呕吐应怎样护理？ …… 389
为什么该患者会出现便秘？应如何护理？ …… 390
护士对该患者应怎样做好心理护理？ …… 390
什么是静脉输液港？ …… 391
患者安装静脉输液港，护士应注意哪些护理要点？ …… 391
置入静脉输液港后，应嘱患者注意哪些事项？ …… 391
患者出院前应做哪些健康指导？ …… 392
脑胶质瘤 …… 394
什么是胶质瘤？有什么特点？ …… 395
胶质瘤的临床表现有哪些？ …… 395
脑胶质瘤的诊断最新变化是什么？ …… 397
胶质瘤的治疗方法有哪些？ …… 397
胶质瘤的手术治疗效果如何？ …… 397
胶质瘤化疗的适应证有哪些？ …… 398
脑胶质瘤患者进行化疗时，应如何护理？ …… 398
怎样指导患者口服替莫唑胺？ …… 399
替莫唑胺的毒性作用和主要不良反应有哪些？ …… 400
胶质瘤的分子靶向治疗效果如何？ …… 400
胶质瘤的免疫治疗机制是什么？目前分为几类？其疗效如何？ …… 400
脑胶质瘤患者的放疗护理有哪些？ …… 402
胶质瘤的放射治疗效果如何？同时口服咪唑类抗肿瘤药物的机制是什么？ …… 402
胶质瘤放射治疗的并发症有哪些？应采取哪些护理措施？ …… 403
怎么判断浅昏迷和深昏迷？什么是GCS？ …… 403
临床上的病理反射主要有哪些？什么是Babinski征？ …… 405
肌力及其检查方法是什么？其分级和临床意义有哪些？ …… 405
什么是颅内压增高？ …… 406
颅内高压的观察要点有哪些？ …… 407
颅内高压的护理要点有哪些？ …… 407
什么是侧脑室外引流术？其护理要点有哪些？ …… 408
什么是脱水降颅内压药？临床上常用的脱水降低颅内压药有哪些？其降压原理是什么？ …… 409

什么是癫痫？癫痫发作时如何急救处理？ …… 410
发生压力性损伤的因素有哪些？压力性损伤可分为哪几期？如何预防？ …… 411
长期卧床患者易发生的畸形有哪几种？如何预防？ …… 413
如何预防该患者跌倒？ …… 414
怎样预防患者肺部感染？ …… 414
脑肿瘤患者易发生下肢深静脉血栓的原因有哪些？ …… 414
颅内疾病肢体康复的主要方法有哪些？ …… 415
进行肢体功能锻炼要注意些什么？ …… 415
对脑胶质瘤出院患者如何进行健康教育？ …… 417
脑膜瘤 …… 420
脑膜瘤有何特点？ …… 421
脑膜瘤可分为几型？ …… 421
如何选择脑膜瘤的治疗方法？ …… 422
该患者放疗时出现头痛，应怎样护理？ …… 423
患者出现焦虑心理，应怎样护理？ …… 423
患者缺乏与疾病相关的知识，应怎样护理？ …… 424
患者有潜在的并发症癫痫和脑疝，应怎样护理？ …… 424
该患者接受放射治疗，护理上有何要求？ …… 424
怎样对脑膜瘤患者进行健康宣教？ …… 425
脑膜瘤患者存在哪些安全问题？ …… 425
怎样对脑膜瘤患者进行安全管理？ …… 426
脑垂体腺瘤 …… 428
什么是垂体腺瘤？ …… 429
垂体的解剖结构是怎样的？ …… 429
下丘脑垂体系统如何对人体内分泌进行调节？ …… 429
垂体腺瘤对人体的危害表现有哪些方面？ …… 431
垂体腺瘤的分类有哪些？ …… 432
垂体腺瘤的临床表现有哪些？ …… 432
垂体腺瘤的辅助检查有哪些？ …… 433
目前垂体腺瘤的治疗目的是什么？治疗方法有哪些？ …… 434
什么是经鼻蝶垂体瘤切除术？手术并发症及处理方法有哪些？ …… 435
神经内镜对治疗垂体瘤的优点有哪些？ …… 435

垂体瘤放射治疗的目的、适应证、禁忌证是什么？…… 436
伽马刀治疗前护理有哪些？…… 436
伽马刀治疗术后护理有哪些？…… 437
预防及护理伽马刀并发症的措施有哪些？…… 438
伽马刀治疗患者如何做好出院指导？…… 439
脑垂体瘤患者使用溴隐亭的注意事项是什么？…… 439
垂体腺瘤所致高血糖患者的健康教育有哪些？…… 440
如果该患者术后出现尿崩症应如何护理？…… 440
该患者感知改变的护理措施有哪些？…… 441
并发垂体危象时，应如何处理？…… 441
患者并发脑脊液鼻漏时的护理措施有哪些？…… 441
垂体腺瘤患者手术的疗效如何？…… 441
脑转移瘤…… 443
什么是脑转移瘤？…… 444
脑转移瘤的症状和体征有哪些？…… 445
目前脑转移瘤的治疗方法有哪些？…… 445
恶性脑瘤行介入灌注治疗术前该如何护理？…… 446
恶性脑瘤行介入灌注治疗术中该如何护理？…… 447
恶性脑瘤行介入灌注治疗术后该如何护理？…… 448
什么是Omni-wedge？…… 449
ZPS评分标准是什么？…… 449
使用替莫唑胺治疗脑转移瘤时的药理作用、适应证、不良反应及注意事项有哪些？…… 449
使用司莫司汀治疗脑转移瘤时的药理作用、适应证、不良反应及注意事项有哪些？…… 450
使用尼莫司汀治疗脑转移瘤时的作用机制、适应证、不良反应及注意事项有哪些？…… 451
高压氧加放疗提高肺癌局控率、改善生存率的可能机制是什么？…… 452
脑转移瘤放射治疗的射波刀相关知识有哪些？…… 452
脑转移瘤放射治疗的目的、适应证及禁忌证有哪些？…… 453
射波刀治疗的护理措施有哪些？…… 453
该患者的呼吸道管理措施有哪些？…… 455
该患者营养护理的注意事项有哪些？…… 455

如何指导该患者进行活动与功能锻炼？ …………………………………… 455
如果该患者合并颅内压增高，其护理措施有哪些？ …………………… 456
该肺癌脑转移患者出院宣教的内容有哪些？ ………………………… 456
射波刀治疗出院宣教有哪些？ ……………………………………………… 457
深静脉置管（PICC）的护理有哪些？ …………………………………… 457

第一章　头颈部肿瘤

病例 1 • 鼻咽癌

【病历汇报】

病情　患者男性，46 岁，因 2 个月前确诊为“鼻咽癌 T4N2M0Ⅳa 期”入院。入院后完善相关检查［血常规、粪常规、肝功能及钾、钠、氯、钙（E4A）］基本正常。肾功能示肌酐 152.4μmol/L。尿常规：蛋白质（＋），潜血试验（＋＋）。空腹血糖 8.42mmol/L，糖化血红蛋白（HbA1c）2.83mmol/L。胸部正、侧位 X 线片示双下肺纹理稍多；鼻咽部 CT 示鼻咽顶后壁及左侧壁软组织增厚，密度较均匀，层次欠清，相应鼻咽腔稍变小、变形，左侧咽鼓管口及咽隐窝变浅，左侧咽旁间隙存在，左侧颈鞘及左侧颈部见多个肿大淋巴结，符合“鼻咽癌”表现；鼻咽部 MRI 示鼻咽双侧壁及顶后壁增厚，符合“鼻咽癌”改变。心内科会诊意见：高血压病 3 级，极高危。内分泌科会诊意见：2 型糖尿病。予以降压、降糖等对症、支持治疗后较前好转。于入院 2 天后开始化疗，化疗方案为紫杉醇 240mg(d1)＋奈达铂 70mg(d1～d2)，同时予以降肌酐治疗。患者住院期间出现发热，经抗感染治疗后体温恢复正常，期间还予以护肾、白蛋白营养及对症支持治疗。入院 2 周后开始行放射治疗（放疗），之后复查肾功能基本正常，1 个月后查肾功能示尿素 10.97mmol/L，肌酐 224.3μmol/L。放疗 23 次后，因春节临近及经济原因出院。嘱患者继续降肌酐、护肾、降压、降糖治疗，注意监测血压和血糖。出院后未觉特殊不适，此次为继续行放疗入院，自上次出院以来，患者精神可，饮食欠佳，睡眠可，大小便正常，体重无明显下降。既往史：高血压病 3 级，极高危；2 型糖尿病；低蛋白血症；慢性肾功能不全；双肾多发结石并积水，左侧输尿管结石并扩张；前列腺增生并多发钙化灶。

护理查体 体温（T）36.5℃，脉搏（P）80次/分，呼吸（R）18次/分，血压（BP）120/80mmHg。身高163cm，体重62kg，患者神志清楚，发育正常，慢性病容，口唇黏膜稍苍白，自主体位，查体合作。心、肺、腹部无异常。浅表淋巴结未扪及，头颈照射区皮肤脱屑，色素沉着，右下颈皮肤稍糜烂，鼻咽部见白膜附着，检查不合作。脑神经征阴性。

辅助检查

（1）肾功能检查结果　见表1-1（正常值：尿素氮为2.9～7.14mmol/L，肌酐为53～132.6μmol/L）。

表1-1　肾功能检查结果

项目	1月29日	1月30日	2月01日	2月04日	2月06日
尿素氮/(mmol/L)	25.92(↑)	28.36(↑)	19.92(↑)	19.06(↑)	19.73(↑)
肌酐/(μmol/L)	637.9(↑)	717.7(↑)	707.2(↑)	920.1(↑)	1123(↑)

（2）空腹血糖控制　5.0～9.0mmol/l。

（3）血压监测控制　(120～145)/(70～95)mmHg。

（4）24h出入水量　见表1-2。

表1-2　患者24h出入水量　　单位：mL

日期	入水量	出水量	尿量
1月29日	830(15h)	450(15h)	400(15h)
1月30日	1250	670	570
1月31日	1080	1120(血透)	20
2月01日	850	125	125
2月02日	1320	860	560
2月03日	2230	860	560
2月04日	1280	935	815
2月05日	1930	630	530

注：由表中数据可知此患者处于肾功能衰竭期（尿毒症前期）。

入院诊断 鼻咽癌放化疗后；慢性肾功能不全；高血压3级，极高危；2型糖尿病；低蛋白血症；双肾多发结石并积水；左侧输尿管结石并积水；前列腺增生并多发钙化灶。

主要的护理问题 预感性悲哀；营养失调；活动无耐力；有皮肤完整性受损的危险；有感染的危险；潜在并发症（急性左心衰）；睡眠形态紊乱。

目前主要的治疗措施 完善常规检查；血液透析治疗、暂停放疗；降压治疗，如培哚普利、氨氯地平、吲达帕胺；降糖治疗，如二甲双胍、阿卡波糖、甘精胰岛素；降肌酐治疗，如复方α-酮酸护肾，包醛氧淀粉胶囊降肌酐；控制心率治疗，如美托洛尔；抗感染治疗，如头孢西丁；记24h出入水量；监测生命体征每4h 1次；鼻腔冲洗。

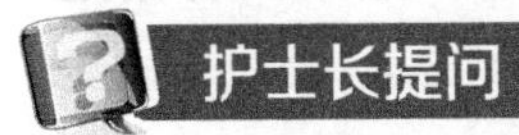

护士长提问

为什么会得鼻咽癌？

答：鼻咽癌的发病可能与以下因素有关。

(1) EB病毒（EBV）感染　EBV的致病机制尚不完全清楚。可能与机体免疫系统对EBV感染的控制作用及EBV逃避机体免疫应答的机制有关。机体免疫系统对EBV感染的控制作用主要通过细胞免疫来实现，EBV不仅能感染B淋巴细胞，还能感染T淋巴细胞和（或）自然杀伤（NK）细胞，并产生大量的细胞因子。

(2) 环境与饮食　环境因素也是诱发鼻咽癌的一种原因。在广东省的调查发现，鼻咽癌高发区的大米和水中的微量元素镍的含量较低发区高，在鼻咽癌患者的头发中镍的含量亦较低发区高。食用咸鱼及腌制食物也是中国南方鼻咽癌的高危因素，且与人们食用咸鱼的年龄、食用的期限和量及烹调方法有关。

(3) 遗传因素　鼻咽癌患者有种族及家族聚集现象，如居住在其他国家的中国南方人后代仍保持着较高的鼻咽癌发病率，这提示鼻咽癌可能是遗传性疾病。

鼻咽癌的生长部位隐蔽，早期症状复杂，诊断困难。它的主要临床表现有哪些？

答：主要表现为鼻、耳、颈部淋巴结、脑神经的症状。

（1）鼻部　早期出现回吸性涕中带血或擤鼻涕中带血，时有时无，多不引起重视。瘤体增大可阻塞后鼻孔，引起鼻塞。开始为单侧，继而双侧。

（2）耳部　出现同侧耳鸣、耳闭塞感及听力下降。

（3）颈部　淋巴结肿大，多为首发症状者占 60%，转移常出现在颈深部上群淋巴结，始为单侧，继之发展为双侧。

（4）脑神经症状　发生咽隐窝的肿瘤，可出现头痛、面部麻木、复视、视力下降的症状。

鼻咽癌的美国癌症联合委员会（AJCC）第八版 TNM 分期是怎样的？

答：见表 1-3、表 1-4。

表 1-3　鼻咽癌 AJCC 第八版的分期标准

分期	T	N	M
0 期	Tis	N0	M0
Ⅰ期	T1	N0	M0
Ⅰ期	T1、T0	N1	M0
Ⅰ期	T2	N0	M0
Ⅱ期	T2	N1	M0
Ⅲ期	T1、T0	N2	M0
Ⅲ期	T2	N2	M0
Ⅲ期	T3	N0	M0
Ⅲ期	T3	N1	M0
Ⅲ期	T3	N2	M0
ⅣA 期	T4	N0	M0

续表

分期	T	N	M
ⅣA期	T4	N1	M0
ⅣA期	T4	N2	M0
ⅣA期	任何T	N3	M0
ⅣB期	任何T	任何N	M1

表 1-4 鼻咽癌 AJCC 第八版分期中 TNM 的定义

T 代表原发肿瘤	
Tx	原发肿瘤不能评价
T0	无原发肿瘤存在证据,包含颈部淋巴结 EBV 阳性
Tis	原位癌,黏膜内癌(侵犯固有层,未穿透黏膜肌层)
T1	肿瘤局限于鼻咽部,或者侵犯口咽和(或)鼻腔
T2	肿瘤侵犯咽旁间隙,和(或)邻近软组织(包括翼内肌、翼外肌、椎前肌)
T3	肿瘤侵犯颅底、颈椎、翼状结构,和(或)鼻旁窦
T4	肿瘤颅内侵犯,侵犯颅神经、下咽部、眼眶、腮腺和(或)翼外肌侧缘软组织浸润
N 代表区域淋巴结	
Nx	区域淋巴结不能评价
N0	无区域淋巴结转移
N1	单侧颈部淋巴结转移,和(或)单侧/双侧咽后淋巴结转移,转移灶最大径≤6cm,在环状软骨下缘以上
N2	双侧颈部淋巴结转移,转移灶最大径≤6cm,在环状软骨下缘以上
N3	单侧或双侧颈部淋巴结转移,转移灶最大径>6cm和(或)侵犯超过环状软骨下缘
M 代表远处转移	
M0	无远处转移
M1	有远处转移

鼻咽癌的主要辅助检查有哪些？

答：(1) 鼻咽部检查　主要有纤维镜鼻咽镜、间接镜鼻咽镜。

(2) EB病毒血清学检测　EB病毒DNA (EB DNA) 及EB病毒壳抗体 (VCA-IgA) 等。

(3) 影像学检查　主要有鼻咽CT、正电子发射CT断层显像 (PET-CT)、鼻咽MRI、胸部X线片、腹部B超检查，晚期患者还需要骨扫描检查以排除远处转移。如下颈部或锁骨上窝淋巴结阳性，应行纵隔CT检查排除纵隔淋巴结转移。

(4) 病理学检查　这是确诊鼻咽癌的唯一方法。

鼻咽癌最有效的治疗方法是什么？

答：放疗为首选，化疗作为放疗的补充方法，手术治疗适用于放射线不敏感的病例及放疗后的病灶或复发病灶以及颈部淋巴结清扫术。

什么是放疗？

答：放疗是肿瘤三大治疗手段之一，包括根治性放疗、姑息性放疗。在肿瘤治疗过程中，有70%患者需要放疗。放疗是通过电离辐射，破坏细胞中的DNA，使细胞失去增殖能力来达到消灭癌细胞的目的。当然，对正常细胞也有一定的损伤。

目前常用的放疗技术有哪些？Tomo和质子重离子治疗有什么特点，它们各自的适应证是什么？

答：目前临床上应用最多的放疗技术有立体定向放射外科 (SRS)、三维适形放疗 (3D-CRT)、调强适形放射治疗 (IMRT)、图像引导放疗 (IGRT) 和质子重离子治疗，其中IGRT的主要代表有Cyber和Tomo。

Tomo (高速螺旋放射治疗系统，Tomo Therapy) 集疗程计划、定位及IMRT的功能于一身，可以准确地区分病者需要接受放射治疗的范围、计算最佳的射束分布和剂量、追踪癌肿形状和位置的转变，将射束集中在癌肿的位置，并尽量减低对周围组织的损害和副作用。主要适用于邻近重要器官的肿瘤，如脑癌、鼻咽癌等，可用于全身实体肿瘤的治疗，特别是适应已转移患者。

质子重离子治疗使肿瘤放射治疗跨入了一个崭新的时代。质子线在到达肿瘤部位才释放出最大能量，经过肿瘤后几乎没有能量射出。因此，能够将放射能量精确分布在肿瘤上而对周围正常组织、器官大大减少照射。它主要适用于无远处转移的全部实体瘤种类。

该患者目前的治疗计划是暂停放疗，放疗的禁忌证是什么？

答：放疗禁忌证包括①晚期肿瘤，伴严重贫血、恶病质者；②外周血白细胞计数低于 3.0×10^9/L，血小板低于 50×10^9/L，血红蛋白低于 90g/L 者；③合并各种传染病，如活动性肝炎、活动性肺结核者；④有心、肺、肾、肝等严重功能不全者；⑤接受放疗的组织器官已有放射性损伤者；⑥对放射线中度敏感的肿瘤已有广泛远处转移或经足量放疗后近期内复发者。因为目前该患者严重肾功能不全需要血液透析治疗所以暂停放疗。

鼻咽癌患者在什么情况下采用放化疗联合治疗？放化疗联合治疗的优势有哪些？

答：鼻咽癌（NPC）是一种对化疗相对敏感的肿瘤，局部晚期鼻咽癌应以综合治疗为主，其方式主要是放化疗的联合，联合方式包括诱导化疗、同步放化疗和辅助化疗。同步放化疗可以改善晚期 NPC 的预后，提高局部控制率，减少远处转移，延长生存期。越来越多的临床Ⅲ期试验亦证实，同步放化疗可使局部晚期 NPC 的 5 年总生存率从原来的 50%提高到 70%。联合化疗及化疗药物增敏占据重要的地位，其中包括传统的顺铂、氟尿嘧啶、多柔比星（阿霉素）、甲氨蝶呤、博来霉素以及卡培他滨、紫杉醇、多西紫杉醇、吉西他滨、奈达铂等较新的药物。实验证明紫杉醇有显著的放疗增敏作用，可能使细胞终止于对放疗敏感的 G 期和 M 期。

研究表明：①联合化疗疗效优于单药；②以顺铂为主的联合方案有效率高，顺铂联合紫杉醇、多西紫杉醇、卡培他滨和吉西他滨也有较高缓解率和良好耐受性，成为 NPC 化疗研究热点。同步化放疗可以明显增加鼻咽部及颈部淋巴结转移灶的消退率，但不良反应增加。

正常人24h的尿量是多少？何谓多尿、少尿、无尿？

答：一般情况下，正常人24h尿量在1500mL左右，但是尿量不是绝对的，取决于饮水量、温度、排汗量等。若24h超过2500mL者称为多尿；如24h尿量少于400mL，或每小时尿量少于17mL，称为少尿；如24h尿量少于100mL，或者12h全无尿，则称为无尿。

常见食物的含水量是多少？

答：见表1-5。

表1-5 常见食物的含水量 （以每100g可食部计）

食物	含水量/g
米饭	71
鸡蛋	74
松花蛋	68
鸭蛋	70
小米粥	89
藕粉(未加工)	6
面条(未加工)	29
馒头	44
花卷	46
蛋糕	19
面包	27
饼干	6
烧饼	26
油饼	25
油条	22
玉米	71
牛奶	90

续表

食物	含水量/g
酸奶	85
豆浆	96
豆腐	83
西瓜	93
葡萄	89
甜瓜	93
桃子	87
番茄	96
杏子	89
石榴	79
柿子	81
李子	68
桂圆	81
带鱼	73
草鱼	77
鸭肉	64
牛肉	73
鸡肉	69
猪肉	47
羊肉	66
大白菜	95
冬瓜	96
生菜	96
菠菜	91
油菜	93
苦瓜	93
丝瓜	94

续表

食物	含水量/g
茄子	93
黄豆芽	89
四季豆	91
胡萝卜	94
马铃薯	80
金针菇	90
香蕉	90
樱桃	88
橘子	87
黄瓜	96
菠萝	88
苹果	86
柚子	89
梨	86
枣	87
哈密瓜	91

注：水，1g=1mL。

根据表1-5中常见食物的含水量准确测算患者水量摄入。

如何给患者准确记录出入水量？

答：(1) 摄入量　包括：饮水量、食物中的含水量、输液量、输血量以及药物等。患者的饮水容器应固定，并测定容量，以便准确记录。凡固体食物，除记录含水量外，还需记录固体单位量，如馒头2两、苹果1个（约150g）等。

(2) 排出量　包括：大小便、呕吐液、胃肠减压引流液、抽出液（胸腔积液、腹水）、引流液以及痰液、呕血、伤口渗血等液量。还应有特殊治疗失水（如血液和腹膜透析治疗出超液）等。除大便记录次数外，液体均以毫升记。24h 出水量应包括正常成人经皮肤和呼吸道黏膜的不显性蒸发水分（约 850mL/d）。

（3）记录方法

① 固体食物：用标准秤称得食物重量，参考食物含水量表即得出固体食物含水量。

② 饮水或饮料：可用专用容器（有容量标记），若为糊状食物或牛奶应量好水量再加溶质，仅记录含水量。

③ 输液、输血、静脉或肠道营养治疗时，如实记录输注液体量，粉剂药不记其内。

④ 尿量：可用有容量刻度的尿壶或量杯量取，尿失禁者留置导尿记录。

⑤ 各种胸腹腔引流液、呕吐物以及胃肠减压的液量用量杯量取记录。

⑥ 粪便量：100～300g/d，含液量约 150mL。若为稀水便应排入便盆，再倒入量杯，酌情加已知容量水，量取总量后减去已知水容量即得粪便含水量。呕吐液记录量同上。

⑦ 痰液：以累计为佳，12～24h 装入固定容器（吸引或咳痰者均可），内装已知容量消毒水，总量减去已知水容量即得当日痰量。

⑧ 伤口渗液、汗多、床上大小便者，先去除纱布或床单上固体污物，然后称得湿床单等总重量减去干纱布、床单等重量，即得液体重量。

⑨ 腹膜透析和血液透析治疗可用量杯量取透析后总量减去已知药液量即得出超量。

⑩ 加强护患沟通，给患者详细讲解记录出入液量的目的、操作要领，以取得患者或家属的配合，确保记录准确无误。

⑪ 每班要认真详细记录，书写格式应按病历书写要求，由夜班护士按规定时间总结 24h 出入液量记录在体温单上。

为什么该患者要进行血液透析治疗？

答：慢性肾功能不全的患者，当血肌酐高于 707μmol/L，且患者出现尿毒症症状时，便应进行透析治疗。该患者血肌酐持续高于 707μmol/L，且有尿毒症症状如食欲缺乏，所以有必要接受血液透析治疗。

为什么说该患者存在感染的风险？该采取哪些措施？

答：该患者存在低蛋白血症、糖尿病、肾功能衰竭，这些都是感染的高危因素，所以存在感染的风险。护理上除了配合医师进行前述基础疾病的治疗之外，治疗和护理操作过程中还应严格执行手卫生及无菌操作原则，避免交叉感染。

怎样对该患者进行饮食指导？

答：基于该患者存在多种基础疾病，不是单纯的高蛋白、高热量等饮食就能改善患者的营养状况。考虑到要改善患者的低蛋白血症，又要控制其血糖，同时又不能增加其肾脏的负担，应予如下指导。

(1) 该患者宜进食富含必需氨基酸的蛋白质，如鸡蛋、鱼、瘦肉和牛奶等，尽可能少食富含植物蛋白的食物。

(2) 摄入足够量的碳水化合物和脂肪，减少蛋白质的分解，减轻肾脏排泄的负担，但注意不能摄入过量而使血糖升高。

(3) 控制钠的摄入。

(4) 控制水的摄入。

为什么要行鼻腔冲洗？怎样进行鼻腔冲洗？有什么注意事项？

答：(1) 在射线的作用下，肿瘤发生变性、坏死、液化，可有大量的坏死物随分泌物流出鼻腔，部分黏附在鼻腔内结痂、发臭，引起微生物生长、炎症甚至出现粘连、堵塞、积脓等，因此必须进行鼻腔冲洗。

(2) 冲洗 方法如下。

① 冲洗液量：一般每次为 300～500mL，冲洗器位置略高于头顶即可。

② 体位：取站位、蹲位、坐位做冲洗均可。冲洗器位置过高，

水压过大，易冲入气管引起呛咳；冲洗器位置过低，水流不进鼻咽部，无法冲洗。

③ 将冲洗器挂好，双手持冲洗头，插入鼻腔1～2cm。

方式一：头稍后仰，吸气末打开冲洗开关，冲入20～30mL冲洗液后马上关闭龙头，拔出冲洗头，让冲洗液进入鼻咽部，然后咳出吐入痰盂或水池中。重复上述动作，直至冲洗液冲洗完毕。冲洗路径：冲洗液从一侧鼻腔进入，经鼻咽、口咽从口腔排出。

方式二：头部稍微前倾向下，头部稍微侧斜，使清洗侧的鼻孔高于对侧鼻孔，打开冲洗开关，冲洗液从对侧鼻孔流出。冲洗路径：冲洗液从一侧鼻腔进入，从另一侧鼻孔流出。

(3) 注意事项

① 最好在晨起放疗前和睡前各1次，水温控制在30～40℃。

② 冲洗液为生理盐水，2.5%～3%硼酸钠溶液或2%过氧化氢溶液（双氧水）。对鼻塞严重者可先用麻黄碱滴鼻液滴鼻后行冲洗。

③ 冲洗时压力不可过大，以免导致耳痛等并发症。

④ 冲洗时嘱患者勿说话，以免引起呛咳。

⑤ 冲洗完毕嘱患者勿用力擤鼻涕，以免用力过大引起鼻腔出血及其他部位感染。

⑥ 先冲洗鼻腔堵塞较重的一侧，再冲洗对侧。否则，冲洗液可因堵塞较重一侧鼻腔受阻而灌入咽鼓管。

⑦ 擤鼻切忌过急过猛或同时紧捏两侧鼻孔用力擤鼻，以免导致中耳感染。

⑧ 若冲洗时出现咳嗽、呕吐、打喷嚏等不适现象，应立即停止，稍待片刻后再冲洗。

⑨ 冲洗完毕后，将冲洗器清洗干净，以免冲洗液存留导致冲洗器腐蚀或引起继发感染。

⑩ 将冲洗器清洗干净后，置于通风干燥处，以免冲洗器潮湿导致真菌滋生。

放疗后的主要不良反应有哪些?

答：放疗后的主要不良反应分为近期反应与远期反应。

(1) 近期反应是人体对射线比较敏感的组织与器官所产生的一过性功能下降的表现，其反应与个体差异有关，并不是人人都会出现，一般经对症治疗或放疗结束后症状就消失了，不会对身体留有损害。包括情绪低落、乏力、头晕、食欲减退、恶心呕吐、口中无味或变味、失眠或嗜睡等。个别患者可以发生血象改变，尤其是白细胞减少。为了密切观察血象，在放疗期间每周至少进行一次血液学检查，以检测血象是否下降。如果检查结果示白细胞或血小板降低，这时医师会应用药物升高血象；若下降明显或经治疗血象仍不恢复者，放疗应暂缓 1 周，以便增加血细胞数。

(2) 远期反应一般在放射治疗后半年至 3 年内出现，不同疾病可在不同时期内出现不同的反应。

在放疗前、放疗中、放疗后如何做好患者的口腔护理？

答：(1) 放疗前护理　要求护理人员在短时间内完成放疗前准备的同时，做好相关的健康教育，向患者讲解保持口腔卫生健康的重要性，指导口腔卫生，养成早晚刷牙、进食后漱口的口腔清洁习惯。向患者耐心讲解放疗相关知识，告知可能发生的反应、处理方法及注意事项；满足患者获得疾病治疗效果等知识的需求，向患者讲解成功救治病例，从而消除患者的恐惧心理。在患者精神放松的情况下施行放疗，将会增强机体的抵抗力，增强对放疗的耐受性，减少放疗后发生并发症。

(2) 放疗中的护理　每次放疗前后检测患者口腔的 pH 值，根据检测结果选择漱口液，以使口腔内 pH 值维持在 6.5～7.5，充分发挥口腔的防御作用。教患者经常做张口叩齿运动，使口腔黏膜皱襞处充分进行气体交换，破坏厌氧菌生存环境，防止引起口腔的继发感染和张口困难及颈部活动受限等并发症。同时，指导患者进食清淡、易消化、富含蛋白质及维生素丰富的食物。若发生放射性口腔炎，则根据具体状况进行分级护理。

(3) 放疗后护理　由于放射线照射后唾液腺受到损伤，口腔黏膜干燥，要备饮水瓶，经常湿润口腔，并练习舌前伸、后缩、卷动等动作，进行上、下牙齿的相互咬合撞击，配合颈部肌肉的锻炼，注意动作宜慢，幅度不宜过大，以有效地预防肌肉萎缩、关节僵硬，提高面颈部肌肉的能力，预防发生治疗性张口困难。

患者在放疗期间为什么会出现口干？应如何护理？

答：鼻咽癌面颈部联合野照射时，由于腮腺、唾液腺均在照射范围内，故放疗后腮腺及唾液腺功能受抑制。口腔内的唾液分泌减少，口腔的自洁作用减弱，患者可出现不同程度的口干、咽部干痛等症状。为帮助患者减轻这些症状，指导患者备饮水瓶，经常湿润口腔，饮水量在2500mL/d以上，给予具有清热解毒、生津止渴等作用的中药进行治疗。此外，为保持口腔清洁，指导患者自配淡盐水漱口4～5次/天。淡盐水的配制方法：在500mL温开水中加氯化钠（熟盐）3～4g（约小半匙）即可，或用复方硼酸溶液（朵贝尔液）含漱，漱口液至少每次含漱1min。同时注意病室内保持一定的湿度。

放疗时出现顽固性口干怎么办？

答：放疗时出现顽固性口干的治疗方法有以下几种。

（1）双侧脸颊部按摩　可将自己双手掌搓热（冬、春季节气温低时可将双手掌烤热），用拇指根部鱼际肌紧贴耳前皮肤轻轻按摩，每次按摩10～15min，每天按摩3次。唾液腺中最大的腮腺位于耳前皮下，按摩腮腺区域可增加局部血液循环，刺激功能恢复。

（2）“搅海”功　用舌尖沿牙根与牙龈部做旋转运动，先沿牙外部唇内部旋转25次，再沿牙内部旋转25次，共50次。配合腮腺按摩每天做3次“搅海”功，有利于产生唾液。

（3）咀嚼刺激　每天定时咀嚼富含粗纤维食物可刺激唾液腺恢复功能。可选用甘蔗，削皮后劈成小块放口里咀嚼，千万不要连皮啃咬，防止损伤牙齿。

（4）常喝滋阴生津药茶　每天可用金银花、石斛、参须各10g，麦冬15g泡水当茶饮用。还可用沙参、枸杞子、麦冬各15g，莲子心5g泡水当茶饮用。

（5）同时需保持良好的口腔卫生习惯　每餐进食后即漱口，及时清除口腔中食物残渣，以减少细菌的生长繁殖。使用软毛牙刷刷牙，以免损伤口腔黏膜。饮食忌过冷、过热、过硬，忌烟、酒及辛辣刺激性食物。

患者发生营养不良的原因有哪些？

答：（1）肿瘤相关因素　由于肿瘤导致的鼻咽局部存在不同程度的疼痛、吞咽困难或鼻塞、出血、头痛等症状，造成患者食欲缺乏，因而营养失调。同时恶性肿瘤确诊也导致患者心理负担加重，致使厌食、拒食增加。

（2）治疗相关因素　放化疗在杀死癌细胞的同时会对正常组织产生损伤，导致全身或者局部的不良反应增加，例如放射线造成的局部黏膜损伤以及胃肠道反应。化疗药物会由于其毒性造成胃肠道反应，加重患者营养失调。

如何做好鼻咽癌放疗患者的皮肤护理？

答：放疗过程患者的皮肤反应是最明显的，患者往往难以忍受而中断治疗，所以要做好皮肤护理对放疗中的患者非常重要。患者出现皮肤干性反应时，可用0.2%薄荷淀粉、爽身粉蘸扑。出现湿性反应轻者可喷拭重组人表皮生长因子外用溶液（金因肽）、维生素B_{12}液（维斯克）等药物；严重时暂停放疗，予以换药处理，保持皮肤洁净干燥，避免衣物摩擦。

做好皮肤护理有以下几点：选用低领全棉柔软内衣，照射野可用温水或柔软毛巾轻轻蘸洗，局部禁用肥皂擦洗或热水浸浴；局部皮肤禁用碘酊（碘酒）、乙醇（酒精）等刺激性消毒剂，避免冷热刺激（如热敷、冷敷等）；照射区禁止剃毛发，如需剃毛发宜用电动剃须刀，防止损伤皮肤而造成感染；外出时防止日光照射，应予遮挡；不要挠抓局部皮肤，皮肤脱屑时切忌用手撕剥；保护好照射部位标记，标记模糊时请医师补画；放疗后继续保护好照射野皮肤，避免摩擦和强烈的理化刺激。

鼻咽癌患者出现鼻腔大出血时的常见原因有哪些？该怎样处理？如何预防？

答：（1）鼻腔出血的常见原因

① 放疗中黏膜充血、水肿或放疗后黏膜萎缩等，可导致鼻咽出血。

② 患者排便、挖鼻孔或打喷嚏时，过于用力。

③ 鼻腔冲洗不当。

（2）应急处理

① 鼻咽大出血时立即通知医师，协助患者头侧向一边，去枕平卧位，用双手压迫颈动脉，以减少出血量。

② 嘱患者勿将血吞下，应吐在专用容器里，以便观察出血量。安慰患者，稳定患者情绪，消除紧张、恐惧心理，鼓励患者忍耐并配合治疗。

③ 立即准备抢救物品，包括吸痰机、吸痰用物、开口器、压舌板、舌钳、后鼻孔填塞包、鼻腔用凡士林纱条、手套、消毒剪刀、中方纱、鹅颈灯、手电筒等。协助医师行鼻腔填塞，并遵医嘱使用止血药等。

④ 前、后鼻孔填塞后，密切观察患者前、后鼻孔是否继续出血。观察血压、脉搏、呼吸、体温，如患者憋气、呼吸困难，很可能是窒息了，应尽快通知医师进行抢救。

⑤ 填塞后患者应暂时禁食，加强口腔护理，防止感染。

⑥ 生命体征平稳后取半卧位，加强巡视，密切观察患者病情变化。

⑦ 患者病情平稳后，准确记录抢救、治疗经过。

⑧ 向护士长汇报，了解患者及家属的心理，做好解释、安慰工作。

⑨ 48h后拔除鼻咽腔填塞物，拔除前要做好再出血的急救准备。

⑩ 查找出血原因，加强有关知识的宣教工作，避免再次发生。

（3）预防

① 患者勿用手挖鼻，排便、打喷嚏时不要过于用力。放疗过程中勿吃煎炸、辛辣和过热的食物，以免刺激加重鼻、咽黏膜充血。

② 注意休息，避免疲劳和情绪波动，预防感冒。

③ 适当下床活动，多吃蔬菜、水果，补充维生素C，保持大便通畅。

④ 鼻腔干燥者用薄荷油滴鼻。有涕血时，暂停鼻咽冲洗。

⑤ 加强鼻腔冲洗的知识宣教。

患者放疗后出院，应给哪些出院指导？

答：（1）放疗结束后，应做一次全面体格检查及肝肾功能检查。

（2）继续保护好照射野的皮肤，避免日光直接照射。

（3）向患者讲解放疗后局部或全身仍可能出现放射的后期不良反应，以免患者届时惊慌。放疗后3～6个月因照射颈部淋巴管堵塞可能引起颈部肿大。

（4）放疗后3年内不能拔牙，即使是出现放射性龋齿所致的牙齿颈部断裂，也不能拔除牙根。平时可用含氟类牙膏预防，出现炎症时予以镇痛消炎。

（5）加强张口练习。

（6）嘱患者按时复查，一般放疗后1个月应随诊检查一次，以后每3个月一次，1年后可半年一次。放疗结束后一般至少休息2～3个月。

（7）放疗后应适当增加营养，戒烟戒酒，避免刺激性食物，多饮水，多吃蔬菜、水果。该患者合并有多种基础疾病，应给予特殊的饮食指导。

（8）避免发生面部、颈部蜂窝织炎。如旅途乘车不要对着车窗直接吹风，头颈部也不要对着空调、电扇吹风。

（9）遵医嘱继续服用降血糖、降肌酐及抗高血压的药物。

【护理查房总结】

鼻咽癌是肿瘤科的常见病、多发病，但是合并有多种基础疾病的患者并不多。为了避免其相关并发症的恶性发展，保证放疗顺利进行，延长患者生命，提高患者生活质量，在放疗期间以及放疗后应特别注意以下事项。

（1）一旦发生放射性皮炎，应及时予对症处理。遵医嘱选择合理的抗生素控制感染（这很关键），定时复查血常规。

（2）加强其他并发症的观察和护理

① 放射性口腔黏膜炎：放疗期间需注意告知患者保持口腔卫生，坚持进行张口锻炼。

② 营养失调（低于机体需要量）：加强营养，进食营养丰富、易消化的食物，注意补充富含维生素 C 的食物，如新鲜蔬菜、水果，以促进黏膜的修复，禁烟、酒、槟榔等刺激性食物。

③ 潜在并发症：如鼻出血、感染等。

（3）鼓励患者多饮水，每天 3000mL，以增加尿量，使因放疗所致肿瘤细胞大量破裂、死亡而释放出的毒素排出体外，减轻全身放疗反应。

（4）坚持鼻腔冲洗。

（5）保护好照射野皮肤，避免受理化因素刺激，放疗结束后的半年内应避免太阳照射，不涂刺激性油膏包括洗澡时用的刺激性肥皂。学会自我护理的方法，如漱口、鼻腔冲洗等。

（6）出院后适当进行有氧运动，增强体质，预防感冒，防止头颈部蜂窝织炎。

（7）注意口腔卫生，坚持进行张口、转颈等康复功能锻炼，放疗后 3 年内勿拔牙。

（8）继续基础疾病的治疗，如降糖、降肌酐、控制血压。

（9）定期复查，出院后1～3个月复查1次，以后每3个月复查1次，1年后每半年复查1次，如有异常，及时就诊。

查房笔记

病例 2 • 舌癌

【病历汇报】

病情　患者男性，42 岁，因“舌右缘疼痛、溃疡 2 个月余”于当地诊所治疗未见好转，后在我院诊断为舌右缘鳞状细胞癌(T4aN2M0 期）收入口腔科，行舌颈联合根治术＋股前外侧游离皮瓣转移修复术＋气管切开术，术后 35 天为求进一步治疗转入肿瘤科。患者口内皮瓣情况良好，呈淡粉色。转科后予完善三大常规、肝肾功能、心电图等检查（结果正常），胸部 CT 示右上肺感染，双肺肺气肿征。予以阿奇霉素治疗 4 天后肺部感染明显好转。完善靶区勾画等准备后开始化学治疗，化学治疗方案：多西他赛 100mg(d1)＋奈达铂 30mg(d2)＋奈达铂 30mg(d3～d4)。化疗 2 天后患者出现头晕、乏力。后予以营养支持和免疫治疗。入院 13 天后开始放疗，放疗方案：PGTVnx 70.29Gy/2.13Gy/33f，PGTVtb 64.02Gy/1.94Gy/33f，PTV 159.40Gy/1.8Gy/33f，PTV 250.4Gy/1.8Gy/28f。放疗 14 次后，患者诉口咽部疼痛不适，精神、食欲欠佳，血常规示白细胞计数 2.8×10^{9}/L、红细胞 3.48×10^{12}/L、血红蛋白（Hb）110g/L，肝肾功能正常。考虑口咽部放疗合并感染，予拉氧头孢治疗。予重组人粒细胞刺激因子注射治疗 2 天后白细胞计数为 3.8×10^{9}/L。后继续予以放疗，加强营养，加强免疫治疗。

护理体查　T 36.5℃，P 76 次/分，R 20 次/分，BP 108/72mmHg。体重 50kg，身高 175cm，发育正常，营养中等，神志清楚，自主体位，查体合作，留置胃管。

专科检查　入院时卡诺夫斯基健康状况量表评定（Karnofsky Performance scale，KPS）为 70 分，下颌及颈部可见手术切口，无红肿、渗出。未扪及明显大的浅表淋巴结。口内皮瓣情况良好，呈淡粉色，血液循环正常，右侧软腭部分切除，可见手术线头及缝合皮瓣，未见脓性分泌物附着，腭垂居中，咽反射灵敏，口底未扪及结节。一期化疗和放疗 14 次后：放疗照射区皮肤色素沉着，未扪及明显肿大的浅表淋巴结。口腔舌右缘皮瓣处见白色黏液分泌物和舌右缘皮瓣处有白膜附着，咽后壁黏膜充血红肿。

辅助检查 血钾 3.4mmol/L，血钠 134.3mmol/L，总蛋白 50.2g/L，白蛋白 33.9×10^9/L，其余检查正常；血常规示白细胞计数 3.8×10^9/L，其余正常。

入院诊断 舌癌（舌右缘鳞状细胞癌Ⅰ期 T4aN2M0 期）术后。

主要的护理问题 疼痛；焦虑；癌因性疲乏；皮肤黏膜完整性受损（口腔感染，放疗区皮肤色素改变）；语言沟通障碍；营养失调（低于机体需要量）；有感染的危险；感知觉（味觉）紊乱。

目前主要的治疗措施 放射治疗；抗感染治疗；对症支持治疗；免疫治疗；鼻饲营养；心理支持；碳酸氢钠溶液和康复新液交替漱口。

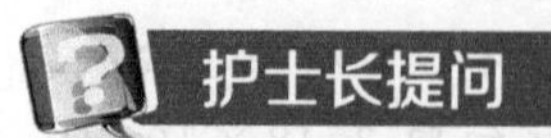

什么是舌癌？

答：舌癌是最常见的口腔癌，目前我国舌癌发病率跃居口腔颌面部肿瘤第一位。舌癌 85%以上发生于舌体，且多数发生在舌中 1/3 侧缘部，大多数为鳞状细胞癌（简称鳞癌）；少数为腺癌、淋巴上皮癌或未分化癌等。舌癌早期可表现为溃疡、外生与浸润 3 种类型。有的病例第一症状仅为舌痛，有时可反射至颞部或耳部。外生型可来自乳头状瘤恶变。浸润型表面可无突起或溃疡，最易延误病情，患者常不能早期发现。舌癌常表现为溃疡及浸润同时存在，伴有自发性痛和程度不同的舌运动障碍。进入晚期可直接超越中线或侵犯口底，浸润下颌骨舌侧骨膜、骨板或骨质。向后则可延及舌根或咽前柱和咽侧壁，此时舌运动可严重受限、固定，涎液增多外溢，而不能自控，进食、吞咽、言语均感困难。疼痛剧烈，可反射至半侧头部。舌癌淋巴结转移率较高，通常为40%左右。转移部位以颈深上淋巴结群最多见，依次为颌下淋巴结、颈深中淋巴结群、颏淋巴结。向后发展可以侵犯腭舌弓及扁桃体。晚期可有肺部转移或其他远处转移。

如何对舌癌进行分期？

答：此例患者诊断为舌右缘鳞状细胞癌Ⅰ期（T4aN2M0期），其分期依据为TNM分期，见表1-6。

表1-6　舌癌TNM分期

分期	表现
Tx	原发肿瘤无法评估
T0	原发灶隐匿
Tis	原位癌
T1	肿瘤直径≤2cm
T2	肿瘤直径＞2cm且≤4cm
T3	肿瘤直径＞4cm
T4	肿瘤侵犯邻近区域(侵及骨皮质,侵犯舌深部肌层或舌肌,或上颌,或皮肤)
N0	无区域性淋巴结转移
N1	无区域性淋巴结转移,最大直径≤3cm
N2b	多个单侧淋巴结转移,其中最大直径≤6cm
N3	转移淋巴结最大直径＞6cm
Mx	无法评估有无远处转移
M0	无远处转移
M1	有远处转移

舌癌的治疗方法有哪些？

答：依据头颈部肿瘤的诊疗指南，舌癌治疗是以手术为主，同时辅助以放射治疗、化学治疗和其他治疗的综合序列治疗。对于一些非常早期、无浸润生长的舌癌，除手术切除之外，国外文献有报道单纯行放射治疗；而对于局部晚期可手术切除的舌癌，有学者认为术前进行诱导化学治疗结合手术和术后放射治疗能使部分患者的远期生存获益。此外，对于局部无法手术切除或伴有远处转移的晚期舌癌患者，可选用放化学治疗、靶向治疗、免疫治疗及中医中药治疗等控制肿瘤生长，延长生存期。

什么是舌（颌）颈联合手术？

答：舌鳞状细胞癌是口腔颌面部最常见的恶性肿瘤之一，具有部位特殊、生长快、浸润性强、易伴发颈部淋巴结转移等特点，目前的治疗仍以根治性手术治疗（亦称舌颌颈联合根治术或舌癌根治术）为主。舌癌联合根治术切除范围一般包括舌部原发灶外1.0～1.5cm、口底组织（包括舌下腺、颌下腺、下颌舌骨肌、舌骨舌肌、二腹肌前腹）、下颌骨牙槽突方块等。对于保留下颌骨（包括下颌牙槽突及下颌牙列）或保存下颌骨下缘连续性的手术，必须保证病灶未侵犯口底；已侵犯口底但未侵及舌侧黏骨膜者，可行下颌骨方块切除，保留下缘的连续性；已侵犯舌侧黏骨膜时，则下颌骨不能保留，需行节段切除，同期或二期行植骨修复。舌是参与语音、进食等功能的重要器官，其运动复杂且频繁；同时，舌具有丰富的血供和淋巴回流，因此舌癌较易发生颈淋巴结转移，转移率达40%～80%。手术时淋巴结需一并切除，术中根据肿瘤浸润深度及颈部淋巴结转移情况决定颈淋巴结清扫的范围（择区性清扫或全颈清扫）；同时考虑患者对术后颈肩功能的要求，可行根治性或功能性颈淋巴清扫术。

舌（颌）颈联合根治切除的组织范围广、破坏性大。不仅如此，联合根治后舌体缺损须以皮瓣进行修复，增加了手术创伤，且将皮肤移植入口腔代替黏膜会出现粗糙不适感，术后恢复期患者多出现言语不清、流涎和进食困难等功能障碍。

KPS是什么？为什么对肿瘤患者进行KPS评分？

答：卡诺夫斯基健康状况量表（Karnofsky performance scale，KPS）是由Karnofsky和Burehenald在1948年提出，将患者的体能情况分成n个等级，从10分的无病态到0分的死亡，通过对肿瘤患者全身状况的评估，判定疗效的量化指标。

KPS量表和常规分级护理制度联合应用于放化疗患者的护理

工作。Ⅰ级：100～60分，生活基本自理，予三级护理。Ⅱ级：60～40分，中度功能障碍，生活需要帮助，予二级护理，加强皮肤护理。Ⅲ级：40～10分，生活完全依赖，予一级护理或特级护理，注重病情观察。

该患者KPS评分为70分，属于生活基本自理但尚不能工作的状态。KPS是一种定量的监测指标，适用于一般肿瘤患者和其他慢性危重患者的功能状态预测。利用KPS量表对患者的健康功能状况进行量化分级，使责任护士对患者健康功能状况有直观的了解，使医师与责任护士的沟通更直接、更有效、更准确，加强针对性和预见性护理，更有效提高护理质量，减少并发症的发生。

患者出现口咽部疼痛不适的原因是什么？

答：患者出现口咽部疼痛不适一般是因为出现了放疗后口腔黏膜炎。口腔黏膜炎是肿瘤患者在放射治疗或化学治疗过程中的一种常见并发症。据估计，在接受标准化疗的患者中，口腔黏膜炎的发生率占40%，在骨髓移植患者中占76%，而在接受头颈部肿瘤放疗的患者中，几乎所有的患者均可出现不同程度的口腔黏膜炎。严重的口腔黏膜炎可引起溃疡、感染、出血，并且由于疼痛，患者饮食受到限制，甚至拒绝继续治疗。放射性口腔黏膜炎的特征包括口干、味觉改变、弥散性红肿、白膜形成及溃疡，其中白膜本身是由局部渗出的纤维蛋白、脱落的黏膜组织及合并感染而成。最易发生的部位是软腭、口底、舌的侧面和腹面，随着治疗剂量的加大，炎症可累及全部口腔黏膜，出现弥散性充血和糜烂，患者有口腔、咽部不适、疼痛而影响进食或吞咽困难。口腔黏膜炎在放疗1周后逐渐出现，12～21天达高峰，放疗停止后10～15天开始消退。本病例口腔舌右缘皮瓣处见白色黏液分泌物和右舌缘皮瓣处有白膜附着，且口咽部疼痛不适，属于口腔黏膜炎的典型病例。

为什么碳酸氢钠溶液和康复新液能用于舌癌患者的口腔感染？

答：当放射剂量达15～20Gy时，照射后口腔黏膜上皮受损充血、糜烂、溃疡出血，随放射量的增加溃疡面积增大，疼痛加剧。

如不及时处理则会给患者带来极大的痛苦，还可能因此中断肿瘤的治疗。放射治疗前患者的唾液 pH 值一般在 6.0～7.0，放疗后逐渐下降，给予 2.5%碳酸氢钠溶液含漱，3～4 次/天，可以改善口腔的酸性环境。唾液 pH 值及机体免疫力下降时，容易并发口腔真菌感染，此期增加碳酸氢钠溶液含漱次数，5～6 次/天，以溶解口腔黏液，预防真菌感染。康复新液富含多种修复人体创面的有效成分（包括多元醇类、肽类、黏糖氨酸、黏氨酸、多种氨基酸），具有促进肉芽组织增生、促进血管新生、改善创面微循环、加速机体病损组织修复、抗菌消炎和增强机体免疫功能的作用。研究表明，康复新液防治黏膜急性放射损伤疗效较好，使用方便而无不良反应，是良好的放疗辅助药物。

如何对放疗后口腔黏膜炎进行分级及护理？

答：放疗后口腔黏膜炎的分级和护理见表 1-7。

表 1-7　放疗后口腔黏膜炎的分级及护理措施

分级	放射剂量	表现		护理措施
		患者主诉	体征	
0 级	0～10Gy	咽喉无任何不适	无特殊	预防：放疗后、睡前、醒后、饭后用生理盐水或冷开水加入庆大霉素 8 万单位、地塞米松 5mg、碳酸氢钠 10g 含漱，使用双氟牙膏、软牙刷清洁口腔；用菊花、金银花泡水，保持每天饮水 500～1000mL
Ⅰ级	10～20Gy	轻度咽干、咽痛	咽部轻度充血、水肿、潮红	饮水：用金银花、生地黄、麦冬泡水代茶，有清热、解毒、抗真菌等作用，或用西洋参泡水代茶，有生津、提高免疫力作用，保持每天饮水量在 1000mL 以上。 口腔清洁：用朵贝尔液或 0.1%氯己定（洗必泰）溶液含漱，5～6 次/天，用双氟牙膏清洁口腔。 进食：鼓励、指导患者进食高蛋白、高热量、高维生素、易消化、无刺激的流质和软食。 病情观察：严密观察生命体征和口腔黏膜、气味的变化；鼓励患者表达口腔等部位的不适，并积极处理

续表

分级	放射剂量	表现		护理措施
		患者主诉	体征	
Ⅱ级	20～30Gy	咽干、咽痛加重，不愿进食，并有放弃治疗心理	咽部明显充血、水肿，软腭、颊黏膜有点状溃疡，单个溃疡面小于3mm×3mm	口腔感染预防：遵医嘱予2.5%碳酸氢钠溶液含漱，3～4次/天，以改善口腔酸性环境，同时给予0.25%甲硝唑溶液500mL加入地塞米松5mg，含漱，5～6次/天，预防口腔感染。教会患者含漱时用鼓颊和吸吮交替动作，以达到彻底清洁口腔目的。 促进溃疡愈合：每次含漱后局部涂锌氧糊口腔膏或素高捷疗口腔膏，同时口服大量B族维生素、维生素C、维生素A、维生素E等。 饮水：仍用金银花、麦冬、石斛、玄参泡水代茶饮，保持每天饮水2000mL以上
Ⅲ级	30～40Gy	咽痛加剧不愿进食	唾液黏稠，咽、软腭白膜形成，咽、颊、牙周、舌缘多处溃疡，且融合成片，溃疡面最大达10mm×12mm	疼痛护理：用1%丁卡因或重组中碱性成纤维细胞生长因子（贝复剂）喷喉镇痛，10min后进食给予特殊口腔护理和口腔喷雾治疗。方法：1%丁卡因喷口腔，10min后用0.5%甲硝唑溶液20mL、地塞米松5mg雾化吸入20min，2次/天。 指导、鼓励进食：患者进食困难，极为痛苦，应关心、体贴患者；鼓励其大胆进食。 抗感染治疗：进食后及时漱口，保持口腔清洁；若有真菌感染，给予口服伊曲康唑（斯皮仁诺）或酮康唑。根据咽拭子结果给予静滴抗生素及大剂量维生素B_2漱口、CD3AK细胞等提高机体抵抗力

续表

分级	放射剂量	表现		护理措施
		患者主诉	体征	
Ⅳ级	40Gy 以上	口咽剧痛，伴发热，不能进食	片状溃疡面有黄色脓性分泌物覆盖，部分溃疡面出血	漱口液的选用、特殊口腔护理、雾化喷喉方法、合并真菌感染处理：均同Ⅰ～Ⅲ级护理，但含漱次数增加，10 次/天以上，特殊口腔护理每 4h 1 次，雾化喷喉 3～4 次/天。 出血护理：溃疡出血者于口腔护理后用浸有凝血酶的棉球压迫出血点，应暂停放疗。 心理支持：患者担心放疗中断会影响疗效，思想负担较重，应做好安慰、解释工作，告知其短时中断放疗，疗效不受影响

如何对患者进行疼痛护理？

答：疼痛是晚期口腔癌患者的最大痛苦，教育干预能够成功地提高癌症患者对疼痛的知识和健康护理的态度，但对改善疼痛水平没有很大影响，做好疼痛的控制需要做好以下几点。

（1）遵循疼痛控制的原则

① 合理正确评估疼痛。

② 积极配合原发病的治疗，系统性非阿片及阿片类镇痛药治疗。

③ 采取非侵入性给药途径的患者，无法达到疼痛缓解及系统性阿片镇痛药不良反应间的平衡时，处理原则：降低阿片类药物的需要，更改其他药物，考虑侵入性给药途径。

④ 采取侵入性给药途径的患者，无法达到疼痛缓解与系统性阿片类镇痛药不良反应间的平衡时，处理方法有：局部镇痛、神经阻断、神经切除术。

⑤ 镇静药用于处理无法以其他治疗缓解的顽固性疼痛。

（2）疼痛的评估　选用疼痛评估工具如自我视觉模拟评估表、

数字疼痛分级法、五点口述分级评分法、疼痛评估量表等方法，判断疼痛的强度、性质、分布。

（3）疼痛的处理　药物治疗的原则是疗效佳、危险度低、经济方便。护理：①正确的评估；②适当的心理护理；③熟练掌握各种药物的给药途径，如静脉、椎管、口服、直肠塞剂、舌下、皮下等用药方法；④观察用药效果及时间控制，防止成瘾。

（4）疼痛控制效果评价　患者疼痛的动态护理报告是评价疼痛控制疗效的基本要素，护理报告包括以下内容：①患者每天对疼痛的描述，家属对患者的观察；②镇痛药物的种类、剂量、给药途径及对药物的耐受力；③用药后的反应；④患者对疼痛治疗的效果是否满意。

患者骨髓抑制的原因是什么？如何进行护理？

答：（1）患者骨髓抑制的原因

① 肿瘤因素：癌细胞直接或间接地侵犯，进入骨髓组织，并与正常造血细胞竞争营养及生长空间，因而破坏造血系统，影响造血功能，引起贫血、血小板减少或白细胞减少。

② 化学治疗：临床上化学治疗引起的骨髓抑制相当常见。

③ 放射治疗：多次或长骨处的高剂量放射治疗可以彻底破坏骨髓组织，造成骨髓功能破坏。

④ 手术、麻醉、手术压力等均会抑制免疫功能，导致骨髓功能下降。

⑤ 生物治疗：生物治疗的使用会造成可逆性白细胞下降、贫血、血小板降低和淋巴细胞减少。

⑥ 营养：热量及营养的供给不足易导致球蛋白减少，因而降低免疫蛋白的功能。

（2）骨髓功能抑制的护理

① 白细胞减少的护理：该患者放疗 14 次后，血常规检查白细胞计数 $2.8\times10^{9}/L$，明显低于放疗前。遵医嘱使用了重组人粒细胞刺激因子注射治疗。细胞刺激因子能使患者持续接受放射治疗，但注意因化学药物破坏增殖快速的细胞，故在化学治疗前后的 24h

内不可使用细胞刺激因子。白细胞减少容易引起感染，需注意：a. 保证患者的营养摄入，维持体内完整的免疫功能；b. 避免患者暴露在易感染的环境中；c. 保持患者皮肤黏膜的完整性；d. 鼓励患者多饮水，每天至少3000～4000mL；e. 严格执行手卫生，限制陪护和访客，指导家属注意防止交叉感染；f. 及时配合监测血象的变化；g. 严密观察生命体征的变化；h. 观察患者静脉穿刺部位有无红、肿、热、痛等，有深静脉导管者（如PICC）严格执行相关护理。

② 红细胞减少的护理：红细胞减少主要引起贫血的症状。患者一度出现红细胞 $3.48\times10^{12}/L$，血红蛋白110g/L。护理措施：a. 嘱多卧床休息，预防组织缺氧及呼吸困难；卧床时注意防止皮肤受损；b. 贫血将造成循环较差而导致温度知觉的改变，要避免患者烫伤；c. 做好输血的护理；d. 及时评估患者的营养状况。

③ 血小板减少的护理：血小板减少常见于恶性肿瘤患者，一旦血小板数量严重下降，易引起出血。一般低于 $50\times10^9/L$ 即有潜在出血的可能，低于 $20\times10^9/L$ 即有自发性出血的可能。主要表现为皮肤黏膜、消化道、泌尿道、呼吸道出血，严重者发生颅内出血。护理措施：a. 及时监测血小板计数、凝血酶原时间、活化部分凝血活酶时间值的变化；b. 常规评估出血部位，及时发现出血症状；c. 避免皮肤黏膜受损，如使用软毛牙刷、穿柔软宽松的衣服、避免剧烈的或容易造成身体损害的运动、防止便秘等；d. 避免使用造成或加重出血的药物如阿司匹林、抗凝血药等；e. 减少静脉穿刺频率；f. 保证充足的营养供给；g. 正确输注血小板。

使用多西他赛、奈达铂注射液进行化学治疗中需注意什么？

答：(1) 多西他赛是新一代人工半合成的抗肿瘤药物，其作用机制是通过作用于微管或微管蛋白系统，促进微管双聚体装配成微管并阻止其去多聚化过程，从而使微管稳定，阻滞细胞于G2期和M期，抑制癌细胞的有丝分裂和增殖，起到抗癌作用。化疗中要预防过敏，严密监测生命体征，对骨髓抑制、恶心呕吐、体液潴留等也要严密观察，做到早发现、早治疗，预防感染及其他并发症的发生。化疗期间出现的不良反应（如胃肠道反应、脱发）为药物副作用所致，大多在停药后消失。

（2）奈达铂（NDP）是新型的第二代铂类抗肿瘤药物，其抗癌作用机制与顺铂（DDP）相同，主要是与核苷反应，生成核苷-铂结合物，与DNA结合阻断DNA复制，具有抗瘤谱广、治疗指数高、有效率高等特点，与DDP无完全交叉耐药性，与DDP相比，奈达铂仅血液毒性增强，而肾毒性、胃肠道毒性均明显减低，不需要水化利尿，消化道反应较轻，骨髓抑制中等，有很好的耐受性。

（3）护理注意事项

① 心理护理：由于病变部位的特殊性，患者容易对治疗丧失信心，产生抑郁情绪，不愿交流；及时给予相关疾病知识宣教，与患者交流，帮助患者调动与疾病抗争的积极情绪，让患者感到他人与社会对自己的关心和支持，使患者能愉快地接受治疗。治疗前，向患者介绍药物抗肿瘤活性、用药方法、可能出现的不良反应，介绍国内外应用奈达铂治疗的效果及治疗成功的病例，但同时应告诉家属化疗的潜在危险性，使家属有心理准备。

② 用药过程护理：故用药前应详细询问过敏史，对过敏体质者应慎用NDP，对铂类其他药物、右旋糖酐-40过敏者禁用。配药时，NDP不可与其他抗肿瘤药混合使用，也不宜用氨基酸注射液、pH 5.0以下的酸性注射液配制，用生理盐水稀释至500mL后滴注。滴注时需避光，勿漏于血管外，且滴注时间应在1h以上。化疗前给予地塞米松5mg静脉推注，开始静脉滴注时应仔细观察5～10min无异常后才能离开患者，并将注意事项告诉患者、家属，用药过程中要加强观察，尽量多饮水，确保足够的尿量。

③ 恶心呕吐等胃肠道反应的护理：放疗后或疾病所致的张口受限、咽部及口腔黏膜损伤，发生恶心呕吐等胃肠道不良反应易导致窒息，而且对患者心理上造成恐惧感。因此，注意在化疗前使用镇吐药，如阿扎司琼、甲氧氯普胺，同时加用甲泼尼龙协助镇吐，改善一般状况，增进食欲。

④ 骨髓抑制的护理：用药过程中应严密监测血象的变化，每2～3天复查1次。化疗结束后，仍处于骨髓抑制期，指导患者不放松警惕，继续预防感染和出血，直至血象恢复正常。予重组人粒细胞刺激因子皮下注射，24h后复查血常规，白细胞上升，同时加强饮食护理。

⑤ 饮食护理：进食高热量、高蛋白、高维生素、清淡、易消化的饮食，由于放疗、化疗后，口腔黏膜处于充血水肿期，故禁食过硬、过酸、过甜和粗糙的食物，张口困难者予流质，但要求营养成分及热量较多，原则是软、烂、碎、滑、无刺激。口腔疼痛影响进食，可用2%利多卡因10mL、地塞米松10mg、庆大霉素24万U加入复合维生素B（复B液）中摇匀混合，进食前含漱，在口咽部停留5min，以利药物在口腔内与口腔黏膜充分接触，另外注意饮食温度适宜。饮食指导：均衡饮食，每日饮食中包含谷物类（主食）、蔬菜水果（500～800g）、肉蛋类（鱼、瘦肉100g、鸡蛋1个）、奶及豆制品（牛奶1袋、豆制品100g）、油脂类（25g）五大类食物，且餐后1～1.5h适当活动，把体重控制在正常范围。

⑥ 口腔护理：由于头颈部肿瘤患者先期放疗对口腔黏膜造成损伤的诱因及患者张口受限、口腔疼痛、个人不良生活习惯等因素，造成口腔卫生差。为防止化疗后口腔黏膜反应致口腔感染的发生，参见表1-7进行分级及护理。

患者出现头晕、乏力，从安全管理方面需特别注意什么？如何护理？

答：肿瘤患者作为一个特殊的群体，在手术后继续接受放疗和化疗，承受巨大的精神压力及放化疗引起的不良反应，均会导致患者体力下降，且已出现头晕、乏力者需特别注意防止跌倒。

(1) 跌倒的原因

① 患者个体因素

a. 手术及放射治疗和化疗后体质虚弱，口腔手术后进食少而发生低血糖反应，如厕时发生跌倒；营养不良引起贫血而发生跌倒。

b. 疾病因素：口腔手术后交流困难，治疗期间局部疼痛影响睡眠等。

c. 心理因素：因久治不愈不愿意麻烦别人或高估自己的体力，发生意外跌倒。

d. 用药因素：不同程度的化疗不良反应，例如恶心呕吐导致水电解质紊乱、腹泻等。或使用镇痛药物后产生嗜睡导致跌倒。

② 病室环境因素：可因地面潮湿、光线昏暗而发生跌倒；住院环境狭窄等。

（2）护理

① 做好放化疗前和放化疗期间的评估。

② 病室环境的安全管理：病房根据患者放化疗后可能引起跌倒的各种因素，改善住院环境，例如：光源照明充足，走廊、病房配有地灯供夜间照明，各类防滑标识醒目；地面保持干燥清洁；走廊、厕所、浴室坐便器旁安置扶手并经常检查维修。将跌倒高危患者安排在靠近护士站的病房，以方便提供必要的帮助。

③ 预防跌倒知识的健康教育：详细宣教放疗、化疗可能引起的不良反应、应对措施及化疗后营养指导、卧床休息、防止体力消耗，如患者出现头晕时应绝对卧床休息，并强调预防跌倒的安全措施的重要性；开展对陪护人员系统的跌倒风险教育。紫杉醇类化疗药物可使患者表现为轻度的麻木和感觉异常，应主动做好基础护理，积极预防跌倒事件的发生；强调对多程化疗患者进行心理护理，改变患者自卑及过高估计自己体能的心理，增加交流机会，保持平和心态，有困难及时求助，预防跌倒。

舌癌根治术后行放射治疗和化学治疗，如何进行营养支持？

答：该患者主要营养支持为肠外营养和肠内营养，对于肠外营养者，护理着重于静脉营养液的配制。严格掌握无菌原则，现配现用。由于营养剂属于高渗液体，需选择较粗的静脉，防止静脉炎的发生和输液渗漏。深静脉置管者应特别注意营养液输注结束后用肝素稀释液冲管，防止阻塞。目前国内外营养学专家主张肠内营养，因肠内营养有利于机体吸收，有利于肠内免疫系统的启动，从而提高患者的抗感染能力。该患者主要通过鼻饲实施。鼻饲可减少口内伤口感染的机会。经口进食时注意饮食的温度应适宜，以免由于皮瓣感觉不敏感发生烫伤或冻伤。可进食以下饮食。

（1）高蛋白质、高热量、高维生素的营养膳食　进食如牛羊肉和猪瘦肉、鸡肉、鱼、虾、鸡蛋及豆制品，可以给患者多喝牛奶、藕粉，多吃新鲜的蔬菜水果或果汁。

（2）进食适量糖类，补充热量　大剂量放射治疗患者，其体内的糖代谢遭到破坏，糖原急剧下降，血液中乳酸增多，不能再利用；而且胰岛素功能不足加重。所以补充葡萄糖的效果较好，另外宜多吃蜂蜜、米、面、马铃薯等含糖类丰富的食物以补充热量。

（3）多吃有抗癌作用的食物　如甲鱼、蘑菇、黑木耳、大蒜、海藻、芥菜及蜂王浆等。

（4）进食凉食、冷饮　放疗和化疗的患者，一般宜进食凉食、冷饮，但有寒感的患者，则宜进食热性食物（化疗时可常食用扁豆、莲子、山药、龙须菜等。放疗时可食用甘蔗汁、苹果、香蕉、菠萝等）。

（5）补充维生素　维生素 A 和维生素 C 有阻止细胞恶变和扩散、增加上皮细胞稳定性的作用。其中维生素 C 还可防止放射损伤的一般症状，并可使白细胞水平上升；维生素 E 能促进细胞分裂，延迟细胞衰老；维生素 B_1 可促进患者食欲，减轻放射治疗引起的症状。因此，应多吃含上述维生素丰富的食物，如新鲜蔬菜、水果、香油、谷类、豆类以及动物内脏等。

（6）饮食多样化　注意色、香、味、形，促进患者食欲；烹调食物多采用蒸、煮、炖的方法，忌食难消化的食物，禁饮酒。

（7）根据需要实用冬虫夏草　研究发现，冬虫夏草所含虫草素能有效吞噬肿瘤细胞，效果是硒的 4 倍，还能增强红细胞黏附肿瘤细胞的能力，在肿瘤化疗期间以及肿瘤手术后可起到阻止肿瘤复发、转移的作用。配方：选用天然含虫草素较多的冬虫夏草，粉碎后服用，每次 1.5g，每日 2 次，连续服用 1 个月，大部分患者均可取得良好的疗效。

放射治疗后，患者的放射区皮肤可能出现什么反应？如何保护放射区皮肤？

答：（1）头颈部皮肤对射线的耐受性差，局部皮肤易出现放射反应。在放疗期间，由于放射线的刺激，治疗期间照射范围内的皮肤会变红和疼痛，起初类似晒太阳后的反应，之后可能会红肿甚至脱皮，但治疗结束后，糜烂的皮肤会在短时间内愈合。放疗初期轻者表现为皮肤红斑，继之有色素沉着、皮肤脱屑和表皮脱落，进而皮肤出现水疱，水疱逐渐破裂渗液流出，然后表现为湿性脱皮。如果超出了皮肤的耐受剂量，严重时会出现皮肤全层细胞死亡，严重影响患者生存质量。通常当累积照射 20Gy，即常规放疗持续约 2 周后，就开始出现皮肤反应，持续放疗时皮肤反应会持续加重。严重的皮肤反应是放疗中断的主要原因。因此，有效控制放射性皮肤反应的发生，成为临床急需解决的热点和难点问题之一。

（2）护理　整个放疗期间进行常规皮肤护理，即保持皮肤清洁、干燥，穿无领棉质柔软内衣，不用碱性强、刺激性大的肥皂擦洗放射野。①针对放疗而引起的皮肤色素沉着和红斑，每天可使用脂肪酸酯（赛肤润）增加局部组织的抵抗力，缓解由于外界因素引起的症状，保护皮肤的完整性，保证治疗顺利进行。②禁止粘贴胶布和涂刺激性药物，局部皮肤禁用碘酒、酒精等刺激性消毒剂，避免冷、热刺激（如冰袋、热敷等）。③应保持治疗范围的皮肤干爽，避免刺激，不要用力摩擦和搔抓接受过治疗的皮肤，照射剂量加大时，皮肤可能出现干性表皮脱屑，有的则出现湿性表面脱落、破损，甚至形成久不愈合的溃疡，并伴有疼痛。对于皮肤瘙痒的患者可嘱其用手轻拍瘙痒部位，患者切勿用手抓挠，皮肤脱屑切忌用手撕剥，否则会导致皮肤溃破、感染、长期不愈合。④湿性皮炎应先用生理盐水冲洗伤口，再涂抹一层薄的药膏避免合并感染，以不粘连伤口的新型敷料覆盖保护，及时换药。一般小水疱不宜刺破。大面积皮损时，要停止放疗并对症处理，合并感染时需抗感染，保持创面清洁、干燥，以利愈合。⑤放疗会消耗患者部分体力和热量，容易引起许多反应和身体上的不适，合理而有计划地进行饮食调理，增加各种富含营养的食物，特别是补充足量的蛋白质、维生素和矿物质，有利于伤口及皮肤愈合，增加患者舒适感，减轻疼痛，预防感染。

患者一般出现哪些心理反应？如何进行心理护理？

答：口腔颌面部肿瘤患者中，由于肿瘤对颜面的破坏、病情的反复、放射治疗和化学治疗后的不良反应、手术对组织器官造成的毁坏性影响、生活质量的下降，都可对患者造成巨大的心理压力，产生偏激的情绪反应，如抑郁、恐惧，或伴有明显的睡眠障碍，更有甚者陷入极度绝望而自杀。心理评估是发现患者心理问题的主要手段，包括评估患者的健康史、心智状态检查、智商测验和人格检查。在病区建立心理关怀驿站，护理人员以高度的同情心和热情关心、尊重患者，耐心倾听患者的陈述并以此分析其心理状态，采取相应护理，责任护士和志愿者随时了解患者的心理状态，耐心听取患者的感受，充分表示同情、理解并认真解释，对患者的微小进步给予表扬、鼓励，使患者感到有希望，帮助患者获得家庭和社会支持。

该患者留置胃管 2 个月余，出院前拔除胃管，如何指导患者进行吞咽功能的训练？

答：吞咽步骤一般为以下三个阶段：口腔（主动）→咽（被动）→食管（被动）。食物进入口腔后就开始咀嚼过程，食物停留在唇、舌和硬腭之间，成为“口含”阶段。食物开始向食管流动时，软腭抬高封闭鼻咽腔（图 1-1），防止从鼻腔反流。舌体运动将食物运向咽腔，软腭返回原位，恢复鼻腔气道。当食物进入咽腔就进入了第二阶段。喉头抬升，会厌向前移动覆盖喉部，保护气道。食物团块充满梨状窝，环咽肌放松，打开食管入口。食物团块通过环咽肌进入食管，形成食管阶段。当吞咽的最后阶段开始，喉头回到原位打开气道。

该患者行全舌切除术，术后进食时将食物推入口咽有一定的困

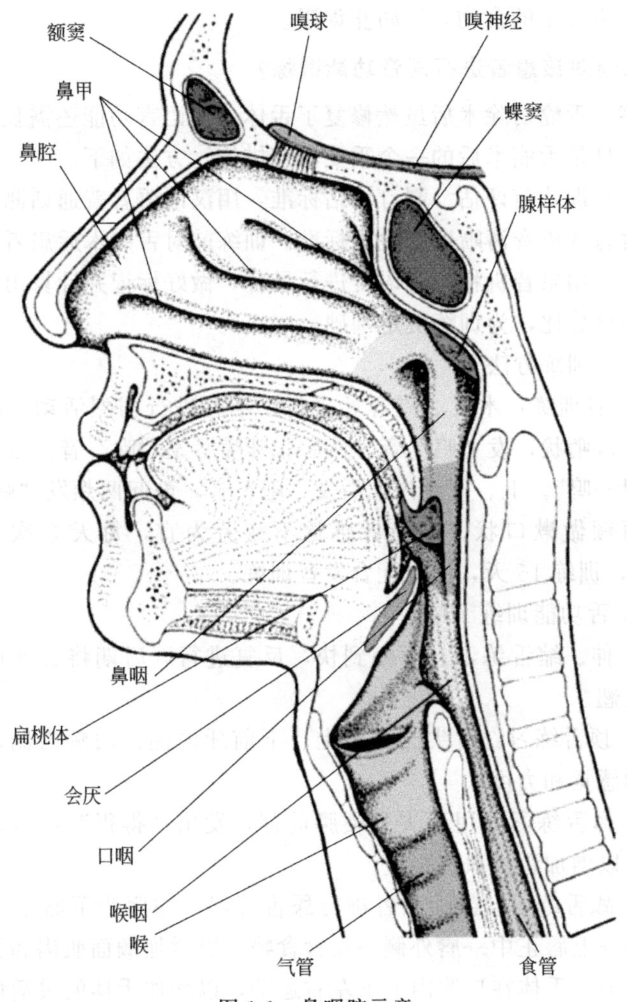

图 1-1　鼻咽腔示意

难。对于这种患者，应直接将食物放入咽部开始吞咽过程。方法是：用 50～60mL 注射器抽入流质食物再接上塑料接管，并将接管放置于咽腔。因为缺少吞咽过程中的“口含”阶段，减少了对咽部的刺激，吞咽时不能抬高软腭保护气道，进食前应指导患者屏气或用 Valsalva 手法关闭声带。嘱患者吞咽后、吸气前，以咳嗽去除积聚在声带上的食物，以防止误吸。

如何对该患者进行语音功能锻炼？

答：舌癌切除术后虽然修复了舌体，但语言功能还需长时间的锻炼，且是舌癌术后的一个重要治疗措施，方法如下。

（1）训练前评估　制订评估标准：用汉语语音普通话测试字表作为对患者语音清晰度的检测标准。训练前对舌癌术后患者进行语音评估，用录音机将患者语音进行录音，做好标记并计算出语言清晰度的百分比，为训练奠定基础。

（2）训练方法

① 唇训练：术后 2 周开始进行，不宜进行剧烈活动。撅起嘴唇做吹口哨状，发“呜”音，然后张开嘴唇发“咿”音，重复交换发“咿—呜”。上、下唇内缩后发“吧”音，鼓起两颊发“啪”声。鼓起两颊做漱口状。以患者感觉不疲劳为宜，每天 3 次，每日 30min，训练 15 天，同时配合发音训练。

② 舌功能训练

a. 伸、缩舌练习：由慢到快，反复进行，后期将舌外伸并尽力向上翘。

b. 顶舌练习：舌尖交替顶上、下前牙内侧、两颊内侧，增加舌尖的感觉和力度。

c. 弹舌练习：用舌尖弹硬腭前部，发出“得得”声音，反复练习，以增加舌尖肌肉强度。

d. 舔舌练习：鼓励患者进行舔舌练习，顺序为下唇中间→唇左右角→上唇正中→唇外侧→舔食食物。以增加颜面肌肉和舌肌的运转能力。舌体在口腔内上下左右运动，以增加舌体的灵活性。

e. 卷舌练习：舌体在口腔内卷起或旋转，发马蹄声，进一步提高舌体的灵活性。

f. 吸管练习：用吸管吸饮料，将舌牵引到口腔后部，对舌进行深层次的训练。训练时间为 60 天，每日 3 次，每次 1h。

③ 张口训练：术后 30 天开始应用自制的梯形板进行，此板高度为 3cm，每层阶梯高度为 0.5cm。训练时将颌间固定物取下，先

让患者张口，用一侧磨牙咬住梯形板的最底层，每侧 15min，然后用同样的方法训练另一侧，每天 3 次。逐步增加高度直至患者张口高度达 3cm，以解决患者术后由于长期颌间固定而造成的颞颌关节强直，从而改善患者因张口受限而影响语音的清晰度。

④ 发音训练

a. 一般发音训练：分别进行声母的舌尖音、舌根音、舌面音的练习，字和词组的练习。在上述练习能正确完成后，再进行上述声母的字和词组的练习，如“ze-ze-ze”“de-de-de”或“su du（速度）”等词组的练习。每天接受 1 次或 2 次训练，每次练习 30min。

b. 纠正异常发音：纠正患者因舌缺损所造成的异常发音。首先用录音机录下患者异常的发音，然后播放训练师正确的发音，指导患者跟随正常的语音进行练习。看训练者发音时的口型、唇、齿、舌运动的位置并对照镜子纠正自己的发音。

c. 练习困难发音：由于舌体的缺损，造成用舌尖音、卷舌音及舌背与软腭形成的语音较困难，如“得”“啦”等。将这些词列成表，进行针对练习。

⑤ 注意事项

a. 训练时间：将出院患者每周集中于科室，由护士指导训练 3 次，每次 30min，每 4 周为 1 个疗程，训练时要求家属在场，以便了解和掌握有关方法。

b. 定期回访：语言功能训练是一个较长的过程，而患者大部分训练时间是在出院后，患者领悟接受康复指导的水平有差异。应对患者进行术后功能康复专业化技能培训，告知患者及家属定时回访的必要性，以便了解和掌握有关的注意事项及方法。也可通过电话随访判断患者康复情况，并指导训练。

⑥ 心理治疗：由于对癌症的恐惧和术后存在语音障碍等因素的综合影响，患者常存在抑郁、自卑和恐惧等心理障碍，不愿意与他人交流，这对术后语音训练效果产生严重的不良影响。在语音训练过程中应更加重视对患者的心理护理，通过与患者家属配合，鼓励患者，使其重新树立战胜疾病和语音困难的信心，克服自卑心

理，多训练，多交流，循序渐进，持之以恒。

（3）语音训练的评价方法

① 主观评价：临床最常用的语音主观评价方法为语音清晰度评价。方法：准备一系列元音、辅音、单词或句子作为样例，让受试者逐一读出。同时安排若干听力正常的听众记录他们听到后所理解的语音，最后对照正确答案，得到正确的百分比；计算出所有听众的平均值，此即语音清晰度得分。

② 客观评价：进行主观的耳测评定，目前 VS-99 语音工作站是一种动态音频频谱分析系统，所得声学参数真实可靠，能够客观反映语音变化情况，从而为临床语音功能训练提供参考。通过语音训练，使患者能够与他人交流，表达自己的需求，调动患者的积极性，提高癌症患者的生活质量。

【护理查房总结】

该患者舌癌侵犯组织深、有淋巴转移，手术创伤大，目前尚处于术后恢复期。但由于肿瘤治疗的需要，手术部位愈合后即到肿瘤科治疗，化学治疗和14次放射治疗后患者出现骨髓抑制表现、口腔感染和皮肤变化等。针对患者的病情治疗和护理，我们进一步提高了对舌癌的认识，在舌癌放化疗的并发症、药物护理和康复护理的重要性、患者的安全管理和心理支持等方面进行了较深入的分析。为了促进患者的顺利康复，提高患者的生活质量，目前我们需要重点做好以下护理。

（1）严密观察患者生命体征、口腔黏膜和异味等口腔黏膜炎的变化，并及时处理。

（2）做好消毒隔离工作，加强感染控制，防止院内感染。

（3）积极保护放疗区皮肤，避免出现严重的皮肤反应而使放疗中断及增加不适。

（4）熟悉化疗和支持治疗药物的使用和护理，避免和减轻不良反应。

（5）做好静脉营养和胃肠内营养护理，保障患者健康状态和顺利接受治疗。

（6）加强健康教育，积极处理疼痛，提高患者生活质量。

（7）加强心理关怀，帮助患者获得心理、社会支持。

查房笔记

病例3 · 喉癌

【病历汇报】

病情 患者男性，65岁，因“咽喉痛3个月余”入住耳鼻喉科，完善术前相关检查：血尿粪常规、凝血常规、肝肾功能、血糖、E4A、输血前常规均未见明显异常。胸部X线片示右侧胸膜增厚并粘连，右肺底积液可能性大。心电图示右心房负荷过重，心电轴右偏，顺钟向转位。肺功能检查示中度限制性通气功能障碍、重度阻塞性通气功能障碍。单光子发射计算机断层成像术（SPECT）示左第5前肋、左第8后肋、左第4后肋、第5胸椎等处骨质代谢增高，怀疑骨转移癌，建议密切观察。无明显手术及麻醉禁忌证之后行“支撑喉镜下活检术+气管切开术”，切片病理报告为“（会厌）恶性肿瘤，倾向低分化鳞癌”。术后予以抗感染、吸痰、气管切开护理，因需接受放化疗入住肿瘤放疗科。入院后第1天予以唑来膦酸抗骨转移治疗；第2天予留置PICC，给予紫杉醇脂质体化学治疗，同时予以止呕、保护肝功能、保护胃黏膜、补液、补白蛋白等对症支持治疗。入院第9天开始放疗，具体为：医用直线加速器6MV-X线，适形调强放疗（IMRT）。拟予以：PGTVnx 72.6Gy/2.2Gy/33f、PTV1 59.4Gy/1.8Gy/33f、PTV2 50.4Gy/1.8Gy/28f，辅予气管切开后护理、吸痰等对症治疗。放化疗期间多次复查血象，出现Ⅱ度骨髓抑制，予升血治疗后好转。放疗后第10天诉腰部疼痛难忍，予硫酸吗啡镇痛治疗。入院后第22天行SPECT检查示第2腰椎代谢增高，怀疑骨转移癌，行腰椎骨姑息性放疗：6MV-X线，DT 30Gy/3Gy/10f。入院后第23天予阿奇霉素行抗感染治疗，治疗5天后停阿奇霉素，换用头孢噻肟钠。停阿奇霉素后第7天夜间出现气促，胸部X线片示支气管疾病并右下肺感染、肺气肿。因脸部肿胀，暂停放疗，待肿胀消退后继续放疗。患者于一年半前行“右下肺癌根治术”，曾患有“胆囊炎，右侧胸膜增厚并粘连”，对磺胺药过敏。

护理体查 T 36.6℃，P 82 次/分，R 20 次/分，BP 126/78mmHg。身高 160cm，体重 45kg，发育正常，营养中等，意识清楚，查体合作。全身皮肤黏膜未见瘀点、瘀斑，头颅大小正常，无畸形、压痛、包块及凹陷，眼睑无水肿，无下垂、无倒睫，结膜充血，巩膜无黄染，瞳孔等圆等大，约 3mm，对光反射正常。口唇红润，无义齿、龋齿，舌苔正常，口腔黏膜无溃疡。胸部右侧、前臂可见长约 25cm 的陈旧性手术瘢痕，桶状胸、肋间隙增宽、端坐呼吸、头颈部皮肤肿胀，触之有捻发感，双肺叩诊呈过清音。触觉语颤对称，无胸膜摩擦感及皮下捻发感；双侧乳房对称，无结节、肿块，叩诊双侧呈清音，双肺呼吸音清晰，未闻及干湿啰音，无胸膜摩擦音。心前区无膨隆，未触及细震颤，叩诊心浊音界无扩大，心率 82 次/分，心律规整，心音正常，各瓣膜听诊区未闻及病理性杂音，无心包摩擦音。

专科检查 浅表淋巴结未扪及肿大。气管导管通畅、固定，造口下方未见明显新生物，未见明显渗出物，颈部伤口愈合可，局部稍压痛。

辅助检查 咽部 MRI（门诊）示声门区及声门上区占位性病变并右颈部动脉鞘区淋巴结肿大，考虑咽喉癌并累及右侧声带伴右颈部淋巴结转移可能性大；SPECT 检查（11 月 27 日）示第 2 腰椎代谢增高，怀疑骨转移瘤；胸部 X 线片（12 月 12 日）示支气管疾病并右下肺感染，肺气肿；病理结果为（会厌）恶性肿瘤，结合免疫组化考虑低分化鳞癌。

入院诊断 喉癌（声门上型，T2N1M1）；骨转移癌；气管切开术后；肺癌术后；胆囊炎；右侧胸膜增厚并粘连；支气管疾病并右下肺感染、肺气肿、双侧颈部广泛皮下气肿、右上肺斑片状及条索状影。

主要的护理问题 疼痛；焦虑、恐惧；癌因性疲乏；语言沟通障碍；呼吸通道改变；营养失调（低于机体需要量）；自理缺陷

（进食、洗漱、沐浴、如厕、修饰）；有口腔黏膜改变的危险；有窒息的危险；有脊柱病理性骨折的可能；潜在并发症（伤口感染、吞咽受损）。

目前主要的治疗措施 脸部肿胀消退后继续放疗，同时予抗骨转移治疗；及时复查相关检查，予对症治疗，如维持水、电解质、酸碱平衡；头孢噻肟钠抗感染，营养支持治疗，肠内及肠外营养补充；镇痛。

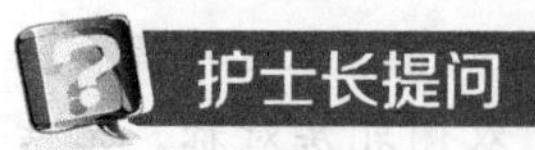

本患者使用唑来膦酸，它的适应证及用法有哪些？

答：唑来膦酸用于恶性肿瘤溶骨性骨转移引起的骨痛。用药途径为静脉滴注。成人每次4mg，用100mL 0.9％氯化钠注射液或5％葡萄糖注射液稀释后静脉滴注，滴注时间应不少于15min，每3～4周给药一次或遵医嘱。

唑来膦酸的禁忌证有哪些？

答：(1) 对本品过敏的患者禁用。

(2) 不推荐严重肾功能不全者使用。

(3) 孕妇及哺乳期妇女禁用。

唑来膦酸的使用注意事项有哪些？

答：(1) 首次使用本品时应密切监测血清中钙、磷、镁以及血清肌酐的水平，如出现血清中钙、磷和镁的含量过低，应给予必要的补充治疗。

(2) 伴有恶性高钙血症的患者给予本品前应充分补水，利尿药与本品合用时只能在充分补水后使用，本品与具有肾毒性的药物合用时应慎重。

(3) 患者接受本品治疗时，如出现肾功能恶化，应停药至肾功能恢复至基线水平。

(4) 对阿司匹林过敏的哮喘患者应慎用本品。

该患者使用的紫杉醇脂质体属于哪一类化学治疗药物？

答：紫杉醇脂质体属细胞毒类抗肿瘤药，可促进微管双聚体装配并阻止其解聚，也可导致整个细胞周期微管的排列异常和细胞分裂期间微管星状体的产生，从而阻碍细胞分裂，抑制肿瘤生长。

紫杉醇脂质体最主要的不良反应有哪些？用药期间需注意什么事项？

答：(1) 最主要的不良反应

① 过敏反应。

② 骨髓抑制，一般发生在用药后 8～10 天。

③ 神经毒性。

④ 心血管毒性、胃肠道反应。

⑤ 肝脏毒性。

⑥ 脱发以及局部反应。

(2) 用药期间注意定期检查外周血象和肝肾功能；只能用 5% 葡萄糖注射液稀释，禁用氯化钠溶液稀释，以免发生紫杉醇脂质体聚集。

IMRT 是什么？

答：IMRT 是适形调强放疗（intensity-modulated radiation therapy）的简称。它弥补了三维适形疗法的不足，利用非平坦式射束截面及逆向计划系统，能够调控每一射束射出不同剂量。由于肿瘤不一定呈凸状，有些可能呈凹状，甚至像一个甜甜圈般呈中空状，若用三维适形疗法对付凹状和中空部分的癌细胞，因其射线只能射出相同剂量，剂量过高可能会伤及正常组织。

何为 PGTVnx GTVnd、CTV1、CTV2、PTV1、PTV2？

答：放射治疗的目的在于将肿瘤细胞数减少到能使肿瘤获得永久性局部控制的水平，同时尽可能减少周围重要器官的受照剂量。要实现这个目的，就必须在给予大体肿瘤体积（GTV）根治剂量的同时予以适当的剂量照射临床靶体积（CTV）。因此准确勾画 GTV 和 CTV 的范围是放射治疗实施的前提。

(1) 鼻咽大体肿瘤体积（GTVnx） 临床检查发现及影像学检

查显示的鼻咽肿瘤及其侵犯的范围。

（2）颈部大体肿瘤体积（GTVnd） 临床触及而且影像学检查显示的颈部肿大淋巴结。

（3）临床靶体积Ⅰ（CTV1） 肿瘤附近镜下可能阳性的部位。GTVnx 向前、上、下、双侧各外扩 0.5～1.0cm 及向后 0.2～0.3cm（可根据邻近的组织结构特性决定外扩距离），该区域必须包括鼻咽的全部黏膜层及黏膜下 0.5cm。

（4）临床靶体积Ⅱ（CTV2） 肿瘤极有可能通过一定的途径侵及或淋巴引流可能累及的部位。CTV1 向前、上、下、双侧各外扩 0.5～1.0cm 及向后 0.2～0.3cm（可根据邻近的组织结构特性决定外扩距离），及 GTVnd 和所在淋巴引流区还有需预防照射的阴性淋巴引流区。

（5）计划靶体积（PTV） 需照射的 GTV 或 CTV 因受器官运动、肿瘤体积变化、体重变化、摆位误差、系统误差等因素影响而需外扩一定的边界，才能保证 GTV 或 CTV 不会漏照。这种外扩

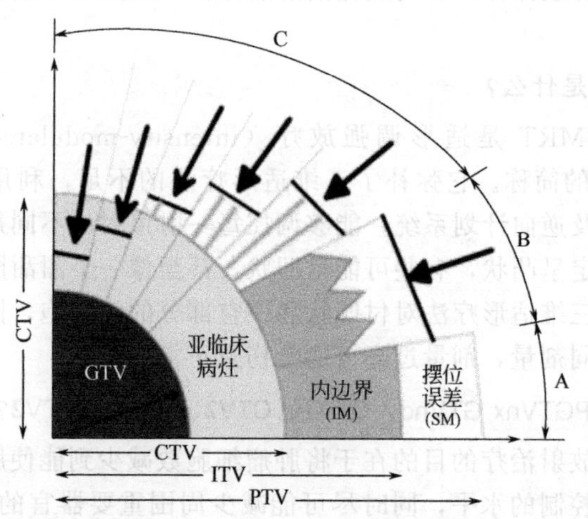

图 1-2 GTV、CTV、PTV之间的关系

GTV—实体肿瘤体积；临床靶区体积(CTV)＝实体肿瘤体积(GTV)＋亚临床病灶；内靶区(ITV)＝临床靶区体积(CTV)＋内边界(IM)；计划靶体积(PTV)＝内靶区(ITV)＋摆位误差(SM)

的距离因各个单位的具体情况而定。一般为 GTV 或 CTV 向前、上、下、双侧各外扩 0.5～1.0cm 及向后外扩 0.2～0.3cm 为 PGTV 及 PTV。其中 PTV1 由 CTV1 外扩形成，PVT2 由 CTV2 外扩形成。GTV、CTV、PTV 之间的关系如图 1-2 所示。

靶体积的处方剂量：PGTVnx 68～76Gy，PGTVnd 64～70Gy，PTV1 60～64Gy，PTV2 50～54Gy。

什么是姑息性放疗？DM、DT 是什么意思？

答：放射治疗按其目的可分为根治性放射治疗和姑息性放射治疗。根治性放射治疗又称可治愈性放疗。姑息性放疗是通过放疗减轻患者的症状，在缩小瘤体、解除压迫和阻塞症状、控制感染、止痛、预防病理性骨折等方面都有明显的疗效。如果在放射治疗过程中患者的一般情况改善，症状明显好转，肿瘤消退比较满意，则可放射至根治剂量，此称为高姑息性放射治疗。如不能获得上述效果时，则给予 1/2～2/3 根治剂量。照射范围包括临床所见病变、不用扩大的照射野，称低姑息性放射治疗。姑息性放射治疗多采用单次剂量较大、次数较少的分割方法。

DM 是指总的吸收剂量。DT 是指肿瘤的吸收剂量。cGy 是吸收剂量的专用单位 1Gy＝100cGy。放疗的射线在穿过正常组织，达到肿瘤区域时，会有一定剂量的损失。DT 是由 DM 根据百分深度剂量表计算而来的。通俗点讲，放疗设备输出了 2794cGy（DM），而肿瘤实际吸收的剂量为 2000cGy（DT）。

为什么常规放疗是每周 5 次？

答：常规放疗是最经典、最普遍的照射方式，几乎适用于需要放疗的全部患者。常规放射治疗的照射模式是每周照射 5 天，每天照射一次，每次靶区剂量为 1.8～2.0Gy。这种方式是由法国科学家根据实验结果提出来的，到 20 世纪 60 年代才用“4R”的理论加以解释。

（1）让正常组织细胞的损伤有所恢复，因为正常组织细胞的修复比肿瘤组织细胞快。

（2）让对放射线不敏感的乏氧细胞转化为对放射线敏感的含氧

细胞。

（3）让放疗后对放射线照射不敏感的增殖周期细胞进入放射敏感的增殖周期。

（4）让非增殖期的细胞进入增殖期。

患者做放疗应每周 5 次。在整个放疗过程中最好不要间断治疗。如果因为某种原因致使放疗中断，则每停照 1 天，其治疗剂量就应增加 8.8Gy，以对应肿瘤细胞再增殖。应当根据病情决定照射时间，而不应根据作息时间安排患者的照射时间。

该患者为什么会出现皮下气肿？怎样护理？

答：皮下气肿是气管切开术后最常见的并发症，与气管前软组织分离过多、气管切口外短内长或皮肤切口缝合过紧有关。自气管套管周围逸出的气体可沿切口进入皮下组织间隙，沿皮下组织蔓延，气肿可达头面、胸腹，但一般多限于颈部。大多数于数日后可自行吸收，无须特殊处理。

为什么患者脸部、颈部肿胀之后要停止放疗，而不能按原计划进行放射治疗？

答：患者在接受放疗前必须进行体位固定（图 1-3），以确保照射部位精确而避免误伤正常组织，固定后的患者不能动。如果患

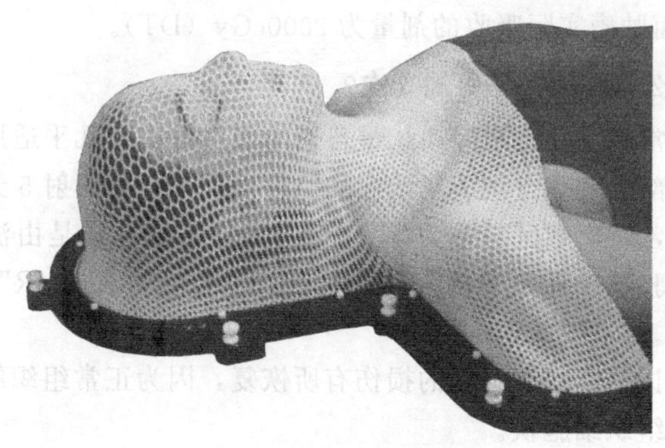

图 1-3　放疗前体位固定

者发生皮下气肿或在接受放疗期间体重变化太大，就必须重新定位，所以脸颈部肿胀之后不能按原计划进行放射治疗。

患者因脸、颈部肿胀不能做放疗，如果肿胀消失后接着做放疗，对效果有没有影响？

答：(1) 放射治疗分次照射的原理如下。

① 晚反应组织对分割剂量的变化比早反应组织更为敏感，修复亚致死损伤的时间也较长。

② 早反应组织和肿瘤组织都有很强的再增殖能力，但是前者的加速再增殖发生得更早，峰值更高。

③ 分次照射期间细胞周期时相再分布对快速增殖组织有增敏作用。

④ 分次照射期间乏氧细胞再氧合是迅速的，对肿瘤组织有自身增敏作用。

(2) 早反应组织是指增殖快的组织，如骨髓、小肠上皮和黏膜上皮，大多数肿瘤属早反应组织。晚反应组织是指肾、中枢神经系统、成熟的纤维组织等。

(3) 肿瘤再增殖的重要临床意义如下。

① 不必要延长治疗。

② 如急性反应重，治疗期间必须有一个间断，则应尽量缩短时间。

③ 不考虑单纯分段放疗。

④ 由于非医疗原因的治疗中断，有时需采取措施“赶上”。

⑤ 增殖周期短的肿瘤可采用加速分割。

基于以上观点，如果肿胀消退时间较长，将对放疗效果造成影响。

该患者肿瘤发生了腰椎转移应怎样护理？

答：患者肿瘤转移至第 2 腰椎，导致椎体骨质破坏，使腰椎失去了原有的负重、活动的功能。护理人员必须指导患者卧床休息，否则容易导致病理性骨折，加重患者的痛苦，甚至有可能导致患者瘫痪。

何谓人工气道湿化？其方法有哪些？该患者使用了哪几种？

答：人工气道湿化是指用人工方法将溶液或水分散成极细的微粒，以增加吸入气体的湿度，从而达到湿润气道黏膜、稀释痰液、保持黏膜细胞纤毛正常运动为目的的一种方法。

常用以下几种方法：①套管口外敷料的湿化；②气管内间断滴液；③雾化吸入；④微量泵持续滴入；⑤气管内持续滴注；⑥喷雾化。

该患者使用了前 4 种气道湿化方法。

如何判断该患者人工气道湿化是否有效？

答：判断人工气道湿化是否有效的标准有以下三个层次。

（1）湿化满意　分泌物稀薄，导管内没有结痂，患者安静，呼吸道通畅。

（2）湿化不足　分泌物黏稠，吸引困难，有结痂或痰块咳出。

（3）湿化过度　分泌物过分稀薄，咳嗽频繁，不断吸痰，听诊肺部和气管内痰鸣音多，患者烦躁不安。

如何判断痰液黏稠度？

答：可以根据痰液黏稠的情况分为三度。

（1）Ⅰ度（稀痰）　痰如米汤或泡沫样，吸痰后管上无痰液滞留。

（2）Ⅱ度（中度黏稠）　痰的外观较Ⅰ度黏稠，吸痰后有少量痰液滞留在管壁上。

（3）Ⅲ度（重度黏稠）　痰的外观明显黏稠，常呈黄色，管壁上滞有大量痰液且不易冲洗。

气管切开患者对病室环境要求如何？

答：需要保持室温在 20℃左右，相对湿度为 60%～70%，每日开窗通风，保持室内空气清新，避免过多的人员探视。

护理人员给患者吸痰时应注意什么事项？

答：给患者吸痰时应注意以下事项。

(1) 按时吸痰。

(2) 注意每次吸痰时间不超过 15s。

(3) 选择吸痰管的粗细应适宜，过细达不到吸痰效果，过粗易造成黏膜损伤。

(4) 吸痰管插入深度视呼吸道阻塞情况而定。

(5) 吸痰时应边回抽边旋转吸痰，以吸净痰液。

(6) 吸痰时应严格无菌操作。

怎样护理患者的气管套管?

答：(1) 每日清洁气管套管的内管 1～2 次，防止形成痰痂阻塞呼吸道。

(2) 用碘伏擦拭气管造口周围皮肤，擦拭时应用止血钳夹紧棉球，以免掉入气管内。棉球切忌过湿，以免消毒液刺激呼吸道。

(3) 每日更换气管套管下敷料 1～2 次，保持局部皮肤清洁干燥。

(4) 气管套管系带应打死结，防止套管脱落。

(5) 若患者出现烦躁不安、面色青紫，提示有脱管的可能，应及时通知医师。

如何清洁气管内套管?

答：(1) 戴手套摘下内套管，注意左手按住套管底托，右手取出内套管，防止脱管。

(2) 把气管内套管浸泡于过氧化氢（双氧水）溶液中 30min 左右，待痰痂软化。

(3) 用清水及毛刷将套管内外刷洗干净。

(4) 刷好后，浸泡于 75%乙醇溶液中备用。

更换气管内套管时需注意什么?

答：(1) 摘管时要一手按住外套管，一手顺其弧度取下内套管。

(2) 更换内套管时，先用生理盐水冲洗干净，再为患者佩戴。

(3) 戴管时注意弧度向下，卡住外套管，以免内套管脱出。

该患者入住肿瘤放疗科时气管套管为金属材质的，为什么放疗前将其更换为硅胶材质的气管套管？

答：塑胶气管套管可以有效避免放射线对皮肤及黏膜的损伤，但舒适度不高。

患者的饮食护理要求有哪些？

答：宜进软食，并增加汤类，尽量吃蒸、炖的食物，忌油腻、质硬、煎炒及刺激性食物。必要时遵医嘱予静脉营养治疗或鼻饲营养液。

没有行气管切开的喉癌患者放射治疗时和放射治疗后要注意什么？

答：由于放疗易引起咽喉局部黏膜充血水肿而引起呼吸不畅，甚至窒息，严重者需行气管切开。指导患者放疗期间注意“休声”，避免声带受到过多刺激而加重水肿。在放疗结束后半年仍有水肿或加重者，应注意观察患者咳嗽、咳痰及呼吸的形态、频率、节律、深度情况，必要时遵医嘱监测血气分析，了解血象变化，出现异常及时告知医师并配合处理，防止意外发生。

当患者出现呼吸困难或窒息时该怎样处理？

答：(1) 嘱患者保持心理平衡，给予心理疏导，取半坐卧位，减轻喉部张力，有利于呼吸。

(2) 保持呼吸道通畅，吸氧2～4L/min，每天行雾化吸入，利于痰液咳出。

(3) 戴气管套管者，定期消毒气管套管，避免异物误入套管内，保持外套管系带松紧适度，避免套管滑出。

(4) 床旁备急救物品如气管切开包、吸引器、各种急救药物等，以备急需。

(5) 定期监测血气分析，及时发现缺氧症状，遵医嘱应用抗生素，减轻水肿。

患者发音困难甚至不能发音，应怎样护理？

答：(1) 耐心倾听，避免患者因交流障碍造成心理压力。

（2）与患者及家属共同制定表达交流的具体方式，指导患者使用非语言沟通方法表达个人的意愿和情感，如眼神、表情、手势等。

（3）借助纸笔以及家属的帮助来相互沟通。对于不能发音且说话能力不能恢复的患者，指导其用其他合适的发音方式，如电子喉等。

（4）对于说话能力可恢复的患者给予鼓励，训练重建发音，向其说明这是一个逐渐恢复的过程，增强患者的信心。

喉癌有何流行病学特征？

答：喉癌是喉部最常见的恶性肿瘤，目前其发病率有明显增长趋势，而且地区差别很大，东北地区发病率高，占全身肿瘤的5.7%～7.6%。多发于男性，50～70岁高发，发病率城市高于农村，空气污染重的重工业城市高于污染轻的轻工业城市。喉癌的病因目前尚不完全明了，可能与吸烟、饮酒关系密切，另外与空气污染、病毒感染等有关。喉癌以声带癌居多，声门上癌次之，声门下癌极少见。喉癌的治疗效果较好，总的来说5年生存率为60%～70%。

喉癌的临床表现有哪些？

答：（1）声音嘶哑　是喉癌的主要表现，常为进行性加重，重者甚至可失声。声门型喉癌早期即可出现声嘶，而声门上型和声门下型喉癌时的声嘶则为较晚期症状。

（2）疼痛　声门上型癌如会厌癌常出现喉痛，甚至可经迷走神经反射至耳部，吞咽时疼痛加剧。但早期症状不明显，仅有喉部不适感或异物感。

（3）吞咽困难　声门上型癌晚期侵犯舌根，可引起吞咽困难；当累及喉咽部或声门下型癌向后侵及食管时，可出现进行性加重的吞咽障碍及口臭。

（4）咳嗽、咯血　多为喉癌的中晚期表现。咳嗽多见于声门型癌，为刺激性干咳。咯血则可见于各种类型喉癌的晚期，当癌侵蚀血管或溃烂时则可出现咳嗽及血性痰。

(5) 喉梗阻　随着肿瘤增大，喉腔和声门裂狭窄，可出现吸气性呼吸困难，并呈进行性加重，伴吸气期喉喘鸣。如喉癌继发出血、水肿、感染等，则可致急性喉梗阻。

(6) 颈部淋巴结转移　多见声门上型和声门下型喉癌，晚期声门型喉癌亦可发生。肿块可一个或多个不等，单侧或双侧，其位置多发生在颈内静脉走向的颈深淋巴结，气管旁淋巴结，颈后、颌、锁骨上淋巴结等，质地较硬，晚期时则活动度差，甚至固定。

喉癌特有的辅助检查有哪些?

答：(1) 间接喉镜检查　是最基本、最常见的方法，大多数患者可用此法查出喉内病变，了解喉部病变的外观、深度和范围。

(2) 纤维喉镜检查　是喉癌术前诊断中必不可少的检查步骤。纤维喉镜能接近检查部位，能够发现隐蔽的病变和早期微小的病变，并能开展活检以及对较小的声带息肉和声带小结进行手术。

喉癌的治疗原则有哪些?

答：喉癌的治疗原则为以下三点。①保存和延长生命；②以根治、切除肿瘤为主；③在此前提下保留喉发音功能。

若患者出院，出院指导包括哪些内容?

答：(1) 若患者戴气管套管出院，出院前指导患者及家属学会气管切开护理，掌握消毒套管的方法，学会更换喉垫。

(2) 家中备吸痰器、加湿器、雾化器，保持呼吸道湿润、通畅。

(3) 坚持雾化吸入。

(4) 外出时，气管切开处覆盖纱布帘，防止尘土、异物及细菌进入。

(5) 外出随身携带笔、纸。

(6) 定期复查，如出现呼吸困难、颈部肿块应及时就诊。

【护理查房总结】

喉癌是发生在喉黏膜上皮的恶性肿瘤，是头颈部常见的恶性肿瘤之一。近年来该病发病率有增长趋势，但因地区而异，且以男性居多，男女之比为 4：1～6：1，好发年龄为 50～70 岁。其中鳞状细胞癌最多，病因未明，但流行病学研究已肯定了吸烟与喉癌的发生有着明确的相关性，吸烟者患喉癌的危险性是不吸烟者的 39 倍。酗酒同时合并吸烟者喉癌发病率更高，尤以声门上型癌显著。治疗方法主要采用外科手术与放射治疗。早期病例的 5 年生存率可达 80%～90%，晚期喉癌如能采用综合治疗，5 年生存率仍可达 50% 左右。针对此患者，在护理上要注意以下几点。

（1）观察颈部、脸部皮下气肿的消退情况。

（2）规范气道护理，预防窒息，控制感染。

（3）指导呼吸功能训练，有效咳嗽、排痰。

（4）评估患者疼痛情况，及时、有效镇痛，提高其生活质量。

（5）指导患者卧床休息，避免腰椎骨折。

（6）正确使用、维护 PICC。

（7）要加强化疗药物的配制、使用的安全管理。

（8）化疗期间要密切观察化疗药物的胃肠道反应、骨髓抑制等不良反应，并做好相应的护理。

（9）指导患者配合放疗，观察放疗副作用（骨髓抑制、口腔黏膜破损）。

（10）加强心理指导，表扬患者的坚强表现。

查房笔记

病例 4 • 甲状腺癌

【病历汇报】

病情 患者，女性，30 岁，因 1 周前体检发现甲状腺肿块入院，并在全身麻醉下行右甲状腺全切+左甲状腺次全切除术，术中见甲状腺左叶质软，未扪及明显肿块，甲状腺右叶质韧，扪及多个结节，其中极后侧扪及约 1cm 大小肿块，质坚韧，与后侧气管前组织致密粘连，术中快速病理切片示右叶微小乳头状癌。病情好转后出院，因需接受进一步治疗入住肿瘤放疗科。入院后完善三大常规、肝肾功能、心电图、腹部 B 超、甲状腺 CT、甲状腺功能等检查。管床医师与手术医师联系，确认术中肿瘤与气管前壁粘连紧密而切除不彻底，术后有接受放射治疗的必要。完善放射治疗计划，PGTVtb 59.36Gy/28 次，PTV 50.4Gy/28 次。目前患者已行放射治疗 21 次，诉进食时吞咽疼痛，偶有干咳，颈前区皮肤瘙痒。既往体健。

护理体查 T 36.5℃，P 108 次/分，R 18 次/分，BP 125/75mmHg。发育正常，营养中等，自主体位，正常面容，步入病房，步态自如，神志清楚，查体合作。全身皮肤、巩膜无黄染，浅表淋巴结无肿大。头颅、五官的大小、形态正常，无畸形，口唇红润，双侧扁桃体无肿大。颈部检查见专科情况。胸部对称、无畸形，呼吸运动自如，双肺叩诊音清，未闻及干湿啰音。心界不大，心尖搏动在胸骨左缘第 5 肋间左锁骨中线内 0.5cm，律齐，心音可，无杂音，未闻及额外心音及心包摩擦音，未闻及血管杂音。腹部平坦，未见胃肠型及蠕动波。腹壁静脉无曲张，腹壁柔软，全腹无压痛及反跳痛，腹肌无紧张，墨菲征阴性，肝、脾肋下未及，移动性浊音阴性，双侧肾区无叩击痛。肠鸣音正常，声调正常，4 次/分，无气过水声，无腹部血管杂音，无振水音。双肾区无叩击痛，未扪及包块。肛门、生殖器正常。脊柱、四肢无畸形，棘突无压痛，四肢活动自如，双下肢不肿，双侧膝反射存在，未引出病理征。

专科情况：颈部软，颈静脉正常。颈部正中可见一长约 6cm 的手术瘢痕，气管位置居中，未触及甲状腺，未闻及甲状腺血管杂音。颈前部放疗区皮肤色素沉着。

辅助检查 心电图示窦性心动过速，T 波改变；甲状腺功能全套示血清游离三碘甲状腺原氨酶（FT_3）6.67pmol/L（参考值 2.63～5.70pmol/L），血清游离甲状腺素（FT_4）20.97pmol/L（参考值 9.01～19.05pmol/L），超敏三代促甲状腺素（TSH-3G）0.01μIU/mL（参考值 0.35～4.94μIU/mL）；血常规示白细胞总数 2.5×10^9/L；甲状腺 CT 示甲状腺呈术后改变，甲状腺大部分缺如，可见左叶少许残留，未见明显复发征象；双侧颈部未见明显肿大淋巴结。

入院诊断 右甲状腺癌术后。

护理诊断 焦虑、恐惧；疼痛；有低钙的可能；皮肤完整性受损的危险；有感染的危险；潜在并发症（甲状腺危象）。

目前主要的治疗措施 继续完成放疗计划的照射次数；左甲状腺素钠片替代治疗；磷酸铝凝胶保护食管黏膜，康复新液促进黏膜修复；复查血常规，根据血象结果使用升血象治疗；加强营养；注意休息，预防感冒。

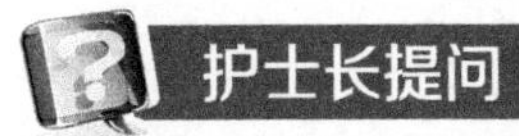

护士长提问

PGTVtb 是什么意思？

答：临床检查发现及影像学检查显示的肿瘤及其侵犯的范围为原发肿瘤靶区（GTV）。GTV 向前、上、下、双侧各外扩 0.5～1.0cm 及向后外扩 0.2～0.3cm 为原发肿瘤计划靶区（PGTV）。肿瘤位于甲状腺的 PGTV 则为 PGTVtb。

为什么患者要使用左甲状腺素钠片口服治疗？

答：因为患者的甲状腺已大部分切除，残留的甲状腺不能分泌足够多的甲状腺素维持正常代谢，所以需要服用左甲状腺素钠片替代治疗。

为什么此患者会出现窦性心动过速？对治疗方案有何参考？

答：因为患者的甲状腺功能检查 FT_3 和 FT_4 指标均高于参考值，而 TSH 低于参考值，也就意味着是甲状腺功能亢进，所以表现为心动过速。治疗方案上减少左甲状腺素钠片的用量，并定期复查甲状腺功能。

如何测基础代谢率？该患者有无甲亢？

答：基础代谢率（%，清晨静息状态下）=［脉率+脉压(mmHg)−111］。如果根据本病例所报告的数据得本患者的基础代谢率为［108+(125−75)−111］÷100×100%=47%，说明该患者有中度甲状腺功能亢进症。

为什么该患者使用放射治疗？甲状腺癌放射治疗的适应证有哪些？

答：因为该患者手术过程中无法切除所有肿块，手术医师确认有局部残留癌块。根据甲状腺癌放射治疗的适应证，判断该患者需接受放射治疗。

甲状腺癌放射治疗的适应证：术中肯定局部残存癌；未分化癌不能手术者；广泛淋巴结转移，尤其是包膜受侵者；局部骨转移引起的疼痛。

为什么患者会出现吞咽疼痛和困难？

答：因为患者的咽喉部在放疗的靶区内，当放射线作用于咽喉部黏膜上皮细胞达一定时间和累积剂量后，引起 DNA 分子分离和激发，从而发生物理、化学变化，生成自由基，导致结构损伤，引起细胞分裂增殖减低，细胞显著退变、脱落，小血管内皮细胞损伤、闭塞，导致咽喉部黏膜供血不足，从而出现炎性反应，所以出现吞咽疼痛和困难。

康复新液的作用及使用方法有哪些？

答：康复新液主要成分是一种美洲大蠊干燥虫体提取物，可以通利血脉、养阴生肌，既可内服，又可外用。对放射治疗引起咽喉部疼痛的患者，口服康复新液（含漱后慢咽）既可以达到局部用药的效果，又可以通过胃肠道吸收来通利血脉。

接受放射治疗的患者均需签订特殊治疗同意书，告知患者或家属放射治疗存在的危险或可能出现的问题，你认为该患者存在哪些风险？

答：（1）骨髓抑制　白细胞、血小板减少，严重时导致败血症、出血倾向，危及生命。

（2）头晕、乏力、恶心、呕吐等。

（3）放射性皮炎，严重时溃疡。

（4）远期放射性损伤　放射性脊髓炎，放射性食管炎，放射性气管炎，放射性食管气管瘘，软组织纤维化。

（5）心、脑血管意外及其他各种意外情况，严重时危及生命。

（6）机器故障，影响治疗。

为什么患者会出现白细胞下降？目前是几度骨髓抑制？

答：因为患者接受放射治疗，才出现白细胞下降。患者白细胞计数为 $2.5\times10^9/L$，属于Ⅱ度骨髓抑制。

诊断甲状腺癌的辅助检查有哪些？

答：（1）颈部超声检查　可以区分肿物与甲状腺的关系，并鉴别肿物是实性还是囊性。放射性核素扫描显示的直径＜4cm 的冷结节，如果超声检查为囊性，则恶性的可能性不足 0.5%；如果超声检查为实性结节，则恶性的可能性为 30%。

（2）甲状腺放射性核素扫描　^{131}I 或 ^{99m}Tc 是甲状腺扫描最常用的放射性核素。该项检查为临床可触及的甲状腺结节提供精确的解剖位置定位，并了解结节的功能状态；发现高危患者潜在或微小的病灶；检出已发生区域性或远处转移的甲状腺癌的原发灶；发现出现于甲状腺的转移性病灶；评价治疗效果等。18.4%～54.5%的甲状腺单发冷结节为甲状腺癌，但应注意热结节中有4%～7%为癌。

（3）细针穿刺细胞学检查　对于直径1cm以上的结节往往可获得80%满意的检查结果。这种技术可区分良恶性结节，其准确率可达95%，但对于滤泡状腺癌不易诊断。

（4）实验室检查　检测血清降钙素是甲状腺髓样癌的特异性诊断，其他病理类型的甲状腺癌尚缺乏可靠的实验室指标。甲状腺球蛋白测定对诊断或判断术后复发有一定意义，但主要针对甲状腺全切术后患者。

（5）X线检查　颈部正侧位X线片，可了解气管有无移位、狭窄、肿块钙化及上纵隔增宽。甲状腺部位出现细小的絮状钙化影，可能为癌。由胸部及骨骼X线片可了解有无骨转移。

甲状腺癌的病理组织学分型有哪些？

答：（1）乳头状腺癌　占成人甲状腺癌的60%和儿童甲状腺癌的全部。低度恶性，生长较缓慢，转移多限于颈部淋巴结，预后较好。术后生存期常为10～20年甚至更长，即使发生广泛颈淋巴结浸润转移，5年生存率也达60%以上。

（2）滤泡状腺癌　约占甲状腺癌的20%。多见于中年人，中度恶性，发展较迅速，较少发生颈淋巴结转移。主要经血液转移至肺和骨。本病也属分化较好的甲状腺癌，10年生存率达80%以上。

（3）未分化癌　约占甲状腺癌的15%。多见于老年人，高度恶性，发展迅速，早期即可发生颈淋巴结转移，并常经血液转移至肺、骨等处，预后很差，5年生存率仅为7.4%。

（4）髓样癌　较少见，约占甲状腺癌的7%。常有家族史。来源于滤泡旁细胞，分泌大量降钙素。恶性程度中等，较早出现淋巴结转移，且可经血液转移至肺和骨。

什么情况下应考虑甲状腺癌的可能？

答：（1）原有甲状腺结节肿大史者肿块突然迅速增大、变硬。

（2）颈部因其他疾病而行放射治疗者，尤其是青少年。

(3) 甲状腺结节硬、不平、固定、边界不清、活动性差。

(4) 有颈部淋巴结肿大或其他组织转移。

(5) 有声音嘶哑、呼吸困难、吞咽困难。

(6) 长期水样腹泻、面颊潮红，伴其他内分泌肿瘤。

(7) X线片有钙化灶，阴影淡，边界模糊不清。

(8) 同位素扫描提示为“冷结节”，蛋氨酸扫描呈正相显影。

(9) 穿刺细胞学或组织学检查证实。

甲状腺癌的流行病学特征有哪些?

答：甲状腺癌是头颈部比较常见的恶性肿瘤，约占全身恶性肿瘤的1%。病因目前还不是很清楚，但放射性损伤是现今较为明确的致病因素。其他可能因素有碘摄入过多或不足、内分泌紊乱、遗传因素及基因突变。女性发病率高于男性，儿童甲状腺结节中，甲状腺癌的比例高达50%～70%。

甲状腺疾病常用的实验室检查指标有哪些?

答：见表1-8。

表1-8 甲状腺疾病常用的实验室检查指标

名称	参考值
甲状旁腺激素(PTH)	16.0～65.0pg/mL
钙(Ca)	2.12～2.75mmol/L
癌胚抗原	0～5.0ng/L
甲状腺功能五项	
三碘甲状腺原氨酸(TT_3)	1.30～3.10nmol/L
甲状腺素(TT_4)	66.0～181.0nmol/L
游离三碘甲状腺原氨酸(FT_3)	3.10～6.80pmol/L
游离甲状腺素(FT_4)	12.0～22.0pmol/L
促甲状腺素(TSH)	0.27～2.75mIU/L
基础代谢率	
正常值	±10%
轻度甲状腺功能亢进	+20%～30%
中度甲状腺功能亢进	+30%～60%
重度甲状腺功能亢进	+60%以上

注：不同仪器的参考值不同。

甲状腺癌的治疗原则有哪些？

答：(1) 以手术治疗为主　手术方式有甲状腺次全切除术或甲状腺全切术，并根据病情及病理类型决定是否行颈部淋巴结清扫术或放射性碘治疗。

(2) 放疗　甲状腺未分化癌在手术不能切除的情况下首选放疗。

(3) 内分泌治疗　对分化性甲状腺癌术后应用甲状腺激素既可作为替代治疗，又可抑制促甲状腺素。

(4) 化疗　未分化癌可试用，一般需配合放疗。

患者什么情况下需用^{131}I治疗？

答：^{131}I治疗主要用于治疗甲状腺癌的远处转移。治疗前应先行甲状腺全切或次全切除，以增强转移癌对碘的摄取。不同组织类型的肿瘤吸碘不同：滤泡癌吸碘较多，其次为乳头状癌和髓样癌，未分化癌几乎不吸碘。

甲状腺癌内分泌治疗的意义有哪些？

答：甲状腺素可抑制脑垂体前叶促甲状腺素的分泌，从而对甲状腺组织的增生及癌组织的生长起到抑制作用。内服甲状腺素后可阻断促甲状腺素（TSH）对促甲状腺素释放激素（TRH）的反应。分化型甲状腺癌是内分泌依赖性肿瘤，服用甲状腺素是分化型甲状腺癌术后常规的辅助疗法及晚期患者的姑息治疗手段。用法为甲状腺素片30～60mg，每天 3 次，可长期间隙服用，但需定期复查TSH、T_3、T_4 水平，以调节甲状腺素片的用量。

【护理查房总结】

甲状腺癌的治疗以外科手术治疗为主，对于手术切除不彻底或有骨远处转移等，可采用内、外照射治疗及化学药物治疗。预后与病理分型、性别、年龄有关。乳头状癌、滤泡癌、髓样癌治疗效果好，10 年生存率分别可达 95%、85%和 41%，未分化癌 5 年生存率低于7.4%。女性的效果比男性好，年轻者比年老者好。在患者治疗期间，我们要特别注意以下几项。

（1）做好患者的心理干预，告知患者此类肿瘤治疗效果好，生存期长。

（2）合理安排饮食，做好不同时期的饮食计划，改善患者营养不良。

（3）注意皮肤护理，保持皮肤完整性。

（4）放疗期间要观察有无骨髓抑制、放射性食管炎、放射性气管炎等不良反应，并做好相应的护理。

查房笔记

第二章　胸部肿瘤

病例1 • 肺癌

【病历汇报】

病情　患者男性，57岁，因“咳嗽、咳痰4个月”入院。入院后完善各项检查。胸部CT示右主支气管及中间段支气管管壁不规则增厚，右下肺肿块影，伴纵隔淋巴结肿大。纤维支气管镜检查示右主支气管开口新生物，气管隆嵴受累，活检病理学检查示中分化鳞状细胞癌，肿瘤分期为T4N2M0，ⅢB期。入院1周后予以“吉西他滨+顺铂”化疗，同时予以保护胃黏膜、镇呕等对症支持治疗。化疗顺利完成，半个月后出院。出院后一般情况欠佳，有恶心、呕吐、头晕等反应。出院后1个月在当地复查血常规（WBC $2.9\times10^9/L$），予“重组人粒细胞集落刺激因子注射液”升白细胞治疗，未复查。为行第二次化疗再次住院。近3天因受凉患者出现流涕，偶有咳嗽，为单声轻咳，咳白痰，无畏寒、发热，诉胸部疼痛剧烈。目前食欲差，大便干，体重减轻。患者既往身体一般，有吸烟史四十余年，每天30支左右；饮白酒二十余年，每天3两。无高血压、糖尿病病史，无结核病史及结核病患者密切接触史，无外伤史，无血制品输注史，无过敏史。

护理体查　T 36.5℃，P 78次/分，R 20次/分，BP 120/75mmHg。KPS评分为80分，体重70kg，身高172cm，体表面积（BSA）为$1.83m^2$。发育正常，营养中等，神志清楚，自主体位，慢性病容，步入病房，步态自如，查体合作。颈软，颈静脉无充盈，气管位置居中，甲状腺无肿大，腹软，肝、脾未触及，双肾区无叩击痛，双下肢无水肿。

辅助检查 复查肺部CT示右下肺肿块坏死，有空洞形成，病变大小与化疗前相仿；纤维支气管镜检查示右主支气管开口新生物，气管隆嵴受累，活检病理示中分化鳞状细胞癌。

入院诊断 右肺中分化鳞癌。

主要的护理问题 疼痛；营养失调（低于机体需要量）；潜在并发症（感染、出血）；便秘。

目前主要的治疗措施 完善各种化验和检查；营养风险评估及脏器功能；化学治疗，吉西他滨（1250mg/m^2，d1、d8），顺铂（75mg/m^2，d1），配合水化治疗（d1）；保护胃黏膜，泮托拉唑（d1、d8）；预防呕吐，盐酸帕洛诺司琼；抗过敏，地塞米松40mg+生理盐水100mL静脉滴注，d1、d8；水化治疗和呋塞米利尿；营养支持治疗，肠内及肠外营养补充；镇痛，予以盐酸曲马朵缓释片100mg口服，每12h 1次，必要时口服吗啡缓释片；病情监测，心电监护8h，记录化疗期间生命体征。

护士长提问

什么是肺癌？肺癌的组织学分型有哪些？

答：(1) 肺癌是肺部最常见的恶性肿瘤，是肺组织、支气管上皮细胞或肺泡上皮细胞恶变后形成癌细胞，进一步增殖扩大形成的癌肿。

(2) 按组织学可分为小细胞肺癌和非小细胞肺癌，其中非小细胞肺癌占多数，非小细胞肺癌中又分为腺癌、鳞癌、大细胞癌和腺鳞癌等。

肺癌的临床表现有哪些？

答：(1) 早期症状

① 咳嗽：多为阵发性干咳。

② 咯血：一般咯血不是大口咯血，最常见的是痰中带血。

③ 发热：轻者仅有低热，重者则有高热，用药后可暂时好转，但很快又会复发。

（2）晚期症状

① 胸痛：胸痛是肿瘤晚期的表现，因肿瘤侵及胸膜或者肿块较大时引起。

② 吞咽困难：纵隔淋巴结肿大压迫食管可致吞咽困难，压迫气管可致呼吸困难。

③ 声嘶：肿瘤直接压迫或转移至纵隔淋巴结，压迫喉返神经导致声嘶，多见左侧。

④ 气促：发生区域性扩散的肺癌患者有不同程度的气促。

⑤ 霍纳（Horner）综合征：肺尖癌压迫或侵犯颈交感神经节时，出现患侧眼球凹陷、上睑下垂、瞳孔缩小、眼裂狭窄、患侧上半胸部皮肤温度升高、无汗等。

⑥ 上腔静脉综合征：肿瘤压迫上腔静脉或直接侵入上腔静脉引起面颈部水肿，上胸部静脉曲张并水肿，伴头晕、胸闷、气急等症状。

⑦ 肺外表现：常见症状有四肢关节疼痛或肥大、杵状指、多发性神经炎、重症肌无力、库欣综合征、男性乳腺增生、高钙血症、精神异常等。

肺癌的 TNM 分期是如何划分的？

答：此例患者诊断为（右主支气管）中分化鳞癌（T4aN2M0），其分期依据为 2017 年第八版肺癌国际标准。

（1）T 分期　肺癌分期中，最复杂的要属 T 分期（表 2-1），它不是单纯的以大小或浸润深度去区分，而要从大小、位置、浸润范围三个维度去界定。满足其中任何一个维度，即可定义为该 T 分期，通常就高不就低。如：肿瘤大小只有 1cm，但位置在主支气管，那么该肿瘤应归为 T2 期。

肿瘤大小：以 3cm、5cm、7cm 为界，其中 T1 和 T2 又按每 1cm 进行分割。

肿瘤位置：1 个结节时，分为 T1a SS（superficial spreading，表浅扩散）和 T2 Centr（central，中央）；同侧 2 个及以上结节时，分为 T3 Satell（satellite，卫星）和 T4 Ipsi Nod（ipsilateral nodules，同侧结节）。

浸润范围：分为 T1a（mi）（minimally invasive，微浸润），T2 Visc pl（visceral pleura，脏层胸膜），T3 Inv（invision，浸润）和 T4 Inv。

表 2-1　第八版肺癌国际标准 T 分期

<table>
<tr><th colspan="2">T 分期</th><th>标识</th></tr>
<tr><td colspan="2">Tx：未发现原发肿瘤，或通过痰细胞学或支气管灌洗发现癌细胞，但影像学检查及支气管镜检查无法发现</td><td>Tx</td></tr>
<tr><td colspan="2">T0：无原发肿瘤的证据</td><td>T0</td></tr>
<tr><td colspan="2">Tis：原位癌</td><td>Tis</td></tr>
<tr><td rowspan="5">T1：肿瘤最大径≤3cm，周围包绕肺组织及脏层胸膜；支气管镜见肿瘤侵及叶支气管，未侵及主支气管</td><td>T1a(mi)：微浸润性腺癌</td><td>T1a(mi)</td></tr>
<tr><td>T1a：任何大小的表浅扩散型肿瘤，但局限于气管壁或主支气管壁</td><td>T1a ss</td></tr>
<tr><td>T1a：肿瘤最大径≤1cm</td><td>T1a≤1</td></tr>
<tr><td>T1b：肿瘤最大径>1cm，≤2cm</td><td>T1a>1～2</td></tr>
<tr><td>T1c：肿瘤最大径>2cm，≤3cm</td><td>T1a>2～3</td></tr>
<tr><td rowspan="4">T2：肿瘤最大径>3cm，≤5cm；侵及脏层胸膜；侵及主支气管，但未侵犯隆突；有阻塞性肺炎、部分或全肺不张，符合以上任何一个条件即归为 T2</td><td>侵及脏层胸膜[①]</td><td>T2 Visc P1</td></tr>
<tr><td>侵及主支气管（不含隆突），有阻塞性肺炎、部分或全肺不张[①]</td><td>T2 Centr</td></tr>
<tr><td>T2a：肿瘤最大径>3cm，≤4cm</td><td>T2a >3～4</td></tr>
<tr><td>T2b：肿瘤最大径>4cm，≤5cm</td><td>T2b >4～5</td></tr>
<tr><td rowspan="3">T3：肿瘤最大径>5cm，≤7cm；直接侵犯以下任何一个器官：胸壁（含肺上沟瘤）、膈神经、心包；同一肺叶出现孤立性癌结节。符合以上任何一个条件即归为 T3</td><td>肿瘤最大径>5cm，≤7cm</td><td>T3 >5～7</td></tr>
<tr><td>直接侵犯胸壁、膈神经、心包</td><td>T3 Inv</td></tr>
<tr><td>同一肺叶出现孤立性癌结节</td><td>T3 Satell</td></tr>
</table>

续表

T分期		标识
T4：肿瘤最大径＞7cm；无论大小，侵犯以下任何一个器官：纵隔、膈肌、心脏、大血管、喉返神经、隆突、气管、食管、椎体；同侧不同肺叶内出现孤立性癌结节	肿瘤最大径＞7cm	T4 ＞7
	无论大小，侵及特定器官	T4 Inv
	同侧不同肺叶内出现孤立性癌结节	T4 Ipsi Nod

① 如果 3cm ＜ 肿瘤最大径 ≤ 4cm，则为 T2a；如果 4cm ＜ 肿瘤最大径 ≤ 5cm，则为 T2b。

（2）N 分期　与 T 分期相比，肺癌的 N 分期（图 2-1）相对较

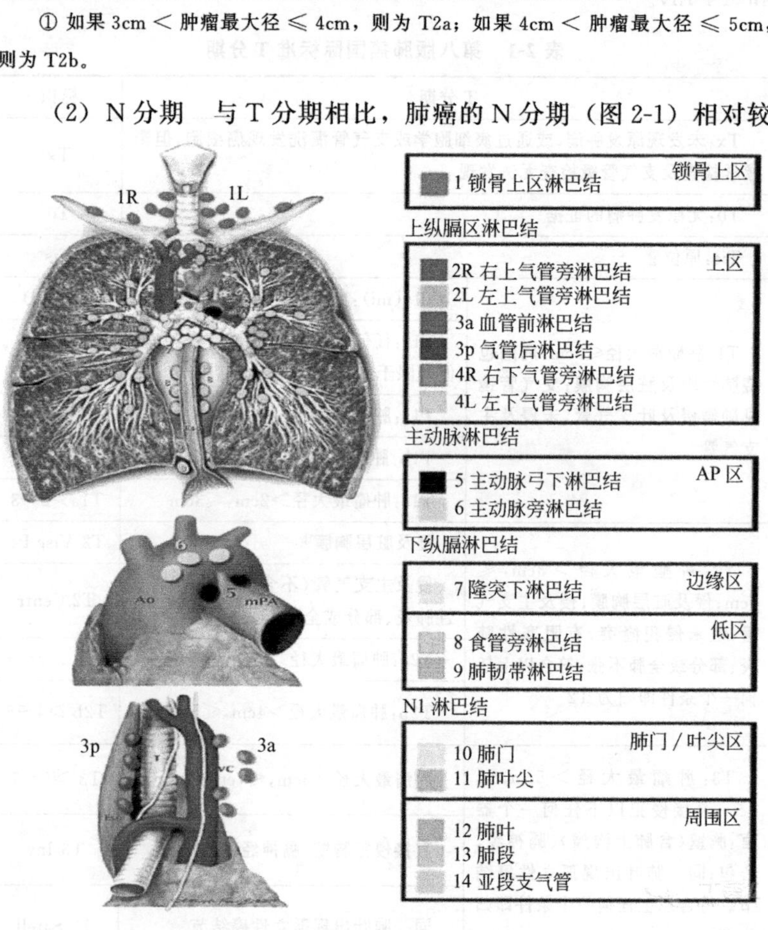

图 2-1　第八版肺癌国际标准 N 分期

为简单。肺癌淋巴结共分为 14 站，其中 1～9 站淋巴结（包括锁骨上区淋巴结、上纵隔区淋巴结、主动脉淋巴结、下纵隔区淋巴结）主要位于中央，10～14 站淋巴结主要位于肺周及肺门。

未发生淋巴结转移时，归为 N0。发生淋巴结转移时，若受累淋巴结主要位于肿瘤周围（即同侧 10～14 站），则归为 N1；若受累淋巴结已达中央区域（即同侧 2～9 站，除 1 站锁骨上区淋巴结外），则归为 N2；若受累淋巴结已到达对侧，或锁骨上区淋巴结(同侧或对侧)，则归为 N3。

（3）M 分期　见表 2-2。

表 2-2　第八版肺癌国际标准 M 分期

M0	无远处转移
M1a	恶性胸腔/心包积液 或胸膜/心包结节 或不同肺不同叶 2 个及以上结节
M1b	胸外单发(单个器官单处病灶)转移
M1c	胸外多发(多个器官或单个器官多处病灶)转移

（4）临床分期　在综合 T、N、M 分期进行临床分期时，可采用先 M、再 N、后 T 的方法。见表 2-3。

表 2-3　肺癌 TNM 分期

M0	N0	T1	ⅠA 期
		T2a	ⅠB 期
		T2b	ⅡA 期
		T3	ⅡB 期
		T4	ⅢA 期
	N1	T1/T2	ⅡB 期
		T3/T4	ⅢA 期
	N2	T1/T2	ⅢA 期
		T3/T4	ⅢB 期
	N3	T1/T2	ⅢB 期
		T3/T4	ⅢC 期

续表

M1a 或 M1b	ⅣA 期
M1c	ⅣB 期

该患者诊断为肺癌的依据有哪些?

答:(1) 患者为中年男性。

(2) 痰血 1 年余,咳嗽四十余天。

(3) 纤维支气管镜检查+病理学检查示(右主支气管)中分化鳞癌。

(4) 肺 CT 平扫+增强示“右肺癌”。

如何对患者进行疼痛护理?

答:该患者为晚期肺癌。胸部疼痛是患者目前最大的痛苦。如何减轻患者的痛苦,提高患者的生活质量,是责任护士的主要任务。教育干预能够成功地提高癌症患者对疼痛的认识和健康护理的态度,但对改善疼痛水平没有太大影响。控制疼痛需要做好以下几点。

(1) 正确评估疼痛　选用疼痛评估工具,如视觉模拟法、数字疼痛分级法、简易疼痛强度分级法(VRS)、疼痛分级量表等,判断疼痛的强度、性质、分布。

① 视觉模拟法(VAS、划线法):画一条横线(一般长 10cm),一端代表无痛,另一端代表最剧烈疼痛,让患者自己在线上能代表其疼痛程度之处画一交叉线。见图 2-2。

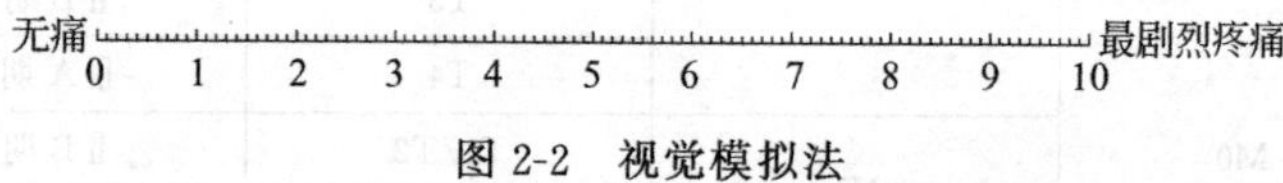

图 2-2　视觉模拟法

疼痛使用画线评估疼痛程度,常见有两种方式。一种方式是将横线定为 10cm 长,自无痛端至患者画交叉线的点间的距离(mm)作为疼痛指数。另一种方式是将横线与数字分级法的 0～10 数字并列,用与患者画线交叉点相对应的数字代表疼痛程度。

② 数字疼痛分级法（NRS）：用0～10的数字代表不同程度的疼痛，0为无痛，10为最剧烈疼痛，让患者自己圈出一个最能代表其疼痛程度的数字。见图2-3。

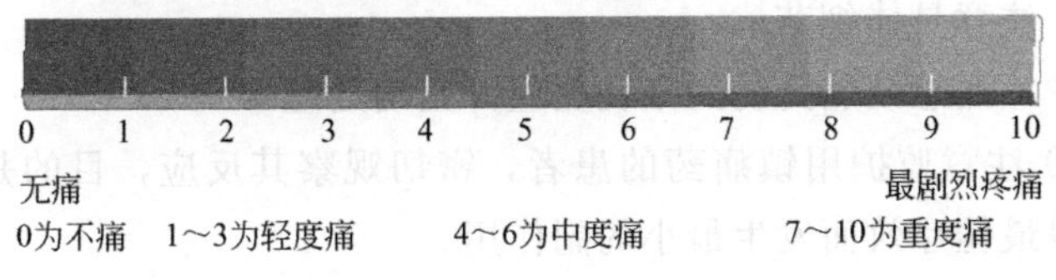

图2-3 数字疼痛分级法

③ 简易疼痛强度分级法（VRS）

0级：无痛。

1级（轻度）：虽有疼痛但可忍受，能正常生活，睡眠不受干扰。

2级（中度）：疼痛明显，不能忍受，要求服用镇痛药，睡眠受到干扰。

3级（重度）：疼痛剧烈，不能忍受，需要镇痛药，睡眠受到严重干扰，可伴有自主神经紊乱或被动体位。

④ Wong-Baker面部表情疼痛分级量表：该评分量表建议用于儿童、老年人以及存在语言或文化差异或其他交流障碍的患者。见图2-4。

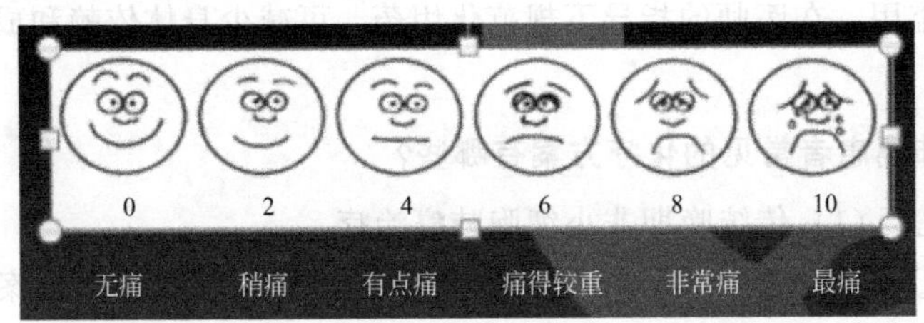

图2-4 Wong-Baker面部表情疼痛分级量表

（2）遵循疼痛控制的“三阶梯、五内涵”原则，规范治疗。

① 世界卫生组织（WHO）确立的三阶梯镇痛原则：是广泛接受的癌痛指南；建议癌痛患者以对乙酰氨基酚或非甾体抗炎药

（NSAID）作为镇痛的起始治疗。如果这些治疗不充分，再逐步升级为弱阿片类药物和强阿片类药物。

② 五内涵原则：按阶梯治疗；口服给药；按时给药；个体化给药；注意具体细节。

（3）注意镇痛药物的不良反应并正确处理

① 注意监护用镇痛药的患者，密切观察其反应，目的是要患者获得最佳疗效而发生最小的副作用。

② 便秘：服用粪便软化剂、润滑剂或缓泻药，如液状石蜡、酚酞、番泻叶、甲基纤维素、麻仁润肠丸等。

③ 恶心呕吐：甲氧氯普胺（胃复安）、丙氯拉嗪（甲哌氯丙嗪）、维生素 B_6 等。

④ 呼吸抑制：使用 1∶10 纳洛酮稀释液缓慢静滴。

⑤ 耐药性：疼痛的治疗不存在增加用药量和耐药性的问题。一旦有效剂量被确定，其有效性可保持数月，如果该剂量突然不能控制疼痛，最可能的原因是病情发生了变化，而不一定是发生了耐药。

⑥ 身体依赖与成瘾：身体依赖是一种生理状态的改变，表现为停用阿片类药物后出现的一系列戒断症状。成瘾即心理依赖，其特征是持续地渴求使用阿片类药物，这种对药物的渴求行为导致药物的滥用。在医师的指导下规范化用药，可减少身体依赖和成瘾的出现。

肺癌患者常见的化疗方案有哪些？

答：（1）传统晚期非小细胞肺癌治疗

① 一线药物治疗：含铂两药方案是标准的一线化疗方案，在化疗基础上可联合血管内皮抑素。EGFR 基因敏感突变或 ALK 融合基因阳性患者，可以有针对性地选择靶向药物治疗。对一线治疗达到疾病控制的患者，可选择维持治疗。

② 二线药物治疗：可选择的药物包括多西紫杉醇、培美曲塞和 EGFR-TKI。对于 EGFR 基因敏感突变阴性的患者，应优先考

虑化疗。

③ 三线药物治疗：可选择 EGFR-TKI 或参加临床试验。

（2）传统广泛期小细胞肺癌治疗

① 一线药物治疗：顺铂/卡铂＋依托泊苷是标准的一线化疗方案。

② 二线药物治疗

a. 临床试验。

b. 耐药（难治）复发＜6 个月，PS 0～2：拓扑替康（1 级）、伊立替康、紫杉醇、多西他赛、替莫唑胺、纳武单抗加或不加伊匹单抗、长春瑞滨、环磷酰胺或多柔比星或长春新碱（CAV）、吉西他滨、口服依托泊苷等。

c. 敏感复发＞6 个月，原方案。

肺癌常见的免疫治疗用药有哪些免疫相关不良事件如何处理？

答：（1）免疫治疗的分类　见图 2-5。

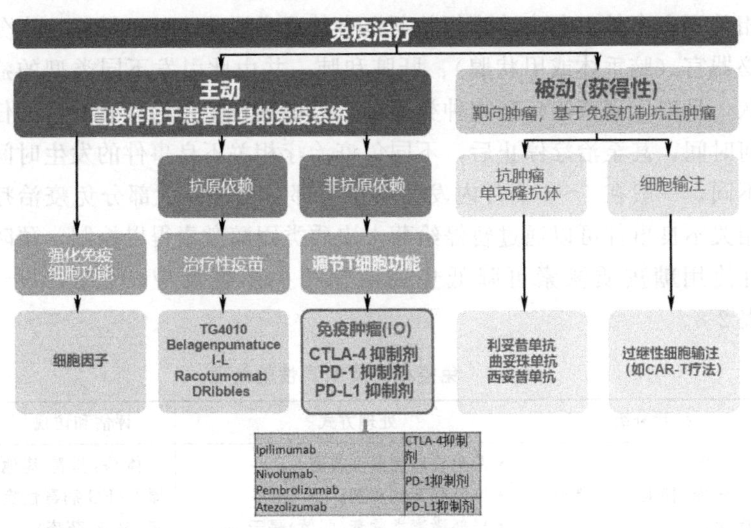

图 2-5　免疫治疗的分类

（2）临床常用的免疫治疗药物　见表 2-4。

表 2-4　临床常用的免疫治疗药物

药物	作用环节	公司	适应证
Nivolumab，Opdivo，俗称“O”药	PD-1 抗体	施贵宝	黑色素瘤、非小细胞肺癌、肾癌、膀胱癌
Pembrolizumab，Keytruda，俗称“K”药	PD-1 抗体	默沙东	黑色素瘤、非小细胞肺癌、头颈部鳞癌、霍奇金淋巴瘤
Atezolizumab	PD-L1 抗体	罗氏	非小细胞肺癌、膀胱癌（但 OS 未获益）
其他很多类似药物 Durvalumab	PD-L1 抗体	阿斯利康	非小细胞肺癌（临床试验中）

（3）免疫相关不良事件处理　肿瘤免疫治疗通过激活人体自身免疫系统杀伤肿瘤，由此引起相应器官出现炎性症状称为免疫治疗相关不良事件。免疫治疗相关不良事件通常影响皮肤、结肠、内分泌器官（脑垂体或甲状腺）、肝脏和肺，并由此引发不同类型的症状，且发生率依治疗药物种类而异。可出现在免疫治疗开始后的任何时间，甚至治疗停止后，不同免疫治疗相关不良事件的发生时间不同，一般在 1～6 个月内发生，且大部分可逆。大部分免疫治疗相关不良事件可以通过暂停给药±皮质类固醇激素得以控制，预防性使用糖皮质激素可降低免疫治疗相关不良反应。见表 2-5～表 2-8。

表 2-5　免疫相关皮肤毒性的处理

症状分级	处理方式	评估和访视
1 级： 皮疹，伴有或不伴有症状； ＜10％体表面积	•避免皮肤刺激和暴露。 •推荐局部润肤剂。 •局部激素类软膏（弱效）隔天一次。 •如有瘙痒，可选择或不选择口服抗组胺药物	体检：排除其他原因（EG 病毒性疾病、感染、药疹）

续表

症状分级	处理方式	评估和访视
2 级： 皮疹； 覆盖 10%～30%的体表面积	• 对症处理。 • 局部激素类软膏(中效)或激素类软膏(强效)每天两次。 • 如有瘙痒，可选择或不选择口服或局部抗组胺药物	同上。 考虑皮肤科会诊和皮肤活检
3 级： 皮疹； 覆盖>30%的体表面积或者 2 级伴随大量症状	• 暂停免疫治疗。 • 局部激素类软膏(强效)。 • 开始激素治疗： √如轻中度：0.5～1mg/kg 泼尼松龙 qd3 天，然后在 1～2 周内减量。 √如严重，静脉滴注甲泼尼龙 0.5～1mg/kg，改善后改为口服激素，在 2～4 周内逐渐减量。 • 与患者和医师讨论后，当皮肤毒性恢复至 1 级或轻度 2 级，重新开始	同 1 级。 皮肤科会诊。 考虑皮肤活检和临床摄影
4 级：皮肤蜕皮>30%的体表面积，伴随相关症状(红斑、紫癜、表皮剥脱)	• 静脉滴注甲泼尼龙 1～2mg/kg，寻求紧急皮肤科会诊。 • 停止免疫治疗	同 1 级。 皮肤科会诊。 皮肤活检和临床摄影

表 2-6　免疫相关甲状腺功能异常的处理

甲减	甲亢
• FT_4 减低伴随 TSH 升高或者 TSH>10 伴随 FT_4 正常 • 治疗：甲状腺素 0.5～1.5μg/kg(老年人以及有心脏病史的患者从小剂量开始，继续免疫治疗)	• 鉴别诊断甲状腺炎，Grave's 病。 • 检查：TSHR AB，TPOAB，放射性碘摄取实验。 • 治疗：普萘洛尔或者阿替洛尔治疗相关症状；如果 TSHR AB 阳性，考虑卡比马唑。 • 疼痛性甲状腺炎：考虑泼尼松龙 0.5mg/kg 并逐渐减量。如果不舒服，暂停免疫治疗并考虑症状控制后重新治疗

续表

TSH 升高		TSH 正常		TSH 降低	
FT_4 正常	FT_4 降低	FT_4 升高	FT_4 降低	FT_4 升高	FT_4 降低
•如果没有症状，下个周期重复检查。 •如果有症状，且 TSH ＞10，考虑甲状腺素治疗	•如果没有症状，下个周期复测。 •如果有症状，开始甲状腺素治疗	•重复检查。 •如果仍然异常，和内分泌专家讨论	如果没有症状，下个周期复测，并检测 9am 皮质醇（可能预示着垂体功能减退）	•如果没有症状，重复下个周期。 •如果有甲亢症状：倍他洛克治疗，检查甲状腺抗体和碘摄取检查	检查 9am 的皮质醇（可能预示着垂体功能减退）

注：1. 两次 TSH 水平下降伴随正常的或降低的 T_4 可预示垂体功能异常，且应每周监测皮质醇水平（见垂体炎处理流程）。

2. 如 TSH 异常，参考以下流程，CT 检查里的碘可能会影响 TFT。

3. 如果患者因甲亢症状感到不适，可暂停免疫治疗；亚临床甲亢（TSH 减低、FT_4 正常）通常在显性甲亢之前发生。

表 2-7 免疫相关肝毒性的处理

症状分级	处理方式	评估和检查
1 级： ALT 或 AST＞1～3×ULN	•继续治疗	•如果 ALT 或 AST＞1～3×ULN。 •一周内重复
2 级： ALT 或 AST 3～5×ULN	•暂停免疫治疗。 •当复查时，如果 ALT/AST 升高，开始口服泼尼松龙 1mg/kg 治疗。 •一旦改善，激素减量后重新治疗。如果没有改善或加重，考虑甲泼尼龙或等效激素，并永远终止免疫治疗	•每 3 天复测 LFT/INR/白蛋白。 •核实用药史：他汀类药物、抗生素以及酒精史 •筛查肝脏疾病：肝炎 A/B/C。 •肝炎 EPCR，抗-ANA/SMA/LKM/SLA/LP/LCI，铁测试。 •考虑对转移灶进行影像学检查

续表

症状分级	处理方式	评估和检查
3级： ALT 或 AST 5～20×ULN	• 停止免疫治疗。 • ALT/AST＜400 以及正常的胆红素/INR/白蛋白：口服泼尼松龙 1mg/kg 治疗。 • ALT/AST＞400 或者胆红素/INR/低白蛋白：静脉甲泼尼龙 2mg/kg	• 每天复测 LFT/INR/白蛋白。 • 多普勒超声检查。 • 其余同上
4级： ALT 或 AST ＞20×ULN	• 静脉甲泼尼龙 2mg/kg。 • 永久终止治疗	• 肝脏科医生会诊。 • 考虑肝脏活检，其余同上

1. 激素减量

（1）2级：一旦恢复到1级，逐渐在2周内减量；如果恶化，重新加量；一旦泼尼松龙≥10mg，治疗重新开始。

（2）3～4级：一旦恢复到2级，可以改为口服泼尼松龙，并逐渐在4周内减量。对于3级不良反应，只有在医师同意下才可以重新用药。

2. 激素治疗下如病情加重：

（1）如果是口服激素，改为静脉甲泼尼龙。

（2）如果是静脉激素，加用吗替麦考酚酯 500～1000mg Bid。

（3）如果是霉酚酸酯，考虑加用他克莫司。

（4）1例病例报道曾经报道了抗胸腺细胞球蛋白用于激素＋吗替麦考酚酯耐药的暴发性肝炎患者。

表 2-8　免疫相关性肺炎的管理

分级	IO治疗	监测	肺检查	皮质类固醇激素[①]	随访		
					复查	改善至基线	恶化
1级 （仅有影像学改变；毛玻璃样改变，不典型的间质性肺炎）	推迟治疗	每2～3天	胸片	排除感染后开始口服甲泼尼松龙 1～2mg/(kg·d)		• 达到稳定后恢复治疗	按2级或3/4级治疗

续表

分级	IO治疗	监测	肺检查	皮质类固醇激素①	随访		
					复查	改善至基线	恶化
2级（轻/中度新发的症状；呼吸困难，咳嗽，胸痛）	暂停用药	每天	•每周复查胸片。•可选择高分辨率CT加或不加支气管镜和支气管肺泡灌洗	排除感染后开始口服甲泼尼松龙1～2mg/(kg·d)	每周复查胸片和血液检查包括TCLO在内的肺功能检查	•皮质类固醇激素应症状恢复后至少≥6周内逐渐减量至停药 •皮质类固醇激素减量至≤10mg/d恢复肿瘤免疫治疗	口服泼尼松48h后仍未改善，按3级治疗
3/4级（严重的新发症状；新发/恶化的缺氧危及生命；呼吸困难，ARDS）	永久停药	入院		静脉注射泼尼松龙2～4mg/(kg·d)		•皮质类固醇激素在至少8周内逐渐减量至停药	如48h后未改善或恶化：•加用英夫利西单抗5mg/kg、MMF(并发肝损伤)、环磷酰胺 •继续静脉注射皮质类固醇激素，根据临床指征停药

① 适用于可能与免疫相关的不良反应，需排除其他因素，如出现呼吸状态改变，应进行影像学评价和呼吸内科会诊。

针对该患者应该重点观察哪些病情变化？

答：（1）观察患者有无咳嗽、咳痰、咯血、胸痛、胸闷、呼吸困难、发热等异常状况，并予以及时处理。

（2）观察肿瘤进展　注意有无吞咽困难、声音嘶哑、头颈部和上肢水肿或上眼睑下垂。如出现吞咽困难则提示肿瘤侵犯或压迫食管；如出现声音嘶哑，则提示肿瘤直接或间接压迫喉返神经；如出现头颈部和上肢水肿以及胸前部淤血和静脉曲张，又伴有头痛、头昏或眩晕，则提示发生了上腔静脉压迫综合征；如出现与肺肿瘤同侧的上眼睑下垂、眼球内陷、瞳孔缩小、前额和上胸部不出汗，则提示发生了霍纳综合征。

(3) 观察药物的不良反应并予以及时处理。

吉西他滨的不良反应及注意事项有哪些？

答：(1) 不良反应

① 骨髓抑制：剂量限制性毒性，主要为血小板减少，多为Ⅰ～Ⅱ度。

② 胃肠道反应：33%的患者出现恶心呕吐，20%的患者需要药物治疗。

③ 肝功能：50%的患者有一过性转氨酶升高。

④ 肾功能：轻度蛋白尿、血尿。

⑤ 皮肤反应：25%可有皮疹，10%有一过性皮肤瘙痒。

⑥ 其他：流感样综合征（22%）、呼吸困难（18%）、呼吸窘迫综合征（0.05%）、周围或面部水肿（35%）。

(2) 注意事项

① 用 0.9% 氯化钠（NS）溶解，配制的最大浓度为 40mg/mL。

② 配好的溶液室温下可稳定 24h，不得冷藏，以免结晶。

③ 高龄患者不需要特别调整剂量。

顺铂注射液的不良反应及注意事项有哪些？

答：(1) 不良反应

① 肾毒性：肾损害是顺铂最主要的毒性作用，可见血尿、肾功能损伤、血清肌酐（Cr）升高等。

② 骨髓抑制：与剂量有关，$50mg/m^2$ 较明显。

③ 耳神经毒性：症状为耳聋、耳鸣、头昏。严重者可出现不可逆的高频听力丧失。

④ 消化道反应：食欲减退、恶心呕吐、腹泻等。

⑤ 过敏反应：可出现脸肿、气喘、心动过速、低血压、非特异斑丘疹类皮疹。

⑥ 神经系统：可能出现周围神经病变、直立性低血压和癫痫发作，长期用药时较为常见。

⑦ 低镁血症和低钙血症：低镁血症较为常见，低钙血症比较少见。

⑧ 其他：心功能异常、肝功能改变不常见。

(2) 注意事项

① 治疗前对患者进行较全面的体检，并根据检查结果制订用药方案。

② 治疗过程中应密切注意肝肾功能、血象和听力的变化，必要时减少剂量或停药。

③ 对可能发生的不良反应要采取适当的预防和治疗措施。

④ 不可同时使用其他有肾毒性和耳神经毒性的药物。

⑤ 给药时应避免光线直接照射药物。

骨髓抑制时如何检测血细胞？

答：因粒细胞平均生存时间最短，为6～8h，因此骨髓抑制常最先表现为白细胞下降；血小板平均生存时间为5～7天，其下降出现较晚、较轻；而红细胞平均生存时间为120天，受化疗影响较小，下降通常不明显。多数化疗药物所致的骨髓抑制通常见于化疗后1～3周，持续2～4周逐渐恢复，并以白细胞下降为主，可有伴血小板下降。在化疗后可根据检测白细胞和血小板的数量来判断是否发生了骨髓抑制。

护士做出院指导和出院随访时要提醒患者按时复查血常规，如有异常及时随诊，并遵医嘱及时处理。

如何为该患者选择正确的穿刺部位？

答：(1) 选择有弹性、粗直的血管，先远端后近端，避开关节、神经、韧带处的血管。

(2) 一般不宜采用下肢静脉输液，除非出现了上腔静脉压迫综合征。

(3) 勿在同一部位反复穿刺，否则易使血管受损，纤维化形成瘢痕。

(4) 建议尽早使用经外周中心静脉置管术 (PICC)。

该患者出现化疗药物外渗时，应采取哪些措施？

答：(1) 停药　立即停止输注，从输注工具处尽量回抽腐蚀性药物后拔除输注工具。

(2) 评估　了解化疗药物的名称、剂量、性质，评估药液外渗的部位、量、面积，评估皮肤颜色、温度。

(3) 报告　报告护士长和医生。

(4) 局部皮下注射相应解毒剂，预防组织坏死。

(5) 局部环形封闭　依药物性质决定封闭次数，发泡性药物 (长春瑞滨、表柔比星等) 外渗建议局部封闭每 8h 1 次，持续 2～3 天；一般化疗药物局部封闭 1 次。

(6) 根据药物性质选择局部冷敷或热敷　渗漏发生的 24h 内，给予间断冷敷或冰敷每次 15～20min；植物碱类抗癌药物 24h 内间断热敷，水温不超过 50～60℃。

(7) 药物湿敷，消除肿胀　如局部肿胀明显，应给予 50%硫酸镁、七叶皂苷凝胶、如意黄金散等湿敷。

(8) 抬高患肢，避免局部受压　观察外渗部分皮肤颜色和张力等。

(9) 进一步处理　如有水疱用无菌法抽吸，必要时请伤口护理小组会诊，并按伤口换药处理。做好患者教育，加强心理疏导。

(10) 护理记录　记录药物渗漏发生时间、部位、范围、渗漏药物名称、量、处理方法、患者主诉、局部皮肤情况。

(11) 密切观察 加强床头交接班，重点了解患者穿刺点及周围皮肤情况，持续观察药物渗漏部位的恢复及预后。

(12) 上报不良事件。

如何对肺癌化疗患者进行健康指导?

答:(1) 休息环境需要舒适、安静。患者应戒烟及减少被动吸烟。根据气候变化增减衣物，避免感冒。

(2) 不去人多的场所，加强自我保护，保持室内定时通风换气。

(3) 注意饮食搭配，科学进餐。多食新鲜水果及蔬菜，保证足够的热量、丰富的蛋白质（如瘦肉、豆制品、鸡蛋、鱼虾等）及维生素，保持大便通畅，每日饮水不少于1500mL。

(4) 化疗后的患者应定期监测血常规，如有体温升高及血常规异常应及时就诊，并予对症支持治疗。

(5) 脱发是化疗药物的副作用所致，停药后头发会重新生长，短时期内可戴头套。

(6) 适当增加活动量，主要是劳逸结合、松紧适度，达到自我最佳状态。

(7) 保持身心轻松，面对疾病要树立信心，更好地配合治疗，保持最佳的疗效。

如何处理肺癌患者并发大咯血?

答:(1) 保持呼吸道通畅，及时清除口鼻分泌物和血液，去枕侧卧，侧向患侧，吸氧。注意有无窒息先兆，必要时行气管插管或气管切开术。

(2) 建立有效的静脉通道，交叉合血，及时准确地执行医嘱。

(3) 监测生命体征和严密观察病情变化，积极防治并发症。

① 大咯血后出现面色苍白、四肢湿冷、脉搏增快、血压下降时，提示已发生失血性休克，应及时报告医师抗休克处理。

② 大咯血过程中咯血突然减少或中止，出现气促胸闷、烦躁

不安或紧张、惊恐、大汗淋漓、颜面青紫，重者意识障碍，则提示可能发生窒息，立即协助患者取头低脚高位，负压吸引，清除口、鼻内积血，并立即将舌拉出，必要时进行口对口呼吸、胸外心脏按压。

纤维支气管镜的术前、术后护理有哪些？

答：(1) 术前护理

① 向患者说明检查目的、操作过程及有关配合事项，消除患者紧张情绪，取得患者合作。

② 完善术前医嘱的各项检查、准备。

③ 嘱患者术前禁食 4h、禁水 2h，遵医嘱术前半小时口服苯巴比妥 60mg，备利多卡因 0.4g 及胸部 X 线片。

(2) 术后护理

① 嘱患者 2h 后可进温热流质或半流质饮食。

② 密切观察患者生命体征及其他异常情况，如声嘶、胸痛、咯血、发热、呼吸困难等。

③ 出血量多时及时报告医师处理。

【护理查房总结】

肺癌是呼吸肿瘤科的常见病，对于这类癌症患者的护理，主要是延长患者的生命，提高患者的生活质量。通过此次护理查房，我们应该掌握以下内容。

(1) 掌握什么是肺癌，肺癌的早期表现及临床进展表现，肺癌的临床如何诊断。

(2) 熟悉肺癌的化疗方案及常见化疗药的不良反应，并掌握化疗药毒性作用的处理，特别注意保护患者血管。

(3) 掌握肺癌免疫治疗的常见药物及免疫相关不良事件的处理。

(4) 做好患者的健康指导，注意心理护理。多观察患者的心理变化，尤其是化疗效果一般的患者，要给予更多的关爱。

（5）掌握肺癌患者常见的并发症——大咯血的处理，掌握肺癌患者疼痛的评估方法及处理方法。

（6）患者出院后，要告知其出院后注意事项，定期复查。

查房笔记

病例 2 • 胸膜间皮瘤

【病历汇报】

病情 患者男性，59 岁，因气促 3 个月入院。3 个月前患者感觉活动后气促、右下胸部不适，无咳嗽、咳痰，无咯血，无发热，当时未予重视，未求医就诊。10 天前，患者自觉在家做一般体力活动时明显气促，同时出现右胸部疼痛剧烈，自感明显消瘦，当地医院肺部 CT 检查发现肺部结节，可疑恶性疾病。为求明确诊断到我院就诊，以右下肺病变待查入院。经过一系列检查，确诊为胸膜间皮瘤，予以姑息化疗为主的综合治疗。发病以来，患者精神、食欲和睡眠较差，自感乏力，体重减轻 10kg。目前小便正常，大便干结，胃肠道不适明显，频繁恶心、呃逆，间有呕吐。患者身体一般，无高血压、糖尿病病史，无结核病病史及患者密切接触史，无外伤史，无血制品输注史，无过敏史。

护理体查 T 36.5℃，P 70 次/分，R 20 次/分，BP 116/72mmHg。KPS（身体一般状况）评分 90 分，身高 160cm，体重 54.5kg，体表面积 1.5935m^2。发育正常，神志清楚，自主体位，慢性病容，步入病房，步态自如，查体合作。皮肤黏膜色泽正常，无溃疡，无皮下结节或肿块，双侧锁骨上未扪及肿大淋巴结。呼吸规整，胸廓无畸形，胸壁静脉无曲张，胸骨无压痛。右肺呼吸运动稍减弱，肋间隙正常，语颤正常，无胸膜摩擦感，无皮下捻发感，左肺叩诊呈过清音，右下肺叩诊呈浊音，右下肺呼吸音稍低。心前区无隆起，心尖搏动正常。腹部平坦，未见胃肠型及蠕动波，腹式呼吸存在，腹壁静脉无曲张，腹壁柔软，剑突下压痛，无反跳痛，肝肋下未扪及，脾肋下未扪及。墨菲征阴性，各输尿管点无压痛，肝浊音界存在，移动性浊音阳性，双侧肾区无叩击痛，肠鸣音正常。脊柱正常，四肢活动正常，双下肢无水肿，无杵状指（趾），肌张力正常。

辅助检查 本院胸部CT示右侧少量积液，右胸膜多发结节影，性质待定：胸膜间皮瘤？双上肺局限性肺气肿。彩超引导下肺穿刺活检示（右胸膜）间皮瘤。PPD试验（++），结核抗体阴性。CEA 2.0ng/mL，非小细胞肺癌抗原4.660ng/mL，神经元特异性烯醇化酶17.720ng/mL，肺炎支原体呈阳性。

入院诊断 胸膜间皮瘤。

主要的护理问题 气体交换受损；营养失调；焦虑；知识缺乏；癌因性疲乏；便秘；疼痛。

目前主要的治疗措施 完善各种化验和检查；营养风险评估及脏器功能；化学治疗，予以培美曲塞500mg/m^2、d1（补充叶酸），顺铂75mg/m^2、d1，配合水化治疗；保护胃黏膜可用泮托拉唑；预防呕吐可用盐酸帕洛诺司琼；预服糖皮质激素和叶酸；营养支持治疗，肠内及肠外营养补充；镇痛可用口服吗啡缓释片；病情监测，心电监护8h，记录化疗期间生命体征。

护士长提问

胸膜间皮瘤的流行病学特征和发病特点有哪些？

答：(1) 流行病学特点 1960年以来Wagnes JC等报道了南非开普县西北部的石棉矿工和部分经营者4年内发生的44例胸膜间皮瘤后，该病受到了广泛重视。男性发病率高于女性，50～60岁是一个发病高峰。美国现在每年新发患者2000～3000例。自1981年的30年以来，澳大利亚的发病率逐年上升，中国的发病率也逐年上升。

(2) 发病特点 主要致病因素为石棉接触。首次接触石棉至恶性胸膜间皮瘤（MPM）发病，通常需要20～65年。

胸膜间皮瘤的临床表现有哪些?

答：胸膜间皮瘤是胸膜原发肿瘤，有局限型（多为良性）和弥漫型（都是恶性）之分。其中弥漫型恶性间皮瘤是胸部预后最差的肿瘤之一。大多数患者在40～70岁，男性多于女性。

(1) 症状和体征

① 症状：胸痛、呼吸困难、体重降低、咳嗽、声嘶、发热、盗汗，95%的患者出现胸腔积液。

② 体征：呼吸音降低或消失，单侧胸腔“固定”，呈“冰冻胸”，胸廓运动受限。

(2) 影像学表现　大量胸腔积液的占90.4%，胸膜增厚包绕肺组织的占52.4%，胸膜处有多个大肿块、肺内多发小结节、纵隔淋巴结肿大、肺不张、气胸、胸壁结节。

(3) 14%～15%的患者高半胱氨酸升高，显示叶酸缺乏，12%的患者维生素B_{12}缺乏，32%的患者维生素B_6缺乏，60%～90%的患者血小板增多（大于400×10^9），贫血，乳酸脱氢酸（LDH）升高。

恶性胸膜间皮瘤的Butchart分期系统如何?

答：恶性胸膜间皮瘤的Butchart分期系统如下。

(1) Ⅰ期　胸膜间皮瘤位于左侧或右侧胸膜腔，也可能累及同侧横膈。

(2) Ⅱ期　间皮瘤侵犯胸壁或纵隔结构（如食管、心脏、胸膜等）。

(3) Ⅲ期　间皮瘤穿透横膈进入腹膜腔或腹膜胸壁的淋巴结也可能累及。

(4) Ⅳ期　有远处转移证据。

该患者诊断为胸膜间皮瘤的依据有哪些?

答：(1) 患者为中年男性。

(2) 主要表现气促、右胸部疼痛。

(3) 胸部CT示右侧少量积液，右胸膜多发结节影。

（4）发病以来体重减轻 10kg。

（5）彩超引导下肺穿刺活检示（右胸膜）间皮瘤。

胸膜间皮瘤的治疗方法有哪些？

答：（1）姑息性治疗

① 控制胸腔积液：恶性胸膜间皮瘤患者的胸腔积液穿刺吸出后很快又会出现；用化学药剂注入胸膜腔内，造成胸膜粘连，大多数患者的胸腔积液得到控制。如果胸膜固定术失败或拟行诊断性开胸的患者，应考虑做胸膜剥脱术。

② 预防活检部位肿瘤细胞转移：恶性胸膜间皮瘤可以沿穿刺孔、置胸管的通道及开胸切口播散，但所引起的皮下沉积物很少引起症状，因此不必治疗，倘若给予患者治疗，这些皮下结节还可以作为观察疗效的指标。

③ 减轻胸痛：恶性胸膜间皮瘤患者的胸痛是最难处理的症状，在晚期特别严重，终日持续不停，对放疗无反应，应给予足够镇静镇痛药，包括阿片类制剂，以减轻疼痛，安度生命的最后时刻。

（2）外科治疗

① 扩大性胸膜肺切除术：即根治性切除被累及的部分胸壁、全肺、膈肌、纵隔和心包。此术式只适用于Ⅰ期的上皮型恶性胸膜间皮瘤者。严重心肺功能损害是此术的禁忌证。扩大性胸膜肺切除术的手术病死率为 10%～25%，但疗效并不比胸膜切除术好，故不建议广泛应用。

② 胸膜切除术：胸膜切除术是姑息性手术，其目的是切除壁层胸膜和部分脏层胸膜，以预防胸腔积液复发及减轻胸痛症状。

（3）化学治疗　常用的化疗药物有蒽环类药剂、顺铂、丝裂霉素、环磷酰胺、氟尿嘧啶、甲氨蝶呤、长春碱等，化疗持续到病情不加剧为止。临床研究证明：单药化疗时蒽环类有效率不超过 15%，铂类 8%～16%，甲氨蝶呤 37%；联合的化疗时长春瑞滨（NVB）、紫杉醇（PTX）、多西他赛（DXT）的Ⅱ期临床研究结果均不佳。培美曲塞＋顺铂的Ⅲ期临床研究结果较好。

(4) 放射治疗

① 扩大性体外放疗能有效缓解某些患者的胸痛及控制胸腔积液，但对恶性胸膜间皮瘤本身并无疗效。体外照射 40Gy 以上能达到姑息性疗效，50～55Gy 照射缓解率为 67%，少数患者生存 5 年以上，但几乎所有患者仍死于复发或转移。

② 腔内放疗对少数恶性胸膜间皮瘤有些反应，主要用的同位素是放射性金。它与覆盖浆膜腔的细胞有亲和性，特别适合于治疗弥漫性肿瘤。

(5) 综合治疗 目前临床多采用胸膜切除术加体外放疗和姑息性化疗方案综合治疗，取得了较好的效果。

营养不良的判断标准是什么？该患者属于哪个级别？

答：大部分胸膜间皮瘤患者存在营养不良（营养不足），体重下降超过 10%。因此患者在确诊及治疗过程中，需进行营养评估。恶性肿瘤的营养支持非常重要，它的目的是纠正并改善患者的营养状况和免疫功能，逆转上述过程。目前筛查的工具采用 NRS-2002 评分表。营养支持的方式，优先考虑肠内营养。该患者 3 个月内体重下降超过 15%，在营养状况降低的评分中得 3 分；慢性病需要住院治疗，血红蛋白低，在疾病严重程度的评分中得 1 分。该患者营养总分为 4 分（且有胸腔积液），说明患者有营养不良，即应该使用营养支持治疗。见表 2-9。

表 2-9 住院患者营养风险筛查 NRS-2002 评估表

<table>
<tr><td rowspan="6">(1)
患者
资料</td><td>姓名</td><td></td><td>住院号</td><td></td></tr>
<tr><td>性别</td><td>男</td><td>病区</td><td></td></tr>
<tr><td>年龄/岁</td><td>59</td><td>床号</td><td>18</td></tr>
<tr><td>身高/m</td><td>160</td><td>体重/kg</td><td>54.5</td></tr>
<tr><td>体重指数(BMI)</td><td>34</td><td>蛋白质/(g/L)</td><td>38.1</td></tr>
<tr><td>临床诊断</td><td colspan="3">胸膜间皮瘤</td></tr>
</table>

续表

	疾病状态	分数/分	若"是"请打钩
(2)疾病状态	骨盆骨折或者慢性疾病患者合并有以下疾病：肝硬化、慢性阻塞性肺疾病、长期血液透析、糖尿病、肿瘤	1	√
	腹部重大手术、脑卒中、重症肺炎、血液系统肿瘤	2	
	颅脑损伤、骨髓抑制、加护患者(APACHE＞10分)	3	
(3)营养状态	营养状况指标(单选)	分数/分	若"是"请打钩
	正常营养状态	0	
	3个月内体重减轻＞5%，或最近1周进食量(与需要量相比)减少20%～50%	1	
	2个月内体重减轻＞5%，或BMI 18.5～20.5，或最近1周进食量(与需要量相比)减少50%～75%	2	
	1个月内体重减轻＞5%(或3个月内减轻＞15%)，或BMI＜18.5(或血清白蛋白＜35g/L)，或最近1周进食量(与需要量相比)减少70%～100%	3	√
(4)年龄	年龄≥70岁	1	
(5)营养风险筛查评估结果	营养风险筛查总分		4
处理	总分≥3分：患者有营养不良的风险，需营养支持治疗		
	总分＜3分：若患者将接受重大手术，则每周重新评估其营养状况		
执行者：			时间：

该患者目前首优的护理问题是什么？护理目标是什么？该采取哪些护理措施？

答：(1) 该患者目前首优的护理问题是气体交换受损，与胸膜间皮病变、右侧胸腔积液有关，肿瘤、胸腔积液压迫使胸膜淋巴回流受阻导致呼吸困难。

(2) 护理目标是改善患者的呼吸困难，保持最佳活动水平，学会保存肺功能；血气分析正常，气体交换正常，患者精神状态良好。

(3) 护理措施的关键是控制胸腔积液生长，控制肿瘤细胞生长，改善呼吸功能。采取的护理措施如下。

① 给予舒适的体位，抬高床头，半卧或健侧卧位，以利呼吸。

② 遵医嘱给氧 2～4L/min，氧浓度 35%～40%，并保持输氧装置通畅。

③ 保持呼吸道通畅，以利于呼吸。

④ 指导患者有意识地使用控制呼吸的技巧，如进行缓慢的腹式呼吸，并每天监督指导患者于餐前及睡前进行有效咳嗽，每次15～30min。

⑤ 鼓励患者下床活动，增加肺活量，以免肺功能丧失。

⑥ 协助医师抽胸腔积液，减轻其肺组织受压的程度，同时做好其术前、术后护理。

⑦ 监测动脉血气分析值的改变。

⑧ 采取正确化疗措施，控制肿瘤细胞生长。

患者次优的护理问题是什么？护理目标是什么？该采取哪些护理措施？

答：(1) 次优的护理问题是营养失调　与肿瘤生长消耗大量能量；患者食欲下降，摄食减少；化疗的不良反应致剧烈呕吐，味觉异常等有关。

(2) 护理目标是改善患者的营养，提高患者机体抵抗力，从而促进患者的治疗和康复。

（3）护理措施的关键是在不同的阶段给予不同的营养支持：肠内营养和肠外营养，并在不同的时期内给予不同的饮食指导。具体措施如下。

① 贫血的治疗及饮食指导：鼓励患者进食高蛋白、高热量、易消化的食物；静脉输入白蛋白。

② 保证足够的休息和睡眠：充足的睡眠及休息可增强患者的免疫力，帮助患者排除影响休息的因素，如出现疼痛时要及时予以镇痛治疗，出现药物不良反应如恶心呕吐时应及时予以止呕药物。

③ 适当运动：运动能增进食欲，改善消化功能，患者根据病情、体力情况适当增加活动量，指导患者多下床活动。

④ 化疗期间的饮食指导：鼓励患者进食高蛋白、高热量的食物，如鸡蛋、瘦肉、牛奶、豆制品等，也可进食一些高热量的水果，如香蕉等；化疗期间多饮水，饮水量＞1500mL/d，既有利于纠正水电解质紊乱，又可加快化疗药物的排泄；多进食恢复造血功能、提高机体免疫力的食物，如大枣、香菇、冬菇、金针菇、黑木耳、红皮花生米等；化疗药物所致呕吐频繁时，应根据病情给予静脉营养支持。

如何进行疼痛护理及使用疼痛药物的健康指导？

答：该患者起病以来诉右胸部疼痛剧烈。根据疼痛程度分级法（VRS 法）评估疼痛为Ⅲ级（重度疼痛），遵医嘱给予硫酸吗啡缓释片口服后，疼痛明显缓解，睡眠也较前好转。硫酸吗啡缓释片（阿片类药物）常出现以下副作用。

（1）便秘　是最常见的不良反应，发生率为 90%～100%，便秘症状通常会持续发生于阿片类药物镇痛全过程。护士应做好药物宣教知识，并鼓励患者养成规律的排便习惯，多喝水、多吃蔬菜和水果、适当的运动，可通过顺时针方向轻揉腹部，在医师的指导下服用缓泻药，如大黄碳酸氢钠（大黄苏打）片、液状石蜡、乳果糖口服液、果导片或麻仁润肠丸等。

（2）恶心呕吐 一般发生在用药初期，用药后 4～7 天可缓解。护士应为患者创造良好的休息环境，保持空气清新，分散患者的注意力，如听音乐，可以让患者闭目，做叹气、打哈欠等动作，随后屈髂屈膝平卧，放松腹肌、背肌，缓慢做腹式呼吸；让其回忆过去的趣事或者自己感兴趣的事，每次 15min，一般在进食后 2h 进行等。再次，可遵医嘱予以肌注甲氧氯普胺 10～20mg，严重时可给予帕洛诺司琼等强效镇吐药，同时注意口腔护理。

（3）呼吸抑制 此为严重的副作用，一般口服给药很少发生呼吸抑制。表现为每分钟呼吸的次数少于 8 次（正常成年人在平静时的每分钟呼吸次数为 16～20 次）。若出现上诉反应应立即告知医师，勿把缓释药片压碎、咀嚼或切半服用；初次使用阿片类药物者要从小剂量开始，逐渐增量，老年人或肝肾功能不良者应减少剂量。

（4）疲乏、嗜睡 由于长期疼痛引起失眠，而疼痛被镇痛药控制后就可能出现过度镇静，但它的发生率很低。护士应告知患者如出现上述情况，应立即告知医师，予以调整剂量，同时应密切观察患者的病情变化，尤其是意识状态；可适量饮茶、咖啡等饮料调节。

（5）头昏、头痛、站立不稳 首次应用强阿片类镇痛药的患者，应嘱患者切勿独自外出，出现上述情况应立即卧床休息并放松肢体，不适症状可随血药浓度下降而缓解。

（6）皮肤瘙痒 能忍受者可不予药物处理，嘱患者不可抓挠以防皮肤损伤，不能忍受者需要更换药物或改变镇痛方法。

（7）尿潴留 指小便不能排出体外而停留在膀胱的一种症状，表现排尿困难。它的发生率低，不足 5%。嘱患者从服用阿片类药物开始，就养成定期排尿的习惯，如出现排尿异常情况应及时告知医师，先诱导患者自主排尿，仍无效者可留置导尿管。

如何应用培美曲塞二钠和顺铂？

答：培美曲塞二钠联合顺铂用于治疗恶性胸膜间皮瘤时，该患者剂量为每 21 天 500mg/m²，滴注培美曲塞二钠超过 10min；顺铂的推荐剂量为 75mg/m²，滴注超过 2h，应在培美曲塞二钠给药结束 30min 后再给予顺铂滴注，接受顺铂治疗要有水化方案。

（1）培美曲塞二钠

① 培美曲塞是一种结构上含有核心为吡咯嘧啶基团的抗叶酸制剂，通过破坏细胞内叶酸依赖性的正常代谢过程，抑制细胞复制，从而抑制肿瘤生长。

② 使用方法：本品只能用于静脉滴注，其溶液选用生理盐水配制，不能融入含有钙离子的溶剂内，也不能选用林格液和林格乳酸盐液体配制。

③ 使用前必须预先服用糖皮质激素和叶酸，以减轻药物的副作用和毒性作用。未预服糖皮质激素的患者，皮疹发生率较高。预服地塞米松（或相似药物）可以降低皮肤反应的发生率及其严重程度。给药方法：地塞米松 4mg 口服，每日 2 次，给药前 1 天、给药当天和给药后 1 天连服 3 天。为了减少毒性作用，治疗同时必须服用低剂量叶酸或其他含有叶酸的复合维生素制剂。服用时间：第一次给予本品治疗开始的前 7 天至少服用 5 次日剂量的叶酸，整个治疗周期一直服用，在最后 1 次给药后 21 天可停服。叶酸给药剂量是 350～1000μg，常用剂量是 400μg。

④ 患者还需在第一次给药前 7 天内肌内注射维生素 B_{12} 1 次，以后每 3 个周期肌注一次，以后的维生素 B_{12} 给药可与本品用药在同一天进行。维生素 B_{12} 剂量是 1000μg。

（2）顺铂

① 顺铂是临床常用的化疗药物之一，具有抗癌谱广、疗效确切等特点，但其副作用大。

② 较大剂量时，必须同时进行水化疗法。所谓水化疗法即水化、利尿，为减轻毒性作用，用药期间尚应多饮水，以降低肾脏毒性的一种治疗方法。一般在大剂量顺铂给药前先给生理盐水 1000mL 滴注。顺铂用生理盐水 500mL 稀释后滴注。给药前半小

时予以呋塞米 20mg 静脉注射，以达到利尿的目的。一般每日液体总量 3000～4000mL，输液从顺铂给药前 6～12h 开始，持续至顺铂滴完后 6h 为止。

③ 用药前宜选用各类镇吐药；同时备用肾上腺素、皮质激素、抗组胺药，以便急救使用。

④ 在用药前、中、后均应监测血常规、尿常规及肝肾功能。其停药指征为：白细胞＜3.5×10^9/L，血小板＜75×10^9/L，持续性恶心呕吐；早期肾脏毒性如尿中白细胞 10/HP、红细胞 10/HP、管型 5/HP 以上者；血清肌酐＞186～351mmol/L 者；有过敏反应；在用药过程中发现有肾病史、肾功能不良及患有中耳炎的患者。若血清肌酐、尿素氮、白细胞、血小板等恢复到正常水平，一般情况良好，则可重复用药。

⑤ 顺铂与氨基苷类抗生素合用可发生致命的肾衰竭，并可能加重耳损害。

⑥ 顺铂在生理盐水中溶解较慢，可加温至30℃左右振荡助溶，也可选用溶液制剂。

如何正确配制化疗药物？

答：(1) 配制抗肿瘤药物的区域应为相对独立的空间，宜在Ⅱ级或Ⅲ级垂直层流生物安全柜内配制。

(2) 使用抗肿瘤药物的环境中可配备溢出包，内含防水隔离衣、一次性口罩、乳胶手套、面罩、护目镜、鞋套、吸水垫及垃圾袋等。

(3) 配药时操作者应戴双层手套（内层为 PVC 手套，外层为乳胶手套）、一次性口罩；宜穿防水、无絮状物材料制成，前部完全封闭的隔离衣；应佩戴护目镜；配药操作台面应放置防渗透吸水垫，污染或操作结束时应及时更换。

(4) 给药时，操作者宜戴双层手套和一次性口罩；静脉给药时宜采用全密闭式输注系统。

(5) 所有抗肿瘤药物污染物品应丢弃在有毒性药物标识的容

器中。

(6) 抗肿瘤药物外溢时按以下步骤进行处理。

① 应立即标明污染范围，粉剂药物外溢应使用湿纱布垫擦拭，水剂药物外溅应使用吸水纱布垫吸附，污染表面应使用清水清洗。

② 如药液不慎溅在皮肤或眼部，应立即用清水反复冲洗。

③ 记录外溢药物名称、时间、溢出量、处理过程以及受污染的人员。

该患者输注化疗药物后可能出现哪些不良反应？如何护理？

答：(1) 胃肠道反应（恶心呕吐、食欲减退）

护理要点：予以化疗期间的饮食指导；化疗前0.5～1h和化疗后4～6h给予镇吐药（昂丹司琼及甲氧氯普胺），会减轻恶心呕吐；呕吐时侧卧以防误吸；进食后最好在椅子上半卧位休息，不要平躺超过2h；当出现恶心时，可缓慢深呼吸，和亲友聊天或听音乐、看电视以分散注意力。观察呕吐物的性质、颜色、量，如有异常应及时就医。

(2) 骨髓抑制　常见外周血白细胞减少（大多在疗程开始后2～3周内达最低点，在3～4周后恢复正常），血小板减少罕见。

护理要点：注意休息，适当增减衣物，预防感冒，一旦出现感冒症状，有体温升高、恶寒、盗汗、腹泻、尿急、尿痛等症状时，应立即就诊，万不可大意，有时感染处理不及时也会危及生命；同时，如果化疗后出现皮肤、牙龈、鼻出血或渗血，应立即就医；在家人与照护者帮助下适当活动，活动要慢，避免从事激烈的对抗性运动，避免磕碰出血；注意保持口腔、皮肤清洁，使用柔软的牙刷刷牙，也可用漱口水漱口，以防牙龈出血；注意观察大小便的颜色，如有异常，及时就医；避免接触感冒和麻疹患者以及刚进行传染病疫苗接种的小孩；有条件者住单间或隔离病房，减少探视，注意保持口腔、肛门及会阴部清洁，及时发现感染征象，遵医嘱使用抗感染药物，预防感染，避免交叉感染；接受各种穿刺及注射后，要按压穿刺点或注射点至少5min。

（3）肝肾功能下降

护理要点：定期复查肝肾功能，如有异常应及时告知医师处理，予以水化治疗、利尿，减轻肾脏毒性。

（4）过敏反应

护理要点：化疗前预服皮质醇激素和叶酸及维生素，减轻过敏反应，减少皮疹的发生。

（5）耳毒性

护理要点：监测患者用药，注意药物配伍禁忌；观察患者听力变化，及时报告医师。

（6）便秘

护理要点：予便秘患者服用通便药，如大黄碳酸氢钠片、液状石蜡，饮食上注意多吃蔬菜、水果、蜂蜜等。

（7）口腔黏膜炎或溃疡

护理要点：化疗前后保持口腔清洁，坚持常规有效的漱口方式，可选用漱口液漱口，早、晚刷牙，餐后用冷开水用力漱口3～5次，每次20s以上。漱口方法：先将水含在口内闭嘴，然后鼓动两颊及唇部，使溶液能够在口腔内充分接触牙齿、牙龈及黏膜表面，并利用水力反复地冲洗口腔的各个部位，去除口腔内的残渣污物及黏液，减少口腔内微生物的含量，以便药物更好地发挥作用，达到清洁和治疗口腔疾病的作用。口腔溃疡的处理：选用软毛牙刷及非刺激性牙膏，一旦发现口腔黏膜有充血、水肿，禁用牙刷刷牙；用西地碘含片（华素片）含化，按医嘱使用漱口液及药物。

（8）注射部位组织皮肤坏死和静脉炎

护理要点：建议尽早使用经外周穿刺中心静脉置管术（PICC），存在上腔静脉通路置管禁忌证时，可选择下腔静脉通路PICC置管。

胸腔穿刺术的适应证和禁忌证有哪些？

答：胸腔穿刺术简称胸穿，是指对有胸腔积液（或气胸）的患者，为了诊断和治疗疾病的需要而通过胸腔穿刺抽取积液或气体的一种技术。

（1）适应证

① 诊断性穿刺：对原因未明的胸腔积液，做胸腔积液涂片、培养、细胞及生化学检查，从而确定胸腔积液的性质，以进一步明确疾病的诊断。

② 治疗

a. 减轻胸腔大量积液、气胸引起的压迫症状。

b. 抽取脓液治疗脓胸。

c. 向胸腔内注射药物。

（2）禁忌证

① 多脏器功能衰竭者禁忌胸膜腔穿刺。

② 出血性疾病及体质衰竭、病情危重而难以耐受时操作者应慎重。

胸腔穿刺置管＋胸腔灌注化疗药物术该注意哪些？

答：（1）操作前应向患者说明穿刺目的，消除顾虑。

（2）操作中应密切观察患者的反应，如有头晕、面色苍白、出汗、心悸、胸部压迫感或剧痛、昏厥等胸膜过敏反应，或出现连续性咳嗽、气短、咳泡沫痰等现象时，应立即停止抽液，并皮下注射0.1%肾上腺素0.3～0.5mL，或进行其他对症处理。

（3）一次抽液不应过多、过快。诊断性抽液，50～100mL即可；减压抽液，首次不超过600mL，以后每次不超过1000mL；如为脓胸，每次尽量抽尽。疑为化脓性感染时，助手用无菌试管留取标本，行涂片革兰染色镜检、细菌培养及药敏试验。检查瘤细胞，至少需100mL，并应立即送检，以免细胞自溶。

（4）操作中要防止空气进入胸腔，始终保持胸腔负压。

（5）应避免在第9肋间以下穿刺，以免穿透膈肌损伤腹腔脏器。

（6）恶性胸腔积液，可注射抗肿瘤药或注射硬化剂诱发化学性胸膜炎，促使脏层与壁层胸膜粘连，闭合胸腔，防止胸液重新积聚。具体方法：①于抽液 500～1200mL 后，将药物加生理盐水 20～30mL 稀释后注入；②推入药物后回抽胸液，再推入，反复 2～3 次，拔出穿刺针覆盖固定后，嘱患者卧床 2～4h，并不断变换体位，使药物在胸腔内均匀涂布；③如注入药物刺激性强，可致胸痛，应在术前给布桂嗪（强痛定）等镇痛药。

该患者行肺穿刺术，肺穿刺术的护理要点有哪些？

答：(1) 术前护理

① 心理护理：由于经皮肺穿刺术是一种创伤性诊断技术，大多数患者因害怕躯体损伤、担心手术失败、遗留后遗症等，内心非常恐惧、焦虑。护士应了解患者心理，因人施护，详细说明穿刺活检术的意义和过程，解释经皮肺穿刺术的目的、注意事项和配合方法，以取得患者的理解和配合，签知情同意书。

② 术前准备：详细了解患者疾病史、过敏史，全面掌握患者病情，常规行心电图、CT 检查，化验血常规、凝血功能等，注意患者有无出血倾向、高血压、发热、剧烈咳嗽、气喘等症状，严格掌握适应证和禁忌证。穿刺需要在平静呼吸下屏气进行，所以术前要对患者进行屏气训练。咳嗽较剧烈的患者应用镇咳药止咳，症状好转后再行穿刺。备好抢救药品和器械。

(2) 术中护理 按要求摆好患者体位，尽量使患者舒适又有利于操作进行。嘱咐患者调节呼吸频率与深度，避免咳嗽，以保证手术顺利进行。穿刺时安抚患者，消除紧张情绪，必要时给予镇静镇痛药。密切观察患者的面色、呼吸、脉搏、血压、神志等改变，经常询问有无异常感觉。若有面色苍白、胸闷不适、呼吸困难等症状，应立即停止操作，随时做好配合医师抢救的准备。

(3) 术后护理

① 病情观察：严密观察病情变化，注意有无胸闷、胸痛、气促等症状及穿刺侧呼吸音的变化，如无异常送患者回病房卧床休息。手术完成后嘱患者于患侧卧位休息8～12h，注意不可用力咳

嗽；若咳嗽较多时适当给予镇咳药，并警惕气胸。

② 并发症的观察与护理：肺CT引导下应用自动活检针经皮肺穿刺活检的主要并发症是气胸、肺出血。

a. 气胸：气胸的发生率10%～30%，差异较大。气胸一般发生在术后1h内，偶有发生12～24h，少量气胸可不必处理，嘱卧床休息，少活动，均匀呼吸，经常巡视了解患者患侧呼吸音情况，绝大多数气胸于1周内自行吸收消失。

b. 出血：一般为痰中带血或少量咯血，偶见大咯血及胸腔内出血。痰中带血一般1～3天后自行消失，小量咯血给予止血药，做好心理疏导，嘱患者安静休息，避免胸部剧烈运动和咳嗽。大咯血较为少见，一般与患者凝血功能差及穿刺部位较大血管与支气管相通有关。因此术后应观察患者有无活动性出血情况，一旦发生大咯血应立即通知医师并采取急救措施。

【护理查房总结】

恶性胸膜间皮瘤（MPM）来源于胸膜间皮细胞，是一种较少见的进展性胸部恶性肿瘤。也可发生于腹膜、心包及睾丸鞘膜等。占整个胸膜肿瘤的5%左右，与石棉接触有关。按生长方式可分为局限型和弥漫型两种。早期发现、早期诊断、早期治疗是提高疗效的关键，化疗是最主要的治疗方法，其他治疗包括手术治疗、放疗、免疫治疗及中医中药治疗等。对这类肿瘤患者的治疗及护理应全方位，目的是延长患者的生命，提高患者的生活质量。通过此次查房，我们要熟悉以下内容。

（1）掌握恶性胸膜间皮瘤患者的临床表现及分期，掌握常见的化疗方案。

（2）掌握常见化疗药物的不良反应，化疗期间要密切观察患者对化疗药物的反应，包括胃肠道反应、骨髓抑制等不良反应，并做好相应的护理。

（3）要加强化疗药物的配制、使用的安全管理。

（4）尽量减轻患者的疼痛，提高其生活质量，并注意预防镇痛药的不良反应。

（5）掌握胸腔穿刺置管的护理，掌握肺穿刺活检的护理。

查房笔记

病例 3 • 胸腺瘤

【病历汇报】

病情 患者男性，70 岁，因“颜面水肿二十余天”到当地医院就诊，查胸部 X 线片见右下肺片状阴影，胸部 CT 示纵隔占位病变伴右侧胸腔积液。近 1 周来患者感右侧胸部不适，刺激性干咳，呼吸困难明显。无明显咳痰、咯血，无发热、盗汗，无头晕、头痛，无胸痛、肩背部放射痛。为求进一步诊治，遂至我院就诊。以“纵隔占位病变”入住呼吸科。结合本院胸部 X 线片、脑部 CT 及胸膜穿刺活检结果，请肿瘤科会诊，诊断为胸腺瘤（B1 型，Ⅳ期），肺转移，右侧胸腔积液；有双侧头臂静脉及上腔静脉、右颈总静脉受累。已无手术机会，有姑息性化疗指征。遂转入肿瘤化疗科。完善各项检查，入科 3 天后行 CHOP 方案（多柔比星 d1＋环磷酰胺 d1＋泼尼松片 d1～d5＋长春地辛 d1）化疗，并辅以维护肝功能、止呕、保护胃黏膜、维护心功能、增强免疫力等对症支持治疗。患者起病以来精神尚可，食欲一般，睡眠紊乱，经常失眠。大小便正常，体重无明显变化。既往体健，有血吸虫病史、痛风病史，否认手术、外伤及输血史，无药物过敏史，预防接种史不详。

护理体查 T 36.5℃，P 72 次/分，R 24 次/分，BP 125/62mmHg。KPS 评分 80 分，身高 166cm，体重 63kg，体表面积 1.79m^2。发育正常，营养良好，神志清楚，自主体位，表情自如，步入病房，查体合作。双侧瞳孔等大等圆，对光反射灵敏。颈部肿胀，颈静脉怒张，颈动脉搏动正常，双侧无杂音。心律齐、心音正常，腹部外形正常，无包块、压痛及反跳痛，肝、脾、胆囊未扪及，肾区无叩击痛，肠鸣音正常，腹部无移动性包块，脊柱、外生殖器正常，浅反射及腱反射正常。双侧锁骨上及腋窝未扪及肿大淋巴结。双侧胸廓对称无畸形，胸骨无压痛，胸壁静脉有曲张。右肺语颤减弱，右肺叩诊呈实音，右肺呼吸音减低，未闻及明显干湿啰音。

辅助检查 胸部正侧位平片示右肺中叶综合征，右侧少量胸腔积液；胸部CT平扫示右侧多发胸腔病变并纵隔病变，伴右侧中量积液，双侧头臂静脉及上腔静脉、右颈总动脉受累，肝硬化，脾大；心脏彩超示右侧胸腔大量积液，主动脉硬化声像，左心室壁运动不协调，左心室顺应性下降；彩超引导下穿刺病理结果，结合HE染色（苏木素-伊红染色法）形态及免疫组化结果，考虑胸腺瘤，倾向B1型；血常规结果正常。

入院诊断 胸腺瘤（B1型，Ⅳ期）；肺转移；右侧胸腔积液；上腔静脉阻塞综合征。

主要的护理问题 焦虑、恐惧；知识缺乏；睡眠形态紊乱；舒适的改变；自我形象紊乱；气体交换受损。

目前主要的治疗措施 完善相关检查，评估病情及化疗安全性；选择CHOP方案（环磷酰胺、多柔比星、长春新碱、泼尼松）化疗；加强维护肝功能、止呕、保护胃黏膜等对症支持治疗；予以右丙亚胺保护心功能；予香菇多糖免疫治疗；加强营养。

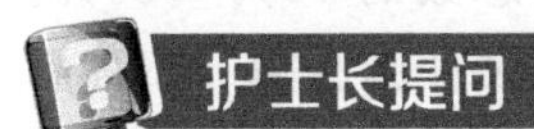

护士长提问

什么是胸腺瘤？

答：胸腺瘤是一组来源于不同胸腺上皮细胞，具有独特临床病理特点和伴有多种副肿瘤症状的疾病，也是最常见的前上纵隔肿瘤，在成人纵隔肿瘤中占20%～30%，儿童较少见。胸腺瘤大多为良性，少数为恶性。

胸腺瘤的临床表现有哪些？

答：胸腺瘤的临床表现与肿瘤的良恶性有关。良性胸腺瘤患者可无明显症状，最常见的症状是并发重症肌无力，占20%～50%，而重症肌无力患者中有10%～20%合并有胸腺瘤，少数患者伴有红细胞再生不良症、低γ球蛋白血症。恶性胸腺瘤患者多因肿块增大压迫或侵犯邻近组织、结构而出现症状，如咳嗽、气短、胸闷、胸痛、呼吸困难等；压迫喉返神经出现声音嘶哑；压迫上腔静脉出现颜面水肿、心悸；压迫食管出现吞咽困难；还可出现体重下降、低热、乏力、贫血等全身症状。

胸腺瘤如何分期？胸腺瘤分期与疾病预后有什么关系？

答：（1）目前常用的胸腺瘤分期有 Masaoka 分期法。详见表 2-10。

表 2-10 胸腺瘤的 Masaoka 分期

分期	临床表现
Ⅰ期	有完整包膜，且镜下包膜无肿瘤浸润
Ⅱ期	肿瘤浸润包膜、纵隔、胸膜或纵隔脂肪组织中
Ⅲ期	浸润邻近器官（心包、大血管和肺等）
Ⅳa 期	胸膜、心包的转移
Ⅳb 期	远处转移

（2）胸腺瘤的 Masaoka 分期与疾病的预后密切相关。Ⅰ期胸腺瘤称为非浸润型胸腺瘤，预后较好，占总数的 70%～80%。Ⅱ～Ⅳ期胸腺瘤可分为两种类型：Ⅰ型是侵袭性胸腺瘤（旧称恶性胸腺瘤），其临床表现、大体形态及细胞学结构均与非侵袭性胸腺瘤相似，但具有局部浸润和远处转移的特性；Ⅱ型胸腺瘤即胸腺癌，除具有局部浸润和转移特性外，还有恶性肿瘤的细胞学特征。

胸腺瘤的常见辅助检查有哪些？

答：（1）胸部 X 线检查　胸部 X 线检查能发现多数胸腺瘤，是简单有效的检查方法。

（2）胸部 CT 检查　能发现＜1cm 的微小胸腺瘤，并能对肿瘤侵犯范围和部位作出判断，能了解纵隔及肺内有无转移性灶。

（3）胸部 MRI 检查　能了解大血管是否受侵犯。

（4）实验室检查　甲胎蛋白、绒毛膜促性腺激素（HCG）对鉴别胸腺瘤有一定的价值，血乙酰胆碱酯酶抗体对于判断有无重症肌无力有重要价值。

胸腺瘤的治疗方法有哪些？

答：胸腺瘤的治疗方法包括手术切除、放疗和化学药物治疗。目前倾向采用以手术切除为主的综合治疗方案。

（1）手术治疗是胸腺瘤患者的首选方法。适用于：①Ⅰ、Ⅱ期和部分Ⅲ期患者；②Ⅲ、Ⅳ期行放化疗后胸腺瘤明显缩小者；③胸膜或肺单个或多个较大转移性结节。

（2）放射治疗　胸腺瘤对放疗敏感。包膜完整的Ⅰ期胸腺瘤术后不需要放疗；Ⅱ期或Ⅲ期胸腺瘤行完整或姑息性切除术后均应放疗，以减少或预防肿瘤局部复发；对于瘤体大及合并上腔静脉综合征者，术前放疗可缩小瘤体，有利于手术切除。

（3）化学药物治疗　一般认为对于肿瘤姑息性切除术后或有远处转移不能手术以及胸腺瘤术后复发的患者可选用化学药物治疗，以减少复发，提高生存率。

胸腺瘤患者常用的联合化疗方案有哪些？

答：联合化疗用于晚期侵袭性、转移性和复发性胸腺瘤的治疗。最常用的化疗方案有 CHOP 方案（环磷酰胺、多柔比星、长春新碱、泼尼松）和 CAP 方案（顺铂、多柔比星、环磷酰胺）。该患者胸腺瘤有肺转移，右侧胸腔积液，有双侧头臂静脉及上腔静脉、右颈总静脉受累，病理分型为 B1 型，已无手术机会，经各脏器功能及病情的评估，采用 CHOP 联合化疗的方案。

为什么患者会出现颜面部、颈部肿胀？

答：患者胸腺瘤位于前纵隔，双侧头臂静脉及上腔静脉、右颈总静脉受累，肿瘤压迫上腔静脉造成静脉回流障碍，从而出现颜面部、颈部肿胀。

什么是上腔静脉阻塞综合征？

答：上腔静脉阻塞综合征（SVCS）是由于上腔静脉被附近肿大的转移性淋巴结压迫、纵隔内肿瘤或右上肺的原发性肺癌侵犯，以及腔静脉内癌栓阻塞静脉回流引起。

上腔静脉阻塞综合征的临床表现有哪些?

答：(1) 面部、颈部、躯干上部和双上肢水肿。

(2) 颈静脉充盈，胸部和上腹部浅表侧支静脉曲张、皮肤发绀。

(3) 喉部、气管与支气管水肿引起咳嗽、呼吸困难、声嘶和喘鸣，平卧或弯腰时上述症状加剧。

(4) 咽部水肿，致发生吞咽困难。

(5) 眼眶周水肿，结膜充血，可伴有眼球突出。

(6) 脑水肿与颅内高压，引起头痛、眩晕、惊厥及视觉与意识障碍。

(7) 周围静脉压升高，双上肢静脉压高于双下肢，肘前静脉压常升至30～50cmH_2O。上述症状的出现多少与轻重，视上腔静脉阻塞程度、发展速度以及侧支循环情况而定。

患者合并上腔静脉阻塞综合征，该注意哪些事项?

答：做好病情观察，监测水、电解质平衡，监测生命体征和意识，观察患者呼吸和精神状态的改变，观察颜面部、颈部及上肢肿胀消退的情况。

该患者出现呼吸困难、咳嗽，该如何护理?

答：(1) 做好心理护理，向患者解释其发生的原因和治疗方法。

(2) 保持呼吸道通畅，防止窒息，给予间断低流量氧气吸入。

(3) 采取半坐卧位或者高枕卧位以减轻对心肺的压迫；勿抬高下肢，避免增加血液回流。

(4) 指导患者深呼吸及有效咳嗽，协助翻身、叩背。

(5) 必要时予氨茶碱解除气管、支气管痉挛所致的呼吸困难。

(6) 尽快进行病情及各脏器功能的评估实施化疗方案。

(7) 遵医嘱予雾化吸入。

(8) 避免过度活动。

该患者在输液护理上应注意哪些事项？

答：避免在指（趾）端进行侵入性和压迫性操作，避免使用有关指（趾）端的血管。选择注射静脉血管时应禁用颈外静脉、上肢静脉、上腔静脉，应选择下肢静脉建立通道，以免加重上肢及头颈部的水肿。静滴化疗药物时应避免使用下肢，特别是发疱剂和刺激性较强的药物，应选择中心静脉导管进行股静脉置管术，这是安全的给药途径。患者合并有 SVCS，不能过度补液，因此在化疗期间应密切观察尿量、尿色、pH 值、尿蛋白变化。

患者出现什么情况时可以考虑上肢 PICC 置管？

答：患者经积极治疗后肿瘤明显缩小，颈部肿胀、咳嗽等上腔静脉压迫症状逐渐消失可考虑上肢 PICC 置管。

经股静脉置入 PICC 导管应当如何护理？

答：股静脉 PICC 置管的维护同上肢静脉 PICC 置管的维护程序，严格无菌操作，每周更换敷贴和接头，每周进行导管冲洗，以保证导管的通畅，防止感染。不同的是股静脉 PICC 置管后 24h 内要局部加压包扎止血，避免压力过大、过紧。护士要每班交班，观察局部有无渗血，穿刺处有无肿胀及末梢血液循环情况。鼓励家属协助患者适当按摩置管侧下肢，以促进血液循环。因穿刺点位置在腹股沟，嘱患者穿脱衣服及大小便时注意保护 PICC 导管，防止导管脱出。严密观察导管外露部位，以判断局部置管后的渗血、敷贴固定、局部皮肤、导管外露长度等情况。

患者的饮食护理要求有哪些？

答：该患者应进食高蛋白、高维生素、高碳水化合物、易消化的低盐、低脂饮食，限制食物中钠盐的摄入，少量多餐。

患者出现脱发时，该采取哪些护理干预？

答：毛囊上皮生长旺盛，对化疗药物敏感，从而导致化疗后脱发。环磷酰胺和多柔比星两种化疗药物均可引起脱发。出现脱发应采取以下护理干预：①治疗前告知患者脱发常发生在化疗用药后

1～2 周，2 个月内最严重；②对于化疗药物导致的脱发，目前尚无很好的防治方法，但化疗导致的脱发只是暂时现象，在化疗停止后 2～3 个月毛发会自行长出；③指导患者选用温和的洗发水、较软的梳子，低温吹干头发；④在脱发刚开始时少梳头并避免用力梳头；⑤避免染发、烫发；⑥指导患者在毛发大量脱落前选购假发以减轻脱发带来的苦恼和自卑。

该患者化疗期间如何防治出血性膀胱炎？

答：患者使用环磷酰胺药物治疗时可出现尿频、尿急、尿痛、血尿等出血性膀胱炎症状。在输注环磷酰胺药物时，应充分水化，必要时给予尿路保护药如美司钠静脉注射；嘱患者多饮水；密切观察尿液的颜色和量，观察患者有无尿频、尿急、尿痛等膀胱刺激征。因患者有上腔静脉压迫征，因此不能过度补液，同时应准确记录出入水量。

泼尼松在肿瘤治疗中有什么作用？使用注意事项有哪些？

答：泼尼松是一种中效糖皮质激素，能选择性地作用于相应的肿瘤组织，不会产生骨髓抑制、胃肠道反应等不良反应。该药常用于肿瘤的联合化疗中。使用中应注意以下几点：①如有感染者慎用或禁用；②消化性溃疡患者慎用；③使用时应观察患者有无消化道出血及水钠潴留；④糖尿病和高血压病患者应注意观察血糖、血压；⑤不宜长期使用，以免发生严重并发症。

患者在使用表柔比星期间为什么要全程用心电监护？

答：表柔比星属于蒽环类药物，其最明显的不良反应就是心脏毒性，在用药过程中可见心律失常、心动过速等，严重者可突发心力衰竭，这种严重心肌损害有时可突发而无任何先兆，甚至常规心电图亦无异常发现。患者心脏彩超示左心室壁运动不协调，左心室顺应性下降。所以我们在用药前后需监测心脏功能，在用药过程中要全程心电监护，加强巡视，密切观察病情变化，防止这一严重不良反应的发生，可同时使用右丙亚胺保护心功能。

使用右丙亚胺的注意事项有哪些？

答：(1) 为了预防表柔比星对患者心脏的损伤作用，建议在使用表柔比星时使用右丙亚胺。

(2) 需避光保存，不能在25℃上储存，药物溶解后应立即使用，如不能立即使用，在2～8℃的环境储存不超过6h。

(3) 为了避免局部血管产生血栓性静脉炎，使用前需用专用乳酸钠溶解后再用生理盐水或5%葡萄糖稀释至250mL，30min内输注完毕。

(4) 本药物可增加化疗药物的骨髓抑制作用，使用时应密切观察全血细胞的改变。

(5) 本药物输注完毕立即使用表柔比星。

(6) 本药物还可作为蒽环类药物外渗的解救药物。

睡眠形态紊乱对患者机体有何影响？

答：睡眠可使人体生长激素的分泌增加，血中皮质激素降低，促进蛋白质合成。而睡眠形态紊乱对患者机体的修复有很大影响，严重者可导致患者身体功能紊乱，免疫力下降，认识能力低下，延长住院时间，增加感染的可能性。

患者出现睡眠形态紊乱，该采取哪些护理措施？

答：引起肿瘤患者睡眠形态紊乱的主要原因有住院环境及生活规律的改变，检查及治疗带来的不适及不安情绪，对疾病预后的担忧，经济负担加重及药物因素的影响。了解造成失眠的相关因素后，并实施针对性的护理干预，对患者住院期间的治疗及康复至关重要。

(1) 帮助患者正确对待疾病并更好地应对。责任护士应及时向患者详细讲解疾病相关的检查、治疗、药物以及预后，给予正确、充分的教育干预，才能提高患者的自我调整能力，积极应对。

(2) 提供心理社会支持　疲乏、焦虑和抑郁常同时发生，护理人员要灵活应用沟通技巧，了解患者心理状态和个性特征，帮助患者尽快熟悉住院环境，鼓励患者寻求帮助，倾听他们的苦恼，为他们提供更多的精神支柱，减轻心理压力。对抑郁、焦虑较重的患者，可采取冥想、放松疗法等心理行为干预，调整心态，改善疲乏症状。

(3) 帮助患者一起制订作息计划　护士应关心并帮助患者制订作息计划，提高睡眠质量。如养成良好的作息习惯，临睡前用温热水泡脚、喝温热牛奶或指导自我催眠、放松疗法。

(4) 积极治疗　减轻患者身体不适（如咳嗽、呼吸困难等），必要时，遵医嘱使用镇静药物。

(5) 鼓励患者做适当的有氧运动　患者每天进行有规律的、低强度的体育锻炼有助于睡眠，过多的休息并不利于提高晚间睡眠质量。有氧运动可刺激垂体腺分泌β-内啡肽，不仅能提高中枢神经系统的反应能力，而且能提高机体对强刺激的耐受力，同时增加患者的自信心，减少焦虑及恐惧。护士可结合实际情况指导患者在治疗间隙于病室内进行步行、做操等有氧运动。

【护理查房总结】

胸腺瘤是最常见的前上纵隔肿瘤，有明显的淋巴细胞浸润。在成人中占纵隔肿瘤的20%～30%，多发于40～50岁，男女比例相当。早期发现、早期诊断、早期治疗是提高疗效的关键，单纯从临床和X线表现难以判断肿瘤的良恶性，而且良性肿瘤也可恶变。因此，无论良性或恶性胸腺瘤都应尽早手术切除。部分患者肿瘤切除术后放化疗可缓解症状、延长患者存活时间。姑息性化疗是本病的主要治疗方法。在患者化疗期间，我们要特别注意以下几点。

(1) 化疗期间要密切观察化疗药物的不良反应，并做好相应的护理。

(2) 做好患者的心理护理，多与患者及家属沟通，了解患者的心理变化。

(3) 合理安排饮食，指导患者正确饮食。

(4) 注意休息和适宜的运动，提高患者睡眠质量，增强患者免疲力。

（5）改善患者呼吸，密切观察病情变化，防止上腔静脉压迫征进展。

（6）做好患者的输液护理。

查房笔记

病例 4 • 食管癌

【病历汇报】

病情 患者男性，44 岁，患者自诉 3 个月余前无明显诱因出现进食时吞咽梗阻感，稍感胃胀，无明显反酸、恶心、呕吐等不适，进食流质饮食可缓解。无咳嗽、咯血、胸痛等不适，未予重视。近期症状加重。在当地医院行胃镜检查显示“进展期食管癌？慢性浅表性胃炎，胃黏膜脱垂，胃底黏膜隆起病变性质待查”。食管部活检示“(食管) 中分化鳞状细胞癌，未找到幽门螺杆菌”。行胸部 CT 检查符合食管癌表现。口服中药治疗 1 个月余，症状未见明显好转，今为求进一步诊治入住肿瘤科。发病以来，患者精神尚可，神志清楚，食欲减退，睡眠可，大小便正常，体重减轻 5kg 左右。既往体健，无“高血压”“糖尿病”病史，否认“肝炎”“结核”等传染病病史及接触史，无手术史，无外伤史，无血制品输注史，无过敏史，预防接种史按计划进行。有吸烟史，吸烟 20 年，20 支/天，已戒烟 3 个月。入院后完善相关检查，入院后 3 天经 PICC 途径予以诱导化疗，具体方案为多西他赛 120mg d1，奈达铂 130mg d2，同时予以保护胃黏膜、保护肝脏、补液处理。入院后 6 天完成放疗计划，拟行 IMRT、GTV、CTV、PTV 60Gy/30 次进行治疗，并告知肿瘤消退，可能引起胸主动脉破裂出血、气管食管瘘等严重不良反应而危及生命。

护理体查 T 36.6℃，P 110 次/分，R 18 次/分，BP 128/82mmHg。身高 165cm，体重 57kg，体表面积 1.65m^2，KPS 评分 80 分。发育正常，营养欠佳，神志清楚，自主体位，慢性病容，表情自如，步入病房，步态自如，查体合作。皮肤黏膜色泽正常，皮肤湿度正常，皮肤弹性正常，无肝掌，无蜘蛛痣，无出血点，无瘀斑，无皮疹，无皮下结节或肿块，无溃疡，无瘢痕，毛发分布正常。全身浅表淋巴结无肿大。头颅无畸形，眼睑正常，结膜正常，巩膜无黄染。双侧瞳孔等大等圆，左、右均 2mm，双侧对光反射灵敏。乳突无压痛，鼻窦无压痛，口唇红润，扁桃体无肿大。颈部无抵抗，颈静脉正常，肝颈静脉回流征阴性，颈动脉搏动正常，双侧无杂音。气管位置居中，甲状腺正常，甲状腺血管无杂音。双侧锁骨上区淋巴结未扪及。胸廓无畸形，胸壁静脉无曲张，胸骨无压痛。肺部呼吸运动度对称，肋间隙正常，语颤对称，无胸膜摩擦感，无皮下捻发感。双肺叩诊音清，呼吸规整，双肺呼吸音清，双肺无啰音。心前区无隆起，心尖搏动正常。叩诊双侧浊音界正常。心率 110 次/分，心律齐，无杂音，无额外心音，无心包摩擦音，无异常血管征。腹部平坦，无肠型，无蠕动波，腹式呼吸存在，腹壁静脉无曲张，无手术瘢痕，无疝，腹壁柔软，无压痛，腹肌无紧张，无反跳痛。墨菲征阴性，肝脏未触及，脾脏未触及，腹部无包块，肝浊音界存在，肝上界位于右锁骨中线第 5 肋间，移动性浊音阴性。

辅助检查

(1) 胃镜检查（外院）　进展期食管癌？慢性浅表性胃炎，胃黏膜脱垂，胃底黏膜隆起病变性质待查。

(2) 食管部活检（外院）　中分化鳞状细胞癌，未找到幽门螺杆菌。

(3) 食管部病理（外院）　符合中分化鳞癌。

(4) 食管 CT＋头部 CT（外院）　食管胸中段改变，符合食管癌表现；纵隔淋巴结肿大；双肺及头部 CT 未见明显异常。

(5) 腹部 B 超（外院）　未见明显异常。

(6) 本院 MRI　食管中段病变；双侧极少量胸腔积液。

(7) 实验室检查　入院时各实验室检查结果正常；放疗后第 7 天查血常规示 WBC 3.0×10^9/L，RBC 3.12×10^{12}/L；Hb 92g/L；放疗后第 21 天查血常规示 WBC 3.2×10^9/L，RBC 3.13×10^{12}/L；Hb 95g/L。

入院诊断　食管癌 T3N1M0 Ⅲ期。

主要的护理问题　知识缺乏；焦虑；营养失调（低于机体需

要量)；疼痛；有皮肤完整性受损的危险；有感染的危险；潜在并发症（放射性食管炎、放射性气管炎、大出血的危险）。

目前主要的治疗措施 继续未完成的放射治疗；用甘氨双唑进行放射增敏治疗；用榄香烯增强免疫力；流质饮食；观察放疗区皮肤情况。

护士长提问

食管癌的临床症状有哪些？

答：① 早期症状：常无明显症状，仅在吞咽时有哽噎感，胸骨后疼痛、烧灼感或不适。

② 中期症状：典型症状为进行性吞咽困难，直到仅能进流质饮食。体重减轻，营养不良。

③ 晚期症状：肿瘤形成梗阻时可引起呕吐；压迫喉返神经可发生声音嘶哑；压迫气管可出现咳嗽甚至呼吸困难；持续胸痛或背痛，表示肿瘤已侵犯食管外组织；最常见的淋巴结转移是锁骨上，最后出现恶病质。

食管癌患者放疗期间的饮食护理有哪些？

答：患者进高蛋白、高热量、富含维生素的流质或半流质饮食，少食多餐，保证营养。

注意食物的温度不可过热，避免粗糙、质硬、过酸或过甜食物，禁烟酒及辛辣刺激性食物，口服药磨成粉状再服用；也不能进食黏性很大的食物如汤圆等。指导患者细嚼慢咽，以利于吞咽，进食时保持坐立姿势，防止食物反流，每次进食后饮半杯温开水冲洗食管；餐前酌情给予止吐药，减轻恶心，以免影响进食；睡前2h避免进食，预防食管炎。对严重吞咽困难、食后呕吐者，遵医嘱静脉补充足够的水分和营养。

怎样对该患者进行皮肤护理？

答：保持放射野皮肤清洁，指导患者穿开衫及宽松、柔软的全棉内衣，放射野皮肤勿用肥皂擦洗，勿自行涂药及搔抓。

食管癌放射治疗的目的有哪几种？放射剂量各是多少？常用的放射源是什么？

答：食管癌放射治疗按治疗目的分为三种。

(1) 与手术综合的放射治疗　术前放射治疗剂量 DT 40Gy/4周，放射治疗结束后 3～4 周行手术治疗。术后放射治疗剂量 DT 50Gy/5 周，一般于手术后 3～4 周治疗。

(2) 根治性放射治疗　一般剂量为 DT 50Gy/5 周。

(3) 姑息性放射治疗　一般外照射剂量 DT 50～60Gy/5 周。

食管癌进行放射治疗时实际照射野应比病变两端各长 3cm，照射野宽度为 4～7cm。通常放射根治剂量为 DT 60～70Gy。淋巴引流区的预防照射剂量一般为 DT 50Gy。

常用放射源：加速器（4～8MV-X 线）或钴 60 伽马射线，腔内照射用铱 192。

该患者放射治疗后应该注意观察哪些方面？

答：(1) 观察生命体征的变化，倾听患者的主诉，食管照射后可出现黏膜炎性反应，表现为吞咽困难伴吞咽疼痛。

(2) 密切观察患者疼痛的性质，有无呛咳、呕血及柏油样大便，以及脉搏的变化，发现异常及时报告医师并协助处理，一旦发生食管穿孔、出血等并发症，应停止放射治疗并禁食，必要时胃造口。

(3) 由于气管受照射影响，可出现咳嗽，经对症处理不影响放射治疗。

(4) 放射治疗期间注意观察血象的变化，每周查血常规 1～2 次。

诊断食管癌患者常用的辅助检查有哪些？

答：X 线食管造影是食管癌的主要诊断方法，食管的 CT 或 MRI 可以了解全食管与周围脏器的关系，肿瘤外侵程度，有无转移，对于制订手术和放射治疗计划都有意义；食管细胞学检查阳性检出率为88%~98%，食管镜能直接观察到病变的特征并取组织行病理学检查，使早期食管癌的判断准确性达到95%。

食管癌的流行病学知识有哪些？

答：(1) 食管癌是发生于食管上皮的恶性肿瘤。发病率和病死率各国差异很大，我国是全世界食管癌高发地区之一，据估计50%以上的食管癌发生在中国，好发年龄50~69岁，男女之比为2∶1。

(2) 迄今为止还没有肯定引起食管癌的病因，但大量研究认为是多因素协同作用所致。相关致病因素有：长期进食含亚硝胺较高的食品、真菌感染、缺乏维生素及微量元素、饮酒、吸烟等。

(3) 食管癌以胸中段较为多见，下段次之，上段较少。食管癌多为鳞癌，腺癌少见。早期病程慢，治疗效果佳，不管手术或放射治疗，5年生存率为80%~90%；而临床发现均已属晚期，疗效很差，手术或放射治疗5年生存率为10%左右。

该患者上述护理问题的相关因素是什么？

答：见表2-11。

表2-11　该食管癌患者护理问题的相关因素

护理问题	相关因素
知识缺乏	对放射治疗以及可能出现的严重并发症——出血缺乏了解
焦虑	担心治疗效果和治疗费用
营养失调:低于机体需要	治疗期间,由于放疗反应以及病灶位置导致患者进食困难
疼痛	癌性疼痛
有皮肤完整性受损的危险	放射性皮炎
有感染的危险	进食呛咳或梗阻
潜在并发症(放射性食管炎)	与肿块位置有关
放射性气管炎	气管与食管邻近
大出血	肿块随着治疗的显效消退而暴露受侵的血管

我国食管癌是怎样进行临床分期的？

答：见表 2-12。

表 2-12 我国食管癌的临床分期

分期		病变长度	病变范围	转移情况
早期	0 期	不定	限于黏膜层	无淋巴结转移
	Ⅰ期	<3cm	侵犯黏膜下层	无淋巴结转移
中期	Ⅱ期	3～5cm	侵犯部分肌层	无淋巴结转移
	Ⅲ期	>5cm	侵犯全肌层及外膜	有局部淋巴结转移
晚期	Ⅳ期	>5cm	有明显外侵	远处淋巴结或其他转移

各期食管癌的治疗原则有哪些？

答：(1) 0 期（原位癌）和Ⅰ期　单纯手术治疗，对不愿或不宜手术治疗者，仍采用局部治疗为主，可单用内镜激光治疗或腔内放射治疗。

(2) Ⅱ期　首选外科手术，可选择性地做术前化学治疗，但不主张术后放射治疗或术后化学治疗。对不愿或不宜手术者，应选择根治性放射治疗或放射治疗加化学治疗。

(3) Ⅲ期　主要采用综合治疗。该期患者占全部食管癌的70%～80%，可采用以下两种治疗方案。①手术为主的综合治疗：术前 2～3 周期辅助化学药物治疗或术前放射、化学药物治疗，术后根据情况确定是否需要采用放射或化学药物治疗。②放射治疗为主的综合治疗：给予根治剂量的放射治疗并配合化学药物治疗，酌情加用生物治疗及中药治疗。

(4) Ⅳ期　主要采用非手术治疗。目的是减轻症状，延长生存期。一般情况良好者可采用放射治疗、化学药物治疗为主的综合治疗。

放射性食管炎一般发生在什么时候？根据 RTOG 食管急性毒性评分标准分为几级？

答：放射性食管炎一般发生在患者接受放射治疗 2～3 周后。

根据RTOG食管急性毒性评分标准将放射性食管炎分为5级，具体见表2-13。

表2-13　放射性食管炎的RTOG食管急性毒性评分标准

分级	临床表现
0级	无变化
Ⅰ级	轻度吞咽困难或吞咽疼痛需用表面麻醉药，非麻醉药镇痛或半流质饮食
Ⅱ级	中度吞咽困难或吞咽疼痛，需麻醉镇痛或进流质饮食
Ⅲ级	重度吞咽困难或吞咽疼痛伴脱水或体重下降>15%需鼻饲或静脉补充营养
Ⅳ级	完全阻塞、溃疡、穿孔或瘘管形成

放射性气管炎/肺炎一般发生在什么时候？有哪些临床表现？怎样处理？

答：(1) 放射性气管炎　一般发生在放疗2～3周后，症状主要为咳嗽，以干咳为主。一般无须处理，如较为严重，可按医嘱给予超声雾化吸入或用加湿器湿润呼吸道黏膜以减轻症状。

(2) 放射性肺炎　由放射引起肺泡内渗液所致，与放疗的剂量等因素有关，表现为刺激性咳嗽、胸闷。处理上首先应防止交叉感染，保证室内空气的清洁和流通，并定期进行消毒。年老体弱或肺部原有疾病患者及放疗联合应用化疗的患者易出现放射性肺炎，与放疗的剂量有关。治疗中及时调整照射剂量，并可用超分割放疗法。鼓励患者多饮水，对痰多患者应及时吸痰，需要时可遵医嘱使用止咳药物，适当使用抗生素和支气管扩张药。

食管癌患者放疗期间并发出血和穿孔时应怎样护理？

答：食管癌并发出血和穿孔时，首先要停止放疗并禁食。出血和穿孔是食管癌放疗的严重并发症。出现这些并发症对患者是一种严重的打击，患者会以为自己病情已无法医治。这时我们应该安慰、关心患者，反复向患者解释病情，说明通过禁食、鼻饲或支架植入，穿孔是可以治愈的。积极进行卫生宣教，及时治疗上呼吸道感染、肺部感染，避免呕吐、咳嗽，去除诱发因素。充分掌握患者穿孔或出血部位情况，对有穿孔前征象的患者，及时请消化科或介入科会诊，动员其放食管支架。未放食管支架者其放疗的开始剂量应小，放疗期间注意观察病情变化，若体温升高、脉搏增快、饮水及饮食呛咳、胸背部疼痛、咳嗽、吐痰等，如确已穿孔应立即治疗以挽救患者的生命，降低病死率。严密观察食管癌放疗期间病情，及时发现食管癌穿孔并处理。通过有效的心理护理，使患者主动配合治疗，再给予积极的非手术治疗或置入食管支架，可减少患者痛苦，延长生存期。

什么是肿瘤化疗？

答：肿瘤化疗是指应用化学药物（包括内分泌药物）治疗肿瘤。手术和放疗是局部治疗，化疗是全身治疗。对于一些局限性、播散趋向很小的肿瘤（如皮肤癌），单用手术或放射治疗即可治愈；但对于播散趋向明显的肿瘤（如小细胞肺癌、睾丸肿瘤、骨肉瘤、肺腺癌），单靠手术和（或）放疗不能防止肿瘤复发和远处转移，需要全身化疗。

什么是辅助化疗及新辅助化疗？

答：(1) 辅助化疗也称保驾化疗，是为了控制术后或放疗后残留病灶及消灭微小转移灶，以期延缓或控制复发和转移，这种治疗是作为局部治疗的一个补充方法，因此称为辅助化疗。

(2) 新辅助化疗是用于术前或放疗前的化疗，意义在于控制或消灭可能存在的微小转移癌灶，使原发癌灶缩小。术前化疗可增加手术切除率、减小手术创伤范围、避免术中因挤压肿瘤造成癌转移。

什么是联合化疗？它的优势是什么？

答：联合化疗是指两种或两种以上的不同种类的抗癌药物联合应用。

联合化疗的优势在于取得多种药物杀伤癌细胞的协同作用，提高对肿瘤细胞的杀伤率，增强疗效，减少或延缓耐药出现。

化疗效果如何分级？

答：目前使用的实体瘤化疗疗效标准一般分为四级。

(1) 完全缓解（CR） 是指可测量到的病灶完全消失，超过1个月。

(2) 部分缓解（PR） 这种情况下肿块的缩小在一半以上，在时间上不小于4周。

(3) 无效（NC） 此时肿块如有缩小，但不到一半，或者肿块已有增大，但并未超过1/4。

(4) 进展（PD） 凡一个或多个病变增大1/4以上或出现任何新的肿瘤病灶，均属此类。

化疗药物的常见毒性作用有哪些？

答：(1) 近期毒性

① 消化道反应，如食欲减退、恶心呕吐、腹痛、腹泻。

② 局部反应，如静脉炎、静脉栓塞、皮下组织坏死。

③ 骨髓抑制，白细胞降低，继而血小板降低、红细胞降低。

④ 皮肤黏膜毒性，如皮肤干燥、皮疹、色素沉着、口腔黏膜溃疡、脱发。

⑤ 对各个脏器的损害，如博来霉素（BLM）对肺的毒性；多柔比星（ADM）对心脏的毒性；顺铂对肾脏的损害；环磷酰胺（CTX）、异环磷酰胺（IFO）可引起出血性膀胱炎；长春新碱（VCR）、长春地辛（VDS）等的神经毒性，可引起四肢末端感觉异常、便秘、肠麻痹甚至共济失调等。

⑥ 其他毒性作用，如紫杉醇、BLM、甲氨蝶呤（MTX）引起过敏，如BLM类抗癌药引起发热。

(2) 远期毒性 免疫功能低下、致畸作用、致癌作用（包括白血病）。

什么是外周置入的中心静脉导管（PICC）？

答：PICC是指经外周静脉（贵要静脉、肘正中静脉、头静脉）穿刺置入的中心静脉导管，其导管最佳的尖端位置在上腔静脉下 1/3 右心房入口处。用于为患者提供短期至长期的静脉输液治疗（5 天至 1 年）。

PICC 导管的特点有哪些？

答：PICC 大多采用医用高等级硅胶材料，总长度通常为 56～65cm，非常柔软，有弹性，具有全长放射显影，可通过放射影像确认导管及其尖端位置。导管上以厘米为单位做的刻度标记使得修剪导管既准确又容易。

PICC 的适应证有哪些？

答：（1）有缺乏外周静脉通道的倾向。

（2）需输注 pH>9 或 pH<6 的药物。

（3）全胃肠外营养。

（4）需反复输血或血制品，或反复采血。

（5）需要使用输液泵。

（6）需要长期静脉治疗，如补液治疗或疼痛治疗。

（7）同样适用于儿童及家庭病床的患者。

PICC 的禁忌证有哪些？

答：（1）预插管途径外伤史、血管外科手术史、放射治疗史、静脉血栓形成史，乳腺癌术后患侧上肢、动静脉瘘、肢体肿胀者。

（2）预插管部位不能完成穿刺或固定。

（3）有严重的出血性疾病、严重凝血障碍者（血小板 $<2\times10^{10}$/L，白细胞 $<1.5\times10^{9}$/L）。

（4）穿刺侧有其他导管者。

（5）患者顺应性差。

（6）上腔静脉压迫综合征患者。

（7）确诊患者或疑似对器材的材质过敏。

PICC 的优势有哪些？

答：（1）减少颈部或胸部静脉插管的并发症，如血胸、气胸。

（2）可长期留置，减少频繁静脉穿刺的痛苦和不适。

（3）保留外周静脉，作为远期治疗的血管通路。

（4）减少静脉炎，保护外周血管。

（5）特别有助于高危和免疫抑制人群。

（6）输注高渗高刺激性药液时，减少药物外渗的风险。

（7）感染发生率＜3%。

（8）可由护士操作。

（9）适合医院、社区医疗、家庭病床慢性病需长期输液者。

PICC 在肿瘤患者化疗中应用的优势是什么？

答：PICC 既减轻了肿瘤患者长期治疗需要反复静脉穿刺的痛苦，又避免了化疗等刺激性药物对血管损伤所致的静脉炎。它的优势包括：①易于操作，不需要缝针，不需要局部麻醉，止血容易，床边完成；②低感染，并发症少；③留置时间长，最长留置时间可达 1 年，并且对患者生活基本无影响；④价格适中。

影响 PICC 导管流速的因素有哪些？

答：（1）患者的情况。

（2）静脉系统的阻力。

（3）液体的渗透压。

（4）注射泵的压力。

（5）导管的长度和内径。

（6）临床使用不当（如：液体悬挂的高度，连接液体主导管的输液装置打折，导管部分堵塞）。

上腔静脉的血流速度是多少？

答：上腔静脉的血流速度是 2000～2500mL/min。

NS 对静脉炎是如何分级的？

答：分为 5 级。

0 级：没有症状。

1 级：输液部位发红，伴或不伴疼痛。

2 级：输液部位疼痛伴有发红和（或）水肿。

3 级：输液部位疼痛伴有发红和（或）水肿，条索样物形成，可触摸到条索状的静脉。

4 级：输液部位疼痛伴有发红和（或）水肿，条索样物形成，可触摸到条索状的静脉＞2.54cm，有脓液渗出。

PICC 置管致机械性静脉炎的护理措施有哪些？

答：(1) 抬高穿刺侧肢体以促进血液回流，减轻上肢水肿。

(2) 局部外涂多磺酸黏多糖（喜疗妥）乳膏，每天数次，也可用硫酸镁局部湿敷，以促进水肿的吸收，改善血液循环。局部湿热敷既是预防方法又是治疗方法，穿透力强，对深部组织透热效果好。

(3) 指导患者进行穿刺侧肢体的适当活动。

携带 PICC 导管的日常生活注意事项有哪些？

答：(1) 保持局部清洁干燥，不要擅自撕下贴膜。贴膜有卷曲、松动、汗液时，及时到医院就诊。

(2) 携带 PICC 不影响日常生活，但需避免游泳及使用置管侧手臂提重物、做引体向上、托举哑铃等持重动作。

(3) 携带 PICC 可以进行沐浴，但应避免盆浴和泡浴。

(4) PICC 休疗期每周进行 1 次冲管、更换敷料和肝素帽。

(5) 不要在置管侧手臂上方扎止血带、测血压。

(6) 注意观察穿刺点周围有无发红、疼痛、肿胀、渗出，如有异常反应及时到医院就诊。

(7) 注意衣服袖口不宜过紧，在穿脱衣服时防止把导管带出。

(8) PICC 在使用和维护时，禁止使用 10mL 以下的注射器，特别注意在做 CT 和 MRI 检查时禁止使用高压注射泵推注对比剂。

如何对 PICC 带管出院患者的导管维护进行宣教？

答：(1) 必须到正规医院进行导管维护。

(2) 每周更换敷料 1 次。

(3) 置管肢体避免过度活动。

(4) 禁止牵拉导管。

(5) 导管有外移情况不得再予重插入，应及时来院处理。

(6) 发现任何异常都应及时来院处理（禁止对比剂经管注射）。

WBC＜1×10^9/L 时对患者的保护性隔离措施有哪些？

答：(1) 层流室隔离和简易隔离（单人病房）。

(2) 每日紫外线消毒 2～4 次，每次 30min。

(3) 患者着干净消毒衣服，戴口罩、帽子。

(4) 限制访客，所有进出人员需戴口罩、帽子，接触患者前、后用消毒液洗手。

(5) 饮食要求为消毒干净的熟食，不宜生食蔬菜水果。

(6) 坚持饭后及睡前使用漱口液漱口。

(7) 嘱患者多饮水，每日尿量 2000mL 以上。

(8) 指导患者咳嗽、深呼吸练习。

(9) 坚持便后温水清洗肛周或 1∶5000 高锰酸钾溶液坐浴。

(10) 肌内及静脉注射拔针后棉球按压 5～10min。

(11) 对各种穿刺坚持每周换药 3 次。

放射线是如何作用于癌细胞的？

答：放射线进入人体内引起的电离效应破坏了细胞核中的生物大分子 DNA，导致细胞死亡。电离主要包括两种作用。①直接作用：放射线直接对 DNA 分子链发生作用，引起导链或双链断裂，并导致细胞失去分裂能力而最终死亡。②间接作用：即放射线通过对水分子的电离，产生有毒物质自由基，自由基再与大分子相互作用，作用于 DNA 链，影响细胞的分裂和增殖，该作用依赖于氧的存在。

什么是三维适形放疗？什么是经典适形放疗？

答：(1) 适形放疗是一种治疗技术，使得高剂量区分布的形状在三维方向上与病变（靶区）的形状一致。从这个意义上将它称为三维适形放疗。为达到剂量分布的三维适形，必须满足下述的必要条件：①在照射方向上，照射野的形状必须与病变（靶区）的形状一致；②要使靶区内及表面的剂量处处相等，必须要求每一个照射野内诸点的输出剂量率能按要求的方式进行调整。

(2) 满足上述两个必要条件的第一个条件的三维适形放疗，称为经典（或狭义）适形放疗。

放疗与化疗协同能够提高疗效吗？

答：放疗的同时给予化疗，其目的一是应用化疗药物的放射增敏作用增加对局部肿瘤的作用，和化疗对远处亚临床转移病灶的杀灭作用，二是两种治疗形式在治疗的开始同时介入，对局部病变和远地亚临床转移灶均不存在治疗延迟。同步放化疗在多种肿瘤的临床中显示出局部控制率和生存率的提高，是综合治疗的一种方法。

何为放疗中早期反应组织与晚期反应组织？

答：(1) 早期反应组织是指某些对放射线敏感的组织，在放疗中或放疗后 3 个月内出现急性反应。出现早期组织反应的原因是由于这些组织的表皮或黏膜的毛细血管渗出性增加，出现红、肿、热、痛等类似炎症的反应。急性反应在放射治疗中只要及时处理，一般说来，来得猛，去得快。这些组织包括高度敏感的造血器官、淋巴组织、睾丸、卵巢的上皮组织。同时早期反应组织也包括中等敏感组织，如口咽、肺和气管、肝、肾、血管、淋巴管等黏膜和皮肤等。

(2) 晚期反应组织是指某些对放射线低度敏感甚至是不敏感的组织，在放射治疗结束 3 个月以后甚至几年后出现慢性反应。这类组织在经过大剂量照射后，还要经过较长时间的演化才出现反应和损伤，如骨骼、肌肉的放射性纤维化。晚期反应组织在重要器官可能引起严重的功能障碍。

按影响范围分，放疗常见的不良反应有哪些？

答：(1) 全身反应　乏力、低热、食欲下降、恶心呕吐。

(2) 局部反应　因照射部位而异，如血液系统反应，皮肤反应，口腔、食管黏膜反应，消化系统反应，泌尿系统反应等。

放疗不良反应的防治措施和治疗原则有哪些？

答：(1) 预防措施

① 放射野内局部做好准备，如拔除严重龋齿、控制病灶的局

部感染以及伤口愈合等。

② 注意患者是否伴有可能增加正常组织放射敏感性的因素，如曾接受化疗、糖尿病、动脉硬化等。

③ 精心设计放疗计划最关键，特别注意相邻野间热点问题（即放射剂量重叠）和各种正常组织的耐受量，必须避免严重不良反应（如放射性截瘫）。

④ 放疗期间密切观察病情变化，及时处理急性放射反应。

（2）放疗不良反应的治疗原则

① 使用大剂量激素。

② 对于开放部位（如肺）的放疗不良反应，使用抗生素有助于控制放疗不良反应。

③ 大量维生素可促进代谢。

④ 积极对症处理，如止咳、化痰等，一方面减轻患者症状，另一方面避免急性反应转向后期反应。

放疗对血象的影响有哪些？

答：放疗时常会引起白细胞下降、血小板减少，因此放疗期间应每周检查血象一次，如白细胞低于 $3.0\times10^9/L$，应暂停放疗。对白细胞下降明显者，应选用升白细胞药物。严重白细胞下降、有感染危险者，可应用粒细胞集落因子等使白细胞数量迅速回升。白细胞下降明显者，因其抵抗力明显下降，易合并细菌、病毒感染，故应注意预防。有血小板减少者，应注意有无出血倾向，防止各种损伤，预防出血的发生。发生出血时，应积极应用止血药物。

放疗对机体免疫力有影响吗？

答：临床使用的放射线在杀死肿瘤细胞的同时，不可避免地影响正常组织，使机体免疫功能减退。有些患者在接受治疗中需做某些区域淋巴系统的照射和对邻近肿瘤的某些免疫器官（如胸腺）进行高剂量照射，使患者的白细胞下降，免疫球蛋白水平下降，从而影响免疫功能。

患者情绪对放疗的影响有哪些？

答：癌症患者在放疗期间一直处于消极悲观甚至丧失信心、绝望情绪中，这样不仅不能很好地接受放疗，悲观的情绪反而会诱发机体功能紊乱而使病情加重。此时应指导患者从精神上和心理上树立战胜病魔的信心，采取积极治疗的态度，逐步缓解紧张状态，尽快回到平静、理智的精神活动中，主动配合治疗，争取最好的治疗效果。对肿瘤患者来说，保持乐观、积极向上的情绪，就起到了从心理上治疗癌症的作用。

放疗期间怎样对患者进行营养指导？

答：该患者在放疗期间，应多食高热量、高维生素、高蛋白、易消化的食物，以维持机体的正氮平衡。高蛋白食物包括肉类、蛋类、鱼、豆类、花生等，有助于升高白细胞，提高自身免疫力。胃肠道反应重者，要少食多餐，经常调整食谱以增加食欲。放射线易导致口干舌燥、咽喉肿痛，患者应多饮水，禁烟酒、浓茶等。

【护理查房总结】

食管癌是肿瘤放疗科的常见病、多发病，在临床护理过程中，护士必须了解放射治疗引起的局部与全身反应，掌握各种副作用的预防方法，熟悉治疗原则，能够配合医师做好对症护理与用药的护理，以及做好相应的健康指导，减少患者的痛苦，延长患者的生命，提高患者的生活质量。在接受放射治疗期间，我们要特别注意以下几点。

（1）观察有无血管破裂导致大出血的前兆。一旦发生出血，立即报告医师，稳定患者情绪，保持正确体位，及时排除积血，预防窒息。启动抢救流程，备好吸痰装置。

（2）指导并督促患者进食细软食物。

（3）观察有无放射性食管炎、气道反应和食管穿孔，并进行解释。

（4）保护照射野的皮肤，预防破损。

（5）随时心理指导与支持，鼓励患者完成常规治疗。

（6）注意患者的全身情况，如果出现营养不良，遵医嘱予以静脉营养治疗。

查房笔记

病例5・乳腺癌

【病历汇报】

病情　患者女性，30岁，因确诊右乳腺癌3个月余，末次化疗后12天入院。患者于5月份第一次发现右乳肿块3个月，细针穿刺为癌3天，第一次入本院乳腺外科。同年6月份行右乳肿块巴德针穿刺，病理回报“右乳浸润性癌”，慢石蜡病理学检查回报为（右乳）浸润性导管癌Ⅱ级，免疫组化结果为Ki67(60%+)、ER(−)、PR(−)、P53(+)，之后相继给予五周期TAC方案化疗，两周期靶向治疗，肿块无明显缩小或变软。为行术前放疗，9月份入本科完善相关检查，入院2周后给予第六周期GN方案化疗，药物为吉西他滨1.6g，d1、d8，长春滨瑞40mg，d1、d8。化疗后3天给予赫塞汀330mg，第三周期靶向治疗。完善放疗计划之后，10月中旬开始拟行放疗：6MV-X线，IMRT，PTV 40Gy/20f，右颈右锁骨上野，6MV-X线，DT 40Gy/20f，并用甘氨双唑增敏。

护理体查　T 36.5℃，P 78次/分，R 20次/分，BP 110/70mmHg。KPS评分90分，体表面积1.5367m^2。发育正常，营养良好，神志清楚，自主体位，双乳发育正常，不对称，右乳大于左乳，右侧乳房扪及大小为8cm×9cm肿块，大部分位于外上象限10点钟，质地较硬，边界不清，活动度差，表面不光滑，表面皮温略高，颜色稍红，局部无皮肤凹陷；左侧乳房未及肿物。右颈Ⅲ区、右侧锁骨上、右侧腋顶分别可扪及3个肿大淋巴结，最大的位于右锁骨上，大小为1.5cm×1cm，活动度可，质硬，边界不清，无压痛。左腋窝、左侧锁骨上未扪及淋巴结。

辅助检查　B超检查示右乳实质性肿块，BI-RADS 6类，考虑癌；右侧腋窝及锁骨上探及多个肿大低回声淋巴结；双乳小叶增生；左侧腋窝可见多发淋巴结。

入院诊断 右乳癌化疗后，双乳小叶增生，胆囊炎，脾大。

主要的护理问题 营养失调；焦虑恐惧；潜在并发症（放射性皮炎）。

目前主要的治疗措施 按期化学治疗。继续放疗及放射增敏。观察放疗副作用并及时处理。定期复查各项检查。继续曲妥珠单抗（赫塞汀）靶向治疗及对症支持治疗。定期维护PICC。

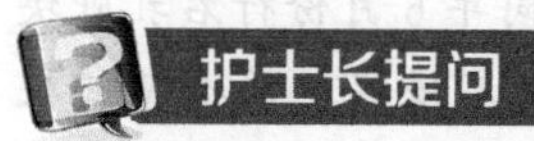

护士长提问

什么是靶向治疗？

答：特异性针对与肿瘤发生和发展密切相关的基因及其产物的肿瘤治疗方法被称为靶向治疗。

乳腺癌靶向治疗的主要应用药物是什么？适用于什么样的患者？有何用途？

答：主要应用药物为曲妥珠单抗，是一种人源化的抗HER-2抗体，商品名为赫塞汀（Herceptin）。适用于癌细胞HER-2高表达的患者。与癌细胞表面的HER-2受体相结合而发挥作用，单独应用或与化疗药物合用均有一定的疗效，可降低复发转移风险。

使用曲妥珠单抗的注意事项有哪些？

答：(1) 应用曲妥珠单抗时需要注意心脏情况，有发生心室功能异常及充血性心力衰竭的可能。既往有心脏病者有增加心脏毒性的危险。

(2) 首次及以后每个月用药前做心电图、超声心动图检查了解心脏功能，用药期间进行心电监护，仔细观察、询问患者有无相关症状和体征。

(3) 首次用药应观察患者有无过敏反应，部分患者初次用药会发热，对症处理即可。

(4) 此药较昂贵，一定依照说明书妥善保存和使用。（首剂）每周方案：4mg/kg，＞90min静脉滴注，观察2h。3周方案：

8mg/kg，>90min 静脉滴注，观察 2h，疗程为 1 年。用专用溶剂溶解后加入 250mL 0.9%氯化钠溶液滴注，不能使用 5%的葡萄糖溶液配制输液。溶解时勿剧烈震荡。2～8℃下存储，配制好的溶液超过 28 天应丢弃。主要毒性作用有超敏反应和心脏毒性。使用曲妥珠单抗前遵医嘱用地塞米松或氯丙嗪（非那根）预处理，预防超敏反应的发生；使用曲妥珠单抗时避免与蒽环类药物同用，以免加重心脏毒性。

肿瘤科患者入院时，为什么除了测量体重之外，还需要常规测量身高？怎样计算体表面积？

答：因为肿瘤科患者用化疗药时都需要根据体表面积来计算用药的量，而计算体表面积时，需用到身高和体重。所以，新患者入院时，需测量体重和身高。

体表面积有专用的计算公式，其中较简单的计算公式是：

$$S=0.006H(\mathrm{cm})+0.0128W(\mathrm{kg})-0.1529$$

式中，S 为体表面积，cm^2；W 为体重，kg；H 为身高，cm。

甘氨双唑的作用及用药注意事项有哪些？

答：甘氨双唑的作用是放射增敏，适用于对头颈部肿瘤、食管癌、肺癌等实体肿瘤进行放射治疗的患者。它可将射线对肿瘤乏氧细胞 DNA 的损伤固定，抑制其 DNA 损伤的修复，从而提高肿瘤乏氧细胞对射线的敏感性。

用药时注意观察有无过敏反应，同时注意监测肝功能和心电图的变化。用药后 8h 内均能在体内保持足够增敏的血药浓度。

乳腺癌化学治疗的常用药物有哪些？用药途径有哪些？

答：(1) 乳腺癌常用化疗药物有环磷酰胺、氟尿嘧啶、长春瑞滨、蒽环类药物（吡柔比星、表柔比星、多柔比星、多柔比星脂质体）、紫杉类药物（紫杉醇、多西紫杉醇、紫杉醇脂质体、紫杉醇白蛋白）、铂类（顺铂、卡铂）、卡培他滨等，临床常联合用药，其药效优于单独用药。

(2) 用药途径包括静脉输注（静脉输液或静脉注射）或口服用

药。刺激性较强的药物选择中心静脉输注，可以外周静脉置入中心静脉导管（PICC）或锁骨下静脉置管，以前者多用。

使用不同乳腺癌化学治疗药物的注意事项有哪些？

答：(1) 使用环磷酰胺的注意事项　主要毒性作用有出血性膀胱炎、心肌炎、肺纤维化、中毒性肝炎。大剂量使用时应水化利尿。鼓励患者大量饮水，应用尿路保护药美司钠与药物毒性代谢产物丙烯醛结合，形成对泌尿道无毒性的复合物，从而发挥保护作用。剂量＞120mg/kg 时可引起心肌损伤及肾毒性。用药期间需定期检查血常规、肾功能、肝功能及血尿酸。完全溶解后才能注射。与肝、肾酶诱导剂（如巴比妥类、皮质激素、别嘌醇等）合用均对药效有影响，使用时应注意。本药过敏者禁用。

(2) 使用多柔比星的注意事项　主要毒性作用有骨髓抑制和胃肠道反应及心脏毒性（呈剂量限制性），还可引起脱发。本药为强烈的发泡剂，注射时勿将药物漏出血管外。与丝裂霉素或放射治疗合用可加重心脏毒性，用药前应测定心脏功能，有条件时可监测左心室射血分数和 PEP/LVEF 比值，同时密切监测血象。密切观察有无充血性心力衰竭的早期症状及心律失常。用药后尿可呈红色。

(3) 使用氟尿嘧啶的注意事项　主要毒性作用有骨髓抑制、消化道反应，严重者可有腹泻和黏膜炎。本品具有神经毒性，不可做鞘内注射。使用本品时不宜饮酒或服阿司匹林类药物，以减少消化道出血的可能。与甲氨蝶呤合用，应先给甲氨蝶呤，4～6h 后再用本品，否则会减效。除有意识小剂量做放射治疗增敏剂外，一般不宜与放射治疗合用。静脉慢滴 4～8h 或遵医嘱，以维持血浆中的有效浓度。增敏治疗时亚叶酸钙要在氟尿嘧啶前静滴。孕妇及哺乳期妇女禁用，营养不良、肝肾功能不全、骨髓功能低下者慎用。

(4) 使用顺铂的注意事项　不良反应有消化道反应、肾毒性、神经毒性、骨髓抑制、过敏反应（出现脸肿、气喘、心动过速、低血压、非特异斑丘疹类皮疹）。

禁忌证：肾损害患者及孕妇禁用。

为预防本品的肾脏毒性，需充分水化：用顺铂（PDD）前 12h

静滴等渗葡萄糖液2000mL，DDP使用当日输等渗盐水或葡萄糖液3000～3500mL，并用氯化钾、甘露醇及呋塞米（速尿），每日尿量2000～3000mL。治疗过程中注意血钾、血镁变化，必要时需纠正低钾、低镁。注意监测末梢血象、肝肾功能、末梢神经毒及听力表现等变化，必要时减少剂量或停药，并进行相应的治疗，避免采用与本品肾毒性或耳毒性叠加的药物，如氨基糖苷类抗生素、两性霉素B、头孢噻吩、戊炔喃苯胺酸、利尿酸钠等。静滴时需避光。

（5）使用卡铂的注意事项　常见不良反应有骨髓抑制、注射部位疼痛。较少见的不良反应有过敏反应（皮疹或瘙痒，偶见喘咳）、周围神经毒性、视力模糊、黏膜炎或口腔炎、恶心及呕吐、便秘或腹泻、食欲减退、脱发及头晕，偶见变态反应和肝功能异常。

禁忌证：①有明显骨髓抑制和肝肾功能不全者；②对顺铂或其他含铂化合物过敏者；③对甘露醇过敏者。

注意事项：①应用本品前应检查血象及肝肾功能，治疗期间至少每周检查1次白细胞与血小板。②带状疱疹、感染、肾功能减退者慎用。③静脉注射时应避免漏于血管外。④本品溶解后，应在8h内用完。⑤滴注及存放时应避免直接日晒。⑥用药期间应随访检查：a. 听力；b. 神经功能；c. 血尿素氮，肌酐清除率与血清肌酐测定；d. 血细胞比容，血红蛋白测定，白细胞分类与血小板计数；e. 血清钙、镁、钾、钠含量的测定。

（6）使用紫杉醇的注意事项　主要毒性作用有骨髓抑制、神经系统毒性、胃肠道反应、心脏毒性及过敏反应等。为预防过敏反应，应先询问患者有无过敏史，并查看白细胞及血小板数值，正常者在使用前12h和6h分别口服地塞米松片20mg，给药前30～60min肌注或口服苯海拉明50mg及静脉注射西咪替丁300mg或雷尼替丁50mg。注意有无过敏症状及生命体征变化，给药10min内滴速应慢。给药时间最好为3h，使白细胞减少较轻。给药时禁止使用聚氯乙烯输液装置，应采用聚乙烯材料。与顺铂合用时，如果先用顺铂会加重紫杉醇的主要毒性作用，两者联合使用时，应先用紫杉醇、后用顺铂。有肝胆疾病者应谨慎观察，对本品或其他用聚氧乙烯化蓖麻油制成的药物有过敏反应者、孕妇及中性粒细胞数小于1.5×10⁹/L患者禁用，哺乳期的妇女必须终止哺乳后应用本品。

什么是靶向治疗？

答：特异性针对与肿瘤发生和发展密切相关的基因及其产物的肿瘤治疗方法被称为靶向治疗。

目前乳腺癌靶向治疗的药物有哪些？

答：目前临床应用于乳腺癌的靶向药物有曲妥珠单抗、帕妥珠单抗、拉帕替尼、吡咯替尼等。

什么是曲妥珠单抗？适应证有哪些？使用时的注意事项有哪些？常见毒副作用有哪些？

答：(1) 曲妥珠单抗是一种人源化的抗Her-2抗体，商品名为赫塞汀（Herceptin）。

(2) 适用于癌细胞HER-2高表达的患者，与癌细胞表面的HER-2受体相结合而发挥作用，单独应用或与化疗药物合用均有一定疗效，可降低复发转移风险。

(3) 使用时的注意事项

① 应用赫塞汀时需要注意心脏情况，有发生心室功能异常及充血性心力衰竭的可能。既往有心脏病者有增加心脏毒性的危险。

② 用药前做心电图、超声心动检查了解心脏功能，用药期间进行心电监护，仔细观察、询问患者有无相关症状和体征。

③ 首次用药应观察患者有无过敏反应，部分患者初次用药会发热，对症处理即可。

④ 此药较昂贵，一定依照说明书妥善保存和使用。(首剂) 每周方案为4mg/kg，＞90min静脉滴注，观察2h；3周方案为8mg/kg，＞90min静脉滴注，观察2h，疗程为1年。用专用溶剂溶解后加入250mL 0.9%氯化钠滴注，不能使用5%葡萄糖溶液配制输注，溶解时勿剧烈震荡。2～8℃下存储，配制好的溶液超过28天应丢弃。

(4) 主要毒副作用　有超敏反应和心脏毒性。使用曲妥珠单抗前遵医嘱用地塞米松或非那根预处理，预防超敏反应的发生；使用曲妥珠单抗时避免与蒽环类药物同用，以免加重心脏的毒性反应。

（5）妇女必须终止哺乳后方可应用本品。

什么是帕妥珠单抗？适应证有哪些？使用时的注意事项有哪些？常见毒副作用有哪些？

答：（1）帕妥珠单抗（pertuzumab，也被称作 2C4，商品名 Perjeta）是第一个被称作“HER 二聚化抑制剂”的单克隆抗体，HER-2/neu 受体拮抗剂，通过结合 HER-2，阻滞了 HER-2 与其他 HER 受体的杂二聚，从而减缓了肿瘤的生长，

（2）适用于与曲妥珠单抗（trastuzumab）和多西他赛（docetaxel）联用为未曾接受既往抗-HER-2 治疗或化疗的 HER-2 阳性转移乳癌患者为转移疾病的治疗。

（3）使用时的注意事项：避光，贮存在冰箱 2～8℃保存，初始剂量为 840mg 历时 60min 静脉输注。其后每 3 周 420mg 历时 30～60min 静脉输注。①胚胎-胎儿毒性：给予妊娠妇女可能发生胎儿危害。②左心室功能不全：监视 LVEF 和如适当时撤销给药。③输注相关反应，超敏性反应/过敏反应：监视体征和症状。如发生重要输注-相关反应，减慢或中断输注和给予适当医药治疗。④HER-2 测试：由证实精通熟练实验室用 FDA 批准的检验进行。

（4）常见毒副作用　用 Perjeta 与曲妥珠单抗和多西他赛联用最常见的不良反应（>30%）是腹泻、脱发、中性粒细胞减少、恶心、疲乏、皮疹和周围神经病。

什么是拉帕替尼？适应证有哪些？使用时的注意事项有哪些？常见毒副作用有哪些？

答：（1）拉帕替尼（泰立沙）是一种口服的小分子表皮生长因子酪氨酸激酶抑制剂，抑制表皮生长因子受体（ErbB-1）和人表皮因子受体 2（ErbB-2）。

（2）主要用于联合卡培他滨治疗 ErbB-2 过度表达的，既往接受过包括蒽环类、紫杉醇、曲妥珠单抗（赫赛汀）治疗的晚期或转

移性乳腺癌。

（3）用法用量　推荐剂量为1250mg，每日1次，第1～21天服用，与卡培他滨（2000mg/d，第1～14天，分2次服）联用。拉帕替尼，应每日服用1次，不推荐分次服用。饭前1h或饭后2h后服用。如漏服1剂，第2天不需剂量加倍。妊娠级别D，孕妇禁用。是否通过乳汁分泌尚不清楚，哺乳期妇女应停止授乳。老年人用药与年轻患者未发现有明显差异。未对肾脏严重损害及透析患者做过临床试验，中重度肝损害的患者应酌减剂量。

（4）注意事项

① 左心室射血分数降低。

② 肝毒性。

③ 重度肝损害的患者。

④ 腹泻。

⑤ 间质性肺部/肺炎。

⑥ Q-T间期延长。

⑦ 药物相互作用。

⑧ 对驾驶和操作机器能力的影响。

（5）常见副作用　最常见的副作用即恶心、呕吐、腹泻、便秘等症状，其他还有皮肤干燥、红肿、瘙痒、脱发、头痛以及乏力等。极少数但是最严重的副作用是心脏左心室搏出率下降，当出现二级下降时必须停止使用，以免产生心脏衰竭。

什么是吡咯替尼？适应证有哪些？使用时的注意事项有哪些？常见毒副作用有哪些？

答：（1）马来酸吡咯替尼片（艾瑞妮），英文名称 pyrotinib maleate tablets，表皮生长因子受体2（HER-2）抑制剂。

（2）适应证　本品联合卡培他滨，适用于治疗表皮生长因子受体2（HER-2）阳性、既往未接受或接受过曲妥珠单抗的复发或转移性乳腺癌患者。使用本品前患者应接受过蒽环类或紫杉类化疗。

（3）使用时的注意事项　吡咯替尼推荐剂量为400mg，每日1次，餐后30min内口服，每天同一时间服药。连续服用，每21天为一个周期。如果患者漏服了某一天的吡咯替尼，不需要补服，下一次按计划服药即可。卡培他滨的推荐剂量为1000mg/m^2，每日2次口服（早、晚各1次，每日总剂量2000mg/m^2），在餐后30min内服用（早上一次与吡咯替尼同服）。连续服用14天休息7天，每21天为一个周期。

（4）常见毒副作用　胃肠道反应（腹泻、呕吐、恶心、口腔黏膜炎，腹泻最常见发生率为96.9%，主要以1～2级为主）、皮肤反应（手足综合征）、代谢及营养类疾病（食欲下降、低钾血症）、肝胆系统疾病［血胆红素升高、丙氨酸氨基转移酶（ALT）升高、天门冬氨酸氨基转移酶（AST）升高］、全身反应（乏力）、血液系统疾病（血红蛋白含量降低、白细胞计数降低、中性粒细胞计数降低）。

该患者的饮食护理有何要求？

答：（1）患者宜进食高蛋白、高热量、富含维生素和膳食纤维等营养丰富的食物，如鱼、瘦肉、木耳、香菇、豆制品、奶制品等食物，以提高机体抵抗力，促进正常组织修复。

（2）避免高脂肪、高热量饮食，因为脂肪酸经芳香化可转化成雌激素。

（3）提倡多进食新鲜蔬菜、水果，尽量少吃刺激性食物，戒烟、酒。

（4）禁服含雌激素的保健品及胎盘，以免造成雌激素水平增高，影响治疗效果。

该患者将要接受手术，手术后患侧肢体如何护理？

答：静脉穿刺（如输液）等需在健侧执行，因患侧的血液循环较健侧差，应避免造成患侧上肢肿胀；鼓励患者坚持锻炼患侧上肢，如肩关节旋转、手指爬墙、梳头等。

乳腺癌术后患肢功能锻炼计划的内容是什么？

答：由于个体可能存在伤口愈合延迟、术后伤口并发症等情况，因此功能锻炼的具体时间会随伤口愈合情况而略有不同，功能锻炼要遵守循序渐进的原则，不可操之过急。患肢功能完全恢复后，仍然避免重体力劳动。

（1）术后1～3天（卧位） 可进行患侧肢体的伸缩、握拳、屈髋活动、屈伸膝关节、踝泵活动。

（2）术后3～4天 除上述运动以外，还可练习患肢屈肘活动。

（3）术后5～7天 患者可练习患侧手摸对侧肩及同侧耳。

（4）术后7～10天 患者可练习患侧上肢伸直、抬高和内收。初始可用健侧手托患肢肘部，逐渐抬高患肢肘部，与肩水平，或采用拉绳锻炼。

（5）术后10～14天 患者可练习肩关节。双手放于颈后，由低度头位练至抬头挺胸位，进而练习手越过头顶摸到对侧耳，练习手指爬墙及用患肢手理发，并每日记录爬墙高度，加强患侧肢体抬高功能。

（6）出院后 患者继续练习爬墙运动，直至双手同高为止，肩关节做向前、向后旋转运动及适当的后伸和负重锻炼。

如何保护乳腺癌术后患者放疗区的皮肤？

答：术后患者局部血液循环供应及淋巴回流差，放疗面积大，皮肤敏感，腋下易出汗，经放射线照射后易引发放射性皮肤损伤，所以皮肤护理相当重要。放射野勿用肥皂擦洗，勿自行涂药物及搔抓、摩擦刺激，穿棉质内衣，保持局部通风透气，出汗时用棉质柔软的毛巾轻轻蘸擦干净，及时更换衣服。

乳腺癌放射治疗后的远期并发症有哪些？

答：（1）心血管病并发症 内乳野以及胸壁照射引起的心血管远期毒性是引起乳腺癌死亡的主要原因。合理应用放射治疗技术可降低心血管病并发症。

（2）肺部并发症 主要表现放射性肺炎。

（3）臂丛神经损伤 照射腋窝及锁骨上区的患者可引起臂丛神经损伤，临床表现为同侧上臂和肩的疼痛、麻木和刺痛感以及上肢乏力。

（4）患侧上肢淋巴水肿。

乳腺癌发病的相关因素有哪些？

答：乳腺癌的确切病因尚不能完全明了，发病危险因素主要有以下几种。

（1）性别因素　女性乳腺癌发病危险比男性高 100 倍左右。

（2）年龄因素　发病危险会随着年龄的增大而升高。

（3）月经因素　月经初潮年龄小于 12 岁，绝经年龄大于 55 岁。

（4）遗传危险因素。

（5）乳腺疾病史。

（6）年轻时胸部受到中高剂量电离辐射。

（7）生育因素　初产年龄大于或等于 30 岁或未曾生育。

（8）外源性雌激素　包括服用含有雌激素的口服避孕药物和绝经后妇女应用雌激素替代治疗。

（9）其他　乳腺癌的发病还与高热量饮食、高脂饮食、饮酒、肥胖、环境、精神抑郁和过度紧张等因素有关。

乳腺癌的临床表现有哪些？

答：（1）肿块　为最常见的体征，常无自觉症状，患者常是在无意中（洗澡、更衣）或健康检查时发现。外上象限是乳腺癌的好发部位，占 1/3。肿块大小不一，质硬，外形不规则，表面不光滑，与周围组织分界不很清楚，活动度小而不易被推动。

（2）乳头皮肤改变　肿瘤离皮肤较近或晚期肿瘤可引起各种相应皮肤改变。

① 酒窝征是指当肿瘤侵犯了连接腺体和皮肤的乳房悬韧带（Cooper ligament），使之失去弹性，短缩，向深部牵拉皮肤所致的皮肤表现。

② 当皮内和皮下淋巴管被癌细胞侵入堵塞，淋巴回流受阻，可导致皮肤水肿。水肿严重时，毛囊张大，皮肤呈“橘皮样”改变。

③ 肿瘤向乳房表面侵犯，穿透皮肤形成溃疡，常伴有难以止住的渗血甚至坏死、感染，溃疡较大时呈“火山口”样。

④ 原发病灶的癌细胞沿皮下淋巴管向四周扩散，在原发灶周围皮内形成多个色红、突出表皮的小结节，称为“卫星结节”。

⑤ 炎性乳腺癌的皮肤可表现为红肿，颇似乳腺炎。

（3）乳头改变　乳头表皮脱屑、糜烂。乳头湿疹样癌表现为乳头表面反复脱屑，糜烂结痂，经久不愈。当侵犯乳头或乳晕下区时，乳腺纤维组织和乳管可因肿瘤侵犯而缩小，牵拉乳头，使其回缩、凹陷，两乳头不对称。

（4）乳头溢液　乳头溢液性质可为血性、浆血性、浆液性等。

（5）其他症状　淋巴结肿大及转移到各个部位的症状。

乳腺癌的治疗方式有哪些？

答：乳腺癌的治疗可分为局部治疗和全身治疗。局部治疗包括手术治疗和放射治疗。全身治疗的目的是杀灭和控制乳腺之外的肿瘤细胞，包括化学治疗、内分泌治疗、生物治疗、免疫治疗、基因治疗和中医中药治疗。

什么是乳腺癌的内分泌治疗？有何特点？

答：（1）内分泌治疗即阻断雌激素对肿瘤细胞的生长刺激作用，从而产生治疗效益的全身性治疗方法。

（2）该方法是唯一既有预防乳腺癌价值，又在各期乳腺癌都有重要治疗价值的治疗手段，其经济实惠、应用方便、易于规范普及。主要用于激素受体阳性、复发转移性的乳腺癌患者。副作用相对较小，不至于因为治疗本身显著降低患者的生活质量。

乳腺癌内分泌治疗的常用药物有哪些？

答：（1）抗雌激素药物　他莫昔芬（三苯氧胺）、托瑞米芬（法乐通）、氟维司群。

（2）降低雌激素水平的药物　阿那曲唑（瑞宁德）、来曲唑（氟隆）、依西美坦（阿诺新）。

（3）抑制卵巢雌激素合成　戈舍瑞林（诺雷得）、亮丙瑞林为促性腺激素释放激素（LHRH）的类似物。皮下注射，3.6mg，28天一次。适用于绝经前的妇女，有可逆性卵巢切除的效果。但价格较昂贵。

诊断乳腺癌需做的特殊检查有哪些？

答：(1) 乳腺钼靶X线片　可见密度增高、边缘不规则的肿块阴影，有时中心可见钙化。乳腺钼靶X线片可帮助早期发现乳腺癌。

(2) 乳腺超声检查　乳腺B超（包括彩色多普勒）检查可见形状不规则的低回声区及肿瘤内血流信息指标，有助于诊断较小乳腺癌。

(3) 乳腺MRI检查　可用于分期评估，以确定同侧乳腺肿瘤范围、多灶及多中心性肿瘤，或在初诊时筛查对侧乳腺肿瘤；有助于评估治疗前后的肿瘤范围及疗效；有助于在制定手术计划前评价肿瘤对周围软组织的浸润情况，并且帮助判定能否行保乳手术；有助于发现一些其他检查未发现的隐匿性肿瘤。

(4) 乳腺导管内镜　是诊断乳头溢液病因的重要手段，操作简便，损伤小，对乳管内微小病变的诊断和定位有重要作用。

(5) 细胞学检查　有乳头分泌液细胞学检查，对可疑病灶进行空芯针穿刺或细针穿刺细胞学检查，可大幅度提高准确性。

(6) 病理学检查

① 基本病理：临床上怀疑乳腺癌时，宜先做肿块完整切除冷冻快速切片，待病理结果明确后选择相应的切除手术。病理学检查应包括病理类型、分化程度、淋巴结分组检查等以及血管、淋巴管内有无癌栓、有无合并原位癌、病灶切缘情况。

② 分子病理（免疫组化）：对所有乳腺浸润癌病例进行雌激素受体（ER)、孕激素受体（PR)、HER-2或原位杂交（FISH)、Ki67的检测、*p53*基因等多基因表达谱检测。通过检查雌激素、孕激素受体水平以及基因检测以便于分子分型的诊断和指导临床进行内分泌治疗药物的选择。

(7) 肿瘤标志物检查　乳腺癌的肿瘤标志物有癌胚抗原、铁蛋白、*p53* 基因、*C-erb2* 基因及蛋白产物、糖链抗原 CA15-3 和 CA24-2 等，这些标志物存在于细胞、血液和体液中，与乳腺癌有一定相关性，但其特异性不强。

(8) 胸部/腹部影像学检查　怀疑脏器转移时可先做超声检查，再行 CT 或 MRI 检查。

(9) 骨放射性核素扫描（ECT）　是最常用于初筛骨转移的方法，其优点是灵敏度高，缺点是特异性较低、无法显示骨破坏程度。临床分期ⅢA 期以上患者建议进行 ECT 筛查。临床分期Ⅰ～ⅡB 期患者如出现骨痛，发生病理性骨折，碱性磷酸酶升高或高钙血症等可疑骨转移时应进行 ECT 检查。

(10) PET/CT　肿瘤分期较晚，具有高复发危险因素的患者在常规分期检查结果难以判断或者存在疑问，特别是在局部晚期或转移性患者中，PET/CT 联合常规的分期检查方法，可以有效地协助诊断，但其并不推荐常规用于临床Ⅰ、Ⅱ期乳腺癌的分期诊断。

乳腺癌的临床治愈标准是什么？

答：乳腺癌的治愈就是指机体内所有乳腺癌的细胞都被杀死、清除，包括局部的、周围淋巴结中的以及已经转移到远处其他器官的癌细胞。目前来说，乳腺癌的临床治愈是指经过各种治疗之后，癌肿全部消失，治疗后 10 年内不复发。

【护理查房总结】

乳腺癌是原发于乳腺的恶性肿瘤。在西方国家，乳腺癌占女性恶性肿瘤的首位。中国虽为乳腺癌低发区，但病死率渐呈上升趋势。真正病因尚不清楚，多数认为与月经、生育年龄、遗传等因素有关。病理表现主要分为浸润性癌和非浸润性癌。乳腺癌的治疗主要采用以手术治疗、放射治疗、化学药物治疗为主的综合治疗。随着综合治疗的开展，疗效不断提高。在患者放疗期间，我们要特别注意以下几点。

（1）做好患者的心理干预、心理疏导很重要。

（2）要加强化疗药物（包括靶向药物）配制、使用的安全管理。

（3）化疗期间要密切观察化疗药物的胃肠道反应、骨髓抑制及心、肝、肾功能等不良反应，并做好相应的护理。

（4）手术治疗后根据伤口恢复情况制订个体化患肢功能锻炼计划。

（5）放疗期间，注意保持皮肤完整性，勿搔抓。

（6）注意休息，预防感冒。

（7）定期复查血象，并针对处理。

（8）注意营养均衡，以便能够耐受下一步手术治疗。

查房笔记

第三章 腹部肿瘤

病例1 • 胃癌

【病历汇报】

病情 患者女性，43岁，3个月前开始出现上腹不适，以夜间和饥饿时为甚，进食后缓解。近1周来上述症状加重并出现呕吐、上腹饱胀。服中药后无明显效果。在外院胃镜检查示胃窦体交界处癌？活检示胃角低分化腺癌，幽门螺杆菌（Hp）（＋），左锁骨上淋巴结活检示转移性中低分化腺癌。外院MRI示肝脏占位性病变，转移癌可能性大，考虑“晚期胃癌”。不能手术治疗，而收入肿瘤科治疗。患者入院后完善相关检查，同时予以营养支持、补钾补钠、降尿酸以及免疫治疗等支持治疗。入院后3天腹胀、腹痛、呕吐加重，腹部X线平片示明显气体平面，肠腔扩张明显，考虑肠梗阻？B超显示腹水。予以留置胃管行胃肠减压，行腹腔穿刺术＋放腹水，送检腹水常规生化及肿瘤标志物（12项）检测（简称C-12）等治疗。检查结果显示患者无明显化疗禁忌，入院后6天留置PICC，给予DCF方案（多西他赛60mg d1＋顺铂100mg d1＋氟尿嘧啶4.5mg d1～d5，化疗泵120h维持）化学药物治疗，同时给予保护肝脏、保护心脏、保护胃黏膜、止呕、水化等对症支持治疗。入院后8天拟行腹腔穿刺置管＋腹腔灌注治疗。患者发病以来精神差，活动无耐力，无畏寒、发热，小便正常，无黑粪。近1周进食极少，体重减轻十余斤。入院后患者情绪紧张、易激怒，责任护士与其交流时，表情冷淡。既往体健，无“结核病”“肝炎”，无外伤手术史，无输血史，无药物过敏史，无特殊嗜好，无家族遗传病史。

护理体查 T 36.5℃，P 80次/分，R 18次/分，BP 120/

80mmHg。身体一般状况（KPS）评分70分，身高153cm，体重53kg，体表面积1.50m^2。发育正常，神志清楚，自主体位，扶送入病房，查体合作。慢性病容，轻度贫血貌，皮肤弹性正常，巩膜无黄染。双侧瞳孔等大等圆，对光反射灵敏。颈部无抵抗，呼吸规则，双肺呼吸音正常，无啰音及哮鸣音。心律齐，心音正常，脊柱、外生殖器正常，浅反射及腱反射正常，双下肢无水肿，病理征阴性。左颈部可见一长约5cm的手术瘢痕，左锁骨上可扪及多个肿大淋巴结，融合，质硬，活动差，表面无破溃。腹部稍膨隆，未见胃肠型及蠕动波，腹式呼吸存在，腹壁静脉无曲张，腹壁柔软；剑突下压痛，无反跳痛；肝剑突下三指可扪及，边缘钝，无触痛，肝肋下未扪及；脾肋下未扪及。墨菲征阴性，各输尿管点无压痛，肝浊音界存在，移动性浊音（+），双侧肾区无叩击痛。肠鸣音正常。

辅助检查 外院胃镜示胃实体交界处癌？活检示胃角低分化腺癌，幽门螺杆菌（Hp）（+）；外院左锁骨上淋巴结活检示转移性中低分化腺癌；外院MRI示肝脏占位性病变，转移癌可能性大；B超示腹膜后多发淋巴结肿大、腹水；腹部X线平片示肠梗阻？实验室检查，癌胚抗原（CEA）7.8ng/mL，糖类抗原125（CA125）46.72KU/mL，CA199 349.4KU/mL，甲胎蛋白（AFP）＞1210ng/mL。钾3.35mmol/L，钠127.7mmol/L，尿酸710.5μmol/L，红细胞计数3.17×10^{12}/L，血红蛋白59g/L，蛋白质18g/L，白蛋白18g/L。

入院诊断 胃癌（低分化腺癌）；左锁骨上淋巴结转移癌；肝转移癌（Ⅳ期）。

主要的护理问题 营养失调（低于机体需要量）；疼痛；焦虑、恐惧；癌因性疲乏；体液不足；潜在的并发症（感染、口腔黏膜改变）；知识缺乏（化疗知识）；跌倒的可能。

目前主要的治疗措施 完善肝脏相关检查，明确是否原发抑或转移，根据结果继续化疗。进一步完善胃组织活检行HER-2免疫组化或FISH检测和PD-L1免疫组化、MMR免疫组化检测，了解有否曲妥珠单抗等靶向药物、PD-1抑制剂等免疫治疗可能使用指针。腹腔穿刺抽液+化疗药物灌注；对症治疗，如抗感染治疗，维持水、电解质、酸碱平衡，改善贫血；营养支持治疗，如肠外营养补充；禁食、胃肠减压；记24h出入量；镇痛；密切观察病情变化和化疗药物的不良反应。

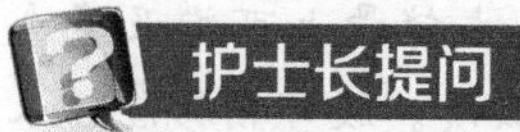

胃癌的诱发危险因素有哪些？

答：胃癌的诱发危险因素见图3-1。

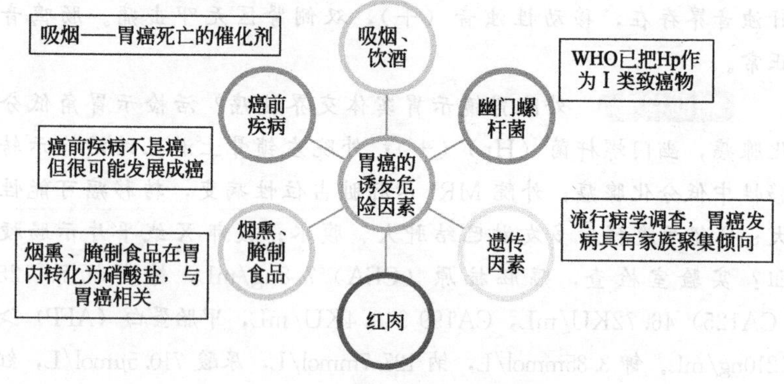

图3-1 胃癌的诱发危险因素

何谓胃癌的癌前状态？何谓胃癌的癌前病变？

答：胃癌是指源于胃黏膜上皮的恶性肿瘤，是最常见的恶性肿瘤之一，在我国胃癌病死率居恶性肿瘤首位。胃癌大多发生于原有病理变化的基础上，即癌前变化。癌前变化又可分为癌前状态和癌前病变。

胃癌的癌前状态是指一些胃癌发生危险性明显增加的临床情况，又称为癌前疾病。包括慢性萎缩性胃炎、胃息肉、慢性胃溃疡、胃大部切除术后的残胃、胃黏膜巨大皱襞症。

胃癌的癌前病变是指一类易发生癌变的胃黏膜病理组织学变化，包括胃黏膜不典型增生和肠上皮化生。

胃癌的临床表现有哪些?

答：早期胃癌多数无明显症状。进展期可出现腹部胀痛，食欲减退和消瘦，进食梗阻和呕吐，呕血、黑粪、贫血等症状。晚期经常出现发热、恶病质等全身症状及体征。

根据肿瘤部位不同，胃癌出现不同的临床表现，见图 3-2。

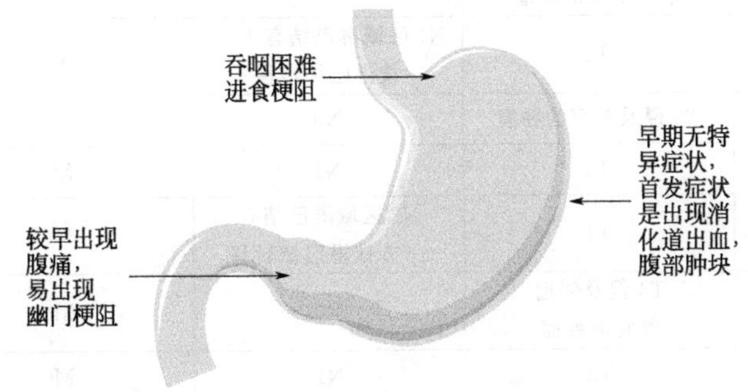

图 3-2　胃癌不同部位的临床表现

诊断胃癌患者的常用辅助检查项目有哪些?

答：(1) X线钡餐检查　气钡双重对比法、压迫法和低张造影技术可清楚显示病灶，提高诊断准确率，但此项检查难以发现微小病变且无法与良性溃疡鉴别。

(2) 胃镜检查　胃镜的优点是能直接观察到病灶，并且还可以对可疑的病灶取活检来进行诊断。因此，胃镜检查为胃癌的早期发现提供了最有效的方法。

(3) 内镜超声检查（EUS)、CT 和 MRI　EUS 可提供胃癌局部的分期。CT 和 MRI 主要用来评估和排除远处转移。

何谓胃癌的 TNM 分期?

答：准确的临床病理分期是制订胃癌治疗护理方案的基础，也是判断其预后的可靠指标。美国癌症联合委员会（AJCC）第八版制订的胃癌的TNM分期标准见表3-1。

表3-1 胃癌的TNM分期标准（AJCC第八版）

分期	T(原发肿瘤)	N(区域淋巴结)	M(远处转移)
0期	Tis原位癌	N0区域淋巴结无转移	M0未出现远处转移
Ⅰa期	T1侵犯黏膜或黏膜下层	N0	M0
Ⅰb期	T2侵及固有肌层和浆膜下层的肿瘤	N0	M0
	T1	N1区域淋巴结有1～2枚淋巴结转移	M0
Ⅱa期	T3侵及浆膜的肿瘤	N0	M0
	T2	N1	M0
	T1	N2区域淋巴结有3～6枚淋巴结转移	M0
Ⅱb期	T4侵及邻近器官的肿瘤	N0	M0
	T3	N1	M0
	T2	N2	M0
Ⅲa期	T3～4	N1～2	M0
Ⅲb期	T4	N2～3	M0
	T1～3	N3区域淋巴结有≥7	M0
Ⅳ期	T1～4	N1～3	M1

胃癌的治疗原则有哪些？

答：Ⅰ～Ⅲ期胃癌以手术为主，Ⅳ期胃癌以化疗（静脉化疗和腹腔内化疗）、放疗、靶向治疗（目前FDA已批准的治疗胃癌的靶向药物为HER-2阳性的曲妥珠单抗）、免疫治疗（dMMR/MSI-H表型）等综合治疗等为主。

胃癌常用的化疗方案有哪些？

答：(1) 新辅助化疗（术前化疗） 新辅助化疗的目的是降低肿瘤分期，便于手术切除及减少术后复发。常用的化疗方案有

ECF 方案（盐酸表柔比星＋顺铂＋氟尿嘧啶），XELOX（奥沙利铂＋卡培他滨）。

（2）术后辅助化疗　胃癌患者单纯的手术治疗后易出现复发和转移，而术后联合化疗方案对胃癌的有效率可达 40%以上，常用的化疗方案有氟尿嘧啶类药物加铂类两种药物联合方案。

（3）晚期或复发转移胃癌的化疗　晚期胃癌不能治愈，但是化疗可以减轻已有的症状，改善患者的生活质量，延长患者的生命。常采用联合化疗方案有 DCF 方案（多西他赛＋顺铂＋氟尿嘧啶）、PCF 方案（紫杉醇＋顺铂＋氟尿嘧啶）等。

患者采用了哪种治疗方法？具体方案是什么？

答：此患者诊断为晚期胃癌并肝转移、淋巴结转移，无手术指征。通过全面的检查以及营养风险评估、脏器功能的评估，拟实行以姑息性化疗为主的综合治疗方案。

具体方案：DCF 方案＋腹腔灌注化疗。必要时行肝脏活检明确是原发还是转移灶。

患者行胃镜检查的注意事项有哪些？

答：胃镜检查是诊断胃癌和胃癌治疗后复查常用的辅助检查，护士应掌握胃镜检查的注意事项。

（1）向患者详细讲解检查的目的、方法和注意事项，消除患者的紧张和疑虑，取得配合。

（2）询问病史及进行体格检查，如测量血压和心电图等，排除检查禁忌证，嘱患者携带相关检查记录以供参考。

（3）检查前应禁食、禁水 8～10h，胃排空障碍患者禁食时间应更长。

（4）患者咽喉部麻醉作用消失后可饮少量水，检查当日最好进食流食、半流食；行活检术的患者应于 2～3h 后进流食。

（5）若患者过分紧张，且病情许可，可遵医嘱予无痛胃镜检查。行无痛胃镜检查时，应留置静脉通道。

（6）检查后重视患者的主诉，应密切观察患者有无消化道穿孔、出血等并发症，一旦出现，及时通知医师予以积极处理。

患者使用便携式化疗输注泵中有哪些常见问题？该如何处理？

答：便携式化疗输注泵将化疗药物通过带有流速限速器的延长管持续准确地输注入患者体内，维持患者体内一定时间内的血药浓度，提高药物的疗效。同时，患者携带非常方便，不影响患者活动。使用中的常见问题及处理方法如下。

（1）化疗泵弹力储液囊不流或流速过慢　检查静脉通道是否通畅；检查静脉通道留置针的型号是否过细；检查化疗泵是否损坏或出口堵塞；限速器是否未紧贴皮肤；溶剂为生理盐水时速度稍快。

（2）化疗泵弹力储液囊流速过快　检查各接头是否漏液；核对储液囊内配制药液的容量是否不足；储液囊的位置是否高于限速器的位置；储液囊和限速器是否接触了热源；患者体温是否过高；溶剂为5%葡萄糖溶液时速度稍慢。

（3）药液渗漏　蓝色翼状保护帽必须旋紧接头，以防止渗漏；抽取药液时，勿将针头伸至药物安瓿瓶底，以防加药口残留有玻璃碎渣，导致单向阀失灵，产生倒流；灌注时严禁针头刺入。

（4）储液囊破裂　储存过程中，防止阳光或者紫外线照射；灌注化疗药物前，先行灌注稀释液以及时发现储液囊破裂，避免浪费化疗药物。

患者目前首优的护理问题是什么？该采取哪些护理措施？

答：患者体重下降明显，患者营养评分4分，有营养不良的风险，首优的护理问题是营养失调：与消化功能降低、营养摄入不足、肿瘤生长消耗大量能量、消化道对化疗的反应有关。

护理目标是改善患者的营养，提高患者机体抵抗力，从而促进患者的治疗和康复。护理措施的关键是在不同的阶段给予不同的营养支持，肠内营养或肠外营养，并在不同的时期内制定不同的饮食计划。

具体护理措施如下。

(1) 肠外营养支持　患者入院时营养评分为 4 分，根据 NRS 评分应给予相应的营养支持，考虑有肠梗阻，暂予以禁食。先给予肠外营养支持：静脉输入脂肪乳剂及氨基酸，补液治疗，补充水、电解质和维生素等，观察其药物反应。

(2) 患者肠梗阻解除后给予需要的肠内营养支持　指导该患者暂进食整蛋白型肠内营养剂（能全素）等流质，逐步过渡到营养丰富、易于消化、无刺激性、质软、一日五餐的胃病饮食。

(3) 化疗期间的饮食计划　化疗药物对胃肠道上皮黏膜有抑制作用，化疗中常出现的不良反应有恶心呕吐、腹痛、腹泻等，可选择易消化、新鲜、芳香的食品，也可选择粥作为主食，化疗前 0.5～1h 和化疗后 4～6h 给予止呕药物，会减轻恶心呕吐。

(4) 低蛋白血症、贫血的治疗及护理　鼓励患者进食高蛋白、高热量、易消化的食物；同时静脉输入同型浓缩红细胞及白蛋白，密切观察输血不良反应。

使用氟尿嘧啶应注意什么？

答：氟尿嘧啶的不良反应主要有胃肠道反应、骨髓抑制及神经系统毒性。为了减轻胃肠道反应，氟尿嘧啶药物治疗前和治疗中可使用止呕镇吐药物（甲氧氯普胺、昂丹司琼等）。患者在化疗间歇期间应该监测血常规及肝肾功能，早期发现骨髓抑制及肝肾功能损伤，及时对症处理。用药期间不宜驾驶车辆、操作机械及高空作业，可适当应用神经营养药物（如 B 族维生素等）。

使用多西他赛应注意什么？

答：多西他赛的不良反应主要为过敏反应及体液潴留。为了预防过敏反应和体液潴留，患者在接受多西他赛治疗期前需口服糖皮质激素类（地塞米松），在多西他赛滴注前一天服用，每天 16mg，持续至少 3 天。在多西他赛开始滴注的最初几分钟内有可能发生过敏反应。如果发生过敏反应的症状轻微，如脸红或局部皮肤反应，则不需终止治疗；如果发生严重过敏反应，如血压下降超过 20mmHg、支气管痉挛或全身皮疹或红斑，则需立即停止滴注并进行对症治疗。对已发生严重不良反应的患者不能再次应用多西他赛。

使用顺铂的注意事项有哪些？

答：顺铂（DDP）的主要不良反应有肾毒性、胃肠道反应、骨髓抑制及听神经毒性。使用时需进行水化和利尿，保证每天尿量2000～3000mL。DDP 给药前，一次给 20% 甘露醇 125mL，DDP 滴完后再用 125mL，以达到利尿的目的。DDP 必须用生理盐水200mL 稀释后滴注。肾功能不全的患者慎用，对本品过敏者及孕妇禁用。DDP 与铝制剂有配伍禁忌，使用时需避光。为减轻毒副作用，用药期间应多饮水；用药前宜选用有效止吐药物。应注意询问患者有无耳鸣现象，密切观察小便的量、色及性质，发现异常及时对症处理。

为什么该患者要使用生长抑素？使用中应注意哪些事项？

答：(1) 生长抑素是一种人工合成的环状肽类激素，对胃肠道中消化液的分泌有明显的抑制作用，可减轻肠梗阻患者肠腔内液体潴留，降低肠内压，改善肠壁血液循环，可缓解肠梗阻所致的腹痛、腹胀和炎症等症状，促进肛门排气、排便，成为了非手术治疗肠梗阻的重要治疗方法。尤其是对恶性肿瘤所引起的部分肠梗阻和早期粘连性肠梗阻效果更为满意。

患者为晚期胃癌，合并有肠梗阻，因此使用生长抑素 250μg/h 持续静脉输入。

(2) 使用生长抑素的注意事项　该药物宜保存在 2～8℃、避光干燥处，应现配现用。此药抑制胰岛素及胰高血糖素的分泌，在治疗初期会引起短暂的血糖水平下降，用药后需密切注意血糖变化。生长抑素半衰期为 2～3min，静脉输入时需 24h 维持，并注意及时衔接药物，换药时间＜3min，防止药液在血中的浓度降低。嘱患者不要随意调节生长抑素液体的输注速度，使用输液泵控制速度，以免影响药物疗效。

什么是癌痛？

答：疼痛是一种与组织损伤或潜在组织损伤相关的不愉快的主观感觉和情感体验；它不仅是一种躯体感觉，还是一种情绪感受。癌痛是由肿瘤本身或与肿瘤治疗有关的以及精神、心理和社会等原因所致的疼痛。

癌痛的原因有哪些？

答：(1) 躯体因素

① 由癌症本身引起（78.2%）：癌肿压迫，骨、神经、内脏、皮肤和软组织的浸润和转移。

② 与癌症治疗有关（8.2%）

a. 手术治疗后：手术切口瘢痕、神经损伤、幻肢痛。

b. 化疗后：栓塞性静脉炎、中毒性周围神经病变。

c. 放疗后：局部损害、周围神经损伤、纤维化、放射性脊髓病。

③ 与癌症有关（6%）：衰弱、卧床不起、便秘、压力性损伤、肌痉挛等。

④ 与癌症无关（7.2%）：骨关节炎、动脉瘤、糖尿病性末梢神经病。

(2) 社会-心理因素　恐惧、焦虑、抑郁、愤怒、孤独。

患者出现腹部疼痛，应采取哪些措施？

答：患者腹部阵发性疼痛，下腹部及肝脏有明显压痛，影响睡眠，确定为癌痛，数字评定法疼痛评分为 6 分。首先明确可能存在肿瘤相关性肠梗阻所致疼痛，治疗上需积极治疗肠梗阻，并在此基础上使用羟考酮缓释片 10mg，每 12h 1 次，口服。

患者服用羟考酮缓释片，护士怎样给予护理指导？

答：参见胸膜间皮瘤的问题——如何进行疼痛护理及使用疼痛药物的健康指导的内容。

使用阿片类药物发生呼吸抑制时有什么症状？该如何解救？

答：(1) 表现为每分钟呼吸的次数少于 8 次（正常成年人在平

静状态下的呼吸为每分钟16～20次）、发绀、针尖样瞳孔、昏睡乃至昏迷、皮肤湿冷，严重时心动过缓、呼吸暂停、血压下降、骨骼肌松弛。

（2）解救措施　立即通知医师，同时建立静脉通道、氧气吸入、心电监护；保持呼吸道通畅，辅助或控制呼吸，同时予以呼吸复苏；遵医嘱使用阿片类药物拮抗药如纳洛酮0.4mg加入10mL生理盐水中缓慢静脉推注。严重呼吸抑制时将纳洛酮2mg加入500mL生理盐水中静脉滴注，根据病情调节速度；一旦呼吸状态稳定即可减少或停用纳洛酮，如10min内无效且药物总量达到1mg，应考虑其他原因。严密监测生命体征，观察瞳孔、意识、皮肤黏膜颜色、尿量等；做好患者的心理安抚工作，避免患者产生紧张情绪；做好相关记录，直至自主呼吸恢复正常。

为什么患者容易发生肠梗阻？肠梗阻的临床表现有哪些？

答：该患者为晚期胃癌，胃镜示胃窦胃体交界处癌，发生于胃窦的胃癌患者容易发生肿瘤相关性肠梗阻。患者发生肠梗阻的临床表现为腹胀、腹痛、呕吐加重，肛门停止排气、排便。予以腹部X线平片，显示明显气体平面，肠腔扩张明显，考虑肠梗阻。

患者发生肠梗阻，应怎样处理？

答：（1）胃肠减压，禁食禁饮　直接吸引出胃及肠腔内的液体和气体，降低肠管腔内压力，改善肠管血液循环；改善呼吸，减轻腹胀；减少肠腔内细菌及其毒素，改善全身中毒和感染。

（2）补充水、电解质，纠正酸碱平衡失调　根据梗阻的部位、性质、时间、引流胃液的量、脱水的程度、血尿和生化检查结果等多因素来补充液体输入量和其他特殊液体。

（3）应用抗生素。

（4）液状石蜡30mL胃管注入，3次/日。

（5）生长抑素输液泵静脉持续输入。

（6）严密观察病情变化　除观察血压、脉搏、呼吸、体温外，特别要观察腹部体征的变化。

（7）完全性肠梗阻患者禁止使用镇痛药，不能灌肠及腹部按摩等。

（8）积极治疗原发病。该患者通过积极治疗后，第4天胃肠功能恢复予拔除胃管。

如何护理胃肠减压期间的患者？

答：（1）做好解释工作，使患者了解留置胃管的目的和必要性，以取得患者的配合。

（2）妥善固定胃管，保持胃管通畅并处于负压状态，防止胃管脱出、受压和折叠。

（3）观察胃管引流液的颜色、性状及量，如有异常，及时告知医师予以处理。

（4）鼻饲液状石蜡前，必须回抽胃液以确保胃管在胃内方可注药；鼻饲液状石蜡后，应夹闭胃管并暂停减压30min至1h，以防注入药物被吸出。

（5）根据患者的体力，指导患者床上活动及下床活动。

（6）做好口腔护理，每日2次，减轻口咽部不适，预防口咽部感染。

（7）补液、保护胃黏膜、抑酸治疗，维持水、电解质平衡。

（8）准确记录24h出入量。

（9）密切观察患者腹胀及肛门排气、排便等肠蠕动恢复情况。

患者腹腔积液，应采取哪些护理措施？

答：（1）指导患者充分休息　由于肠梗阻暂予禁食，给予静脉营养支持，待胃肠功能恢复后给予高蛋白、高热量饮食。

（2）嘱患者取半坐卧位，以缓解呼吸困难。

（3）监测腹围变化，严格记录出入量。

（4）腹水引流以及利尿后，应观察患者血压变化，以防发生低血压性休克。

（5）每次放腹水量不宜过大，严密监测电解质变化。

(6) 腹腔灌注化疗药物前应充分进行腹水引流，注药过程中密切观察患者有无不良反应。

患者行腹腔穿刺置管+腹腔灌注治疗，应做哪些护理指导？

答：患者拟行腹腔穿刺置管放腹水，并采用顺铂及香菇多糖注射液做腹腔灌注治疗。在进行此项治疗时，护士应给予以下护理指导。

(1) 向患者和家属详细讲解腹腔灌注化疗的目的及必要性，消除其顾虑，取得患者的配合。

(2) 穿刺前排空大小便，不要紧张。

(3) 按医师要求取半坐卧位、平卧位、侧卧位。

(4) 在穿刺过程中如出头晕、恶心、心悸、呼吸困难等不适，应立即报告医师停止操作，以便及时处理。

(5) 为了使药物均匀分布，指导患者改变体位（左侧卧位、右侧卧位、仰卧位、俯卧位）。注药后每15min更换体位一次，持续2～3h。

(6) 嘱穿刺后若有剧烈腹痛等应及时报告医护人员。

(7) 密切观察穿刺点有无出血点及渗液。

什么是化疗后口腔黏膜炎？其分类和分级标准有哪些？

答：患者化疗后口腔黏膜炎是指应用化疗药物导致口腔的炎症性和溃疡性反应。

根据化疗药物的作用机制不同，临床常分为直接性和间接性口腔黏膜炎。化疗药直接作用于口腔黏膜细胞导致的口腔黏膜炎为直接性口腔黏膜炎；抑制骨髓的造血功能而引起的口腔黏膜炎为间接性口腔黏膜炎。

化疗后口腔黏膜炎的分级标准：主要依据为世界卫生组织（WHO）口腔黏膜炎的判断标准，分为5级。

0级：口腔黏膜无异常。

Ⅰ级：局部疼痛，口腔黏膜有红肿。

Ⅱ级：口腔黏膜有红肿、溃疡，仍可进干食。

Ⅲ级：口腔黏膜有溃疡，仅能进流食。

Ⅳ级：不能进食。

该患者如何预防化疗药物所致的口腔黏膜炎？

答：接受氟尿嘧啶治疗的患者有49%～75%发生不同程度的口腔黏膜炎。口腔黏膜炎可发生在口腔的任何部位，患者感到疼痛、不适。

2.5%的碳酸氢钠溶液能中和口腔黏液酸度，减少真菌感染的机会；别嘌醇可阻断氟尿嘧啶对口腔黏膜上皮细胞的毒性作用，保护口腔黏膜并提高其耐受性。在化疗期间用碳酸氢钠和别嘌醇这两种漱口液交替漱口，每天5次（三餐后、早、晚共5次），每次3～5min，可有效预防化疗药物引起的口腔黏膜炎。

分析该患者的心理状况，责任护士应如何指导？

答：患者首次入院，入院即诊断为晚期胃癌，入院后患者情绪紧张、易激怒。此时患者存在恐惧、焦虑心理，护士的心理干预极其重要，可给予患者以下指导，帮助患者度过这个心理过程。

(1) 热情接待患者，使患者尽快熟悉环境，关心、体贴患者，责任护士通过与患者的交流了解患者对疾病的认识程度和顾虑。向患者及家属耐心解释各项检查的目的、方法以及注意事项。

(2) 提供各种信息支持　患者关心疾病预后、治疗方案、费用及时间，责任护士应详细讲解。

(3) 积极心理暗示　使用各种药物时，护士应反复强化药物的作用，并指导患者运用自我暗示法，让患者认为一定可以治愈，从而树立战胜疾病的信心。

(4) 指导患者通过听音乐、上网、看书等各种形式来放松自己。

(5) 患者间相互的支持鼓励最重要　介绍治疗效果好的同病患者，使患者看到希望，消除患者的顾虑和消极心理，增强对治疗的信心。

(6) 家庭和社会支持非常重要　加强与患者家属的沟通，让他们多给患者一些关怀，如帮助患者剪指甲、处理好呕吐物等；鼓励患者与朋友保持联系，经常与朋友谈心，找到情感宣泄点，寻找社会支持。

为什么要对患者做预防跌倒、坠床的宣教？如何宣教？

答：(1) 该患者有重度贫血（红细胞计数 3.18×10^{12}/L、血红蛋白含量 63g/L)，使用止呕药物甲氧氯普胺及止痛药物羟考酮缓释片，两种药物都有倦怠、嗜睡、头晕等不良反应，因此患者有跌倒、坠床的危险。

(2) 做好药物的知识宣教；告知患者注意体位变化，如从坐位、卧位站起时，动作应尽量缓慢，可减轻头晕等不适；睡觉时使用护栏，呼叫器放于患者易取的地方；避免穿大小不合适的鞋和衣裤；病房内有充足的光线，地板干净、不潮湿；患者下床活动时，应有家属陪伴，防止因头晕而发生跌倒或坠床。

为什么患者会出现癌因性疲乏？

答：患者出现癌因性疲乏（CRF）是由于癌症及相关治疗引起患者长期紧张和痛苦而产生的一系列主观感觉，如虚弱、活动无耐力、注意力不集中、动力或兴趣减少等。它可以由癌症本身引起，也可以是癌症治疗的结果，严重影响患者的身体、心理状况、家庭和社会功能。

患者出现癌因性疲乏，应如何护理？

答：(1) 运动可以缓解疲乏，已成共识　体力活动可以有效缓解疲乏和减轻疼痛。护士在进行此项干预时，要结合患者的实际情况，对活动的内容、强度、持续时间和频度加以限定，具体方式因人而异，注意协调活动和休息，以患者耐受能力为度，制订出针对性较强的活动计划。该患者选择病房内散步是较合适的活动方式。

(2) 给予心理及社会支持　护理工作中注意病情观察，及时了解患者的需求，发现患者的心理问题及时予以心理干预，并帮助患者获得其家属的支持。

（3）保证足够的休息和睡眠 充足的睡眠及休息可增强患者的免疫力，帮助患者排除影响休息的因素，如出现疼痛时及时予以止痛治疗，出现药物不良反应如恶心呕吐时应及时予以止呕药物的治疗。

患者康复期（出院期间）的饮食要求有哪些？

答：根据个人的饮食习惯增加花样，提高患者的食欲；养成细嚼慢咽的饮食习惯；少食多餐，每天6～7次；尽量减少食物中粗纤维的含量；多吃新鲜蔬菜、水果、牛奶和乳制品；平时应忌食生冷、粗硬和过热食物；忌吃辛辣、刺激性强的调味品，如胡椒、芥末等；严禁饮烈性酒、浓茶、高浓度饮料等刺激性食物；烹调食物应多采用蒸、煮、炖的方法；多吃有抗癌作用的食物，如甲鱼、蘑菇、黑木耳等。

胃癌术后患者康复期间有哪些并发症？护士应如何护理？

答：该患者属胃癌晚期，无手术机会，但在胃癌的治疗过程中，手术仍然是胃癌首选的治疗方法。因此作为肿瘤科护士应该熟悉胃癌术后患者康复期间出现的并发症及相应的护理措施。常见并发症有倾倒综合征、低血糖综合征、贫血、便秘、腹泻等。

（1）倾倒综合征 因胃容积减少及失去幽门，食物和液体快速进入十二指肠或空肠引起刺激而出现的一系列症状，多发生在进食后半小时内，患者以循环系统和胃肠道症状为主要表现（即表现为无力、心悸、上腹胀闷、呕吐、肠鸣音亢进及腹泻）。指导患者避免进食过甜、过浓、过咸的流质食物，宜进食低碳水化合物、高蛋白食物，进餐时限制饮水、喝汤，少量多餐，进食后平卧10～20min。这种症状一般在术后半年到1年内逐渐消失，极少数患者症状严重而持久需手术治疗。

（2）低血糖综合征 食物过快进入空肠，葡萄糖吸收过快，刺激胰岛素分泌发生低血糖。多发生在进食后2～4h，表现为心慌、无力、眩晕、出汗、脉搏细弱甚至虚脱。指导患者少食多餐，出现症状时适量进食（如糖类）即可缓解。

(3) 贫血　全胃切除影响铁或维生素的吸收，易发生贫血，为了预防消化吸收障碍和贫血，指导患者需服用消化酶、铁剂、维生素B_{12}、叶酸等，并遵从医嘱，认真服药，同时应用酸性饮料（如橙汁等），可以维持血清铁水平。

(4) 便秘　指导患者多饮水，早晨起床后喝咸味冷开水500～1000mL；多吃新鲜蔬菜、水果，适量增加粗纤维食物；适当运动；在医师指导下服用轻泻药；按摩腹部；养成定时排便习惯。

(5) 腹泻　常发生在胃切除术后2～3周，以后逐渐消失。应限制或减少乳制品及脂肪类食物的摄入，给予消化酶制剂和利胆药。

【护理查房总结】

胃癌是我国最常见的恶性肿瘤之一，在消化道肿瘤中居首位。早期发现、早期诊断、早期治疗是提高疗效的关键，手术治疗仍然是首选方法，化疗是最主要的辅助治疗方法，其他治疗包括放疗、热疗、免疫治疗及中医中药治疗等。该患者为胃癌晚期，无手术机会，在该患者治疗护理期间，我们要特别注意以下几点。

(1) 肿瘤患者的心理指导很关键。护士应做好患者的心理干预及疏导，增强患者治疗疾病的信心。

(2) 加强患者及家属的健康宣教，特别是疾病的预后、化疗药物的知识宣教。

(3) 合理安排饮食，做好不同时期的饮食指导，改善患者营养不良。

(4) 要加强化疗药物的配制、使用的安全管理。

(5) 化疗期间要密切观察化疗药物的胃肠道反应等不良反应，

并做好相应的护理。

(6) 尽量减轻患者疼痛，提高其生活质量。

(7) 康复期肿瘤患者应合理安排活动与休息。

查房笔记

病例2 • 大肠癌

【病历汇报】

病情 患者女性，48岁，4个月前患者无明显诱因出现大便习惯改变，反复出现便秘及大便次数增多并交替，便秘时每3～4天解大便1次，大便次数多时每天解大便4～5次，大便成形，不带黏液及脓血，伴左下腹胀痛不适，进食后加重。当地医院行肠镜检查示距肛门26cm见环形狭窄，黏膜僵硬，蠕动消失，表面凹凸不平，肠镜不能通过。病理报告：（乙状）结肠癌中分化腺癌并浸润黏膜下。为求近一步治疗收住入院。发病以来患者精神尚可，神志清楚，无畏寒、发热，小便正常。既往体健，无结核病、肝炎，无外伤手术史，无输血史，无药物过敏史，无特殊嗜好，无家族遗传史。肺部CT：双肺多发结节灶，转移癌？腹部CT：乙状结肠管壁增厚，穿破浆膜层，累及大网膜并肝转移可能性大。根据CT结果示患者为结肠癌并远处转移，患者拒绝进一步做基因检测，手术治疗效果差，予先行化疗，待肿瘤缩小后再行手术治疗。患者行FOLFOX6方案（氟尿嘧啶、奥沙利铂、亚叶酸钙）6周期，卡培他滨口服2周期化疗。治疗4个月后患者无明显诱因出现肛门停止排气排便，伴腹痛，呈阵发性隐痛，腹部X线平片检查示肠梗阻。即入住普外科，在全麻下行横结肠造口术。手术后因需要继续予以化疗入住肿瘤科，完善相关检查，建议完善基因（*KRAS*/*NRAS*/*BRAF*、*MSS*）检测，患者自诉手足偶有麻木感，并出现数个无痛性红斑，患者对自身的肠造口表现出自卑心理。

护理体查 T 36.7℃，P 80次/分，R 20次/分，BP 120/70mmHg，KPS评分70分，身高158cm，体重51kg，体表面积为1.5223m^2。患者神清合作，贫血貌，自动体位，慢性病面容，皮肤、巩膜无黄染，浅表淋巴结未扪及肿大，胸廓对称、无畸形，语颤正常，叩诊呈清音，双肺呼吸音清，未闻及干湿啰音，心前区无隆起，心界不大，心率 80 次/分，律齐，未闻及心脏杂音。脊柱正常，棘突无压痛、无叩击痛，四肢活动正常，双侧下肢轻度水肿。手指可见多个无痛性红斑，无杵状指（趾）。肌张力正常，肌力 5 级。双膝反射正常，双侧凯尔尼格征、布鲁津斯基征、巴宾斯基征反射阴性。腹平坦，未见腹壁静脉曲张，未见胃肠型及蠕动波，腹肌软，脐周部压痛、无反跳痛，肝、脾肋下未及，双肾区无叩击痛，移动性浊音（—），未闻及明显气过水音及振水音。造口红肿、通畅，患者诉造口周围疼痛。直肠指检（KC 位）：肛门外观未见外痔、瘘管及溢液，括约肌紧张度正常，直肠空虚，黏膜完整光滑，未触及明显肿块，指套退出无血染。

辅助检查 外院肠镜检查示距肛门 26cm 见环形狭窄，黏膜僵硬，蠕动消失，表面凹凸不平，肠镜不能通过；病理报告示（乙状结肠）中分化腺癌。肺部 CT 示双肺多发结节灶，转移癌；腹部 CT 示乙状结肠管壁增厚，穿破浆膜层，累及大网膜并肝转移可能性大。实验室检查，血红蛋白含量 98g/L，癌胚抗原（CEA）37.84ng/mL，白蛋白 32.3g/L，总蛋白 59g/L，钾 3.14mmol/L。

入院诊断 乙状结肠癌化疗后（中分化腺癌 TxNxM1，Ⅳ期）；肝转移癌，双肺转移癌；横结肠造口术后。

主要的护理问题 营养失调（低于机体需要量）；悲观、自卑；知识缺乏（造口的自我护理）；潜在的并发症（肠造口狭窄、回缩等并发症等）；自我形象紊乱；皮肤完整性受损；舒适的改变（手足综合征）。

目前主要的治疗措施 完善肝 MRI，建议 MDT 会诊，完善结肠癌相关基因（*KRAS*/*NRAS*/*BRAF*、*MSS*）检测；根据检测结果选择合适的靶向药物，继续完成靶向治疗十化疗；止呕、保护胃黏膜等对症治疗；纠正水、电解质失衡；营养支持治疗；肠内及肠外营养补充；密切观察病情。

护士长提问

什么是大肠癌？

答：大肠自回盲部至肛门约长1.5m，根据大肠的位置及其特点，将其分为结肠（包括盲肠、阑尾、升结肠、横结肠、降结肠和乙状结肠）、直肠和肛管。上述部位上皮细胞发生的恶性肿瘤称为大肠癌。

大肠癌的诱发因素有哪些？

答：(1) 遗传因素　遗传性家族息肉病与大肠癌密切相关。

(2) 疾病因素　肠道慢性炎症、肠息肉、结肠-直肠腺瘤等发生大肠癌的危险性高。

(3) 饮食因素　高脂肪、高蛋白、低纤维素饮食是大肠癌的高发因素。

(4) 年龄与性别　男性较为多见，多发生在50岁以后。

(5) 生活方式　吸烟、饮酒、缺乏体力运动、肥胖和放射性因素使患大肠癌的比率升高。

大肠癌的临床表现有哪些？

答：大肠癌早期无明显症状，随着病情的进展，逐渐出现以下症状。

(1) 大便习惯的改变　这是大肠癌出现最早的症状，常表现为大便带血、便秘和腹泻、肠梗阻症状（如腹胀、腹痛、恶心呕吐等）。

(2) 腹部疼痛　疼痛多位于病变的相应部位。发生肠梗阻时可出现肠绞痛，伴有腹膜后转移，可出现腰骶部持续性疼痛。

(3) 腹部肿块　常见于疾病的晚期。

(4) 肿瘤转移引起的症状　浸润邻近器官引起相应的症状。如侵犯膀胱时可出现尿频、尿急、血尿，侵犯输尿管可出现腰痛，肿瘤穿孔可出现急性腹膜炎的临床表现。

(5) 全身症状　贫血、消瘦、乏力、营养不良等。

诊断大肠癌患者常用的辅助检查有哪些？

答：(1) 大便检查　大便潜血试验简便易行，虽无特异性，但可作为普查筛选手段，或可提供早期诊断的线索。

(2) 直肠指诊　是诊断直肠癌的最主要和最直接的方法，直肠指检至少可扪及距肛门 7cm 以内的直肠肿块。

(3) 纤维结肠镜　纤维结肠镜检查可检查肠腔内有无病变，同时可对病变部位进行治疗和取组织活检，是肠内病变诊断最有效、最安全、最可靠的检查方法。

(4) 肿瘤标志物监测　癌胚抗原（CEA）测定对本病的诊断不具有特异性，但对判断大肠癌的手术效果与监测术后复发有一定意义。消化道糖类抗原 19-9（CA19-9）与消化道肿瘤密切相关。

(5) 血红蛋白　原因不明的贫血者、血红蛋白含量低于 100g/L 者建议做纤维结肠镜检查或钡剂灌肠检查。

(6) 其他检查　超声检查、CT 诊断、磁共振检查等可以了解大肠癌有无转移，对其选择治疗方案起一定作用。

为什么大肠癌患者要行结肠镜检查？结肠镜检查的适应证、禁忌证有哪些？

答：结肠镜检查可在直视下检查肠腔内有无病变，并可取病变组织进行病理学检查以明确性质，是目前诊断大肠癌最有效的手段。

(1) 适应证

① 原因不明的慢性腹泻、下腹疼痛及便血，疑有直肠、结肠、末端回肠病变者。

② 结肠癌术前诊断、术后随访，息肉摘除术后随访观察。

③ 大肠肿瘤普查。

④ 原因不明的低位性肠梗阻。

⑤ 需做止血及结肠息肉摘除等治疗者。

⑥ 钡剂造影有可疑病变需进一步明确诊断者。

⑦ 炎症性肠病的诊断与随访。

（2）禁忌证

① 严重心肺功能不全、休克及精神病患者。

② 急性重度结肠炎，如急性重度溃疡性结肠炎、急性细菌性痢疾等。

③ 急性弥漫性腹膜炎、腹腔脏器穿孔、腹腔内广泛粘连及大量腹水者。

④ 肛门、直肠严重狭窄者。

⑤ 妊娠妇女。

结肠镜前后的准备及护理有哪些？

答：（1）检查前准备

① 向患者详细讲解检查目的、方法、注意事项，消除其紧张情绪，取得患者配合。

② 嘱患者检查前 2～3 天进少渣饮食，检查前 1 天进流质饮食，检查晨禁食或饮少量糖水。

③ 做好肠道准备。根据患者的具体情况，采用恰当的肠道清洁方法清洁肠道，使患者排泄物为水样时即可行结肠镜检查。肠道清洁有以下多种方法。

a. 聚乙二醇电解质溶液（PEG）：由于 PEG 不被肠黏膜吸收，对体液几乎无影响，从而对心、肾功能无明显影响，所以也适用于高龄患者。因具有较强的肠道清洁能力，是使用最广泛的一种方法。检查前一天晚进流质饮食，聚乙二醇电解质 2～3 盒，每盒内 A、B、C 各 1 袋（A 包为氯化钾 0.74g、碳酸氢钠 1.68g；B 包为氯化钠 1.46g、硫酸钠 5.68g；C 包为聚乙二醇 4000 60g），服用时 A、B、C 各 1 袋用 1000mL 水冲开后服，首次服用 600～1000mL，以后每 15min 1 次，直至把 2～3 盒药服完，应在肠镜检查前 6h 开始服药。

b. 硫酸镁：25％、33％、50％硫酸镁都可用来口服进行肠道准备，配合饮水或 5％葡萄糖氯化钠 2000～3000mL，作为肠镜检查前准备，在检查前 6～8h 服用。

c. 甘露醇：检查前 2h 将 20％甘露醇 250mL 在 15～20min 服

完，配合饮水或口服5%葡萄糖氯化钠（约3000mL），直至排出清水样便后即可检查。因甘露醇在大肠可被细菌分解产生可燃气体“氢”，如行高频电凝术有引起爆炸的危险，目前已较少应用，倘若要用可在做电凝治疗前用二氧化碳置换肠腔气体以预防。

d. 泻药灌肠法：适用于首次肠道准备不理想的患者，泻药可选蓖麻油或硫酸镁，忌用液状石蜡。

④ 为解除患者紧张、焦虑、腹胀、腹痛等症状，根据医嘱术前半小时给予患者肌内注射地西泮5～10mg、哌替啶50mg、阿托品0.5mg或山莨菪碱10mg。由于药物会降低患者对疼痛的反应，发生肠穿孔等并发症时腹部症状不明显，应予特别注意，有青光眼或明显前列腺增生者忌用阿托品。

(2) 检查后护理

① 检查结束后，嘱患者注意卧床休息，做好肛门清洁，术后3天内进少渣饮食。

② 注意观察患者腹胀、腹痛及排便情况。腹胀明显者，可行内镜下排气；观察粪便颜色，必要时行粪便潜血试验，腹胀、腹痛明显或排血便者应继续观察。如发现剧烈腹胀、腹痛、面色苍白、血压下降、心率加快，粪便次数增多呈黑色，提示并发肠穿孔、肠出血，应及时报告医师，予以处理。

结肠镜常见的并发症有哪些？

答：(1) 穿孔　最常见为乙状结肠穿孔。一旦确诊结肠穿孔应立即手术。腹腔外穿孔一般不需手术，予以禁食、补液、抗感染治疗，1～2周后穿孔会自行愈合，腹膜后及皮下气肿可自行吸收。

(2) 出血　大部分经镜下止血和非手术治疗可获痊愈。

(3) 肠绞痛　为检查刺激所致，可自行缓解。

(4) 浆膜撕裂　也称不完全穿孔，较少见，一般不需要特殊治疗，可自行愈合。

(5) 心血管意外　结肠镜检查对心血管影响极其轻微，但原有严重冠心病或心律失常者应慎重施行。

(6) 呼吸抑制　大部分与术前应用镇静药或麻醉药有关，一旦发生立即予复苏治疗。

大肠癌的治疗原则有哪些？

答：大肠癌的最佳治疗方法是早期确诊、彻底手术治疗。根据患者病情进展实施因人、因病而异的个体化治疗，其原则为化疗、放疗、靶向治疗、免疫治疗、中医治疗等综合治疗。

（1）手术治疗　大肠癌的唯一根治方法是早期切除肿瘤（肠癌根治术）。姑息性手术切除虽不能根治，但可切除病灶，有利于改善症状。结肠造口术可以缓解肿瘤引起的梗阻。

（2）化疗　术前化疗可使肿瘤缩小，便于手术切除；大肠癌根治术后继续化疗可降低术后的复发率，延长生存率。晚期大肠癌行姑息性化疗用于控制肿瘤的发展。

（3）放射治疗　通常作为手术和化疗的附加手段，以减少肿瘤复发的概率。

（4）生物治疗　分子靶向药物如西妥昔单抗、贝伐单抗等联合化疗药物治疗大肠癌患者，延长患者的生存，改善患者预后。

（5）靶向治疗　分子靶向药物如西妥昔单抗（KRAS/NRAS/BRAF 全野生型，左半晚期结肠癌，该药主要副作用为皮疹，好发于头面部痤疮样，予以对症治疗为主，外涂润肤膏，严重时可给予激素类外用药物）、贝伐单抗（术后 6～8 周开始使用，该药影响伤口愈合，有出血、肠梗阻风险）等联合化疗药物治疗大肠癌患者，延长患者的生存，改善患者预后。特殊基因改变的 BRAF V600E 突变患者约占所有晚期肠癌 5%，但预后极差，常规治疗方案不佳，建议采用贝伐单抗＋三药联合化疗或西妥昔单抗＋BRAF 抑制剂＋MEK 抑制剂等。

（6）免疫治疗　以 PD-1/PD-L1 为代表的免疫治疗在晚期结直肠癌 dMMR/MSI-H 的人群中疗效确切。

治疗大肠癌常用的化疗方案有哪些？

答：治疗大肠癌常用的化疗方案见表 3-2。

表 3-2　治疗大肠癌常用的化疗方案

方案类别	方案内容
5-Fu+LV 方案	氟尿嘧啶 425～500mg/m²,持续静脉滴注,d1～d5 亚叶酸钙 200mg/m²,静脉滴注,d1～d5
卡培他滨	卡培他滨口服 2500mg/m²,d1～d14
FOLFOX4 方案	奥沙利铂(L-OHP)85mg/m²,静脉滴入 2h,d1 亚叶酸钙(LV)200mg/m²,静脉滴入 2h;d1、d2 氟尿嘧啶(5-Fu)400mg/m²,静脉推注,d1、d2 5-Fu 600mg/m²,持续静脉滴入 46～48h
FOLFOX6 方案	L-OHP 85mg/m²,静脉滴入 2h,d1 LV 400mg/m²,静脉滴入 2h,d1 5-Fu 400mg/m²,静脉推注,d1 5-Fu 2400mg/m²,持续静滴 46～48h
FOLFIRI 方案	伊立替康(CPT-11)180mg/m²,静脉滴入 30～90min,d1 LV 400mg/m²,静脉滴入 2h,配合 CPT-11 注射时间,d1 5-Fu 400mg/m²,静脉推注,d1 5-Fu 2400mg/m²,持续静滴 46～48h
FOLFOXIRI 方案	CPT-11 165mg/m²,L-OHP 85mg/m²,LV 400mg/m²,静脉滴入,d1 5-Fu 3200mg/m²,持续静滴 48h,d1 开始
C_{ape}OX 方案	L-OHP 130mg/m²,静脉滴入 2h,d1 卡培他滨 800～1000mg/m²,每天 2 次口服,d1～d14,随后休息 7 天

大肠癌化学治疗的适应证和禁忌证是什么？

答：(1) 大肠癌化学治疗的适应证

① 术后明确为Ⅲ期患者。

② 晚期肿瘤手术不能切除或不能接受手术的患者。

③ 经过治疗后复发转移的患者。

④ KPS 评分在 60 分及其以上者。

(2) 大肠癌化学治疗的禁忌证

① 骨髓造血功能低下，白细胞计数在 3.5×10⁹/L 以下，血小

板计数在 80×10⁹/L以下者。

② 肝、肾、心等主要脏器功能严重障碍者。

③ 有恶病质状态的患者。

④ 有严重感染的患者。

什么是西妥昔单抗？适应证有哪些？使用时的注意事项有哪些？常见不良反应有哪些？

答：(1) 西妥昔单抗属于嵌合型 IgG1 单克隆抗体，分子靶点为表皮生长因子受体（EGFR)。EGFR 信号途径参与控制细胞的存活，增殖、血管生成、细胞运动、细胞的入侵及转移等。本品可以高出内源配体 5～10 倍的亲和力与 EGFR 特异性结合，从而抑制受体的功能，进一步诱导 EGFR 内吞从而导致受体数量的下调。西妥昔单抗可以靶向诱导细胞免疫效应细胞作用于表达 EGFR 的肿瘤细胞。

(2) 适应证为本品单用或与伊立替康联合用于表皮生长因子受体过度表达，对以伊立替康为基础的化疗方案耐药的转移性直肠癌的治疗。

(3) 使用时的注意事项

① 西妥昔单抗必须在有使用抗癌药物经验的医师指导下使用。在用药过程中及用药结束后 1h 内，需密切监测患者的状况，并必须配备复苏设备。

② 本品应贮藏在冰箱中（2～8℃)，禁止冰冻，开启后应立即使用。

③ 首次滴注本品之前，患者必须接受抗组胺药物治疗，建议在之后每次使用本品之前都对患者进行这种治疗。

④ 本品每周给药一次。初始剂量为 $400mg/m^2$ 体表面积，其后每周给药剂量 $250mg/m^2$ 体表面积。

⑤ 初次给药时，建议滴注时间为 120min，随后每周给药的滴注时间为 60min，最大滴注速率不得超过 5mL/min。约 1%以上的患者重度输液反应有致命的结果。一般发生在首次滴注期间或者滴注 1h 内，但也可能发生在输液结束以后的几个小时或者后续的输

液治疗中。一旦发生重度输液反应，应立即并永久停用本品，并进行紧急处理。

(4) 常见的不良反应　主要有痤疮样皮疹、疲劳、腹泻、恶心、呕吐、腹痛、发热和便秘等。其他不良反应还有白细胞计数下降、呼吸困难等。

什么是贝伐单抗？适应证有哪些？使用时的注意事项有哪些？常见不良反应有哪些？

答：(1) 贝伐单抗是重组的人源化血管内皮生长因子（VEGF）受体（VEGFR）单克隆抗体，通过与 VEGFR 结合，使 VEGF 失去生物活性从而减少肿瘤的血管形成，抑制肿瘤的生长，减少肿瘤的血供、氧供和其他营养物质的供应而达到抑制肿瘤生长的目的。

(2) 适应证

① 转移性结直肠癌：贝伐单抗联合以氟尿嘧啶为基础的化疗适用于转移性结直肠癌患者的治疗。

② 晚期、转移性或复发性非小细胞肺癌：贝伐单抗联合卡铂与紫杉醇用于不可切除的晚期、转移性或复发性非鳞状细胞非小细胞肺癌患者的一线治疗。

(3) 使用时的注意事项

① 本品只能用0.9%氯化钠溶液稀释，不能将本品与葡萄糖溶液右旋糖酐同时或混合给药，不能采用静脉推注或快速注射。

② 本品应贮藏在冰箱中（2～8℃），不要冷冻，不要摇动，本品配制后应立即使用。

③ 首次使用应输注 90min 以上。如果第一次输注耐受性良好，第二次输注可缩短为 60min 以上，如果 60min 的输注也耐受良好，以后的输注可控制在 30min 以上。

④ 一旦出现胃肠道穿孔、严重的动脉血栓、出血应永久停用。

⑤ 有影响伤口愈合的潜在危险。

⑥ 治疗期间应监测血压，出现需要治疗的严重高血压时应暂停治疗，如果出现难以控制的高血压、高血压危象或高血压脑病时，应永久停用。

⑦ 治疗前及治疗中监测尿蛋白，出现4级蛋白尿（肾病综合征）时应停用。

（4）常见不良反应 乏力、腹痛、腹泻、头痛、高血压、恶心、呕吐、便秘、食欲下降、口腔溃疡、上呼吸道感染、呼吸困难、剥脱性皮炎、蛋白尿。最严重的不良反应：胃肠穿孔、伤口并发症、出血、高血压危象、肾病综合征、充血性心力衰竭等。

卡培他滨适用于哪些患者？

答：（1）所有需要化疗的肠癌患者，可用卡培他滨代替5-Fu＋CF治疗。

（2）与多西紫杉醇联合用治疗含蒽环类药物方案化疗失败的转移性乳腺癌。

（3）亦可单独用于治疗对紫杉醇及含蒽环类药物化疗方案均耐药或对紫杉醇耐药和不能再使用蒽环类药物治疗的转移性乳腺癌患者。

（4）适用于不能手术的晚期或转移性胃癌的一线治疗。

卡培他滨的不良反应有哪些？使用时应注意哪些事项？

答：（1）常见不良反应有胃肠道反应、肾功能不全、手足综合征、心脏毒性、高胆红素血症。

（2）药物应在饭后30min内服用。药物主要有肾脏排泄，用药期间密切观察患者的肾功能，禁用于严重肾功能损伤患者。

什么是手足综合征？如何分级？该患者属于哪一级？

答：（1）手足综合征是手掌-足底感觉迟钝或由化疗引起的肢端红斑，是一种皮肤毒性反应。表现为四肢末梢手足指（趾）端麻木、感觉迟钝、麻刺感、无痛感或疼痛感，皮肤肿胀或红斑，脱屑、水疱或严重的疼痛。

（2）手足综合征分为3级。

① Ⅰ级：麻木、瘙痒、无痛性红斑和肿胀。

② Ⅱ级：疼痛性红斑和肿胀。

③ Ⅲ级：潮湿性蜕皮、溃疡、水疱和重度疼痛。

该患者出现手足麻木、无痛性红斑，属于Ⅰ级。

该如何预防与处理手足综合征？

答：(1) Ⅰ级　指导患者保持受累皮肤湿润，有助于病灶早日痊愈，可将双手、双足在温水中浸泡10min，用护手霜或芦荟胶软膏涂擦手、足，保持卫生；防寒防冻，穿戴合适的鞋袜、手套，以防摩擦伤；避免剧烈运动；避免接触洗衣粉、肥皂等化学洗涤剂。

(2) Ⅱ级　协助做好生活护理，指导患者睡觉时用枕头适当垫高上肢、下肢，以促进肢体静脉回流；避免使用粗硬的织物，以防摩擦损伤；注意保暖；局部皮肤涂凡士林软膏。

(3) Ⅲ级　一旦发生Ⅲ级手足综合征，应先停药再处理。嘱患者不要搔抓局部皮肤及撕去脱屑；皮肤病损处用氢化可的松软膏外涂，予柔软纱布保护，避免涂刺激性药物（如乙醇、碘酊）；避免挤破水疱而感染，可局部消毒后用无菌针头抽出液体；指甲脱落、甲床渗血，用生理盐水外洗（避免用碘伏，以防碘伏灼伤甲床影响指甲再生），再敷上消毒油纱布，尽量少换油纱布，以防反复刺激。

奥沙利铂的常见不良反应有哪些？配制原则有哪些？

答：(1) 常见不良反应　消化道反应（腹泻为主）、骨髓抑制等。奥沙利铂不同于其他化疗药物的不良反应是外周神经毒性作用和高敏反应。外周神经毒性作用表现为远端肢体和口周的感觉迟钝，出现咽喉部的感觉异常，严重时可出现呼吸困难、吞咽困难及喉痉挛。上述症状轻微、持续时间短，多在数小时或数天内恢复。冷刺激常是其诱发因素并能加重其症状，其次其频率及严重程度与奥沙利铂的输注时间安排有一定的关系。高敏反应多发生在以往接受过多次该药物的患者，发生率占10%～12%，可发生在任何时间，常表现为脸红、出汗、口唇麻木、低血压、心动过速、心悸、眩晕、腹痛、腹泻、寒战、发热等。

(2) 配制原则　需用5%葡萄糖稀释，配制后的溶液应立即使用。

如何预防奥沙利铂的神经毒性作用？

答：(1) 告知患者其发生的原因，消除其紧张情绪。

(2) 指导患者在输注奥沙利铂时及输注后几天内避免冷刺激，如避免食用冰冷食物，不要接触到室内外冰冷的物体（如铁、不锈钢床挡、输液架及呼吸冷空气）。指导患者在用药过程中注意四肢的保暖。

(3) 控制奥沙利铂的输注时间（2～3h）。

(4) 做到四禁　禁止用生理盐水稀释，禁止用冰水漱口和进冷食，禁止与碱性药物或溶液配伍输注，禁止与含铝制剂混用及输注时避免接触铝制品。

在大多数情况下，神经系统的症状和体征在治疗停止后可以得到改善或完全消退。

如何防治奥沙利铂的高敏反应？

答：该患者已接受过多次奥沙利铂治疗，应警惕高敏反应的发生。用药期间持续监测并记录生命体征，备好抢救物品，加强巡视，一旦发生高敏反应的症状，应积极配合治疗，尽早控制症状。

伊立替康的常见不良反应有哪些？应对患者做好哪些宣教？

答：常见不良反应有腹泻、恶心呕吐等胃肠道反应、骨髓抑制、脱发等。

伊立替康可引起严重的腹泻，对使用此药的患者要做好如下宣教：告知患者腹泻的可能性、危险性，一旦腹泻及时告知、及时就诊处理。用药后24h内出现的腹泻反应采用静脉注射阿托品可以缓解症状。用药24h后出现的迟发型腹泻应给予洛哌丁胺止泻。密切监测患者的水、电解质变化并及时补充。在发生腹泻时，应停止使用利尿药，以免加重脱水。密切观察患者的体温，防止感染。

患者出现自我形象紊乱，护士应采取哪些措施？

答：患者行横结肠造口术后，出现了自我形象紊乱。常表现出自卑、依赖心理，每次更换造口袋底盘或清洗造口袋时，害怕被旁人看到，自己不愿参与。护士首先在心理上要给予患者支持，应主动与患者交流，并协助患者一起参与造口的护理。与患者家属进行有效沟通，并与家属一起鼓励患者每次参与造口护理。护士对同病房的病友实施相关的宣教，取得病友们的理解和支持。鼓励患者积极参加造口联谊会，以增强患者的自信心。鼓励患者外出和社交，参加各种社交活动可使患者恢复生活信心，可改善患者的生活质量，提醒患者在外出前要将造口用物准备充足。针对患者未掌握的造口护理知识重点予以健康教育。

肠造口常见的并发症有哪些？肠造口周围皮肤并发症有哪些？

答：(1) 肠造口常见的并发症有肠造口黏膜水肿、肠造口出血、肠造口坏死、皮肤黏膜分离、肠造口内陷或回缩、肠造口狭窄、肠造口脱垂、肠造口旁疝等。

(2) 肠造口周围皮肤并发症有刺激性皮炎（又称粪水性皮炎）、过敏性皮炎、毛囊炎、肉芽肿、假疣性表皮增生、真菌感染、机械性损伤。

如何正确更换肠造口用品？

答：(1) 用物准备　生理盐水或清水、棉签或湿纸巾、造口底盘及造口袋、造口卡尺、弯剪、造口护肤粉、保护膜、防漏膏/条、腰带。

(2) 造口用品更换步骤　正确的造口用品更换流程为揭除 (remove)、检查 (check)、佩戴 (apply)，具体操作步骤如下。

① 揭除：a. 更换造口袋，用指尖向身体方向轻压锁扣的中间部位，即可打开锁扣；在确认锁扣被打开后，向上提起造口袋手柄同时将其拉离底盘即可取下造口袋。b. 更换造口底盘，用一只手按住皮肤，另一只手拉起底盘上手柄，从黏胶边缘自上而下开始慢慢向中心移除底盘，可以配合使用黏胶去除剂。正常情况下不应该感到皮肤有瘙痒或灼热感，如果发生此情况，建议缩短佩戴时间，增加更换频率。

② 检查：a. 检查造口底盘是否被便液浸渍或腐蚀，如果发现

黏胶底盘被腐蚀，说明已经出现了渗漏，需要再次检查皮肤的情况以及缩短佩戴造口袋的时间。b. 检查造口周围皮肤是否被浸渍，造口周围皮肤的颜色应该与对侧腹部的皮肤颜色一致。

③ 佩戴：a. 用生理盐水或清水清洗造口及周围皮肤，保持皮肤的干净和干燥。b. 使用造口尺测量造口大小，选择合适的造口底盘。c. 根据所测量造口的大小，在造口底盘上剪出大小合适的开口，用手捋顺开口内侧，注意底盘中心孔不要裁剪得过大，最好比患者造口大1～2mm。d. 喷洒少许造口护肤粉在造口周围，均匀涂抹，几分钟后将多余粉末清除。e. 将皮肤保护膜均匀地涂抹在皮肤上，待干后形成一层无色透明的保护膜。f. 将防漏膏涂在造口周围，用湿棉签将其抹平，使之与皮肤形成平整表面。g. 除去底盘保护纸，把底盘沿着造口紧密地贴在皮肤上，用手从下往上按紧黏胶。h. 将造口袋和底盘扣紧，夹闭造口袋。i. 用温暖的手捂住造口袋底盘黏胶并平躺20～30min，使造口底盘与皮肤粘贴更牢固，必要时系腰带。

清洗造口时，如何保护造口黏膜及造口周围皮肤？

答：首先用温水或中性肥皂清洁造口及造口周围皮肤，禁用乙醇、碘酊等刺激性强的液体。再用柔软的纸巾或毛巾擦干造口周围皮肤，局部皮肤出现异常时可涂皮肤保护剂，保持造口周围皮肤清洁、干燥。清洗造口时动作要轻柔，因为造口黏膜表面有许多毛细血管，在清洗过程中如有少量出血可用纸巾按压片刻，如出血不止应用去甲肾上腺素外敷、按压，再查找原因。其次应根据患者自身状况选择合适的造口袋。

该患者出现造口周围皮肤炎该怎样处理？

答：该患者诉造口周围疼痛，撕开造口底盘，发现造口周围皮肤发红，呈片状，无渗出。仔细询问后得知患者家属每次更换造口用品时，使用了乙醇进行皮肤消毒。指导患者和家属用生理盐水清洗造口周围皮肤，再次强调禁止使用乙醇等进行清洁消毒。造口周围皮肤给予造口护肤粉后再敷贴造口底盘。

如何做好肠造口患者的健康指导？

答：(1) 沐浴　患者可戴造口袋淋浴，但不要在浴缸中浸泡。在需要换造口袋时，可取下造口袋直接淋浴，结束后再换上新的造口袋。

(2) 休息与活动　保证充足的休息，在身体状况恢复的情况下，可适当地参加活动，如慢跑、打乒乓球、打羽毛球、打桌球等，但要避免重体力劳动，以免形成造口旁疝或造口脱垂。

(3) 排泄及气味处理　若病情许可可以考虑重返工作岗位。气味较大时可使用带有碳片的造口袋，或者造口袋放入适量清新剂除味。

(4) 衣着　衣服不宜太薄或过于透明，应穿宽松的衣服，避免腰带压迫造口。

(5) 指导患者观察造口皮肤颜色、形状的改变等，如发现异常，应及时就诊。

肠造口患者的饮食禁忌有哪些？

答：除了原有基础病的饮食要求外，原则上肠造口患者不需要忌口，只要均衡饮食即可。为提高患者的生活质量，应避免食用以下食物。

(1) 难消化的食物，如糯米、油炸食品。

(2) 引起异味的食物，如大蒜、韭菜、葱。

(3) 易引起造口梗阻的食物，如高纤维食物、种子类食物。

(4) 易引起腹泻的食物，如油腻、不洁食物。

(5) 可引起造口排出增加的食物，如果汁、啤酒、生水果、辛辣食物、豆类、全谷食品。

(6) 引起肠胀气的食物，如汽水、啤酒、牛奶、洋葱、芹菜、辣椒、黄瓜和薯类等。

【护理查房总结】

大肠癌是最常见的恶性肿瘤之一，其发病率和病死率仍处于上升趋势。我国大肠癌发病率正以每年4.2%递增，目前居恶性肿瘤发病率第三位。随着病情的发展，结直肠癌可发生播散，包括肿瘤的局部扩散，淋巴道、血道的转移与种植转移。目前，大肠癌的主要治疗原则以外科手术为主，辅以化学治疗、放射治疗、靶向治疗及免疫治疗等综合治疗。该患者为大肠癌晚期，有横结肠造口，承受着肿瘤本身和身体残缺的双重压力，因此护士在患者治疗期间应注意以下几点。

（1）化疗期间密切观察药物的不良反应，做好相应的处理。

（2）指导患者防治手足综合征、神经毒性、腹泻等化疗药物的不良反应。

（3）加强健康宣教，增强患者对疾病相关知识的了解，提高患者的治疗依从性。

（4）加强对造口术后患者的健康指导，提高肠造口患者的生活质量。

（5）给予造口术后患者饮食指导，改善营养。

（6）做好心理指导，解除患者自卑心理，正确对待造口术后的人生。

查房笔记

病例 3 · 原发性肝癌

【病历汇报】

病情 患者，男性，69 岁，1 周前因“下腹部阵发性腹痛，时有绞痛”，为求进一步诊治收入住院。患者半年前在全麻下行右肝后叶肿瘤切除术，术后恢复一般，定期复查。已行 40mL 氟尿嘧啶和 10mg 丝裂霉素介入化疗 2 次，效果佳，未见明显副作用。自发病以来，无畏寒、发热，巩膜无黄染。精神、食欲差，小便正常。体重减轻 4kg。腹部 X 线平片怀疑不完全性肠梗阻，结合临床，考虑术后粘连性肠梗阻可能。予以禁食、抗炎、补液等治疗。5 天前腹痛好转，大便已解，无恶心、呕吐。医嘱予护肝、抗炎、营养支持、提高免疫力等综合治疗。肝功能得到改善，复查血清总胆红素 26.1μmol/L，直接胆红素 36.6μmol/L，白蛋白 43.3g/L。患者情绪较低落，予加强心理护理。遵医嘱给予补充维生素 K_1、极化液、保肝等对症治疗。昨日行介入治疗，今为介入治疗后第一天。患者诉阵发性腹痛，遵循三阶梯疗法，给予止痛。患者身体状况一般，有乙型肝炎病史，无高血压、糖尿病病史，无结核病病史及患者或携带者密切接触史，无外伤史，无血制品输注史，无过敏史。

护理体查 T 38.0℃，P 92 次/分，R 20 次/分，BP 138/80mmHg。神志清楚，皮肤、巩膜无黄染，股动脉穿刺点敷料干燥，腹部平坦，见陈旧性瘢痕，无腹壁静脉曲张，无胃肠型蠕动波，全腹柔软。全腹无压痛及反跳痛，无肌紧张。墨菲征阴性，肝区有压痛，双肾区无叩击痛，移动性浊音阴性。肠鸣音 3～5 次/分。

辅助检查 腹部 CT 示肝门部异常密度区较前有所增大；腹部 B 超示肝硬化并多发结节形成，肝多发囊肿，脾大；腹部 X 线示不完全性肠梗阻；磁共振胰胆管造影（MRCP）示肝门区及腹膜后多发肿大淋巴结，考虑为复发或转移性病变可能性大，右肝内弥漫性点状异常信号灶；血常规示 WBC 14.4×10^9/L，RBC 3.22×10^9/L，N 55.9%，L 35.0%，Hb 105g/L，PLT 105×10^9/L；肝功能示总胆红素 86.1μmol/L，直接胆红素 46.6μmol/L，总胆汁酸 56.6μmol/L，谷丙转氨酶 101.1U/L，谷草转氨酶 98.74U/L，碱性磷酸酶 637.4U/L，谷氨酰转肽酶 49.5U/L；血清甲胎蛋白（AFP）1020μg/L；淀粉酶 247.4U/L。乙肝两对半检查示小三阳；血清电解质示钾 3.68mmol/L，钠 138.4mmol/L，磷 2.05mmol/L；凝血酶原时间（PT）、凝血活酶时间（KPTT）正常；心电图（ECG）无异常。

入院诊断 原发性肝癌术后；不完全性肠梗阻。

主要的护理问题 疼痛；预感性悲哀；体温过高；活动无耐力；有皮肤完整性受损的危险；营养失调（低于机体需要量）；潜在并发症（出血）；知识缺乏（缺乏康复保健知识）。

目前主要的治疗措施 完善相关检查，明确诊断；制定以介入治疗为主的综合治疗方案；护肝、抗炎、营养支持等对症治疗，维持水、电解质、酸碱平衡；镇痛；给予心理疏导，缓解患者紧张、焦虑情绪；密切观察病情变化。

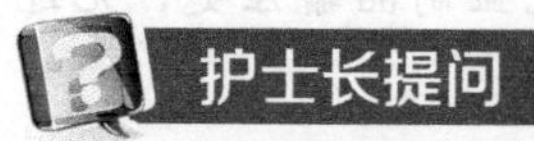

什么是原发性肝癌？

答：原发性肝癌（hepatocellular carcinoma，简称 HCC）是指原发于肝实质细胞或胆管细胞的恶性肿瘤（图 3-3），是临床上最常见的恶性肿瘤之一。根据最新统计，全世界每年新发肝癌患者约 60 万，居恶性肿瘤的第 5 位。我国新发肝癌人数占全球人数一半以上。我国发病率高的原因在于我国乙型肝炎患者多，丙型肝炎的发病率近年亦有明显的上升趋势，而原发性肝癌多在乙型肝炎、丙型肝炎等慢性肝炎后肝硬化的基础上产生。

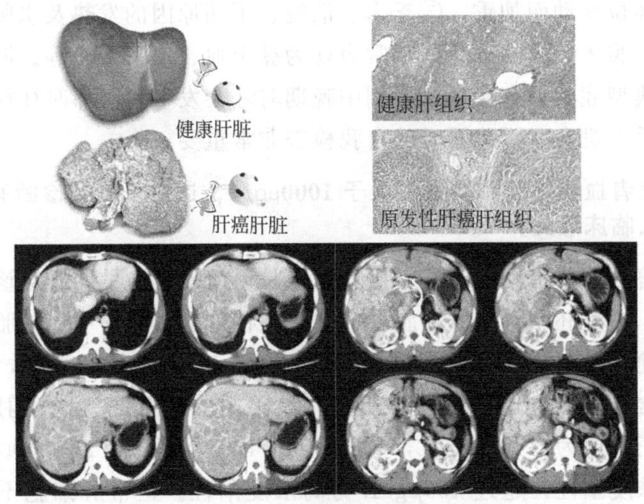

图 3-3　原发性肝癌

原发性肝癌如何分类？患者属于哪一类？

答：原发性肝癌按组织细胞分型可分为肝细胞型肝癌、胆管细胞型肝癌及混合型肝癌。按肿瘤的大体形态可分为癌结节型、块状型、弥漫型和小癌型。结合影像学检查资料（图 3-4），根据肝癌大体形态分型，该患者属于弥漫型原发性肝癌。

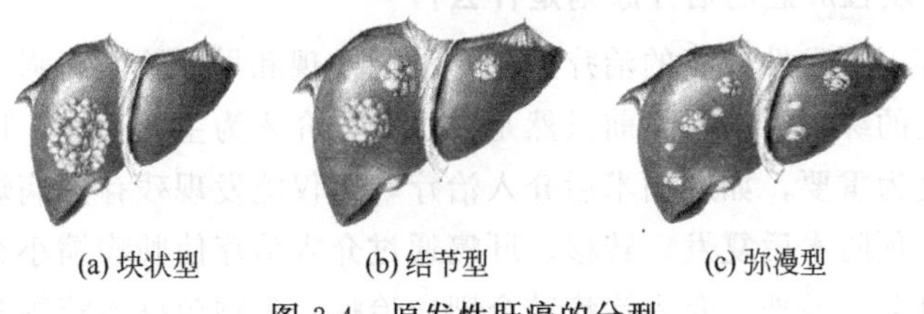

图 3-4　原发性肝癌的分型

原发性肝癌常见的临床表现有哪些？

答：原发性肝癌的早期表现很不典型，往往容易被忽视。以下症状可供参考。①食欲明显减退：腹部闷胀，消化不良，有时出现恶心、呕吐。②右上腹隐痛，肝区可有持续性或间歇性疼痛，有时可因体位变动而加重。③乏力、消瘦、不明原因的发热及水肿。④黄疸、腹水、皮肤瘙痒。⑤常表现为鼻出血、皮下出血等。肝癌的一些典型症状只有疾病进展到中晚期时才会发生，而那时往往已经丧失手术机会，因此平时的自我检查非常重要。

患者血清检验甲胎蛋白大于1000μg/L，这对于肝癌诊断有什么临床意义？

答：甲胎蛋白（AFP）被公认为是目前最好的早期肝癌诊断标志物。它是胚胎时期肝细胞合成的一种特殊糖蛋白，可促进胎肝组织迅速增殖，故胎血中含量高。但出生后1～4周基本消失，成人血中含量甚微，定性试验为阴性，最常用的定量试验（放射免疫法）正常值为0～25μg/L，超过25μg/L就为阳性，25～400μg/L为低浓度阳性，超过400μg/L为高浓度阳性。正常肝细胞不产生AFP，癌变的肝细胞则重新获得合成AFP的能力，且随着癌细胞的疯狂倍增，AFP的浓度可进行性升高，所以肝癌患者AFP随病程呈持续性、高浓度阳性，一般都在400μg/L以上。曾有学者提出：AFP大于200μg/L、持续8周以上，或者大于400μg/L、持续4周以上，在排除了妊娠期及生殖器胚胎性肿瘤的可能性后，就可以做出原发性肝癌的临床诊断。

原发性肝癌的治疗原则是什么？

答：原发性肝癌的治疗原则是早期发现和早期诊断，强调实施规范化的综合治疗。目前虽然是以手术、介入为主的治疗，但综合治疗更为重要，如肝癌术后介入治疗，不仅能发现残存的病灶，而且可以预防术后复发、转移。肝癌通过介入治疗使肿瘤缩小获得切除的机会。另外，介入治疗结合靶向治疗、生物免疫治疗等多种介入治疗手段的综合运用，配合中药治疗能够进一步提高疗效。

什么是肝癌的介入治疗？

答：通常所说的介入治疗是指肝动脉栓塞化疗（TACE），已成为非手术治疗的首选方法。肝癌的介入治疗就是在影像设备（如X线透视、CT、B超）的引导下，采用Seldingers法经皮右侧股动脉穿刺，将特制的穿刺针、导管插入肝脏的病变区，在肝动脉内灌注化疗药物和栓塞治疗的一种方法。

肝动脉栓塞化疗的原理是什么？

答：肝癌介入治疗的疗效是由肝癌的供血特点决定的。正常情况下肝脏由肝动脉和门静脉供血，其中门静脉供血占75%～80%，肝动脉供血占20%～25%。肝癌的供血恰恰相反，肝癌90%～95%以上是肝动脉供血，门静脉供血极少，这就为治疗带来了方便。通过肝动脉插管可使药物直接进入肝癌组织，提高局部的药物浓度，对癌细胞进行杀伤。另外应用一些栓塞物质（如碘油、明胶海绵、生物相容性栓塞微球等）对肝癌的供血动脉进行栓堵，切断其营养作用，肿瘤组织会坏死，从而达到治疗的目的。

肝动脉栓塞化疗的基本原则、适应证和禁忌证各是什么？

答：(1) TACE的基本原则

① 要求在数字减影血管造影机下进行。

② 必须严格掌握临床适应证。

③ 必须强调治疗的规范化和个体化。

(2) 主要的适应证

① 不能手术切除的原发性或转移性肝癌，或者患者不愿手术的小肝癌。

② 作为手术前的准备，通过介入治疗，使肝癌缩小，更能明确肿瘤数目，使手术容易切除，控制转移，另外介入后可减少肿瘤的扩散和复发。

③ 肝癌切除不彻底者，术后复发或其他方法治疗失败的患者。

④ 肝癌病灶破裂出血，起到止血作用。

⑤ 肝癌疼痛，通过介入栓塞控制疼痛。

⑥ 堵塞肝癌动静脉瘘。

⑦ 肝癌切除术后的预防性肝动脉化疗栓塞术，起到预防复发的作用。

⑧ 肝癌肝移植术后复发者。

(3) 一般来说以下情况均不适合做介入治疗

① 显著异常的肝功能，特别是有明显黄疸。

② 中等量以上的腹水。

③ 门脉主干完全被癌栓堵塞者。

④ 肿瘤巨大，超过肝脏体积 70%者。

⑤ 其他全身情况不允许者，如明显的出血倾向、严重感染未控制的、白细胞低下、肾功能衰竭等。

肝动脉栓塞化疗术后常见的不良反应有哪些？

答：栓塞后综合征是肝动脉栓塞化疗最常见的不良反应，主要表现为发热、疼痛、恶心和呕吐等。发热、疼痛的发生原因是肝动脉被栓塞后引起局部组织缺血、坏死，而恶心、呕吐主要与化疗药物有关。此外，还有穿刺部位出血、白细胞下降、一过性肝功能异常、肾功能损害以及排尿困难等其他常见不良反应。一般来说，介入治疗术后的不良反应会持续 5～7 天，经对症治疗后大多数患者可以完全恢复。

为什么肝癌患者术前要补充维生素 K_1？

答：肝炎后肝硬化患者因肝细胞受损，合成凝血因子的功能减弱，12 种凝血因子中，除了凝血因子Ⅲ外，其他凝血因子多在肝内合成，其中凝血因子Ⅱ、凝血因子Ⅶ、凝血因子Ⅸ和凝血因子Ⅹ的生成需要维生素 K_1 的参与，所以术前要补充维生素 K_1，以减少术中出血。

什么是极化液？为什么患者入院后输注极化液？

答：极化液是指用胰岛素 20U、10%氯化钾 15mL 和 50%葡萄糖液 60mL 加入 10%葡萄糖液 500mL 组成的液体，用于静脉滴注。

对于肝脏恶性肿瘤合并肝硬化、进食少或营养缺乏者，补充极化液不仅提供能量、减少体内蛋白质分解，还可以增加肝糖原储备，同时减少糖原异生和蛋白质消耗。

肝动脉栓塞化疗术前的护理措施有哪些？

答：(1) 心理护理 肝动脉栓塞化疗是一种微创伤性治疗方法，大多数患者是首次接受治疗，存在不同程度的恐惧和紧张心理。手术前要耐心向患者介绍治疗方法及其安全性、可靠性，尽可能解答患者提出的问题，通过交谈消除患者的恐惧心理，使其更好地配合手术。

(2) 一般护理 为保证患者治疗顺利进行，介入治疗前根据患者病情采取不同护理措施，如测量生命体征、术前会阴部及双侧腹股沟备皮、做好碘过敏实验等，术前4h禁食禁饮；了解患者的一般情况。为了减轻治疗过程中患者的疼痛和紧张情绪，治疗开始前20min肌内注射地西泮10mg，以达到镇静、止痛的目的；肝癌患者凝血功能不佳，易发生穿刺点渗血，术前遵医嘱可给止血药。

为什么患者行介入术后会出现腹痛？如何进行疼痛护理？

答：肝动脉栓塞因引起肿瘤组织缺血坏死，炎症刺激肝包膜可导致肝区疼痛，应用对比剂或血栓形成使血管痉挛，血管壁营养障碍，导致组织缺血、缺氧，也可引起疼痛。要密切观察疼痛的部位、强度、持续时间等。轻微疼痛无须处理，一般3～10h自行缓解。采取预防措施减轻疼痛的发生，如咳嗽、深呼吸时用手按压伤口；疼痛发生时，指导其使用松弛术分散注意力，如听音乐、默默数数等。严重疼痛时应在排除肝脏、血管破裂后遵医嘱应用镇痛药，观察其疗效及不良反应，做到使用最小剂量达到最好疗效。该患者处于肝癌晚期，应注意有诱发肝性脑病的可能。

患者诉腹痛，遵医嘱给予了止痛，什么是疼痛的三阶梯疗法？

答：(1) 第一阶梯 对于轻中度癌性疼痛，首选非阿片类止痛药（如阿司匹林、对乙酰氨基酚等），根据疼痛的病理生理决定是否联合应用辅助药物。

(2) 第二阶梯 中度癌性疼痛非阿片类治疗无效者选用弱阿片类镇痛药（如盐酸曲马朵、可待因等），根据疼痛的病理生理决定是否联合应用辅助药物。

(3) 第三阶梯　重度癌性疼痛或第二阶梯治疗无效者可选用强阿片类（如吗啡等）。

患者治疗期间情绪低落，如何进行心理护理？

答：部分原发性肝癌患者，发现病程时间短，对于突如其来的打击，患者及家属难以接受。而对于有肝炎、肝硬化史的患者，长期备受病痛折磨，当确诊病变后更加焦虑、恐惧，对治疗失去信心，精神压力相当大，加上对介入疗法缺乏认识，更增加忧虑和恐惧感。我们需要及时发现患者的心理问题并进行心理疏导，帮助患者克服心理压力，维持情绪稳定，提高心理应对能力，保持乐观愉悦的情绪。向患者讲解介入治疗的意义、作用、效果，向家属介绍癌症的可治性及较乐观的预后，也可以在病情允许、本人自愿的情况下，邀请病区内恢复期的患者做现身说法，消除患者的紧张、恐惧心理，增强治疗的勇气和信心，积极配合，以良好的心态顺利接受治疗。

肝动脉栓塞化疗术后穿刺部位及肢体的观察及护理要点有哪些？

答：肝动脉栓塞化疗术毕，股动脉穿刺点压迫 20min 后加压包扎 24h，穿刺部位沙袋压迫 6h，穿刺侧肢体取伸直位，制动 8h，避免弯曲受压，绝对卧床 24h 后逐渐增加活动量，以防穿刺部位血栓脱落、皮下血肿及大出血，同时密切观察有无渗血及皮下淤血，保持穿刺点干燥，预防感染。由于穿刺插管时股动脉内膜有不同程度的损伤，术后 24h 密切观察患者下肢皮肤颜色、皮温及足背动脉搏动情况，注意双侧足背动脉搏动是否对称，及时发现穿刺部位动脉有无栓塞并及时对症处理。

患者行介入治疗时，应如何避免感染？若术后出现发热，如何护理？

答：肝癌患者自身免疫力低下，加上化疗药物的作用使造血系统功能抑制，容易造成局部或全身感染。术前所有器械要严格灭菌，术中严格无菌操作，术后使用抗生素防止感染。应清洁病室，每日消毒地面、桌面，注意保持加压包扎处纱布的清洁，以免引起感染。如体温在38.5℃以下，一般5～7天可自行消退，体温在38.5℃以上者，遵医嘱吸氧，给予物理降温或药物降温，及时补充足够的水分，同时保持皮肤干燥、舒适。

肝癌介入治疗术后患者出血倾向的观察及预防事项有哪些？

答：原发性肝癌患者肝脏合成凝血因子减少，故应加强出血倾向的观察。肝动脉栓塞术后穿刺部位沙袋加压6h，绝对卧床24h，穿刺侧肢体避免弯曲受压，防止穿刺点包扎敷料的松动移位。加强对穿刺部位的观察，注意有无渗血、血肿，肢体端皮肤的温度、色泽、同侧足背动脉搏动情况等。密切观察血压、脉搏变化，每小时测量1次，24h后，血压正常可停止。如发现出血征象，应及早处理。避免做增加腹压的动作，保持大便通畅，防止因排便用力而发生穿刺处出血。咳嗽时用手按压穿刺部位，防止出血。勿穿过紧的袜子，以免影响足背动脉搏动。

患者行介入治疗后为什么会出现恶心呕吐？如何护理？

答：介入治疗过程中大量应用化学药物及对比剂，可引起恶心呕吐，又因剧烈的恶心呕吐，胃及食管近贲门部黏膜毛细血管痉挛收缩、破裂而出现消化道出血。术中注入化疗药物前静脉注射昂丹司琼8mg、地塞米松5mg，可减轻胃肠道症状。返回病房输液时遵医嘱再次予昂丹司琼8mg静脉注射，给维生素K_1静滴防止出血，同时嘱患者深呼吸，呕吐时将头偏向一侧，以免误吸引起呛咳或窒息，还应注意观察呕吐物及排泄物的性质、颜色、量并做好记录，及时发现出血现象，争取早期处理。呕吐严重者给予禁食、加强止吐，静脉补充营养和水分，一般2～3天后缓解；呕吐轻者鼓励进食易消化、高热量、高维生素的清淡饮食。指导饮食应少量多餐，加强口腔护理，减轻不良刺激，嘱患者多饮水，促进毒素排泄。

肝动脉栓塞化疗术后多数患者肝功能有一过性异常，如何处理？

答：肝动脉栓塞化疗术后多数患者肝功能有一过性异常，谷丙转氨酶、谷草转氨酶、碱性磷酸酶、谷氨酰转肽酶及血清胆红素可在术后1～5天后升高，1～2周可逐渐恢复到栓塞前水平，而碱性磷酸酶恢复稍慢。术前严格选择适应证，对肝功能较差的患者应积极保肝治疗，待肝功能恢复后，再行肝动脉栓塞化疗术，栓塞时尽量超选择（选择针对肿瘤供血的动脉分支）插管，行节段性化疗栓塞，对肿瘤面积超过正常肝脏50%的患者可行分次栓塞，术后可予维生素及保肝治疗，并予水化和碱化尿液，给予利尿药利尿，观察24h尿量及尿色，保证每日尿量2000mL以上，加速肾毒性药物排泄，防止肝肾综合征。术后定期检查肝肾功能。

肝动脉栓塞化疗术后患者如何进行饮食调理？

答：肝癌患者介入治疗后往往出现食欲缺乏、不思饮食，所以在养护过程中，要着重改善患者的食欲，鼓励进食。

（1）可以按照流食、半流食、软食和普通饮食的次序进阶，依具体的恢复情况1～2天进阶一级。

（2）给予高蛋白、高热量、高维生素、低脂肪食物，如瘦肉、鱼、禽、蛋、奶制品、豆制品、新鲜蔬菜和水果等。

（3）限制动物油的摄入量。

（4）饮食多样化，注意食物搭配，做到色、香、味俱全，以利增进食欲。

（5）进食应以易消化的软食为主，忌坚硬、辛辣之品，少食煎炸食品，少量多餐。

（6）避免有刺激性及膳食纤维过多的食物，特别是避免误食鱼刺和鸡鸭骨头，以免引起患者发生食管-胃底静脉破裂大出血。

（7）多食新鲜蔬菜、水果，也可用果汁代替，适当补充维生素。

（8）发热患者多饮水，以利热量散发。

（9）恶心呕吐频繁者应暂禁食或少量进食，以减少食物对胃产生刺激、增加呕吐次数，避免丢失体液同时消耗体力。

（10）对腹水患者应限制钠的摄入量，给予低盐或无盐饮食。

（11）肝昏迷前期或肝昏迷患者应给予低蛋白饮食，每日蛋白总量20～40g，尽量选用生物利用度高的动物性蛋白质，如牛奶、蛋、瘦肉等。同时，要保持大便通畅，便秘患者应吃富含纤维素的食物。

原发性肝癌终末期的最严重并发症是肝性脑病，什么是肝性脑病？如何护理？

答：（1）肝性脑病主要是以意识障碍为主的中枢神经功能紊乱。最根本的病因是急性、慢性肝功能障碍和（或）门-体分流，使从肠道来的毒性物质不能被肝脏解毒或清除，或通过侧支循环绕过肝脏直接进入体循环，透过血脑屏障到达脑组织而引起大脑功能紊乱。常在急慢性肝衰竭、肝硬化、自发或人为造成的门-体分流基础上发生，也可发生在原发性肝癌、妊娠急性脂肪肝、严重胆道感染的基础上。

（2）如患者出现行为异常、思维能力及计算力下降、多语及欣快等异常现象提示肝性脑病的前期症状，应尽早报告医师给予抗肝性脑病的综合治疗。针对已出现肝性脑病的患者，需加强护理，特别是行为异常患者，应该告知患者家属加强安全措施，预防意外发生。灌肠护理是肝性脑病很重要的一个治疗方法，目的是减少肠内毒物的生成和吸收。灌肠液应呈微弱酸性，如食醋加温开水或生理盐水、乳果糖等。忌用肥皂水，因氨在碱性环境中吸收增加。另外应控制饮食总能量和蛋白质，饮食应以碳水化合物、细粮和含纤维少的水果为主。

如何预防肝性脑病？

答：（1）预防并及时治疗消化道出血　预防门静脉高压症并上消化道出血最根本的办法是降低门静脉高压或治疗食管-胃底静脉曲张，一旦出现上消化道出血应及时给予止血，并及时清除胃肠道积血。

(2) 预防和控制各种感染　如肠道感染、原发性细菌性腹膜炎、坠积性肺炎、压力性损伤感染及败血症等，常是肝性脑病的重要诱因，应及时合理地给予抗感染治疗。

(3) 防治便秘　可酌情给予乳果糖、山梨醇、果导、番泻叶、大黄、硫酸镁等，也可给予开塞露塞肛，必要时给予清洁灌肠。

(4) 预防和纠正电解质及酸碱平衡紊乱。

(5) 慎用镇静药　禁用含硫、含氨药物，严禁大量放腹水，减少手术、创伤及利尿过多等，去除医源性因素。

(6) 进行健康教育　让患者熟悉易导致肝性脑病的诱发因素，尽可能避免各种诱因。

(7) 合理安排饮食　对于有肝硬化、曾发生过肝性脑病的患者避免高蛋白饮食。

(8) 指导患者家属注意观察患者性格及行为是否异常，以便早发现早治疗。

【护理查房总结】

随着介入放射学的迅速发展，肝动脉栓塞化疗对中晚期原发性肝癌患者的治疗效果已获得了肯定。该患者在肝癌切除术后行介入治疗期间，并发了肠梗阻，肝功能差，且有复发和转移的可能，再加上治疗药物的副作用以及产生的并发症，患者不仅受到疾病的折磨，其身心也承受了巨大的痛苦。因此，我们应强调以下几个方面的护理要点。

(1) 护理时除了按照介入治疗的常规护理进行护理以外，还要体现对患者的人性化关怀护理，加强对患者的心理护理，增强患者战胜疾病的信心，促进患者的康复。

(2) 加强临床观察，术前对患者进行系统全面的评估，做好充分的准备，术后严密观察，及时处理，积极有效地预防和治疗并发症。

（3）遵医嘱予保护肝脏、抗炎、营养支持、提高免疫力等综合治疗，提高疗效，减轻患者的痛苦。

（4）密切观察，积极预防和护理肝性脑病，并给予一系列的护理干预措施，缓解症状。

总之，充分做好晚期肝癌介入治疗患者心理护理以及术前、术后护理，可以有效地预防或者缓解并发症，对提高患者的治疗效果、减轻患者痛苦、延长患者生命具有重要的临床意义。

查房笔记

病例 4 • 胰腺癌

【病历汇报】

病情 患者女性，45 岁，因“胰腺癌术后 4 个月余”入院。患者于外院诊断为“胰腺癌并腹腔转移”并行剖腹探查＋大网膜结节活检＋胃空肠吻合术，术后病理结果回报为“胰腺高分化腺癌并腹腔转移”。术后行奥沙利铂＋吉西他滨（L-OHP＋GEM）化疗一周期及陀螺刀放射治疗十余次（具体剂量不详）。术后一直有腹痛、腹胀伴呕吐、嗳气。起病以来精神、饮食、睡眠差，体重减轻明显。为求进一步治疗转诊我院，以“胰腺癌术后化疗”收入肿瘤科治疗。患者一般情况差，予以保护胃黏膜、抑酸、营养支持及输血等对症支持治疗，完善相关检查，入院后第 5 天开始予以 GE 方案［吉西他滨（1.4g，d1、d8、d15、d22、d29、d36）＋厄洛替尼(0.1g,qd)］治疗。化疗第 4 天患者腹泻、呕吐明显，予双歧杆菌调节肠道菌群、蒙脱石散及洛哌丁胺口服止泻、昂丹司琼止呕治疗，并予口服补液盐纠正水、电解质失衡。入院后 18 天，患者体重减轻 4kg，考虑患者存在恶病质表现，予甲地孕酮 160mg 口服，1 次/日，延缓恶病质表现，加强营养支持治疗。入院后 42 天，患者解黑粪两次，粪便潜血试验示阳性，予以保护胃黏膜、止血治疗，禁食。患者术后一直诉腹痛、腹胀，入院前间断服用羟考酮缓释片，镇痛效果不佳。入院时采用数字疼痛评分法评分为 6 分。患者无“高血压”“糖尿病”等疾病史，否认“肝炎”“结核”等传染病接触史，无家族遗传性疾病。

护理体查 T 38.2℃，P 98 次/分，BP 100/68mmHg，R 23 次/分。KPS 评分 70 分，身高 152cm，体重 37kg，体表面积 1.36m^2。神清合作，自主体位，慢性病容，全身皮肤轻度黄染，巩膜中度黄染。双侧瞳孔等大等圆，对光反射灵敏。颈部无抵抗，左颈部胸锁乳突肌内侧可触及一蚕豆大小肿块，质硬，可推动，无压痛，呼吸规则，双肺呼吸音正常，无啰音及哮鸣音，心律齐，心音正常，脊柱、外生殖器正常，浅反射及腱反射正常，双下肢无水肿，病理征阴性。

专科检查 腹平软，腹部可见一纵向手术瘢痕，长约10cm，未见胃肠型及蠕动波，腹壁静脉无曲张。左侧上腹部可扪及大小约2cm×2cm质硬肿物，可移动，无触痛，左侧腹部、右下腹压痛（＋），反跳痛（±）。肝脏剑突下2横指可及，肋下未及，脾脏肋下未及。左侧腹部距白线约10cm，叩诊呈实音，右侧腹部叩诊呈鼓音，肠鸣音4次/分。

辅助检查 腹部CT示胰腺癌术后改变，十二指肠降段与水平段交界处肠壁增厚，考虑复发并累及肠系膜血管及邻近肠管，肝右叶低密度灶，性质待定，转移性可能性大，胆囊炎，腹水。实验室检查，白细胞计数3.5×10^9/L，白蛋白28.9g/L，血尿素氮1.0mmol/L，血肌酐43.3g/L，血尿酸114.3μmol/L。腹水常规黄色、浑浊、李凡他试验（＋），细胞总数2.52×10^9/L，单个核细胞80%，腹水生化未见明显异常。CA19-9＞1000U/mL，CEA 24.48ng/mL，CA125 144.15kU/L，CA242＞200kU/L。

入院诊断 胰腺癌术后化疗及陀螺刀治疗后；胃空肠吻合术后；中度贫血；肝转移癌；胆囊炎；低蛋白血症。

主要的护理问题 营养失调（低于机体需要量）；体温过高；潜在的并发症（出血）；疼痛；有皮肤完整性受损的危险；有体液不足的危险；睡眠形态紊乱；焦虑、恐惧；腹泻；活动无耐力。

目前主要的治疗措施 完善腹部B超、CT及相关检查；化学药物治疗（吉西他滨1.4g，d1、d8、d15、d22、d29、d36）；分子靶向治疗（厄洛替尼0.1g、qd）；对症治疗（止泻，止呕，保护胃黏膜，抑酸，改善贫血，维持水、电解质、酸碱平衡等）；营养支持治疗（肠外营养补充）；羟考酮缓释片止痛。

护士长提问

何谓胰腺癌？胰腺癌发病的相关因素有哪些？

答：胰腺癌是一种发生于胰腺的恶性肿瘤。其恶性程度很高，发病率在国内外均呈上升趋势。肿瘤可发生在胰腺的任何位置，胰头癌占 2/3，胰体尾部占 1/3，全胰癌少见。

胰腺癌的确切病原仍不十分清楚，发病的相关因素有以下几种。①吸烟、饮酒：吸烟、饮酒者发生胰腺癌的概率是非吸烟、饮酒者的 1.5～2 倍，男性多于女性，好发于 40 岁以上的中老年人。②饮食因素：经常食用高脂肪、高蛋白质的饮食可增加胰腺细胞更新和对致癌物质的敏感性。③患有糖尿病、胆结石、慢性胰腺炎的患者发病率高于正常人。④遗传病家族史。

胰腺癌的临床表现有哪些？

答：(1) 腹痛　为胰腺癌最常见的首发症状。早期由于胰管或胆管部分梗阻，造成胰管及胆管压力增高，出现持续且进行性加重的上腹部钝痛、胀痛，可放射至腰背部；晚期疼痛症状加剧。一般镇痛药无法缓解。

(2) 黄疸　是胰头癌的突出表现，胰腺癌患者的黄疸属梗阻性黄疸，由癌肿阻塞或压迫胆总管下端所致。黄疸呈进行性加重，伴皮肤瘙痒、茶色尿，大便可呈陶土色。

(3) 消化道症状　由于胰液和胆汁排出受阻，患者常有食欲缺乏、上腹饱胀、消化不良、便秘或腹泻；部分患者可有恶心呕吐。晚期癌肿侵及十二指肠可出现上消化道梗阻或消化道出血。

(4) 消瘦　由于摄食减少、消化吸收障碍、严重疼痛影响睡眠及癌肿消耗，患者在短时期内即可出现明显的消瘦和乏力，同时伴有贫血、低蛋白血症等营养不良症状。

(5) 发热　临床可表现为低热、高热、间歇热或不规则热等。发热原因与癌细胞本身释放的致热原或继发性胆道感染有关。

(6) 神经症状　部分患者可有焦虑、个性改变等表现。

(7) 其他　晚期患者可有腹水或远处转移症状。若胰腺癌发生纵隔转移可出现胸痛、咳嗽、咯血、呼吸困难等。

胰腺癌的常见辅助检查有哪些？

答：(1) 实验室检查

① 生化检查：胰腺癌早期可出现血、尿淀粉酶的升高；空腹血糖升高、糖耐量试验阳性；黄疸时，血清胆红素升高；胆道梗阻严重时，可导致肝功能损坏，出现血清碱性磷酸酶、谷草转氨酶、谷丙转氨酶的升高。

② 肿瘤标志物：癌胚抗原（CEA）、消化道相关抗原（CA19-9）、CA125 等出现升高，但是缺乏特异性，不能作为诊断的依据，但是有提示疾病预后和复发的参考价值。

（2）影像学检查　包括 B 超、CT、PCT、经内镜逆行胰胆管造影（EPCP）、经皮肝胆管穿刺造影（PTC），其中 B 超和 CT 是诊断胰腺癌常用的影像学检查。

胰腺癌的预后怎样？如何提高胰腺癌的早期诊断率？

答：（1）早期胰腺癌由于缺乏典型的临床表现，待明确诊断时往往已属晚期，且大多数胰腺癌患者在早期即已出现周围组织的浸润和远处转移，手术切除率低，在恶性肿瘤中预后被公认是最差的。自然病程的中位生存期为4～6 个月，而根治性手术后的 5 年生存率也在 10%左右。

（2）虽然目前有多种胰腺癌的诊断方法，但早期诊断率仍然是个难题。对下列高危人群的重点检查是目前较为可行的方法：①40 岁以上；②有胰腺癌家族史；③原因不明的上腹部及腰背部疼痛；④无家族史、无肥胖突发的糖尿病患者；⑤慢性胰腺炎患者。

胰腺癌的治疗原则是什么？

答：（1）手术治疗　首选治疗方法为手术切除，但因多数发现时已为晚期而切除率低，为 5%～15%。

（2）放射治疗　对于手术不能切除的病例，采用放疗＋化疗可以提高胰腺癌的疗效，明显延长患者生存期，改善患者的生存质量。

（3）化学治疗　全身化疗既可作为胰腺癌的辅助治疗，也可作为局部晚期不能切除或有转移病变胰腺癌的主要治疗，可作为胰腺癌的新辅助治疗，也可作为术后复发的姑息治疗。对于不能切除的转移性胰腺癌，吉西他滨（GEM）已经成为晚期胰腺癌治疗的“金标准”。

（4）靶向治疗　吉西他滨联合厄洛替尼治疗使胰腺癌患者生存期延长。

（5）肿瘤免疫疗法　主要包括肿瘤疫苗、细胞因子疗法、过继免疫疗法和免疫检查点阻断法，其中免疫检查点阻断法因其显著的疗效而最受关注。免疫系统可以识别已经基因突变的肿瘤细胞和外源性异物，通过一系列的免疫反应达到清除肿瘤细胞和异物的作用。

胰腺癌治疗有什么新进展？

答：胰腺癌是恶性程度最高的消化系统肿瘤，免疫治疗在胰腺癌领域的研究取得较大进展。目前对免疫检查点的研究主要集中在细胞毒T淋巴细胞抗原4（CTLA-4）及程序性细胞死亡分子1（PD-1）、程序性死亡蛋白配体1（PD-L1）等分子的研究。已有大量疫苗应用于胰腺癌，其中取得较好效果的有全肿瘤疫苗、端粒酶多肽疫苗等。T细胞也可以控制胰腺癌的进展，但未来应用于临床还有待进一步深入研究。

胰腺癌免疫治疗用药过程中有哪些观察要点？

答：免疫治疗患者，注意观察有无发热、皮疹及腹泻等反应，定期检测甲状腺功能。密切观察有无胸闷、气促等不适，不适随诊。

胰腺癌常见的联合化疗方案有哪些？

答：常见的联合化疗方案见表3-3。

表3-3　胰腺癌常用的联合化疗方案

方案	药名	剂量	途径	时间	周期
GEM	吉西他滨（GEM）	1.0g/m²	静滴	第1、8、15、22、29、36日	8周为1周期
GF方案	吉西他滨（GEM）	800～1000mg/m²	静滴（30min）	第1、8日	21日为1周期
	5-FU	2500mg/m²	civ	120h	

续表

方案	药名	剂量	途径	时间	周期
GE方案	GEM	800～1000mg/m^2	静滴(30min)	第1、8、15日	28日为1周期
	厄洛替尼	100mg	po	qd	
GEM＋卡培他滨	GEM	1.0g/m^2	静滴	第1、8日	21日为1周期
	卡培他滨	1.5g	po	bid×14天	
白蛋白紫杉醇＋吉西他滨	GEM	1.0g/m^2	静滴(30min)	第1、8、15日	28日为1周期
	白蛋白紫杉醇	125mg/m^2	静滴	第1、8、15日	
奥沙利铂＋亚叶酸钙＋伊利替康＋5-FU	奥沙利铂	85mg/m^2	静滴	第1日	14日为1周期
	亚叶酸钙	400mg/m^2	静滴	第1日	
	伊利替康	150mg/m^2	静滴	第1日	
	5-FU	2.4g/m^2	静滴	46h	

晚期胰腺癌的解救治疗有哪些？

答：(1) 有梗阻和黄疸者采用放置支架、激光手术、光动力治疗、放射治疗等可以解除梗阻性黄疸。

(2) 对于营养不良者及时给予肠道内或肠道外营养。

(3) 严重疼痛者可联合放疗与阿片类药物止痛，必要时给予腹腔神经丛阻滞治疗。

(4) 肿瘤活动性出血可考虑姑息性手术或放疗。

胰腺癌患者使用吉西他滨治疗的主要不良反应有哪些？应如何护理？

答：(1) 吉西他滨的主要不良反应有骨髓抑制及皮疹，此外还多见肝肾功能损害、胃肠道反应、乏力、流感综合征、周围性或面部水肿、过敏反应等。

（2）护理措施

① 骨髓抑制的护理：白细胞＜3×10^9/L，血小板＜80×10^9/L时，按医嘱停用化疗。白细胞≤1×10^9/L时，容易发生严重感染，应给予保护性隔离，限制探视人员，室内定时进行空气消毒及通风。严重血小板减少者应绝对卧床休息及使用软毛牙刷，避免局部碰撞、情绪激动和剧烈活动；观察患者有无牙龈出血、鼻出血、瘀斑、血尿及便血等症状。

② 指导患者化疗期间不要食用刺激性食物，不要搔抓皮肤，皮肤瘙痒时局部涂以炉甘石洗剂。

③ 静脉滴注时间一般限制在30～60min，超过60min会导致不良反应加重。

④ 已配制的GEM不可冷藏，以防结晶析出。

什么是厄洛替尼？其不良反应有哪些？服用的注意事项有哪些？

答：厄洛替尼是一种分子靶向治疗药物，它与传统的化疗药物有很大的不同，可特异性地针对肿瘤细胞，而不是作用于正常组织细胞。厄洛替尼的抗肿瘤作用机制是抑制表皮生长因子受体（EGFR）的酪氨酸激酶胞内磷酸化，从而抑制肿瘤的形成和生长。

厄洛替尼的不良反应主要为皮疹和腹泻，此外还多见流感样症状、食欲减低、疲劳、恶心、口腔炎、瘙痒、皮肤干燥、结膜炎、角膜炎、腹痛等。

嘱患者定时服药，至少在进食前1h或进食后2h服用。

什么是癌性发热？患者出现癌性发热的原因有哪些？

答：癌性发热是指癌症患者在排除感染、抗生素治疗无效的情况下出现的直接与癌症有关的非感染性发热和患者在肿瘤发展过程中因治疗而引起的发热。

其原因主要有以下几种。

① 恶性肿瘤生长迅速，组织相对缺血缺氧而坏死。

② 治疗引起肿瘤细胞大量破坏，释放肿瘤坏死因子（TNF），导致机体发热。

③ 恶性肿瘤细胞本身可能产生内源性致热原，如肿瘤内白细胞浸润引起炎症反应，恶性肿瘤细胞内释放抗原物质引起免疫反应致发热。

④ 肿瘤细胞分泌一些活性物质，如肝癌细胞产生甲胎蛋白，以及许多肿瘤细胞能产生异位激素等，都对机体产生各种不同的反应。

⑤ 在肿瘤治疗的放疗、化疗中应用干扰素、白介素-2、肿瘤坏死因子、集落刺激因子、肿瘤疫苗等制剂也可引起发热。

癌性发热有什么特点？

答：（1）发热时间或短或长，有的可达数月之久，可呈间歇性。

（2）常为不规则热或弛张热，少数呈稽留热。

（3）发热时患者全身症状不明显。

（4）抗感染治疗无效，对解热镇痛药、激素类药反应较好。

（5）单纯的癌性发热，外周血象中白细胞计数及中性粒细胞比值大多正常。

（6）癌性发热患者多不伴有畏寒或寒战，表现为中低度发热，以下午或夜间发热为主。

该患者发热属于哪种类型的发热？应如何护理？

答：（1）该患者反复出现发热，未伴有白细胞升高和血沉加快，发热时使用尼美舒利片口服后体温下降，属于癌性发热。

（2）护理措施

① 降低体温：癌性发热是机体分解代谢大于合成代谢所致，所以常用的降温方法往往达不到理想的疗效而仅作为辅助方法。常采用温水擦浴、乙醇擦浴或冰敷等物理降温方式，及解热镇痛类或激素类药物达到降温目的。

② 心理护理：正确评估发热时患者的心理状态，向患者介绍

肿瘤发热的机制、诱发因素和临床表现以配合医师治疗，缓解其紧张情绪。经常巡视患者，给予精神安慰，解除不适，满足患者的需要。

③ 加强基础护理，增强患者舒适度：保持病室整洁，定期开窗通风，注意保暖，切勿受凉；高热时绝对卧床休息；做好口腔护理，防止口腔感染；保持皮肤的清洁，及时更换汗湿衣服及床单。

④ 加强病情观察，观察体温、呼吸、脉搏、血压、伴随症状、治疗效果，观察饮水量、尿量及体重的变化。

⑤ 做好饮食护理，补充营养和水分，维持水、电解质平衡，鼓励患者多饮水，以每天3000mL为宜。

为什么患者会出现皮肤、巩膜黄染及皮肤瘙痒？应如何护理？

答：(1) 患者出现皮肤、巩膜黄染是由于胰腺肿瘤压迫胆道引起胆汁排泄受阻，胆汁中的胆红素反流入血，使血清中结合胆红素浓度升高导致的。皮肤瘙痒是由于胆汁中的胆盐成分刺激感觉神经末梢而使患者感到周身皮肤瘙痒。

(2) 患者出现皮肤瘙痒时，应加强皮肤护理。每天用温水擦浴1～2次，水温不可过高，擦浴后涂上止痒剂；擦浴时不能使用肥皂等清洁剂进行清洁；出现瘙痒时，可用手轻轻地拍打，切忌用手抓挠，及时修剪指甲，避免引起皮肤破损；瘙痒难忍影响睡眠时，按医嘱予以镇静催眠药物。

该患者长期呕吐，常见的护理问题有哪些？

答：(1) 有体液不足的危险　与大量呕吐导致失水有关。

(2) 活动无耐力　与频繁呕吐导致失水、电解质丢失有关。

(3) 焦虑　与频繁呕吐、不能进食、担心预后有关。

该患者有体液不足的危险，应如何护理？

答：(1) 失水征象监测

① 生命体征：定时测量和记录生命体征直至稳定。血容量不足时可出现心率加快、呼吸急促、血压降低（特别是直立性低血

压）。持续性呕吐致大量胃液丢失而发生代谢性碱中毒时，患者呼吸变浅、变慢。

② 准确测量和记录每天的出入量、尿比重、体重。

③ 观察患者有无失水征象，依失水程度不同，患者可出现软弱无力、口渴、皮肤黏膜干燥和弹性减低，尿量减少，尿比重增高，并可有烦躁、神志不清甚至昏迷等表现。

④ 动态观察实验室检查结果，如血清电解质、酸碱平衡状态。

（2）呕吐的观察与处理　观察患者呕吐的特点，记录呕吐的次数，呕吐物的性质和量、颜色、气味。遵医嘱使用镇吐药及其他治疗，减轻患者呕吐，促使患者逐步恢复正常体力和饮食。

（3）积极补充水分和电解质　口服补液时，应少量多次饮用，以免引起恶心呕吐。剧烈呕吐不能进食或严重水、电解质失衡时，主要通过静脉输液给予纠正。

该患者出现活动无耐力，应如何护理？

答：（1）生活护理　协助患者进行日常生活活动。患者呕吐时应帮助其坐起或侧卧，头偏向一侧，以免误吸。吐毕给予漱口，更换污染衣物、被褥，开窗通风以去除异味。

（2）安全的护理　告知患者突然起身可能出现头晕、心悸等不适。多卧床休息，指导患者改变体位时动作缓慢，以免发生直立性低血压。

该患者频繁呕吐引起焦虑，应如何护理？

答：（1）心理疏导　耐心解答患者及家属提出的问题，消除其紧张情绪，特别是呕吐与精神因素有关的患者，情绪稳定有利于缓解症状，必要时使用镇静药。

（2）应用放松技术　常用深呼吸（用鼻吸气，然后张口慢慢呼气，反复进行）、交谈、听音乐等方法转移患者的注意力，减少呕吐的发生。

该患者腹泻，应采取哪些护理措施？

答：患者化疗后第 4 天出现腹泻加重，考虑是服用厄洛替尼引起的药物不良反应，密切观察病情变化，采取以下护理措施。

(1) 用药护理　遵医嘱给予止泻药物，口服补盐液或静脉输液，防止水和电解质紊乱。

(2) 嘱患者卧床休息，减少肠蠕动，注意腹部保暖，及时给予患者便器，消除焦虑不安的情绪，使之达到身心充分休息的目的。

(3) 膳食调理　鼓励患者多饮水，酌情给予清淡的流质或半流质食物，避免油腻、辛辣、高纤维食物。严重腹泻时暂禁食，结合病情，该患者需禁食。

(4) 保持皮肤完整性，做好基础护理；排便频繁时，因粪便的刺激可使肛周皮肤损伤，引起糜烂及感染；排便后应用温水清洗肛周，保持清洁干燥，涂无菌凡士林或抗生素软膏以保护肛周皮肤。

(5) 密切观察病情，记录排便的性质、次数等，必要时遵医嘱留标本送检，注意生命体征的变化，注意观察患者有无水、电解质、酸碱失衡的临床表现。

(6) 心理支持　粪便异味及沾污的衣裤、床单、被套、便器等均会给患者带来不适，因此要协助患者更换衣裤、床单、被套等，使患者感到舒适。

该患者解黑粪两次，大便潜血试验示阳性，应如何进行病情监测和护理指导？

答：(1) 病情监测

① 监测生命体征，必要时进行心电监护。

② 精神和意识状态：有无精神疲倦、烦躁不安、嗜睡、表情淡漠、意识不清甚至昏迷。

③ 观察皮肤和甲床色泽，肢体温暖还是湿冷。

④ 准确记录出入量，疑有休克时留置导尿管，测每小时尿量，应保持尿量＞30mL/h。

⑤ 观察呕吐物和粪便的性质、颜色和量。

⑥ 定期复查血常规、大便潜血，以了解贫血程度、出血是否停止。

⑦ 监测血清电解质的变化，应及时补充电解质并维持水、电

解质、酸碱平衡。

（2）护理指导

① 休息和活动：精神上的安静和减少身体活动有利于出血停止。患者应卧床休息，注意保暖，治疗和护理工作应有计划集中进行，以保证患者的休息和睡眠。

② 安全的护理：患者常因有便意而上厕所，在排便时或便后起立时晕厥。指导患者坐起、站起时动作缓慢；出现头晕、心慌、出汗时立即卧床休息并告知护士；必要时改为在床上排泄；多加巡视，用床挡加以保护。

③ 生活护理：排便次数多的患者应特别注意肛周皮肤清洁和保护。

④ 饮食护理：急性大出血患者应禁食。少量出血、无呕吐者，可进食温凉、清淡流质。出血停止后改为营养丰富、易消化、无刺激性、半流质软食，少食多餐，逐步过渡到正常饮食。

如何做好潜血试验饮食的宣教？

答：试验前 3 天起，禁止使用易造成潜血试验假阳性结果的食物，如肉类、肝类、动物血、含铁丰富的药物或食物、绿色蔬菜等。可进食牛奶、豆制品、土豆、白菜、米饭、面条、馒头等，第 4 天开始留取粪便做潜血试验。

患者出现上消化道大出血的急救措施有哪些？

答：（1）体位护理、保持呼吸道通畅　大出血时患者应绝对卧床休息，呕吐时头偏向一侧；必要时用负压吸引器清除气道的分泌物、血液或呕吐物，给予吸氧。

（2）治疗护理　立即建立静脉通道，迅速备血，遵医嘱实施输液、输血和各项止血治疗，准备好急救用品、药物。

（3）饮食护理　大出血伴恶心呕吐者应禁食。

（4）心理护理　抢救的同时要关心、安慰患者，稳定患者的情绪。

（5）严密观察患者生命体征及神志、尿量、大便、呕吐物，行心电监护，做好记录。

该患者腹水，应采取哪些护理措施？

答：(1) 休息和体位　嘱患者多卧床休息，卧床时尽量去枕平卧位；可抬高下肢以减轻水肿；大量腹水者卧床可取半卧位。

(2) 避免腹内压骤增　告知患者避免使腹内压突然剧增的常见因素，如剧烈咳嗽、打喷嚏、用力排便等。

(3) 限制水、钠摄入量　进水量限制在每日1000mL左右，钠限制在每日500～800mg（氯化钠1.2～2.0g）。

(4) 用药护理　遵医嘱使用利尿药时应特别注意水、电解质和酸碱失衡，利尿速度不宜过快，以每日体重减轻不超过0.5kg为宜。

(5) 病情监测　准确记录出入水量，测量腹围、体重，并教会患者正确的测量和记录方法。

(6) 协助医师进行腹腔穿刺放腹水，每次量<500mL为宜。

(7) 遵医嘱输注白蛋白、血浆。

患者PICC置管术后出现穿刺点持续少量渗液，可能的原因有哪些？应采取哪些护理措施进行干预？该患者考虑是什么原因？

答：(1) 渗出液一般呈微黄色或无色，渗液可能的原因有以下几种。

① 疾病因素：晚期肿瘤患者，白蛋白降低，血浆外渗，周围组织水肿，同时皮下脂肪少，组织松弛，置管后周围组织包裹不严，组织液从穿刺点渗出。

② 穿刺过程中的组织或淋巴管损伤。

③ 穿刺点局部反应：穿刺点局部感染或皮肤过敏也可导致穿刺点渗液。

④ 导管破裂：血管内靠近穿刺点处的导管破裂可导致穿刺点渗液，输液时尤为明显。

⑤ 纤维蛋白鞘形成。

(2) 护理干预　遵医嘱输入血浆、人血白蛋白治疗，并增加全身营养；鼓励患者抬高肢体并多做握拳动作；通过压迫处理并加强换药，改用无菌纱布换药，1次/日，渗液较多者还可以用弹性绷带加压包扎；考虑局部组织变态反应导致组织渗液，换药时在局部涂上抗过敏软膏，并遵医嘱服用抗过敏药物；发现导管有破裂口，及时修剪导管破裂处并更换连接器；正确行PICC冲封管。

该患者消瘦，皮下脂肪少，白蛋白为29.8g/L，其置管过程顺利，穿刺一次成功，考虑患者穿刺点渗液与患者本身疾病因素有关，遵医嘱输入血浆、人血白蛋白治疗，并增加全身营养，鼓励患者抬高肢体并多做握拳动作，7天后渗液明显减少，14天后穿刺点未见渗液。

为什么予该患者服用甲地孕酮？

答：甲地孕酮为高效黄体激素，除与雌激素配伍用作口服避孕药外，单独使用作为速效避孕药。甲地孕酮对3T3-L1成纤维细胞有促进分化作用，使前脂肪细胞转变为脂肪细胞。体重增加为常见不良反应，是由于体内脂肪和细胞体积增加所致，而不一定伴有液体潴留。对于晚期癌症恶病质及体重下降患者，这种副作用常是有益的。服用甲地孕酮能提高食欲，增加体重，有效改善该患者的厌食及恶病质，从而提高癌症患者的生活质量。

恶病质有何临床表现？

答：恶病质的临床表现为皮肤黏膜苍白、脸庞消瘦、皮肤松弛、肌肉严重萎缩、皮下脂肪显著减少、厌食、进行性体重下降、贫血、低蛋白血症等，有时水肿可能掩盖这一体征。该患者进行性体重下降、贫血、低蛋白血症，呈恶病质表现。

如何做好该患者的疼痛护理？

答：患者术后腹痛是由于肿瘤压迫和浸润周围组织引起的癌痛。入院前曾无规律服用羟考酮缓释片，止痛效果控制不佳，严重影响患者的情绪、睡眠等。疼痛的护理措施如下。

（1）入院后对患者全面进行评估及疼痛评分。

（2）重新对患者进行阿片类药物剂量的滴定，在滴定过程中密切观察阿片类药物的不良反应，准确、及时进行疼痛评分。

（3）健康教育　患者对癌痛存在误区，害怕阿片类药物成瘾，担心药物的不良反应而没有按时服药。护士对此应重点加强对患者及家属关于疼痛知识的健康教育：①告知患者和家属阿片类药物只有按时给药才能有效控制疼痛；②阿片类药物导致成瘾非常罕见，长期及重复用药仍然有效；③告知患者服用阿片类药物的不良反应及预防、应对措施；④告知患者不可擅自停药或增减用药量及频次；⑤指导患者正确使用疼痛评估工具进行疼痛评分。

（4）采用非药物治疗　安慰患者，解释病情，予以心理支持；协助患者卧床休息和选择舒适体位；运用多种方法分散注意力，如听音乐、看电视等；根据病情使用物理疗法，如冷敷、热敷、理疗、针灸、按摩等。

（5）患者出院后定期进行随访，加强患者出院期间的用药指导，提高患者服用止痛药物的依从性，减轻疼痛，提高生活质量。

【护理查房总结】

胰腺癌起病隐袭，较少有特异性症状和体征，病程短、进展快、病死率高，中位生存期为6个月左右。该患者术后及化疗期间呕吐、腹泻明显，出现肿瘤恶病质表现及消化道出血，针对该患者的病情我们要熟悉胰腺癌患者的治疗计划，在胰腺癌患者化疗期间，我们要特别注意以下几点。

（1）要密切观察化疗药物的不良反应，并做好相应的护理，使用免疫治疗患者，首次用药注意选用专用的输液器，控制输液速度（首次控制在1h左右，以后可根据情况加快至30min至1h，如遇特殊情况，从药物配制至输注完毕不得超过4h），注意观察有无不良反应。

（2）落实基础护理，特别是伴有黄疸、腹泻、呕吐的患者，应落实好皮肤护理、口腔护理，提高患者的舒适度。

（3）根据患者病情做好饮食护理，改善患者营养不良，延缓恶病质的进展。

（4）严格无菌操作，定期做好 PICC 的维护，防止 PICC 并发症。

（5）密切监测病情，提高临床护理观察意识，特别是对伴有消化道出血的患者，及时发现病情变化，及时处理。

（6）加强顽固性癌痛的管理，提高患者的生活质量。

（7）体现人文关怀，使患者获得家庭、社会的心理支持。

查房笔记

第四章　泌尿和男性生殖系统肿瘤

病例1・肾癌

【病历汇报】

病情　患者女性，72岁，肾动脉栓塞治疗后行右侧保留肾单位手术（NSS）术后2年。因发热、右胸痛、咳嗽、咳痰2周，门诊胸部CT提示右胸壁转移性肿瘤可能性，约为7.70cm×3.74cm。为控制病情发展，提高患者生活质量，收入肿瘤科进行免疫治疗，使用药物白介素-2，剂量为1800IU，皮下注射。治疗方案：1800IU溶于1.2mL注射用水中，抽取0.6mL即900IU，皮下注射，每12h 1次，周六、周日除外，1个疗程为4周。患者在治疗过程中出现高热、疲乏、双下肢水肿等严重副作用且难以耐受。遵医嘱调整治疗方案：每周一、周二900IU，每12h 1次，周三～周五900IU，1次/天。1个疗程结束后休息1周，之后继续第2个疗程。经2个疗程治疗，患者病情得到控制，临床影像学检查显示转移灶明显缩小。既往体健，吸烟20年，每天约10支。否认肝炎、结核等传染病病史，有高血压病史，否认冠心病及糖尿病病史，否认药物过敏史、外伤史、输血史，预防接种史不详。

护理体查　T 36.2℃，P 76次/分，R 20次/分，BP 144/87mmHg。体重61kg，神志清楚，查体合作，自主体位，心、肺检查无明显异常。腹部平软，有陈旧性瘢痕，无压痛及反跳痛，肝、脾肋下未及，肠鸣音正常，双肾区无隆起及叩击痛，双输尿管行程区无压痛，耻骨上膀胱区无充盈及叩击痛。双下肢轻度水肿。

辅助检查　胸部CT示右胸壁转移性肿瘤可能性，约为7.70cm×3.74cm；双肾SPECT示左肾血流灌注正常；双肾功能轻度受损；GFR值，左侧36.9mL/min，右侧50.3mL/min；左侧尿路排泄基本通畅，右侧尿路排泄稍延缓；实验室检查，白细胞13.1×10^9/L，红细胞计数2.72×10^9/L，中性粒细胞计数9.6×10^9/L，血红蛋白85g/L，中性粒细胞77.6%，钾3.58mmol/L，钠138.4mmol/L，磷2.05mmol/L，尿素7.00mmol/L，肌酐321.6μmol/L；尿常规检查提示红细胞10个/HP。

入院诊断 右肾癌（T3N1M1期）术后。

主要的护理问题 焦虑；排尿异常；营养失调（低于机体需要量）；体温过高；有感染的危险；癌因性疲乏；知识缺乏（化疗知识、出院后的自我护理等）。

目前主要的治疗措施 完善相关检查，如血尿粪三大常规、肝肾功能、电解质、CT等；实施免疫治疗为主的综合治疗方案；合理用药，避免使用肾毒性药物，维持水、电解质、酸碱平衡；密切观察用药后的不良反应，给予相应的处理；定期复查相关特异性检查项目，如血常规、肝肾功能等。

护士长提问

肾脏的解剖位置与结构特点有哪些？

答：肾脏为成对的器官，位于腹膜后脊柱两侧，上极平第12胸椎体上缘，下极在第2、第3腰椎，右肾较左肾位置偏低。宽约5cm，厚约4cm，各重120～135g。肾实质分为两部，即肾皮质和肾髓质。肾皮质位于肾实质的表面，占1/3，主要由肾小体和肾小管构成；肾实质内层为髓质，占2/3，主要由15～20个肾锥体构成。肾脏集合部分由肾小盏、肾大盏和肾盂组成。

肾癌常见的临床表现有哪些？

答：肾癌也被称为肾细胞癌、肾腺癌，是最常见的肾实质恶性肿瘤。肾癌的主要临床表现为血尿、腰痛、腹部肿块、副瘤综合征和肾癌转移症状等，由于肾脏位置深，肾癌早期往往缺乏典型症状和体征，随着肿瘤的进展，临床表现多样。

什么是"肾癌三联征"？

答：血尿、腰痛、腹部肿块这三者被称为"肾癌三联征"。但实际上，由于肾脏在体内的解剖定位较为隐蔽，周围有多种器官和组织的保护，常难以发现其早期的症状，一旦出现上述三个临床表现中的一个，往往就已经进入晚期，很少有三个症状同时出现的病例。近年来，由于超声检查的普及以及人们对健康查体的重视，早期肾癌的发现率明显增加，往往是在没有任何临床征象的时候发现肾脏占位性病变而确诊。

什么是副瘤综合征？有什么临床表现？

答：肾癌的副瘤综合征是肾癌临床表现之一的肾外症状，是由肾癌原发病灶或转移灶产物包括异位激素的产生而引起的异常免疫反应，包括交叉免疫、自身免疫和免疫复合物沉着等，或者是其他不明原因导致的内分泌、神经、消化、血液、骨关节及皮肤等系统发生病变，出现相应的临床症候群，既往称为"肾癌的肾外表现"。副瘤综合征的主要临床表现为高血压、贫血、体重减轻、恶病质、发热、红细胞增多症、肝功能异常、高钙血症、高血糖、血沉增快、神经肌肉病变、淀粉样变性、溢乳、凝血机制异常等。2%～3%的病例出现精索静脉曲张或腹壁静脉扩张。

该患者肾癌术后CT检查示右胸壁转移性肿瘤的可能性，请问肾癌的扩散和转移途径有哪些？

答：肾癌可通过直接浸润、淋巴和血行三种途径转移。肺和骨是常见的转移部位。

（1）肾癌直接浸润　肾癌逐渐长大，穿破肿瘤包膜朝四周扩散，向内侵及肾盂，向外突破肾包膜，侵及肾周脂肪和筋膜，蔓延到邻近组织如结肠、肾上腺、肝、脾及横膈等。

（2）肾癌淋巴途径　据统计15%～30%的肾癌可经淋巴途径转移。左侧转移到肾蒂、主动脉前和左外侧淋巴结；右侧累及肾门附近、下腔静脉前淋巴结、主动脉和下腔静脉间淋巴结。

（3）肾癌血行转移　是肾癌重要的转移途径，癌细胞侵犯静脉，从毛细血管、肾内静脉至肾静脉，在静脉内形成瘤栓，可进一步伸入下腔静脉到达右心房，并向肺、骨和其他脏器引起广泛的血行转移。

诊断肾癌常用的辅助检查项目有哪些？

答：肾癌的临床诊断主要依靠影像学检查，确诊则需病理学检查。

（1）实验检查项目　血尿素氮、血肌酐、肝功能、全血细胞计数、血红蛋白、血钙、血糖、血沉、碱性磷酸酶和乳酸脱氢酶等。

（2）影像学检查项目　腹部B超及CT扫描是最常用的检查方法，它使少数无症状患者得以早期发现。另外，腹部MRI也是近年来应用较多的检查，通过B超、CT或MRI可了解肾肿瘤大小、位置、局部蔓延、淋巴结及血管受侵情况。静脉尿路造影有助于了解双侧肾功能及肾盂、输尿管、膀胱情况，对治疗有参考价值。

（3）X线检查

① 尿路平片：在平片上可见患者患侧肾影不规则增大，腰大肌影模糊，有10%肾癌肿块内或肿块周围可见钙化。

② 肾盂造影：静脉肾盂造影或逆行肾盂造影是诊断肾脏肿瘤的最基本方法。

③ 腹主-肾动脉造影：是肾肿瘤早期诊断及定性诊断的一项重要手段。

④ 下腔静脉造影：5%～15%肾癌的静脉内有瘤栓，造影可了解下腔静脉、肾静脉内有无瘤栓，下腔静脉是否受到肿瘤压迫和有无浸润等改变。

该患者的临床分期是T3N1M1，肾癌是如何进行分期的？

答：临床上采用的是肾癌AJCC第八版的TNM分期，如表4-1、表4-2所示。

表 4-1 肾癌 AJCC 第八版的 TNM 分期标准

分期	T	N	M
Ⅰ	T1	N0	M0
Ⅱ	T2	N0	M0
Ⅲ	T1	N1	M0
Ⅲ	T2	N1	M0
Ⅲ	T3	N0	M0
Ⅲ	T3	N1	M0
Ⅳ	T4	任何 N	M0
Ⅳ	任何 T	任何 N	M1

表 4-2 肾癌 AJCC 第八版分期中 TNM 的定义

T 代表原发肿瘤	
Tx	原发肿瘤无法评估
T0	无原发肿瘤证据
T1	肿瘤最大径≤7cm,局限于肾脏
T1a	肿瘤最大径≤4cm,局限于肾脏
T1b	4cm<肿瘤最大径≤7cm,局限于肾脏
T2	最大径>7cm,局限于肾脏
T2a	7cm<肿瘤最大径≤10cm,局限于肾脏
T2b	最大径>10cm,局限于肾脏
T3	肿瘤侵犯主要静脉,或者肾周软组织,但是未侵及同侧的肾上腺和未超出Gerota's 筋膜
T3a	肿瘤侵犯肾静脉或其主要分支,或侵及肾盂,或肾周和(或)肾窦脂肪组织,但未超出 Gerota's 筋膜
T3b	肿瘤延伸至横隔以下腔静脉
T3c	肿瘤延伸至横隔以上腔静脉,或侵犯腔静脉壁
T4	肿瘤已超出肾筋膜(Gerota's 筋膜)
N 代表区域淋巴结	
Nx	区域淋巴结无法评估
N0	无区域淋巴结转移
N1	区域淋巴结转移

续表

M　代表远处转移	
M0	无远处转移
M1	有远处转移

肾癌的治疗方法有哪些?

答：(1) 早期行根治性肾切除术。

(2) 术前行肾动脉栓塞术，可减少术中出血及防止癌瘤于术中扩散。

(3) 双侧肾癌、孤立肾癌以及对侧肾功能不好者，应行保留肾单位手术（NSS)，如部分肾切除亦可将肿瘤剜出。

(4) 下腔静脉癌栓在肾根治性切除术的同时，切除静脉内癌栓或取出下腔静脉。

(5) 放射治疗、化学治疗、免疫治疗及激素治疗等。

转移性肾癌（临床分期Ⅳ期）的治疗方法有哪些?

答：以内科治疗为主的综合治疗，外科手术主要为转移性肾癌的辅助性治疗手段。

(1) 手术治疗　切除肾脏原发灶，对肾肿瘤引起严重血尿、疼痛等症状的患者可选择姑息性肾切除术及肾动脉栓塞，以缓解症状、提高生存质量；对根治性肾切除术后出现的孤立性转移瘤以及肾癌伴发孤立性转移、行为状态良好的患者可选择外科手术治疗。

(2) 内科治疗　最新研究显示，免疫治疗联合靶向治疗方案出现以后，晚期肾癌进入免疫治疗联合靶向治疗时代。在现有的靶向治疗的基础上再加上免疫治疗，可以获得更好的疗效，而且药物副作用可控。将中、高剂量 α 干扰素（IFN-α）和（或）白介素-2(IL-2）作为转移性肾癌标准的一线治疗方案，高剂量 IL-2 可选择应用于身体状况良好的肾透明细胞癌患者。目前，被美国和欧洲批准可用于转移性肾癌治疗的药物（或药物组合）包括：索拉非尼、舒尼替尼、阿昔替尼、贝伐单抗联合 IFN-α、帕唑帕尼、依维莫司等，作为转移性肾癌的一二线治疗用药。

（3）放疗　对局部瘤床复发、区域或远处淋巴结转移、骨骼或肺转移的患者，姑息放疗可达到缓解疼痛、改善生存质量的目的。

该患者拟用白介素-2行免疫治疗，该药的临床应用特点有哪些？

答：白介素-2（IL-2）是目前研究最广泛的细胞因子之一，亦是机体复杂的免疫调节和反应系统中最重要的淋巴因子之一，其在体内有显著的活性。IL-2主要由激活的T淋巴细胞分泌和表达，它可以促进T细胞的增殖和相关细胞因子的分泌，刺激自然杀伤细胞（NK细胞）生长并增强其杀伤细胞活性。IL-2作为免疫应答的重要因子，参与机体炎症反应、抗肿瘤反应和移植排斥反应等，以达到治疗的作用。

白介素-2的配制方法及注意事项有哪些？

答：白介素-2（IL-2）为粉剂，抽取过程中易产生泡沫，应用注射用水1mL沿瓶壁缓慢注入瓶内，均匀用力摇晃。待药物完全溶解后，将针头缓慢插入液面，针头斜面向下缓慢抽出。

本品溶解后为无色透明液体，如遇浑浊、摇不散的沉淀物、异物等不可以使用；药瓶开启后，制品应一次使用完毕，不得多次使用。

患者行保留肾单位手术术前为什么要行肾动脉栓塞术？

答：该患者行肾动脉栓塞术，主要是减少患肾部分供血，使肿瘤明显缩小，以减少术中出血，缩短手术时间，增加手术成功率，减少肿瘤细胞扩散。在肾癌难以切除、患者不能耐受手术治疗的情况下，肾动脉栓塞术还是肾癌的一种姑息性治疗方法。

肾动脉栓塞治疗的机制是什么？

答：肾脏血供主要是肾动脉，另外还有肾包膜动脉、副肾动脉等。肾癌癌肿有95%以上的血供来源于肾动脉。因此，栓塞阻断病变侧肾动脉使肿瘤供血动脉发生闭塞，肿瘤区域发生严重缺血、坏死、萎缩，致使肿瘤缩小，同时可刺激机体产生免疫反应。

该患者为老年患者，肾动脉栓塞术后的护理要点有哪些？

答：(1) 密切观察患者生命体征，做好心理护理和解释工作，增强其自信心。

(2) 患者卧床休息 24～48h，24h 内患侧肢体尽量屈曲。穿刺部位加压包扎并用沙袋压迫 12h，以防股动脉出血或形成假性动脉瘤。

(3) 遵医嘱应用抗生素，预防感染。注意倾听患者主诉，若是栓塞术后腰部疼痛，应及时给予镇痛措施。

(4) 监测肾功能，观察并记录尿量。嘱患者多饮水，以促进对比剂排出。

(5) 密切观察有无并发症的发生，如气体栓塞、疼痛、发热、胃肠道反应、一过性高血压等，并给予对症处理。

应用白介素-2 进行免疫治疗的常见不良反应有哪些？

答：最常见的两种不良反应，首先是类似流行性感冒症状与疲劳感；其次为胃肠道反应，如恶心呕吐、腹泻等；其他不良反应有皮肤痒和泛红、干燥或是皮疹，毛细血管渗漏综合征，有的患者会出现注射部位形成硬结等。

肾癌免疫治疗的常见不良反应的护理要点有哪些？

答：(1) 高热　嘱多饮水，予物理降温，必要时遵医嘱予药物降温。

(2) 胃肠道反应　在患者用药初期恶心呕吐比较明显，鼓励患者少食多餐，吃低刺激、软质、富含维生素、高蛋白的食物，如奶酪、稀饭、面条、蛋羹等，以缓解胃肠道反应，必要时补液、止吐、药物治疗。

(3) 注射部位皮肤反应　经常更换注射部位，并在注射前后对注射部位采取冰敷，减轻不适与肿胀。

(4) 周身皮肤反应　洗澡时使用温水，避免热水淋浴或泡澡，水温以 40℃为宜，保持皮肤湿润。

(5) 全身水肿　患者采取半卧位，协助患者采用冰敷，用冰袋敷颜面，并解释水肿是用药后反应，停药后可很快消失。每天给患者测血压、量体重。解除患者的顾虑，增加患者对药物的耐受性。

(6) 疲乏　疲乏、不舒适感是化疗后的常见症状。可适当延长床上休息时间，要注意分散注意力和调节情绪，如播放音乐、与亲友谈心，做力所能及的事，保持心情舒畅，以顺利度过治疗周期。

患者应用白介素-2 进行免疫治疗时出现了高热，为什么要调整用药时间？如何护理？

答：患者用药第一个疗程第 1 周第 2 天出现高热，体温达 39.7～40.0℃，遵医嘱应用解热镇痛抗过敏药物，以缓解发热及发热引起的全身疼痛。由于患者用药后 5～6h 开始发热，21:00～22:00达到高峰，而我们的用药时间分别为 9:00、21:00，第 2 次用药时患者处于发热阶段，解热镇痛药刚发挥作用，患者又开始用药，造成患者体力消耗过大。根据患者情况，更改用药时间，调整为下午注射白介素-2，当发热、乏力等症状出现时，患者已入睡，无明显感觉。

为患者讲解药物作用，指导患者做好思想准备，在用药前预防性使用解热镇痛药物；患者体温基本控制在 38.5℃左右。鼓励患者每天至少喝 2000～3000mL 水或汤、饮料等，以摄取足够的营养，避免因高热而引起脱水，使患者体力得到尽快恢复，能尽快接受治疗。

该患者为老年人，经 2 个疗程的白介素-2 免疫治疗后身体非常虚弱，其康复要点是什么？

答：系统、合理、完整的治疗是肾癌康复的关键。除此之外，还应注意以下几点。

(1) 合理调整饮食，以营养丰富、清淡、低糖、低盐饮食为主。

(2) 调节好患者的精神情志，保持乐观的人生观。

(3) 劳逸结合，细心关注身体变化，发现异常立即到医院诊治。

（4）应重视定期复查。

肾癌患者治疗出院后随访时间有何界定？随访目的和内容有哪些？

答：（1）各期肾癌的随访时限

① T1～T2 期：每 3～6 个月随访一次，连续 3 年，以后每年随访一次。

② T3～T4 期：每 3 个月随访一次，连续 2 年，第 3 年每 6 个月随访一次，以后每年随访一次。

③ 脑视网膜血管瘤病（VHL）综合征治疗后：应每 6 个月进行腹部和头颅 CT 扫描 1 次。每年进行一次中枢神经系统的 MRI 检查、尿儿茶酚胺测定、眼科和听力检查等。

（2）随访的主要目的　检查有无复发、转移和新生肿瘤。第一次随诊可在术后 4～6 周进行，主要评估肾脏功能、失血后的恢复状况以及有无手术并发症。对行保留肾单位手术的患者术后 4～6 周行肾 CT 扫描，了解肾脏形态变化，为今后的复查做对比。

（3）常规随访内容　包括：病史询问；体格检查；血常规和血生化检查，如肝肾功能以及术前检查异常的血生化指标；建议行胸部 CT 扫描检查；腹部超声波检查。其中腹部超声波检查发现异常的患者、NSS 以及 T3～T4 期肾癌手术后患者需行腹部 CT 扫描检查，可每 6 个月 1 次，连续 2 年，以后视具体情况而定。

【护理查房总结】

临床上，已经有越来越多的人意识到改善肾癌晚期患者生活质量的重要性。肾癌的护理工作贯穿肾癌治疗和康复的全过程。该患者为高龄晚期肾癌患者，肾动脉栓塞后行 NSS 术，而且使用大剂量免疫抑制药治疗转移性肾癌。在大剂量免疫治疗期间，患者出现一些副反应。本次查房我们详细了解了转移性肾癌患者的护理中存在的问题及措施。在患者治疗期间，我们要特别注意以下几点。

（1）根据患者的病情和治疗方案，制订可行性的护理计划，保证措施的落实。

(2) 加强用药护理，积极观察用药反应并及时处理，减少患者用药后不适。

(3) 消除患者恐惧心理，鼓励患者勇于面对现实，树立坚定的抗病信念，采取积极向上、乐观的生活态度。

(4) 指导肾癌患者养成良好的生活习惯，合理饮食，保证营养。多饮水，达到自行冲洗的作用。

(5) 术后适当锻炼，注意劳逸结合；禁用肾毒性药物，减轻健侧肾脏负担。

(6) 加强与家属的沟通，积极发挥家庭的支持和辅助作用，营造一个良好的治疗、休养气氛和环境，可提高患者的生存质量。

(7) 做好患者的出院指导，指导患者定期复查，提高其依从性。

查房笔记

病例 2 • 膀胱癌

【病历汇报】

病情 患者男性，65 岁，出现“尿频、无痛性肉眼血尿 1 年余，进行性尿量减少 2 个月余，症状加重 1 个月”，为求进一步诊治来院就诊，收入肿瘤科。患者半年前在全麻下行经尿道膀胱肿瘤切除术（TUR-BT），术后行丝裂霉素膀胱灌注，灌注 7 次后自行停药。2 个月前外院复查膀胱镜检查提示膀胱三角区右侧一 1cm×2cm 新生物，进行性尿量减少，检查诊断为膀胱癌。患者于 4 天前在全麻下行经尿道膀胱肿瘤切除术（TUR-BT 术），术后 24h 内进行吡柔比星膀胱灌注化疗。TUR-BT 术后肿瘤组织活检示非肌层浸润性膀胱尿路上皮癌（T1G3）。既往无高血压、糖尿病及冠心病家族史，无肝炎病史及肝炎病毒携带者或肝炎患者密切接触史，无结核病史及结核杆菌携带者或结核患者密切接触史，无性病史，自诉有青霉素过敏史。吸烟史 50 年，每日 20 支左右，上次手术出院后复吸，量较前减少，约每日 5 支。

护理体查 T 36.5℃，P 92 次/分，R 20 次/分，BP 135/85mmHg。神志清楚，体重 66kg。心、肺听诊无明显异常。腹平软，无压痛及反跳痛，双肾区无叩击痛，耻骨上膀胱区未扪及异常充盈、压痛，外生殖器未见明显异常。

辅助检查 膀胱 CT 示膀胱改变，考虑 CA；膀胱镜示膀胱充盈差，膀胱三角区右侧一 1cm×2cm 新生物，于右侧壁黏膜改变区取活检 1 处；活检结果示（膀胱后壁）检材少许黏膜组织移行上皮增生，部分呈内翻性生长，局灶上皮有异型性，结合临床，考虑有局灶浅表尿路上皮癌；血常规，白细胞计数 8.1×10^9/L，红细胞计数 2.72×10^9/L，血红蛋白 85g/L，中性粒细胞百分比 77.6%；尿常规检查显示肉眼血尿，红细胞（+++），白细胞（+），蛋白质（—）；生化检验报告，钾 3.68mmol/L，钠

138.4mmol/L，磷 2.05mmol/L，总蛋白 49.5g/L，白蛋白 30.4g/L，球蛋白 19.1g/L，血尿素氮 7.20mmol/L，血肌酐 321.6μmol/L，血尿酸 442.0μmol/L；尿脱落细胞学检查见肿瘤细胞。

入院诊断 膀胱癌（T1G3）。

主要的护理问题 焦虑；排尿异常；营养失调（低于机体需要量）；有感染的危险；潜在并发症（出血）；知识缺乏（缺乏膀胱灌注化疗知识等）。

目前主要的治疗措施 膀胱灌注化疗（吡柔比星 30mg）；抗炎、止血、止呕、保护胃黏膜等对症支持治疗；肠内及肠外营养支持治疗；密切观察术后病情变化及膀胱灌注化疗的不良反应。

护士长提问

患者行膀胱镜检查提示膀胱三角区有新生物，膀胱三角区是怎样划分的？膀胱三角区有什么解剖特点？

答：膀胱三角区（trigone of bladder）的界线为在膀胱底的内面，位于两侧输尿管口与尿道内口之间的三角形区域。两输尿管口之间的连接线为三角区的底线，三角区的尖即尿道内口的后唇（图 4-1）。

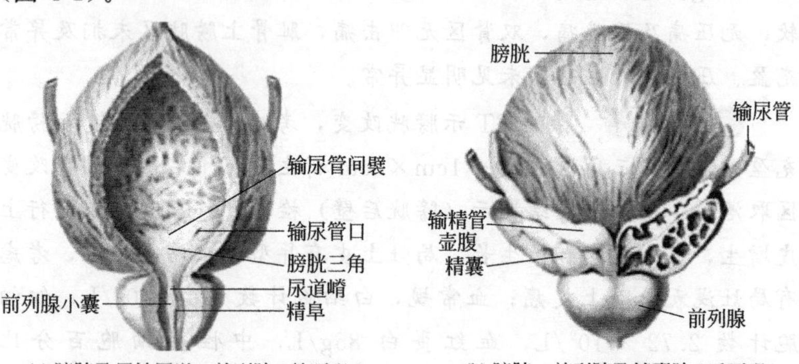

(a) 膀胱及男性尿道、前列腺（前面观）　(b) 膀胱、前列腺及精囊腺（后面观）

图 4-1　膀胱三角区

膀胱三角区的特点是微微隆起，黏膜与肌层紧密相连，缺少黏膜下层组织。无论膀胱处于空虚或充盈时，黏膜都保持平滑状态。膀胱三角区是膀胱的重要标志，是膀胱结核和肿瘤的好发部位。

该患者膀胱活检为尿路上皮癌，请问膀胱癌的临床分类有哪些？

答：被覆尿路的上皮统称为尿路上皮（urothelium）或移行上皮（transitionalepithelium）。

膀胱癌包括尿路上皮（移行）细胞癌、鳞状细胞癌和腺细胞癌、小细胞癌、混合型癌、癌肉瘤及转移性癌等。膀胱尿路上皮癌最为常见，占膀胱癌的90%以上；膀胱鳞状细胞癌比较少见，占膀胱癌的3%～7%。膀胱腺癌更为少见，占膀胱癌的2%以下，膀胱腺癌是膀胱外翻最常见的癌。膀胱良性肿瘤包括内翻性乳头样瘤等。该患者为尿路上皮癌。

膀胱癌的临床表现有哪些？

答：(1) 血尿　无痛性肉眼血尿是最常见的症状。

(2) 膀胱刺激症状　尿频、尿急、尿痛，约占10%，与广泛分布的原位癌和浸润性膀胱癌有关，当病变位于膀胱三角区时，长期不能痊愈的“膀胱炎”和原位癌应警惕膀胱癌的可能。

(3) 尿流梗阻症状　肿瘤较大、膀胱颈部位的肿瘤及血块堵塞均可引起排尿不畅甚至尿潴留。肿瘤浸润输尿管口可引起上尿路梗阻，出现腰痛、肾积水和肾功能损害。

(4) 晚期肿瘤表现　晚期肿瘤侵犯膀胱周围组织、器官或有盆腔淋巴结转移时导致膀胱区疼痛、尿道阴道瘘、下肢水肿等相应症状，远处转移时也可出现转移器官功能受损、骨痛及恶病质等表现。

该患者有尿频、无痛性肉眼血尿1年余，请问膀胱癌患者的血尿有什么特点？

答：血尿是膀胱癌最常见的症状，血尿多为全程，间歇性发作，也可表现为初始血尿或终末血尿，多为无痛性血尿，表现为肉眼血尿或镜下血尿，部分患者可排出血块或腐肉样组织。容易让经过治疗的患者有“疾病治愈”的错觉，因而延误诊断和治疗。

膀胱肿瘤如何与以血尿为表现的其他疾病鉴别?

答：膀胱肿瘤的主要症状是血尿，因此应与以血尿为表现的其他疾病鉴别。

(1) 上尿路肿瘤　肾盂、输尿管尿路上皮肿瘤出现的血尿和膀胱肿瘤相似，都表现为无痛性全程肉眼血尿。膀胱肿瘤血尿可同时伴有膀胱刺激症状，有时影响排尿，可以尿出血块或“腐肉”。但肾脏或输尿管肿瘤一般没有膀胱刺激症状，排尿通畅，尿出的血块呈条状，不含“腐肉”。通过影像学检查以及膀胱镜检查可以区分血尿的来源。需要注意的是部分膀胱肿瘤可合并有上尿路肿瘤。

(2) 非特异性膀胱炎　多为女性，血尿突然发生，常伴随膀胱刺激症状。尿常规检查可见白细胞、脓细胞，中段尿培养发现细菌生长可确诊。

(3) 尿石症　一般血尿较轻，以镜下血尿多见，劳动后可有加重，常伴有尿路结石的疼痛症状，根据结石部位不同而表现不同，膀胱结石可有膀胱刺激症状，上尿路结石可有恶心呕吐，经B超检查、腹部X线平片和静脉肾盂造影检查可以确诊结石。

(4) 良性前列腺增生　腺体表面静脉怒张破裂出血也可引起无痛性肉眼血尿。由于常有排尿梗阻症状，有时合并感染和结石，血尿症状和膀胱肿瘤类似，且两者也可同时存在。但良性前列腺增生的血尿常为一过性，间歇期长达数月或数年。通过尿细胞学检查、尿肿瘤标志物以及膀胱镜检查可以帮助鉴别。

(5) 腺性膀胱炎　临床表现和膀胱肿瘤很相似，血尿一般不严重，通过膀胱镜检查和活检可以鉴别。

(6) 尿路结核　常有一般结核感染的全身表现，出现低热、盗汗、消瘦，血尿终末加重，常合并膀胱刺激症状，以尿频为主。尿中出现结核杆菌，结核杆菌培养可为阳性。以膀胱镜检查和活组织病理学检查可以明确诊断。

（7）前列腺癌　前列腺癌侵犯尿道和膀胱可以出现血尿，但常伴有排尿困难症状。血清前列腺特异抗原（PSA）测定、直肠腔内B超加前列腺活组织病理学检查等有助于诊断前列腺癌，有时需要行膀胱镜检查确诊。

（8）放射性膀胱炎　盆腔脏器肿瘤放射治疗后可发生放射性膀胱炎，急性期出现在放疗后数天，主要表现为血尿和膀胱刺激症状，膀胱镜检可见到膀胱黏膜毛细血管放射状扩张，局部有溃疡和肉芽肿；慢性期一般在放疗后数年出现，可致膀胱挛缩、膀胱直肠瘘等，一般需行膀胱镜检查和活组织病理学检查确诊。

（9）子宫颈癌　女性晚期宫颈癌侵犯膀胱时可出现血尿，但一般先有阴道流血，膀胱镜检查可见浸润性癌病灶，活组织病理学检查和妇科检查可以鉴别。

若膀胱癌患者出现大量血尿、排尿困难，应如何处理？护理要点是什么？

答：（1）膀胱癌患者若出现大量血尿，造成排尿困难时，则需要去医院急诊处理，非手术治疗包括留置导尿管、膀胱持续冲洗、使用止血药等。若非手术治疗无效，患者出现心率增快、脉搏加速、血压降低、头晕、出虚汗时，则需要马上进行手术止血，通过膀胱镜将血块冲洗出来，并在膀胱镜下将膀胱内出血的部位止血。患者有时因膀胱血块填塞造成上尿路梗阻。肾后性无尿引起急性肾功能衰竭时，需要根据情况进行透析治疗以及肾穿刺造口解除梗阻。

（2）护理要点

① 血尿是容易导致患者极度恐惧的严重症状，应对患者进行安慰和解释，说明肉眼看到血样或呈洗肉水样尿，称为“肉眼血尿”。一般1000mL尿液中含1mL以下血时肉眼不能辨认，仅微浑，含2mL血时尿呈轻微红色，含4mL血时则有明显血色。

② 平时养成多饮水的习惯。

③ 少抽烟或不抽烟，忌饮酒，少吃刺激性食物，如辛辣、烧烤、熏肉等。

④ 积极治疗泌尿系统的炎症、结石等疾病。

⑤ 在平时生活、工作中，不能经常使膀胱高度充盈，感觉到尿意即要去排尿，以减少尿液在膀胱的存留时间。

⑥ 注意劳逸结合，避免剧烈运动。

总之，发现血尿及早检查、尽快确诊、及时治疗，一时难以确诊的要定期到医院复查。

尿脱落细胞学检查对泌尿系统肿瘤的早期诊断、疗效观察和防癌普查有重要意义，行该检查时怎样留取尿标本？为什么要这样做？

答：留取标本时应弃去晨起第一次排尿的尿液，再留取第二次排尿的尿液 20～30mL 于清洁容器内送检，一般连续留 3 天，因为第一次晨尿往往是夜间尿在膀胱内停留时间较长，易发生细胞蜕变，影响诊断，故不留取。

什么是膀胱镜检查？与检查相关的宣教内容有哪些？

答：(1) 膀胱镜检查是将膀胱镜经尿道插入膀胱以直接观察膀胱和尿道内病变的检查方法（图 4-2）。也可向输尿管口插入输尿管导管，分别收集双侧肾盂尿和进行逆行性泌尿系统造影，使肾盂和输尿管的影像更为清晰。膀胱镜还可进行肿瘤切除、碎石和前列腺增生切除术。

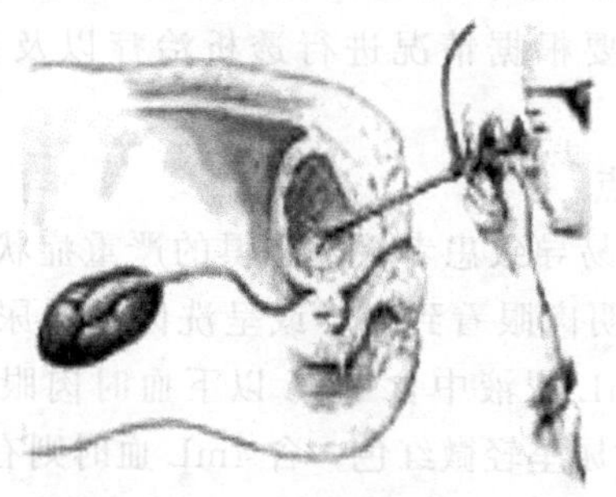

图 4-2　膀胱镜检查

(2) 与检查相关的宣教内容如下。

① 心理护理，使患者认识到检查的必要性，消除恐惧心理，主动配合检查。

② 术前一日清洁会阴部。

③ 若选用硬膜外麻醉，当日晨禁食、禁水。

④ 检查前排空膀胱。

⑤ 讲明检查后排尿疼痛、血尿的原因和处理方法。

⑥ 注意休息，鼓励患者多饮水。

膀胱镜检查后护士应重点观察哪些方面？

答：膀胱镜检查过程中，器械的取放对尿道黏膜有一定的刺激，检查后患者排尿时常有不同程度的发热、疼痛、血尿、尿道或膀胱损伤的症状，一般持续1～3天。注意观察检查后的第一次排尿量、颜色、性质以及有无尿痛现象，若有轻度的肉眼血尿或仅有镜下血尿，嘱患者多饮水，无须特殊处理。若血尿加重，及时报告医师进行处理。注意观察有无腰痛、腰酸、发热及尿失禁现象，给予对症治疗，遵医嘱使用抗生素预防感染。

膀胱癌的临床治疗方法有哪些？

答：主要包括手术治疗和辅助治疗两大类。手术治疗包括经尿道膀胱肿瘤电切术（TUR-BP）、膀胱部分切除术和全膀胱切除术。辅助治疗包括：①膀胱腔内灌注化疗，常用药物有塞替派、多柔比星（阿霉素）和丝裂霉素等；②经膀胱免疫治疗，常用药物有卡介苗、干扰素和白介素-2等；③放疗；④化疗。对于转移性膀胱癌（含淋巴结转移），全身化疗是唯一能延长患者生存的方法，手术、放疗或动脉介入治疗等仅起到止血、止痛等姑息性治疗效果，以提高患者生活质量。原则上非肌层浸润性膀胱肿瘤行保留膀胱手术，肌层浸润性癌行全膀胱切除术，术前、术后可采用全身化疗，提高疗效。

什么是保留膀胱的综合治疗？

答：保留膀胱的综合治疗是指任何一种尝试保留肌层浸润性膀胱癌患者的膀胱，使其免于膀胱全切的治疗方法。保留膀胱的治疗有多种方式，绝大多数都是基于化疗、放疗结合经尿道膀胱肿瘤切除术的综合治疗。综合放疗、化疗和手术治疗可以使患者免于切除整个膀胱。如果病灶无法完全切除，术后可以考虑化疗、放疗。选择保留膀胱治疗的患者，最终只有约40%能成功地保住膀胱。

该患者半年前行 TUR-BP 术，行 7 次膀胱灌注化疗后自行停药，这么做有什么弊端？可能的原因是什么？

答：膀胱癌是泌尿系统中常见的恶性肿瘤，患有膀胱癌的患者经常出现无痛性血尿。膀胱癌的主要治疗方法是手术切除恶性肿瘤。由于膀胱癌的术后复发率较高，2/3 的膀胱癌病例在切除恶性肿瘤之后再次复发。目前，防止膀胱癌复发的主要手段是在术后按时进行膀胱灌注化疗，用抗癌药物杀伤膀胱癌术后残留在患者体内的癌细胞。膀胱灌注化疗时间长达 2 年甚至 2 年以上，这种化疗需要按时回院进行，持续时间长，前后过程较烦琐。化疗时反复插管，有一定的痛苦，且容易产生尿频、尿急和尿痛等不良反应，这就影响到患者坚持进行膀胱灌注化疗的信心和耐心，在化疗过程中逐渐出现不遵医嘱的现象，膀胱癌患者的治疗依从性从开始到后来越来越差。

化疗对膀胱癌患者有什么意义？

答：膀胱尿路上皮癌对化学治疗较为敏感。早期的非肌层浸润性膀胱癌，在经尿道手术后可以使用腔内化疗或免疫治疗，以降低术后的复发率，延缓肿瘤进展。局限期的肌层浸润性膀胱癌，根治性手术前后使用化疗，可以达到降期、提高手术切除率、延长生存的目的。此外，保留膀胱的综合治疗中，全身化疗不但能杀灭微小转移灶，而且可以增加放射治疗的敏感性。对于晚期转移性膀胱癌，全身化疗则是唯一能延长患者生存的治疗方法。因此，在不同分期、分级的膀胱癌患者治疗中，化学治疗都有其不可或缺的地位。

膀胱灌注治疗的药物有哪几类？如何设置其疗程？

答：目前，膀胱腔内灌注的药物主要有两类——免疫调节药和化疗药物。免疫调节药主要是卡介苗（BCG），另外还有白介素-2（IL-2）、干扰素（IFN）、肿瘤坏死因子（TNF）、LAK 细胞、肿瘤浸润淋巴细胞（TIL）等。化疗药物主要有丝裂霉素、吡柔比星（THP）、表柔比星、多柔比星、羟喜树碱等。疗程常规设置为术后 1 周开始膀胱灌注，每周 1 次，共 8～12 次。但 BCG 则因为副作用较大需在术后至少 2 周开始灌注，3 个月后膀胱镜复查正常则改为每 2 周 1 次，共 6 次，再复查膀胱镜正常则改为每月一次，灌满 1～2 年。

吡柔比星膀胱灌注化疗的主要不良反应是什么？

答：吡柔比星（THP）膀胱灌注化疗的主要副作用是化学性膀胱炎，其主要的不良反应为膀胱刺激症状和尿常规异常，严重程度与灌注剂量和频率相关。研究发现，膀胱药物灌注引起的膀胱局部刺激症状主要是由于药物透过黏膜下层的血管进入血液，并刺激该处的神经所致。多数副作用在停止灌注后可自行改善。

经尿道膀胱肿瘤电切术术后可以即刻行膀胱灌注化疗吗？为什么？

答：经尿道膀胱肿瘤电切术（TUR-BP）术后 24h 内完成表柔比星、吡柔比星或丝裂霉素等膀胱灌注化疗可以使肿瘤复发率降低 39%，因此临床上推荐所有的非肌层浸润性膀胱癌患者 TUR-BP 术后 24h 内均进行膀胱灌注化疗，但术中有膀胱穿孔或术后有明显血尿时不宜采用。TUR-BP 术后即刻膀胱灌注化疗对单发和多发膀胱癌均有效。

复发膀胱肿瘤的治疗方法有哪些？

答：膀胱肿瘤复发后，一般建议再次 TUR-BP 治疗。依据 TUR-BP 术后分级及分期，重新制订膀胱灌注治疗方案。对频繁复发和多发者，建议行 BCG 灌注治疗。

为什么要提高膀胱癌患者术后膀胱灌注化疗依从性？有哪些影响因素？

答：（1）膀胱癌行肿瘤切除术之后具有复发率高的特点，每 3

人中约2人会再次受到膀胱癌复发的困扰。目前，降低膀胱癌复发率的主要途径是术后进行膀胱灌注化疗。因此有必要提高患者膀胱灌注化疗的依从性。

(2) 影响膀胱灌注化疗依从性的因素

① 膀胱灌注化疗时反复插管，使患者有一定的痛苦，且容易产生尿频、尿急和尿痛等不良反应。

② 患者对治疗膀胱癌失去信心，担心治不好会影响以后的工作和生活，心理压力大。

③ 部分患者由于化疗效果不明显而认为术后的膀胱灌注化疗不重要，对化疗不重视。

患者的意识直接影响其对化疗的依从性，这对膀胱癌患者的及时康复将产生直接的负面作用。需要从膀胱癌患者自身利益出发，通过各种途径提高他们的思想认识，使患者有良好的心态，更积极地配合术后膀胱灌注化疗。

提高膀胱癌患者治疗依从性的护理干预方法有哪些?

答：膀胱癌患者的依从性很大程度上取决于患者是否对膀胱癌的相关知识有正确的认识。患者只有对疾病的特点有了正确的认识，才能配合医师做好各方面的治疗。护理干预时要科学讲解疾病，使患者了解及时配合治疗的重要性。日常护理的同时，指导患者要合理摄入营养，生活规律，提高自身免疫力，做好自身防护保健工作。护理干预在细节上的工作也会影响到膀胱癌患者的依从性，比如：医院与患者建立联系，制作患者的回院化疗时间表，提前电话提醒患者按时回院化疗，并做好化疗记录，开通患者病情随时咨询的渠道，这些护理干预方法都将提高患者的依从性。

膀胱灌注化疗的注意事项有哪些?

答：(1) 灌注前尽量少饮水，以减少尿对灌注药物的稀释；灌注后多饮水促进药物的排出，减少药物对膀胱的刺激。

(2) 插入导尿管及拔出导尿管时保持放松，紧张会加重尿道的损伤；对于男性患者会增加前列腺炎和附睾炎的发生率。

(3) 灌注后，每 15min 变换一次体位，药液保留 2h 后排出。

(4) 灌注疗程因人而异，如果能坚持一年半最好；如果尿路刺激反应严重可以适当缩短疗程，但应尽量坚持前 8 次（每周 1 次）的灌注，早期灌注的意义要大于后期。

(5) 为减少尿路感染的发生，可从灌注日开始常规口服 2～3 日抗生素，若尿路刺激症状不消失则适当延长服药时间或者及时就诊。

膀胱灌注化疗的护理要点有哪些？

答：(1) 心理护理　针对膀胱癌有其多发性、易复发性、需长期反复治疗的特点，护士需耐心向患者说明膀胱药物灌注的必要性，有针对性地做好心理护理。不隐瞒病情，让患者了解膀胱灌注化疗能使药物迅速在膀胱上皮内达到有效药物浓度，且全身吸收量少，不良反应少。鼓励患者树立战胜疾病的信心，解除思想顾虑，取得信任与合作，以最佳的心理状态积极配合治疗。

(2) 灌注前的准备　膀胱灌注前，要注意操作环境，适当使用遮挡屏，保护患者隐私，使患者较为放松地接受治疗。灌注前 4h 嘱患者少饮水或不饮水，以免影响灌注药物在膀胱内的停留时间。药液在膀胱内应停留较长时间，以充分发挥作用。化疗药物对老年患者的会阴部皮肤和阴茎有较强的刺激性，要加强保护。灌注应在早晨进行，灌注前排空膀胱，灌注时一定要选择较细的 8～10 号无菌导尿管，插管要轻，避免损伤尿道黏膜。对于有下尿路梗阻的老年患者，残余尿多，药物在膀胱停留时间过长，可使药物毒性增加，致膀胱刺激症状加重，可嘱患者在灌注药液 2h 后饮水，加速尿液生成，促使药液尽快排尽，减少对膀胱长时间刺激，降低药液排出体外经过尿道时的浓度，防止药液性膀胱炎、膀胱挛缩、尿道炎等。

(3) 灌注后护理　灌注后让患者平卧 30min，以后按左侧卧位、右侧卧位、俯卧位各 15min 轮换 1 次，使药液达到膀胱各个部位，使得药物与膀胱黏膜充分接触，2h 后自行排空膀胱。灌注后嘱患者饮水 2500～3000mL，使尿液增多，保持每天尿量在 2000mL

以上，以达到自然冲洗膀胱的作用。加强营养，多食高蛋白、高热量及高维生素饮食，忌烟酒，适量活动，以增加机体抵抗力。护士应提醒患者养成经常排尿的习惯，降低膀胱内诱癌物质的浓度。嘱患者定期来医院复查膀胱镜。开始每3个月复查1次，半年后每6个月复查1次，2年后每年复查1次，同时辅以尿脱落细胞检查，并做好记录。

如何观察膀胱灌注化疗的不良反应？如何护理？

答：灌注过程中一般无特殊不适，由于化疗药物有一定的毒性作用及刺激性，部分患者出现膀胱刺激症状、血尿、膀胱区疼痛等不良反应。部分患者因膀胱容量过小或膀胱敏感性增高，可出现逼尿肌不稳定收缩，药物不易保留至规定时间。此时应关心、安慰患者，注意安抚其情绪。在治疗中，可将导尿管气囊注水后固定并接引流袋，如患者出现强烈尿意感时，开放引流袋开关，将药液流入引流袋中，待其尿意感消失后，提高引流袋并倒置，重新将药液灌入膀胱，可反复操作。

在出现上述不良反应时，应与患者进行良好的沟通。有针对性地予以解释、治疗及护理。强调饮水量及饮水的重要性，告知其一定程度的不良反应是正常现象，舒缓患者情绪，解除肌肉紧张等不适，使患者积极配合治疗。

如何指导膀胱癌患者进行合理饮食？

答：膀胱癌的主要临床表现是反复出现血尿或全程血尿，或终末血尿，或伴血块，或因血块阻塞尿道而致排尿不畅。长期尿血可致贫血。故临床上饮食宜以凉血止血、清热止血、养血止血等为原则。适当进食富含维生素的水果和蔬菜，补充维生素C、蛋白质，增加营养以增强机体的抗病能力。要多补充水分，使体内的毒素能及时排出体外。饮食宜以清淡、易消化、富含营养为主，忌吃辛辣刺激性食物如辣椒、咸鱼等，忌食腌熏、霉变的食品，戒除不良生活习惯，避免主动吸烟和被动吸烟，戒酒等。

膀胱癌患者治疗出院后何时复查？复查内容有哪些？

答：膀胱癌患者治疗出院后，需要定期去医院复查。

保留膀胱的治疗，如 TUR-BT、膀胱部分切除术后的复查，应该在 2 年内每 3 个月复查 1 次，2 年内无复发者改为每 6 个月 1 次，5 年后每年复查 1 次。复查项目主要有膀胱镜和尿脱落细胞学检查。

膀胱癌根治手术后的复查，应该在 1 年内每 3 个月复查 1 次，2 年后改为每 6 个月 1 次，5 年后改为每年复查 1 次。复查的具体内容有血常规、肝肾功能、电解质、尿脱落细胞学检查、静脉尿路造影、B 超和 CT 等。

【护理查房总结】

膀胱癌是泌尿系发病率最高的恶性肿瘤，且呈上升趋势，并具多发性、易复发的特点，是一种直接威胁患者生命的疾病。膀胱癌需要有较长时间的治疗和康复。在治疗过程中癌肿有局部易复发及发生远处转移的特点，膀胱癌患者常用的手术、化疗、放疗对患者均可造成不同程度的损伤，造成体力和工作能力的下降。因此，一定要熟知这类肿瘤患者的治疗，提供全方位的护理，关心理解患者，延长患者的生命，提高患者的生活质量。在患者治疗期间，我们要特别注意以下几点。

（1）做好心理护理，提高患者治疗的依从性。

（2）加强健康知识宣教，做好膀胱内灌注化疗患者的护理。

（3）合理安排饮食，做好不同时期的饮食计划，改善患者营养不良。

（4）要加强化疗药物的配制、使用的安全管理。

（5）密切观察膀胱灌注化疗期间有无化学性膀胱炎、尿路感染、血尿等不良反应，并做好相应的护理。

病例 3 • 前列腺癌

【病历汇报】

病情 患者男性，64 岁，主诉“1 年前出现尿频、尿急、尿痛、排尿淋漓不净”，曾在当地医院按前列腺增生症治疗。同年 11 月出现尿流变细、尿流偏歪、排尿困难、体重日渐减轻、消瘦、易疲倦、腰背疼痛、胸部持续性疼痛。为求进一步治疗收住入院。起病来患者精神、食欲可，大便正常。入院后完善相关检查，无明显手术禁忌证，于入院后第 3 天在全麻下行“前列腺癌根治术”，术后予以抗炎、补液等对症支持治疗，术后恢复可。病理学检查示前列腺中低分化腺癌并腹腔淋巴结转移。因治疗需要转入肿瘤科，予以戈舍瑞林及比卡鲁胺进行内分泌治疗，予唑来膦酸治疗骨转移，并予复方苦参注射液抗肿瘤治疗、香菇多糖增强免疫及相关对症治疗，治疗过程中无明显不适。既往体健，否认“高血压、冠心病、糖尿病”等慢性疾病史，否认传染病及家族性疾病史，无药物及食物过敏史，无特殊嗜好。

护理体查 T 36.8℃，P 64 次/分，R 20 次/分，BP 130/70mmHg。KPS 85 分，体重 53kg，身高 168cm，体表面积 1.76m^2。发育正常，消瘦，神志清楚，语言流利，自动体位，查体合作。皮肤、巩膜无黄染，无出血点及皮疹。双侧锁骨上及腹股沟未扪及肿大淋巴结，余浅表淋巴结未扪及。头颅、五官无异常，双侧瞳孔等大等圆，对光反射灵敏，耳鼻无溢液、流脓，口唇无发绀，咽部无充血，双侧扁桃体不大。颈软，气管居中，甲状腺无肿大，颈静脉无充盈。胸廓对称、无畸形，胸骨有明显压痛，双侧呼吸运动对称自如，语颤正常，叩诊呈清音，双肺呼吸音清，未闻及干湿啰音。心律齐，心音正常。腹平软，无瘢痕，无反跳痛、无肌紧张，无腹壁静脉曲张，无胃肠型及蠕动波，无液波震颤，无振水音，未扪及包块，肝、脾肋下未扪及，墨菲征阴性，双肾区无叩击痛，移动性浊音阴性。脊柱、四肢无畸形，活动自如，无杵状指（趾）。直肠指诊：前列腺增大，扪及一质硬包块，不能移动，直肠黏膜光滑，指套退出无出血。

辅助检查 泌尿系彩超示前列腺多发钙化灶，其余未见明显异常；胸椎 MRI 示胸椎两处破坏，考虑骨转移；胸部 X 线正侧位片示心肺未见明显异常；心电图示窦性心律，心电图大致正常；实验室检查，甲胎蛋白（AFP）45ng/mL，前列腺特异抗原（PSA）13ng/mL，CD117(＋＋)，CD30(＋＋)，广谱细胞角蛋白抗体（CK-Pan）(＋)，上皮细胞膜抗原（EMA）(－)，人胎盘碱性磷酸酶（PLAP）(＋)，CEA 7.8ng/mL，CA125 46.72U/mL，CA19-9 349.4U/mL；总胆红素 40.69μmol/L，直接胆红素 14.2μmol/L；血常规、血电解质、血脂及肾功能检查均正常。

入院诊断 前列腺癌；腹腔淋巴结转移癌。

主要的护理问题 疼痛（胸痛）；营养失调（低于机体需要量）；活动无耐力；预感性悲哀；潜在并发症（尿潴留）。

目前主要的治疗措施 内分泌治疗（口服比卡鲁胺、皮下注射戈舍瑞林）；止痛；加强营养支持；密切观察病情，加强患者相关并发症的观察与处理。

护士长提问

前列腺癌的诱发因素有哪些？

答：前列腺癌的确切病因目前尚不明确，可能与基因的改变相关。如雄激素受体相关基因的改变会导致前列腺癌的患病风险增高；具有 *BRCA 1* 基因的男性患前列腺癌的危险性是无 *BRCA 1* 基因男性的 3 倍；而 *P 53* 基因的异常与高级别、高侵袭性前列腺癌密切相关。基因的改变也可能与饮食等环境因素相关。基因改变越多，患前列腺癌的危险越大。在少数情况下，前列腺癌可能具有遗传性。

前列腺癌的危险因素有哪些?

答:(1) 绝对危险因素

① 年龄:年龄是前列腺癌的主要危险因素。前列腺癌在小于45岁的男性中非常少见,但随着年龄的增长,前列腺癌的发病率急剧升高,绝大多数前列腺癌患者的年龄大于65岁。40岁以后年龄每增加10岁,前列腺癌的发病率就成倍提高,50~59岁男性患前列腺癌的危险性为10%,而80~89岁男性患前列腺癌的危险性陡增至70%。

② 家族史:当家族中有直系男性亲属患前列腺癌时,该家族中男性发病率明显增高。如果亲属中有1个直系亲属患前列腺癌,那么患前列腺癌的概率就会比普通人群高1倍;如果有2个,将会高3倍。这表明前列腺癌的发生可能与体内的一个或一组基因相关,只是这些基因到目前为止还没有被科学家完全鉴定出来。

③ 人种:前列腺癌在非洲裔美国人(即美国黑种人)中的发病率最高,其次是西班牙人和美国白种人,而非洲黑种人前列腺癌的发生率是世界上最低的。居住在美国的亚裔男性前列腺癌的发生率低于白种人,但明显高于亚洲的本土男性。虽然前列腺癌在黄种人中的发病率还未达到欧美国家的水平,但无论是中国,还是日本、韩国、新加坡,前列腺癌的发病率都呈现逐年升高的趋势。

④ 前列腺内出现细胞异常的病理改变:患有前列腺高级别上皮内瘤变的男性,其前列腺癌的发生率明显升高。高级别上皮内瘤变是一种癌前病变,在显微镜下呈现出细胞生长形态异常,虽并不属于癌,但往往提示存在前列腺癌。

(2) 相对危险因素

① 饮食:一些研究显示,经常食用含有高动物脂肪食物的男性是前列腺癌的易发人群,因为这些食物中含有较多的饱和脂肪酸。而平时饮食中富含蔬菜和水果的人患病概率较低。

② 雄激素水平:体内雄激素水平高也是前列腺癌的可能诱因之一。雄激素可以促进前列腺癌的生长。

中国居民前列腺癌患病率的增加与人口老龄化、生活水平提高、饮食结构变化以及环境污染有关。研究结果表明：吸烟、饮酒、离婚或丧偶，以及经常饮牛奶、多吃蛋类和猪肉是中国人患前列腺癌的主要危险因素；而吃绿叶蔬菜、水果和豆类食品则是重要的保护因素。

前列腺癌的易患人群有哪些？

答：(1) 肥胖男性　研究发现，与体重正常的人相比，肥胖男性患前列腺癌的危险会增加一倍。在那些肥胖已经达到流行程度的西方国家，改变饮食结构和其他公共卫生措施可直接预防肥胖，可能会减少肥胖所带来的一些其他医学问题，其中包括前列腺癌。

(2) 性放纵者　调查发现，男性在年轻时性生活混乱，日后患前列腺癌的机会可能较高。该调查指出，若一个人在20岁左右时有许多性伴侣，他就有很大机会感染人乳头瘤病毒（HPV），通常在几十年后，这种感染可能会引发一连串的基因突变，从而导致癌症。HPV现已证实与妇女的子宫颈癌有密切关系，也可能导致男性的前列腺癌。

(3) 脱发男性　脱发男性患前列腺癌的概率是不脱发男性的两倍。研究发现，脱发可能是由青春期的睾丸激素水平导致的；男性患前列腺癌的风险可能与体内的睾丸激素水平有关，这种隐患在青春期时就已经出现了。除此之外，激素也与脱发有关，这可能解释了脱发与前列腺癌之间的关系。

前列腺癌的临床表现有哪些？

答：因为前列腺癌多起源于前列腺的周边带，起病较隐匿，生长较为缓慢，而一旦出现症状，常属较晚期的进展性前列腺癌，所以早期前列腺癌可无任何预兆。

(1) 如果前列腺肿瘤局部进行性增大，压迫其包绕的前列腺部尿道，可出现排尿障碍，表现为进行性排尿困难（尿流变细、尿流偏歪、尿流分叉或尿程延长）、尿频、尿急、尿痛、尿意不尽感等，严重时尿滴沥及发生尿潴留。这些症状与良性前列腺增生症

(BPH) 的症状相似，容易误诊和漏诊，延误疾病的早期诊断和早期治疗。

(2) 对于晚期进展期前列腺癌，可出现疲劳、体重减轻、全身疼痛等症状。由于疼痛严重影响了饮食、睡眠和精神，长期折磨使全身状况日渐虚弱，消瘦乏力，进行性贫血，最终全身衰竭，出现恶病质。

(3) 当前列腺癌转移到骨时，可引起转移部位骨痛。骨转移的常见部位包括脊柱、髋骨、肋骨和肩胛骨，约 60% 的晚期患者出现骨痛，常见于腰部、骶部、臀部、髋部骨盆。骨痛有不同的表现形式，有些患者可表现为持续性疼痛，而某些患者则表现为间歇性疼痛。

(4) 有 1/2～2/3 的患者在初次就医时就已有淋巴结转移，多发生在髂内、髂外、腹膜后、腹股沟、纵隔、锁骨上等部位。前列腺癌转移到邻近区域淋巴结，通常没有任何症状。少数情况下，淋巴结广泛转移，淋巴结肿大明显，压迫血管，阻塞下肢淋巴回流时会出现下肢和阴囊肿胀。

(5) 伴有脊柱转移的晚期前列腺癌，如果脊柱骨折或者肿瘤侵犯脊髓，可导致神经压迫，进而引起瘫痪，需要立即去医院急诊治疗。

(6) 如果前列腺癌侵犯膀胱底部或者盆腔淋巴结广泛转移，会出现单侧或双侧输尿管（将尿液从肾脏引流到膀胱的通道）梗阻。输尿管梗阻的症状和体征包括少尿（双侧输尿管梗阻时则出现无尿）、腰背痛、恶心呕吐，合并感染时可出现发热。

前列腺癌的转移途径有哪些?

答：(1) 向附近组织或邻近器官浸润　首先侵及两侧叶，穿破被膜，至输精管壶腹、精囊、膀胱颈和后尿道。

(2) 淋巴转移　可至髂内外腹主动脉旁淋巴结等。

(3) 血行转移　最常见为骨盆、脊椎、股骨。疼痛剧烈，可发生病理性骨折，也可转移至肝、肺、胸膜、肾上腺、脑等内脏器官。

哪些辅助检查有助于诊断前列腺癌？

答：(1) 实验室检查

① 血清前列腺特异性抗原（PSA）升高，但约有30%的患者PSA可能不升高，只是在正常范围内波动（正常范围<4.0ng/mL）。如将PSA测定与直肠指诊（DRE）结合使用会明显提高检出率。

② 血清酸性磷酸酶（ACP）升高与前列腺癌转移有关，但缺乏特异性。近年用放射免疫测定可提高其特异性，前列腺酸性磷酸酶单克隆抗体，前列腺抗原测定有待提高其特异性。C期前列腺癌中20%～70%有酸性磷酸酶升高，有淋巴结转移者亦升高，如果持续升高则提示有骨转移。术前血清酸性磷酸酶、前列腺酸性磷酸酶升高而在手术后下降，这是预后较好的象征。在包膜内的前列腺酸性磷酸酶由前列腺细胞分泌，经前列腺导管排泄。前列腺癌时，癌细胞产生的酸性磷酸酶无导管排出或导管被癌病变梗阻，酶吸收入血液循环，以致酸性磷酸酶升高。

(2) 影像学检查

① 前列腺B超检查前列腺内低回声结节，但应与炎症或结石相鉴别。

② 核素骨扫描相比X线拍片常能早期显示转移病灶。

③ 盆腔CT或MRI检查可显示前列腺形态改变、肿瘤及转移。前列腺癌的主要CT表现为增强扫描时癌灶呈现增强不明显的低密度区，被膜显示不规则，腺体周围脂肪消失，侵及精囊后可表现出精囊境界模糊，膀胱精囊角消失或精囊增大；当肿瘤侵犯膀胱或前列腺周围器官时，盆腔CT均可出现相应的改变，当盆腔淋巴结有肿瘤转移后，CT可以根据盆腔淋巴结群体大小的改变，判断有无发生转移。前列腺癌的MRI检查主要选用T2加权序列，在T2加权像上，如高信号的前列腺外周带内出现低信号的缺损区；若前列腺带状结构破坏，外周带与中央带界限消失时应考虑前列腺癌。

④ 经直肠超声造影：是诊断前列腺癌的新的检查手段之一，

可以提高定位活检的阳性率，减少穿刺针数和穿刺次数，同时有利于对前列腺癌的治疗效果进行评估，对前列腺癌的诊断具有重要的应用价值，可以显著提高前列腺癌的诊断准确率。

（3）前列腺穿刺活检　可作为确诊前列腺癌的方法，但穿刺未能取出肿瘤组织则不能否定诊断。

前列腺癌的诊断标准有哪些？

答：（1）直肠指诊　前列腺有石头样坚硬的结节，其界限不清，肿块大小不一，或几毫米或很大且固定。

（2）症状　早期可不出现症状，晚期出现与前列腺增生类似的梗阻症状。癌肿转移至骨骼时出现腰骶部疼痛、坐骨神经痛、神经性瘫痪，伴有消瘦、乏力、食欲缺乏等全身症状。

（3）前列腺穿刺抽吸活检　可作为确诊前列腺的方法，多采用系统活检六点穿刺法。

（4）影像学检查　B超检查发现前列腺内低回声占位性病变。X线检查见骨性变化，可见密度增高阴影，亦可见溶骨性或混合性转移病变；全胸摄片可发现肺部转移灶。盆腔CT、MRI扫描可显示前列腺形态改变、占位病灶及转移灶。ECT可比X线片早发现骨转移性病灶。

（5）实验室检查　血清酸性磷酸酶、碱性磷酸酶（AKP）在有转移时升高。前列腺特异抗原（PSA）、前列腺酸性磷酸酶（PAP）对诊断前列腺癌，有一定意义。

为什么前列腺特异抗原是诊断前列腺癌的重要指标？

答：因为PSA相当稳定，敏感度及特异性都很高，所以目前此抗原广泛被应用在临床诊断上，也是目前最有价值的肿瘤标志物。由于前列腺炎症、增生都会引起PSA值上升，因此，当PSA值出现异常时，很多患者并未重视。正常的PSA值应为0～4ng/mL，当PSA值在4～10ng/mL时，就被称为“灰色区域”。所谓的“灰色区域”，其实是针对那些伴有炎症和增生的患者来说的。而一旦PSA值大于10ng/mL，恶性的概率在80%以上，而且值越高，概率越大。此外，PSA 增长的速度也很重要，如果 PSA 每年增加 0.75ng 以上，应该积极给予检查，必要时予以前列腺穿刺活检。

前列腺癌行经直肠前列腺穿刺活检术的注意事项有哪些？

答：经直肠前列腺穿刺活检术是确诊前列腺癌最常用的方法。护理注意事项有以下几点。

（1）术前准备

① 肠道准备：术前 3 天开始口服抗生素，以抑制肠道内的细菌，减少感染机会。穿刺前 1h 予以清洁灌肠，避免粪便积聚于直肠影响超声图像及增加感染机会。

② 心理护理：前列腺穿刺前，患者有恐惧、担忧等心理。护理人员应向患者解释该操作的基本程序、优点以及术中可能出现的不适，使患者有心理准备，能很好地配合活检术。

③ 特殊物品的准备：活检枪固定装置及 Tru-Cut 活检针，在使用前放入 40％甲醛熏箱内封闭 24h 消毒备用。标本瓶盛 10％甲醛溶液备用。

（2）术中护理配合

① 协助患者取左侧屈膝卧位。注意保暖及遮挡患者，避免不必要的暴露。

② 一般前列腺穿刺活检术枪击 3～6 针，操作者在每次枪击后拔出活检枪，按动前推针芯钮时，护士即用普通无菌针头把活检针槽内的组织轻轻刮下置于活检瓶中，并用 75％的酒精消毒活检针后交操作者再次穿刺，标本采集后立即送检。

③ 枪击时轻微的疼痛及枪击声可能使患者紧张，护士应关心患者，注意观察患者的一般情况。

（3）穿刺术后护理

① 穿刺后当天尽量少下床活动，一般建议卧床休息 24h，穿刺后 3 周内严禁做剧烈腰部活动。

② 穿刺后 6h 内应常规监测血压、脉搏、尿色、皮肤血色、腰腹部症状及体征。

③ 前列腺穿刺术后并发症中最常见的是出血，可常规给予止

血药物，预防性应用抗生素可能会降低感染的发生，一般发热、寒战、尿路感染等可予对症治疗。

④ 穿刺结束后如发现显著的直肠出血，可以将合适大小的阴道棉条润滑后塞入直肠留置几小时。

⑤ 如果穿刺后出现血尿，并出现头晕、脸色苍白、出冷汗或持续高热，并伴会阴部疼痛，可能为尿道损伤较严重，需及时通知医师处理。

前列腺癌的 TNM 分期如何？

答：前列腺癌 98%为腺癌，2%左右为鳞癌。75%起源于外周带，20%起源于移行带，5%起源于中央带。前列腺癌的 TNM 分期见表 4-3。

表 4-3　前列腺癌的 TNM 分级

原发性肿瘤(T)		
临床		
Tx		原发肿瘤无法评估
T0		没有原发肿瘤的证据
T1		不能被扪及和影响力无法发现的临床隐匿性肿瘤
	T1a	在 5%或更少的切除组织中偶然的肿瘤病理发现
	T1b	在 5%以上的切除组织中偶然的肿瘤病理发现
	T1c	穿刺活检证实的肿瘤(如由于 PSA 升高) 局限于前列腺内的肿瘤
T2	T1a	肿瘤限于单叶的二分之一或更少
	T2b	肿瘤侵犯超过一叶的二分之一，但仅限于一叶
	T2c	肿瘤侵犯两叶
T3		肿瘤沿前列腺囊扩展
	T3a	囊外扩展(单侧或双侧)
	T3b	肿瘤侵犯精囊
T4		肿瘤固定或侵犯除精囊外的其他邻近组织结构：膀胱、肛提肌和(或)盆壁

续表

病理(pT)	
pT2	局限于器官内
pT2a	单侧,侵犯前列腺的一叶的二分之一或更少
pT2b	单侧,侵犯前列腺一叶的二分之一以上,但不是双侧
pT2c	侵犯前列腺的两叶
p	前列腺外扩展
pT3a	前列腺外扩展或显微镜下可见侵及膀胱颈
pT3b	侵犯精囊
pT4	侵犯膀胱、直肠
区域淋巴结(N)	
临床	
Nx	区域淋巴结无法评估
N0	无区域淋巴结转移
N1	区域淋巴结转移
病理	
PNx	未获取区域淋巴结样本
PN0	无阳性区域淋巴结
PN1	区域淋巴结转移
远处转移(M)	
M0	无远处转移
M1	远处转移
M1a	非区域性淋巴结的转移
M1b	骨转移
M1c	有或无骨病变的其他部位转移

根据前列腺癌 TNM 分期，前列腺癌各期患者的治疗原则有哪些？

答：(1) T1a 期　观察等待；放疗；根治性手术。根治性手术的适应证为预期寿命＞10 年，Gleason 分级＞7 分，TUR 后 PSA ＞4μg/L。

（2）T1b、T1c、T2a、T2b 期

① 预期寿命＜10 年者，予观察等待或放疗。

② 预期寿命＞10 年者，予根治手术或放疗。

（3）T3a 期　去雄激素治疗；放疗；放疗和去雄激素治疗；根治手术（运用于预期寿命＞10 年，Gleason 分级＜7 分者）。

（4）T3b、T4、N0 期　去雄激素治疗；放疗；放疗和去雄激素治疗。

（5）TxN1 期　观察等待；放疗和去雄激素治疗；放疗。

（6）TxN2 期　予去雄激素治疗。

什么是 Gleason 分级？

答：Gleason 分级是一种被广泛采用的前列腺癌组织学分级的方法。根据前列腺癌的腺体分化、多形性、核异常分级，称为 Gleason分级。它将癌细胞分化分为主要和次要两个级，每个级分 1～5 分。两个级的分数相加，总分2～4 分属分化良好癌、5～7 分属中等分化癌、8～10 为分化不良癌。由于 Gleason 分级与生物学行为和预后关联良好，逐渐得到承认，使用日渐广泛，成为制定前列腺癌治疗方案的重要参考指标。Gleason 分级、前列腺特异性抗原水平和肿瘤分期是决定治疗方案的最重要的指标。见表 4-4。

表 4-4　Gleason 分级

Gleason 分级	Gleason 评分/分	表现
1 级	≤6	仅由单个分离的、形态完好的腺体组成
2 级	3＋4＝7	主要由形态完好的腺体组成，伴有较少的形态发育不良腺体或融合腺体或筛状腺体组织
3 级	4＋3＝7	主要由发育不良的腺体或融合腺体或筛状腺体组成，伴少量形态完好的腺体

续表

Gleason 分级	Gleason 评分/分	表现
4 级	4+4=8； 3+5=8； 5+3=8	仅由发育不良的腺体或融合腺体或筛状腺体组成； 以形态完好的腺体为主伴少量缺乏腺体分化的成分组成； 以缺少腺体分化的成分为主伴少量形体完好的腺体组成
5 级	9～10	缺乏腺体形态结构（或伴坏死），伴或不伴腺体形态发育不良或融合腺体或筛状腺体

怎样鉴别前列腺癌与前列腺增生症和前列腺炎？

答：(1) 前列腺增生症　前列腺癌最主要的是与前列腺增生症相鉴别。前列腺增生症和前列腺癌是两种不同性质的疾病，虽然都发生于前列腺，但在一般情况下，前列腺增生症本身是不会转变为前列腺癌的。前列腺增生症主要发生在前列腺中央区域的移行带，而前列腺癌主要发生在前列腺的外周带，两者在解剖部位上有很大的差别。另外，前列腺增生症与前列腺癌的病理进程完全不同。到目前为止，只有雄激素能促使病理性前列腺癌向临床前列腺癌转变的证据，并无良性前列腺增生症向前列腺癌转化的证据。然而，前列腺增生症和前列腺癌是可以同时存在的，不可认为有良性的前列腺增生症就不会长癌，也有一小部分前列腺癌（约 10%）会发生于前列腺移行带，所以有时在前列腺增生症手术后的标本中也会发现前列腺癌。

(2) 前列腺炎　一般情况下前列腺炎属于炎症范畴，与前列腺癌并无直接联系。前列腺炎多发于中青年男性，而前列腺癌多见于老年男性。前列腺炎在急性发作时可有发热和排尿灼热、排尿疼痛等症状，同时也可引起血清 PSA 值暂时性升高，但通常在抗炎治疗后，这些症状很快消退，而 PSA 在短时间内也可迅速下降至正常水平。

前列腺癌的治疗方法有哪些？

答：(1) 手术治疗　外科手术是目前最常用的治愈性治疗方

法，称为前列腺癌根治术，将前列腺和肿瘤完整切除。

（2）化学药物治疗　用于治疗那些对内分泌治疗抵抗的转移性前列腺癌患者，以延缓肿瘤生长，延长患者生命。研究证实，多西他赛能有效延长内分泌治疗抵抗性前列腺癌患者的生存时间，而卡巴他赛可以进一步延长那些多西他赛治疗失败的患者的生存时间。许多临床试验正在研究新的药物和药物组合，目的是为了找到更有效的、不良反应更少的治疗手段。阿比特龙是其中最具有临床应用价值的新药，对于内分泌治疗抵抗性前列腺癌的有效率颇高。

（3）放射治疗　是一种将外照射治疗应用于前列腺癌的新方法，通过提高前列腺部位的最大照射剂量，同时减少前列腺周围组织的照射剂量，可减少传统体外放射治疗的不良反应，提高治疗效果。

（4）前列腺癌内分泌治疗　是一种姑息性治疗手段，包括口服、注射、口服联合注射、双侧睾丸切除。通过去除或阻止睾酮（即雄激素）对前列腺癌细胞产生作用，以暂时抑制前列腺癌细胞的生长，延缓疾病的恶化与进展。

（5）免疫治疗　在肿瘤切除后，进行免疫治疗，如免疫核糖核酸、干扰素、转移因子等治疗。

（6）核素治疗　是一种用于治疗前列腺癌骨转移骨痛患者的姑息性治疗手段。静脉注射或口服二膦酸盐类药物也可用于治疗骨转移导致的骨痛。

（7）其他治疗　如生物靶向治疗仍在临床试验中。

内分泌治疗是晚期前列腺癌的主要治疗方法，内分泌治疗常用的方法有哪些？

答：内分泌治疗就是去除或对抗体内的雄激素，使雄激素降到最低水平，从而达到治疗目的。常用的方法有以下几种。

（1）睾丸切除　人体血清中的雄激素有90％来源于睾丸，10％来源于肾上腺，切除睾丸即去除了人体血清中绝大部分的雄激素，此手术简单，可在局麻下进行，手术并发症少，是国内最常用的治疗方法。

（2）促黄体激素释放激素类似物（LHRH-a）注射疗法　此药每4周注射1次，连用3～4次可以将体内雄激素水平降到最低，达到睾丸切除的效果，故又称药物去势。但此疗法早期可使血中睾酮升高，故排尿困难症状严重、骨痛明显或截瘫的患者不适用。

（3）全雄激素阻断治疗　又称联合抗雄激素治疗，即手术去势或药物去势＋抗雄激素药物治疗。抗雄激素药物有类固醇和非类固醇两类，类固醇类的抗雄激素药物有黄体酮样作用，副作用较大，目前临床很少使用。非类固醇类抗雄激素药物没有黄体酮样作用，副作用较小，目前被临床广泛应用。

（4）雌激素　雌激素通过人体的内分泌反馈机制抑制雄激素的产生，起到抗雄激素的作用，常用药物有己烯雌酚。副作用较大，目前临床已很少使用。

该患者使用戈舍瑞林及比卡鲁胺进行内分泌治疗，有什么优势？

答：戈舍瑞林注射液又名诺雷得，是一种抗肿瘤激素类药，是促黄体生成素释放激素的一种类似物，长期使用诺雷得可抑制脑垂体促黄体生成素的合成，从而引起男性血清睾酮下降，停药后这一作用可逆。初期用药时诺雷得同与其他LHRH激动药一样，可暂时增加男性血清睾酮的浓度。男性患者在第1次注射此药后21天左右血清睾酮浓度下降至去势水平，并在以后的治疗中维持此浓度。比卡鲁胺又名康士得，属于非甾体类抗雄激素药物，与雄激素竞争性结合，从而抑制雄激素。两者联合使用，可使大多数患者的前列腺肿瘤消退，症状有所改善。

戈舍瑞林的注射部位及使用剂量如何？不良反应有哪些？使用戈舍瑞林治疗的患者应注意哪些事项？

答：（1）注射部位及用量　成人：在腹部皮下注射3.6mg（1支），每28天1次。肾功能不全者、老年患者、肝功能不全者不需要调整剂量。考虑到有关骨质丢失的问题，应避免重复疗程。不推荐用于儿童。

(2) 不良反应

① 内分泌系统：发热、热感，有时出现颜面潮红、出汗、性欲减退、阳痿、女性化乳房、睾丸萎缩、会阴部不适感。

② 肝脏毒性：乳酸脱氢酶（LDH）上升，有时谷草转氨酶(AST)、谷丙转氨酶（ALT）、γ-谷氨酰转肽酶（γ-GT）、碱性磷酸酶上升。用药期间需密切观察。

③ 肌肉骨骼系统：有时出现骨疼痛，肩、腰、四肢疼痛，步行困难等。

④ 泌尿系统：尿潴留、尿频、血尿。

⑤ 循环系统：心电图异常、心胸比例增大等。

⑥ 消化道反应：恶心呕吐、食欲缺乏等。

⑦ 过敏反应：皮疹、瘙痒等。

⑧ 局部刺激：注射局部可出现硬结、疼痛、发红。

⑨ 其他：有时出现水肿、胸部压迫感、发冷、疲倦、耳鸣、听力减退、头部多毛、三酰甘油上升、血尿酸升高、血尿素氮(BUN) 升高等。

(3) 注意事项

① 疼痛的护理：诺雷德是一种可在体内逐渐进行生物降解的多聚缓释植入剂，置于一注射器中，针头相当于16号穿刺针粗细。在进行腹部皮下注射时引起疼痛程度比常规皮下注射大得多。在进行直接法注射时，减轻患者疼痛程度措施有：a. 注射前使患者精神放松，卧位舒适，腹部肌肉放松；b. 注射时设法使患者对疼痛注意力转移到其他方面（可采用内在的如让患者心里数数、默诵口诀、回忆一次有趣活动、愉快地聚会等方面，外在如听音乐），可减少对疼痛的感受强度；但嘱患者不可说话，因为说话容易引起腹壁肌活动；c. 进行注射时左手捏起腹部皮肤（可在皮肤消毒前试捏几次，在注射时左手拇指与示指、中指要将皮肤捏紧），右手在进针时小鱼际触及注射部位周围的皮肤，达到绷紧皮肤的目的，进针速度要快，以减少表皮痛觉神经末梢刺激。

② 预防出血的护理：因诺雷德注射针头粗，与一般注射不同

的是注射时不需要抽回血，因此注射后皮下出血发生概率比一般皮下注射要高。预防措施有：a. 注射前要向患者说明注射后可能会引起皮下淤血，以免引起不必要的恐慌；b. 进针时避开腹部皮肤表面血管；c. 在注射时当药液注入皮下安全套下弹后，立即用两根干棉签按压注射点，按压力度以皮肤下陷1cm为准，按压2min，局部无渗血后贴无菌敷贴，再让患者或家属以示指指腹按压（再按压），以进针点为着力点，顺着进针方向按压力度逐渐减少，以防将药液沿针孔挤出。按压3～5min后，再检查敷贴确认无渗血。

该患者诉胸部持续性疼痛，应如何护理？

答：（1）药物止痛　评估疼痛程度，根据评估结果遵医嘱按三阶梯镇痛原则给予镇痛药，并注意观察止痛效果和药物副作用，发现异常及时减量或停药。在患者疼痛反应强烈时，适当加用镇静药。给药时特别注意以下几个原则。①按时给药：有规律地给药可预防疼痛的发生或防止加重。②个体化：注意具体患者的实际疗效、选择合适的剂量，直至完全控制为止。③口服给药：既可保持患者的独立性，又便于患者长期服用且能免去患者长期注射的不适。

（2）非药物止痛法　让患者听音乐，静坐，进行节律性深呼吸，按摩和热敷疼痛部位，增加娱乐活动，分散其注意力。这些都有助于使患者产生若干积极的生理变化，增强止痛效果。局部用薄荷油、樟脑酊、冰片等涂擦以缓解局部疼痛。

（3）心理护理　主动热情关心患者，陪伴患者，倾听其诉说，并表示理解和同情，消除其孤寂感，让其体会到他并不是孤立地承担痛苦。同时给予安慰，安慰要恰到好处，既强调有希望的方面，又不能过于乐观。在暗示疾病疑难的同时，帮助患者分析疼痛的反复性，解释与疼痛有关的生物心理学问题。多与患者交谈疾病以外的话题，转移其注意力。护士在患者面前自始至终都要表现出冷静、沉稳大方、认真负责的态度，为患者提供良好的心理支持。

若前列腺癌患者并发尿潴留，应如何处理?

答：(1) 心理护理及健康指导　若尿潴留是由情绪紧张或焦虑所致，则要安慰患者，消除其紧张和焦虑，采取各种方法诱导患者放松情绪。指导患者养成定时排尿的习惯。

(2) 提供隐蔽的排尿环境　尽量为尿潴留患者提供单人病房，或注意用屏风遮挡患者，请无关人员回避。及时提供便器，提高患者舒适度。

(3) 调整排尿的体位和姿势　协助卧床患者取适当体位，如扶卧床患者略抬高上身或坐起时鼓励患者身体前倾，用手加压腹部以增加腹内压。尽可能使患者以习惯姿势排尿。对需要绝对卧床休息或某些手术患者，术前应有计划地在床上训练排尿，以免因不适应排尿姿势而导致尿潴留。

(4) 诱导排尿　利用某些条件反射诱导排尿，如：听细细的流水声；用温水冲洗会阴或温水坐浴；让患者双手浸在温水中；采取用针刺中极、曲骨、三阴交穴或艾灸关元、中极穴等方法，刺激排尿。

(5) 热敷、按摩　热敷下腹部及用手按摩下腹部，可放松肌肉，促进排尿。切记不可强力按压，以防膀胱破裂。

(6) 药物治疗　积极配合原发病治疗，避免药物使用不当造成尿潴留。患者出现尿潴留，必要时根据医嘱肌内注射氯化甲酰胆碱等药物。

(7) 其他　经上述处理仍不能解除尿潴留时，则极可能是前列腺肿瘤压迫其包绕的前列腺部尿道，此时应采用导尿术。

前列腺癌的预后怎样?

答：(1) A 期　发生远处转移的概率为 8%～20%，5 年生存率为 90%～95%。

(2) B 期　30%～40%在 5 年内发生转移，5 年生存率为60%～70%。

(3) C 期　50%在 5 年内发生远处转移，5 年生存率为30%～

40%。

（4）D期　5年生存率20%，10年生存率低于10%。

前列腺癌的预防包括哪些方面？

答：（1）多吃富含蛋白质的豆类制品，在饮食总热量中脂肪所占的比率以10%～20%较为理想。

（2）少吃辛辣和刺激性食物，多吃清淡、易消化的食物，多吃新鲜蔬菜，禁烟酒，保持大便畅通。许多导致前列腺炎的诱因，如饮酒和辛辣饮食都不利于前列腺癌的预防，因此戒除这些不良嗜好和饮食习惯，对保持前列腺健康非常有益。

（3）多饮水，多排尿。排尿有冲洗尿道的作用，可帮助前列腺排出过多的分泌物，可预防前列腺感染。

（4）保持心情舒畅，注意个人卫生。保持充足的睡眠，有节制的性生活和乐观向上的心态，坚持温水洗浴，尽量不要穿牛仔裤或过紧的裤子。

（5）避免对前列腺进行压迫，不要长时间久坐不动，要适当休息并及时变换体位，避免出现前列腺局部充血的现象。

（6）适当进行体育锻炼可增强身体的免疫力和抗病能力。经常锻炼腹部、大腿及臀部可使前列腺得到按摩，改善血液循环和淋巴循环，有利于增强人体抵抗力，预防前列腺癌。

前列腺癌的家庭护理注意事项有哪些？

答：①老年人健康检查时，应特别注意前列腺情况。②利用现有一切手段进行细致检查。③对不能确诊的患者，应定期随访，必要时早期切除。④食物中保证摄入足量的硒，临床实验证明发现人体血液中硒浓度高的男性患前列腺癌的概率会低。硒元素普遍存在土壤中，鸡蛋和青花鱼含有大量的无机硒。而较无机硒，绿色蔬菜中的有机硒更利于人体吸收，男性朋友多吃蒜、嫩茎花椰菜和陀螺蘑菇，就可以较好地吸收有机硒，就能有效预防前列腺癌。⑤日常饮食注意选择富含番茄红素的食物，番茄、杏、番石榴、西瓜、番木瓜和红葡萄均含有较多的番茄红素，其中尤以番茄中的含量为最高。

【护理查房总结】

前列腺癌是男性生殖系统最常见的恶性肿瘤，发病随年龄而增长，其发病率有明显的地区差异，欧美地区较高，亚洲地区发病率较低。前列腺癌的发病率和病死率仅次于肺癌，位居癌症死亡的第2位。在大多数病例中，前列腺癌在年龄较大的男性中发展缓慢，并不会导致死亡。在整个的治疗护理过程中，护士应采取科学有效的护理方法，减轻患者的药物反应，保证治疗的顺利进行。在护理过程中要注意以下几点。

（1）严密观察患者病情变化，做好疼痛护理，提高患者生活质量。

（2）观察和护理尿潴留，减轻不适。

（3）加强饮食与营养支持，做好静脉营养或胃肠内营养的护理，改善患者营养状况，提高抗病能力。

（4）做好特殊药物的使用护理，特别是药物不良反应的观察和处理。

（5）重视心理护理，帮助患者获得心灵、亲人和社会的支持，树立治疗的信心。

（6）加强监控教育，帮助患者尽可能获得舒适的病中生活。

查房笔记

病例 4 • 睾丸癌

【病历汇报】

病情 患者男性，22 岁，因“睾丸增大、阴囊坠胀，伴腹部、后背及腹股沟区疼痛 3 个月”步行入院。患者精神、食欲可，大小便正常。入院后完善相关检查，无明显手术禁忌证，3 日后在全麻下行“左侧睾丸癌切除术及腹膜后淋巴结清扫术”，术后予以抗炎、补液等对症支持治疗，术后恢复可。病理学检查示精原细胞瘤。于3周后开始行放疗及第一周期 PEB 方案（顺铂＋依托泊苷＋博来霉素）化疗，并予以抗过敏、保护胃黏膜、止呕、补液等对症支持处理。现治疗第 2 天，患者诉恶心呕吐，疲乏无力，食欲差。既往体健，否认“高血压、冠心病、糖尿病”等慢性疾病史，否认传染病及家族性疾病史，无药物及食物过敏史。

护理体查 T 36.5℃，P 80 次/分，R 18 次/分，BP 120/80mmHg。KPS 90 分，体重 67kg，身高 158cm，体表面积 1.68m^2。发育正常，营养良好，神志清楚，语言流利，自动体位，步行入院，查体合作。皮肤、巩膜无黄染，无出血点及皮疹。全身浅表淋巴结（包括双侧锁骨上及腹股沟）未扪及。头颅、五官无异常，双侧瞳孔等大等圆，对光反射灵敏，耳鼻无溢液、流脓，口唇无发绀，咽部无充血，双侧扁桃体不大。颈软，气管居中，甲状腺无肿大，颈静脉无充盈。胸廓对称、无畸形，胸骨无压痛，双侧呼吸运动对称自如，语颤正常，叩诊呈清音，双肺呼吸音清，未闻及干湿啰音。心律齐，心音正常。腹部平坦、无瘢痕，无腹壁静脉曲张，无胃肠型及蠕动波，腹软，无压痛，无反跳痛，无肌紧张，无液波震颤，无振水音，未扪及包块，肝、脾肋下未扪及，墨菲征阴性，双肾区无叩击痛，移动性浊音阴性。脊柱、四肢无畸形，活动自如，无杵状指（趾）。双膝反射正常，病理征阴性。直肠指诊：直肠黏膜光滑，指套退出无出血。

辅助检查 胸部X线正侧位片示心、肺未见明显异常；心电图示窦性心律，心电图大致正常；实验室检查，甲胎蛋白(AFP) 45ng/mL，人绒毛膜促性腺激素(HCG) 27.04μg/mL，CD117(++)，CD30(++)，广谱细胞角蛋白抗体(CK-Pan)（+），上皮细胞膜抗原(EAM)（—），人胎盘碱性磷酸酶(PLAP)（+）；总胆红素40.69μmol/L，直接胆红素14.2μmol/L；血常规、血电解质、血脂及肾功能检查均正常。

入院诊断 左侧睾丸精原细胞瘤术后；腹膜后淋巴结转移癌。

主要的护理问题 营养失调（低于机体需要量）；活动无耐力；预感性悲哀；自我形象的紊乱；潜在并发症。

目前主要的治疗措施 放疗；化疗（顺铂+依托泊苷+博来霉素）；营养支持治疗；抗过敏、保护胃黏膜、止呕、补液等对症治疗；密切病情观察，做好放化疗并发症的观察与处理。

护士长提问

该患者的诊断是睾丸癌，什么是睾丸癌？

答：睾丸癌是由睾丸细胞癌变而形成的恶性肿瘤，占男性类癌症总数的1%，是20～34岁男性最常见的肿瘤。睾丸位于阴茎下的阴囊结构内，是男性重要的性腺器官，它负责制造并储存精子，同时也是男性雄激素的主要来源。睾丸癌可致精子数量减少而出现男性不育。

睾丸癌的致病因素有哪些？

答：睾丸癌有以下几类常见的致病因素。

(1) 隐睾 通常情况下，男性睾丸会降到阴囊。如果睾丸不降到阴囊而滞留于腹腔或腹股沟处，男性患睾丸癌的概率就会大大增高。即使通过手术将睾丸移到阴囊也不例外。

(2) 睾丸发育异常 睾丸发育异常的男性易患睾丸癌。

(3) Klinefelter's综合征　患有Klinefelter's综合征（一种性染色体异常，症状为男性激素水平低、不育、乳房丰满、睾丸小）者易患睾丸癌。

(4) 有过睾丸癌患病史　有过睾丸癌患病史的男性，其另一个睾丸易患睾丸癌。另外，睾丸癌的发生与遗传有关，家族中有睾丸癌病史者，如果其父兄患有睾丸癌，其患睾丸癌的概率就高于其他人。

睾丸癌的早期症状和体征有哪些？

答：(1) 睾丸肿大　这是肿瘤细胞漫无止境大量繁殖增生的结果。肿大的睾丸形状并不均匀，有时很不规则，或有肿瘤的一侧睾丸可以肿大突出明显。

(2) 睾丸质地坚硬　用手触摸睾丸像石块，质地很硬，这与普通睾丸发生炎症时睾丸呈均匀性肿胀和质地较软有显著差别。

(3) 睾丸沉重感　睾丸肿瘤是肿瘤细胞大量生长所形成的一个实质性肿块。生长到一定程度后，睾丸的重量骤增，患者会有沉重的下坠感觉，甚至影响行走。如果用手托起睾丸，犹如托着一块石头，有一定的重量感。

(4) 透光试验阴性　一般鞘膜积液时，阴囊及睾丸的透光性增强，透光试验呈阳性。而睾丸肿瘤生长得致密坚实，里面并无液体，透光性大大减弱。

睾丸癌的转移途径有哪些？

答：(1) 淋巴转移　睾丸肿瘤以淋巴结转移为主，约52.9%的患者在接受治疗时已经发生淋巴结转移。肿瘤细胞经淋巴结通路转移到髂动脉、主动脉周围淋巴结，然后到纵隔和（或）锁骨上淋巴结，其次是转移到肝、肺、胸膜、肾、肠道、膀胱、躯干骨等处。

(2) 局部浸润　肿瘤扩展穿破白膜到附睾、精索、阴囊皮肤等部位，然后到腹股沟淋巴结。

(3) 血行转移　机会很少。

哪些辅助检查有助于诊断睾丸癌？

答：诊断睾丸癌的辅助检查包括实验室诊断、影像学诊断和病理学诊断。

（1）实验室诊断　主要为血清β-绒毛膜促性腺激素（β-HCG）、甲胎蛋白（AFP）和乳酸脱氢酶（LDH）检测，这些血清肿瘤标志物的检测对于治疗、随访和判断预后有重要意义。β-HCG是由合体滋养层细胞合成，血清半衰期为24～36h，在绒毛膜癌、胚胎性癌和精原细胞癌患者血液中明显升高。AFP升高见于纯胚胎性癌、畸胎癌、卵黄囊肿瘤和混合性肿瘤，但纯绒毛膜癌和纯精原细胞癌不合成AFP。AFP的血清半衰期为5～7天。LDH升高可见于睾丸肿瘤，但其敏感度和特异性低，其升高程度可用于提示病变的严重程度或广泛程度；若治疗后升高，还可提示复发。LDH降至正常所需要的时间可预示患者的预后，特别是对中危患者，降至正常的时间越长，预后越差。

（2）影像学诊断　阴囊B超是临床首选的方法，可帮助确认睾丸内的肿块。腹部、盆腔CT可用于了解有无淋巴结转移情况。胸部X线平片和CT用于了解是否存在肺转移。腹部、盆腔CT是判断肿瘤分期分级的重要依据。在治疗后的随访中正电子发射断层扫描（PET）对治疗后残余肿瘤的评价具有很高的敏感性和特异性。

（3）病理学诊断　是明确肿瘤性质的重要方法，但对睾丸肿物进行穿刺活检虽然可以明确诊断，却有发生肿瘤种植转移的风险，因此应禁止行经阴囊睾丸穿刺活检。

睾丸癌的类型有哪些？

答：按照组织细胞分型将睾丸癌分为生殖细胞起源的肿瘤、非生殖细胞起源的肿瘤两大类。

（1）生殖细胞起源的睾丸癌包括精原细胞瘤、胚胎性瘤、畸胎性瘤、绒毛膜上皮癌及多组织类型（包括畸胎癌、其他各种组织成分混合肿瘤）。

(2) 非生殖细胞起源的睾丸癌包括间质细胞瘤、支持细胞瘤、生殖基质癌及以上肿瘤的混合者。

睾丸癌的临床分期如何?

答：睾丸癌的临床分期见表 4-5。

表 4-5　睾丸癌的临床分期

分期	临床表现
Ⅰ期	无转移
ⅠA	肿瘤局限于睾丸及附睾
ⅠB	肿瘤侵及精索(T4a)或肿瘤发生于未下降的睾丸
ⅠC	肿瘤侵及阴囊壁(T4b)或腹股沟及阴囊手术后发现
Ⅰx	原发肿瘤的侵犯范围不能确定
Ⅱ期	仅有膈以下的淋巴结转移
ⅡA	转移的淋巴结均＜2cm
ⅡB	至少一个淋巴结在 2～5cm
ⅡC	腹膜后淋巴结＞5cm
ⅡD	腹部可扪及肿块或腹股沟淋巴结固定
Ⅲ期	纵隔和锁骨上淋巴结转移和远处转移
ⅢA	有纵隔和(或)锁骨上淋巴结转移,但无远处转移
ⅢB	远处转移仅限于肺(“少量肺转移”:每侧肺转移的数目＜5,病灶直径＜2cm;“晚期肺转移”:每侧肺转移的数目＜5 或病灶直径＜2cm 或有胸腔积)
ⅢC	任何肺以外的血行转移
ⅢD	根治性手术后,无明确的残存病灶,但肿瘤标志物阳性

注：Ⅰ期、ⅡA 和ⅡB 为早期；ⅡC、ⅡD、Ⅲ期为晚期。

睾丸癌的治疗方法有哪些?

答：睾丸癌的治疗方法有多种，包括睾丸癌根治性切除术、腹膜后淋巴结清扫术及辅助放疗、静脉化疗、特异性免疫治疗等。治疗方法的选择应考虑癌症分期、患者年龄、整体健康状况以及其他因素。如睾丸癌发现及时，治疗方法就无须特别多，在传统治疗中可结合特异性免疫治疗，清除残留癌细胞，这样治愈的可能性将提高。

(1) 睾丸癌外科手术

① 睾丸切除术：适用于任何类型的睾丸肿瘤，所强调的是应当采用经腹股沟途径的根治性睾丸切除术。接受这种治疗方法的患者可能担心如果切除一个睾丸，会影响性能力和可能导致不育。但只有一个健康睾丸的男性仍然能够正常勃起和制造精子，因此手术切除一个睾丸并不会导致患者性无能，也不会使其不育。手术中，医师可以将一个人造睾丸放在阴囊内。人造睾丸的重量及感觉与正常睾丸一样，不知情的人是无法通过外观辨别人造睾丸和自然睾丸的。部分腹腔深处的淋巴结也会一并被切除。这种人造睾丸虽不会影响患者的正常勃起和高潮，但它会造成男性不育，因为它有可能会阻碍射精。

② 腹膜后淋巴结清除术：由于非精原生殖细胞瘤（如胚胎瘤、畸胎瘤）对放射线不敏感，故在行睾丸切除术后，应做腹膜后淋巴结清除术，Ⅰ、Ⅱ期病例可以得到治愈的机会。有关手术方法很多，各有利弊，其中有从剑突到耻骨联合正中切口的腹膜后淋巴结清除术。切除范围包括上界到双侧肾蒂上 2cm 及肾蒂，腹主动脉和下腔静脉周围至髂血管交叉和同侧髂血管上 1/3 部分，两侧到双侧输尿管和精索，和同侧肾周围筋膜内所有的淋巴结、脂肪及结缔组织。腹腔后淋巴结清除术的时机：a. 手术时间，在睾丸切除术的同时或 2 周后进行；b. 清除淋巴结应按解剖顺序，争取做整块切除；c. 在腹膜后大血管旁剥离淋巴结应谨慎轻巧，以免损伤大血管，并且不应过度牵拉肾蒂血管；d. 术后若需要化疗，应在 2 周之后。

(2) 放射治疗　是使用高能射线来杀死癌细胞，从而使肿瘤萎缩的一种方法。放射治疗是局部疗法，它只影响受治疗区域的癌细胞。治疗睾丸癌时，医师在患者体外使用加速器对准腹部淋巴结发出高能射线。精原细胞对射线非常敏感。非精原细胞对射线不敏感，因此，非精原细胞癌患者一般不使用放射治疗。放射治疗应用于睾丸切除术后。

(3) 化学治疗 以顺铂 (DDP) 为主的联合化疗治疗播散性睾丸生殖细胞癌，完全缓解率达 80%，不完全缓解者应用援救化疗，30%的患者仍可获得完全缓解，90%的完全缓解者能无癌长期生存。如血清标志物水平再度升高，或残留肿块增大，即行挽救性化疗。挽救性化疗通常采用 DDP＋首程化疗中未用过的搭配药物，IVP 方案 (异环磷酰胺＋长春碱＋顺铂) 为目前常用方案。

(4) 特异性免疫治疗 (CIK 疗法) 由于常规治疗睾丸癌后存在严重后遗症或并发症，使得很多患者放弃治疗。如放疗、手术、去势化疗等传统治疗手段常导致患者阴茎勃起功能障碍等，严重影响患者的生活质量。特异性抗肿瘤免疫疗法治疗睾丸癌既保留正常的睾丸组织，又能彻底消除睾丸癌细胞，避免了常规治疗的严重后遗症。特异性免疫细胞群 (DC-CTL-CIK-PC 细胞) 通过多种免疫途径促使睾丸癌组织萎缩，如启动 CTL 淋巴细胞杀伤睾丸癌细胞、消除睾丸癌细胞赖以生存的特异性生长激素、促使睾丸癌组织中的血管凋亡萎缩等。而特异性抗肿瘤的 CIK 细胞通过识别睾丸癌的癌抗原针对性杀伤睾丸癌细胞。所以特异性抗肿瘤免疫治疗睾丸癌是肿瘤生物治疗领域开展较为成熟的一种技术，是国际公认的继“手术”“放疗”“化疗”三大传统疗法之后的第四大新技术疗法。

睾丸癌患者行放疗的副作用有哪些？

答：放疗不仅对癌细胞有影响，同时对正常细胞也有杀伤作用。其副作用取决于治疗的剂量。副作用包括疲劳、治疗区域皮肤改变、恶心、腹泻，尤其是可影响患者生育功能。放射疗法会影响睾丸产生精子，但大部分患者1～2 年内仍有生育能力。

睾丸癌的化疗方案有哪些？

答：睾丸癌的化疗方案有 IEP 方案 (异环磷酰胺＋依托泊苷＋顺铂)、PEB 方案 (顺铂＋依托泊苷＋博来霉素)、PEB 方案 (卡铂＋依托泊苷＋博来霉素)、BOP 方案 (博来霉素＋长春新碱＋顺铂)、VIP 方案 (异环磷酰胺＋长春碱＋顺铂)、EP 方案 (依托泊苷＋

顺铂）。

该患者的化疗方案中使用了依托泊苷，依托泊苷的不良反应有哪些？使用时要注意什么？

答：(1) 不良反应

① 骨髓抑制：白细胞和血小板减少，贫血，此为剂量限制性毒性。

② 胃肠道反应：恶心呕吐、食欲缺乏、口腔黏膜炎、腹泻；偶有腹痛、便秘。

③ 过敏反应：有时可出现皮疹、红斑、瘙痒等过敏症。

④ 皮肤反应：脱发较明显，有时扩展至全秃，但具可逆性。

⑤ 神经毒性：手足麻木、头痛等。

⑥ 其他反应：发热、心电图异常、低血压、静脉炎等。

(2) 注意事项

① 不能做皮下或肌内注射，以免引起局部坏死。

② 静脉注射或静脉滴注时不能外漏，应充分注意注射部位、注射方法。本品易引起低血压，注射速度应尽可能慢，至少30min。

③ 不能做胸腹腔注射剂和鞘内注射。

④ 不能与葡萄糖液混合使用，在5%葡萄糖注射液中不稳定，可形成微粒沉淀，应用生理盐水稀释溶解后尽可能及时使用。

⑤ 用药前、用药中应观察药物是否透明，如果浑浊、有沉淀，则不能使用。

⑥ 应在空腹时服用口服胶囊。

⑦ 与阿糖胞苷、环磷酰胺、卡莫司汀（卡氮芥）有协同作用。

该患者的化疗方案中还使用了博来霉素，博来霉素的不良反应有哪些？

答：①间质性肺炎，肺纤维化；②白细胞减少；③食欲减退、恶心呕吐、厌食、口腔黏膜炎、腹泻；④皮疹、荨麻疹、发热伴红皮症；⑤罕见发生休克，特别是第一、第二次用药量要少；⑥注意病变部位因药物引起坏死、出血；⑦脱发、皮炎、色素沉着、发红、糜烂、皮肤增厚、指甲颜色改变；⑧肝功能异常；⑨残尿感、尿频、尿痛；⑩头痛、瞌睡；⑪发热不适，注射部位静脉壁肥厚，管腔狭窄、硬结，肿瘤部位疼痛。

患者出现肺纤维化或间质性肺炎，应如何护理？

答：BLM 最严重的不良反应是肺纤维化、间质性肺炎，一旦出现，应采取如下护理措施。

（1）间质性肺炎、肺纤维化　捻发音是最初出现的体征。发现异常时应该立即停药，按特发性肺纤维化处置，给予肾上腺皮质激素及抗生素预防继发感染。

（2）肺功能基础较差者，间质性肺炎及肺纤维化出现频率较高，总剂量应在 150mg 以下。

（3）用药过程中出现发热、咳嗽、活动性呼吸困难等，应立即停药。进行胸部 X 线检查、血气分析［肺泡-动脉血氧分压差（$A\text{-}aDO_2$）］、动脉氧分压、一氧化碳扩散度等相关检查。随后 2 个月定期检查。

（4）$A\text{-}aDO_2$、氧分压（PaO_2）等每周检查一次，持续 2 周以上，出现下降时应立即停药。当 $A\text{-}aDO_2$、PaO_2 比用药前低 1.33kPa（10Torr）以上，结合临床表现，怀疑药物引起时，应立即停药，同时给予激素治疗。当一氧化碳弥散量（DLco）比用药前低 15%，亦按以上处理。用药前如肺功能检查数值较低，应慎重。如检查值有降低趋势，应立即停药。

（5）适当限制运动　呼吸困难和气短使患者活动力下降，易疲劳，缺氧使肺纤维化患者产生了恐惧和心理压力，因此有肺纤维化患者，有时为了避免气短而限制活动。

（6）防寒保暖，避免感染　感染会加重肺纤维化的症状和病情，因此，一定要做好预防准备。

（7）居住环境舒适　房间要安静，空气要清新、湿润、流通，避免烟雾、香水、空气清新剂等带有浓烈气味的刺激因素，也要避免吸入过冷、过干或过湿的空气。居室要经常打扫，但要避免干扫，以免尘土飞扬。房间里不宜铺设地毯、地板膜，也不要放置花草。被褥、枕头不宜用羽毛或陈旧棉絮等易引起过敏的物品填充，而且要经常晒、勤换洗。

（8）营养充足，保持合适的体重　充足的营养对保持理想体重很有帮助。肺纤维化患者，因为怕吃饭时气短，所以进食减少，导致营养不良，而低营养使呼吸肌乏力，从而气短加重。另外，超重会增加心肺供氧到全身的负担，也导致气短，超重也增加膈肌的压力而使呼吸不足。

如何提高晚期睾丸癌患者的临床治疗效果？

答：睾丸癌的治疗效果主要取决于治疗方法是否得当，以及患者的身体状态是否良好。在整个治疗过程中，睾丸癌晚期患者以及家属与主治医师的良好沟通与交流，可增进患者信心，对延长患者的生存期有益。

治疗方案的选择对于患者的预后起到关键作用。晚期睾丸癌，肿瘤细胞增殖非常迅速，医师一般不会建议行手术切除，临床上多采用放化疗以及中医中药综合治疗。化疗方案中首选以顺铂为基础的联合化疗；放疗对肿瘤细胞有直接杀灭作用，但难免会伤及正常细胞，所以其照射强度、范围和时间都应把握好。由于长时间使用放疗、化疗后会对人体产生毒性作用和副作用，可采用中医中药调和治疗。

对于晚期睾丸癌扩散范围广、患者身体功能很弱、已无法耐受化疗者，采取中医中药进行调理。中医中药有扶正祛邪、补气养血、软坚散结的功效，它能提高患者机体免疫力，控制病情发展，对延长存活期、减缓症状有明显优势。晚期睾丸癌患者的预后主要在于提高患者的免疫功能，在饮食上应以低热量、低脂肪、高维生素食物为主，也可适当服用补脾益肾的中药，保持精神愉快，这对提高患者生存质量很有帮助。

什么是CIK疗法？用CIK疗法治疗睾丸癌的优势有哪些？使用中应注意什么？

答：CIK疗法是通过人体免疫系统中对肿瘤细胞具有很好的

识别和抑制作用的免疫细胞，通过这些免疫细胞来达到治疗肿瘤疾病的效果。

(1) CIK 疗法的步骤

① 第一步（细胞采集）：从患者体内抽取外周血，并分离出所需单核细胞。

② 第二步（实验室细胞修饰、激活、扩增）：通过实验室技术将采集的患者单核细胞负载肿瘤抗原，扩增抗癌细胞。

③ 第三步（细胞质检）：将培养好的细胞逐一筛检，剔除发育不良、不合格的细胞。

④ 第四步（细胞回输）：将培养好的细胞按疗程回输到患者体内。

⑤ 第五步（疗效评估）：在每一个疗程后医师将按照疗效指标，对患者的治疗效果进行评估，以确定最好的治疗方案。

(2) CIK 疗法的优势

① CIK 细胞免疫治疗技术是将高效的细胞因子诱导的杀伤细胞（CIK）和 DC 细胞免疫治疗相结合，可诱导更为有效的抗肿瘤免疫。

② CIK 细胞免疫治疗具有 T 细胞抗肿瘤活性和 NK 细胞非 MHC 限制杀瘤的特点，体外增殖速度快，可获得大量的免疫细胞，杀瘤活性高。

③ CIK 细胞免疫治疗杀瘤谱广，不受患者肿瘤抗原的限制。

④ CIK 细胞免疫治疗的不良反应轻微，没有放化疗常见的骨髓、肝脏、肾脏、心脏、肺和神经系统毒性，不会出现免疫排斥反应。

⑤ CIK 细胞免疫治疗技术从细胞培养到回输给患者整个过程仅需要 14～21 天，可满足临床多次治疗的需要。

(3) CIK 疗法的使用注意事项

① DC-CIK 输注针应采用 9 号针头以减少对细胞的破坏。

② 尽量选择弹性好、走向直的血管回输。

③ 严密观察生命体征变化。

④ 回输过程中若出现寒战，应立即停止输注，以生理盐水冲管，并肌内注射盐酸异丙嗪 25mg，注意保暖。

⑤ 当日不要沐浴，以免穿刺点感染。

⑥ 治疗期间应避免进食虾、海鱼等易引起过敏的食物。

该患者化疗后为什么会出现恶心呕吐等胃肠道反应？应如何护理？

答：胃肠道黏膜上皮细胞增殖旺盛，对化疗药物极为敏感，故化疗后常引起严重的胃肠道反应，如厌食、恶心、顽固性呕吐、腹痛，出现反应的时间、程度与患者体质有关，大多数患者在用药后 3～4h 出现。应密切观察。

（1）恶心呕吐时采取舒服的卧位，鼓励患者做深呼吸。发生呕吐时必须仰卧，头侧向一边，鼓励患者漱口，注意口腔清洁。

（2）遵医嘱予镇吐药，口服镇吐药应卧床休息半小时至 1h 后再起床。

（3）给予心理支持，分散注意力。

（4）及时去除呕吐物，保持环境清洁、安静。

（5）告知患者化疗前后勿大量进食，饮食清淡，饭后 1～2h 坐在椅子上休息，不要马上卧床。

什么是骨髓抑制？骨髓抑制如何分级？

答：（1）定义　骨髓抑制是指骨髓中的血细胞前体的活性下降。血流里的红细胞和白细胞都源于骨髓中的干细胞。血流里的血细胞寿命短，常常需要不断补充。为了达到及时补充的目的，作为血细胞前体的干细胞必须快速分裂。化学治疗和放射治疗以及许多其他抗肿瘤治疗方法都是针对快速分裂的细胞，因而常导致正常骨髓细胞受抑制。

（2）骨髓抑制的分级　骨髓抑制分为 5 级，见表 4-6。

表 4-6 骨髓抑制的分级

项目	分级				
	0 级	1 级	2 级	3 级	4 级
血红蛋白/(g/L)	≥110	109～95	94～80	79～65	<65
白细胞/(×10⁹/L)	≥4.0	3.9～3.0	2.9～2.0	1.9～1.0	<1.0
粒细胞/(×10⁹/L)	≥2.0	1.9～1.5	1.4～1.0	0.9～0.5	<0.5
血小板/(×10⁹/L)	≥100	99～75	74～50	49～25	<25

应如何对该患者进行饮食指导？

答：(1) 食物应尽量做到多样化，多吃高蛋白、多维生素、低动物脂肪、易消化的食物及新鲜水果、蔬菜，不吃久放、变质或刺激性食物，不吃碳酸饮料等产气食物，少吃熏、烤、腌、泡、油炸、过咸的食品，主食粗细粮搭配，以保证营养平衡，防止腹胀、腹泻和便秘。

(2) 为防止化疗引起的白细胞、血小板等下降，宜多食血制品和肉，如动物内脏、蛋黄、瘦肉、鱼、黄鳝、鸡、骨头等；同时可配合中药，如党参、黄芪、当归、大枣等制作成的药膳。

(3) 提高免疫功能，可食香菇、蘑菇、猴头菇、木耳等食品。

(4) 增加食欲，防治呕吐，更换食谱，改变烹调方法，增加食物的色、香、味；少量多餐，吃一些清淡爽口的凉拌菜；在饮食中可加入一些生姜，以止呕；也可用药膳开胃健脾，如用山楂、黄芪、山药、白萝卜、陈皮等制作的药膳。

睾丸癌的护理要点有哪些？

答：(1) 密切观察化疗不良反应 应用顺铂（DDP）时注意观察胃肠道反应、肾毒性等一系列症状；应用博来霉素（BLM）时要观察患者呼吸的变化，以警惕 BLM 所致的肺纤维化；还要注意口腔炎、发热及过敏反应，以便及时对症处理。

(2) 饮食合理 睾丸癌患者久病后导致体质衰弱，热量和蛋白质消耗较多，可通过补充饮食营养和水分来调理。睾丸癌患者每餐应适当配备富有高热量、高蛋白、高维生素的食物，绝对戒烟和禁止酗酒，避免食用刺激性食物。

（3）环境舒适　睾丸癌患者住的房间要清洁优雅，周围安静，避免吵闹。保持房间空气新鲜，阳光充足，定时开窗换气，避免直接吹风，防止受凉。根据温度的变化情况，随时增减衣被，室内温度和湿度要适宜，以促进患者的舒适。

（4）心理护理　睾丸癌患者的精神负担重，容易悲观、厌世，因此，心理护理极其重要。一方面，患者自身应坚强面对疾病，树立战胜癌症的坚定信念，避免出现消极情绪。另一方面，患者的好友亲属应多给予鼓励，耐心倾听患者的诉说，使患者感到亲人的温暖。

（5）随访观察病情　睾丸癌患者接受治疗后应定期去医院复查，一般术后隔月进行一次随访复查；以后随着时间延长，逐渐延长复查的间隔时间，以便及时了解病情，预防复发。

睾丸癌的预后怎样？

答：睾丸癌的预后取决于组织学结果和肿瘤范围。精原细胞瘤和局限于睾丸的或后腹膜有少量转移的非精原细胞瘤的 5 年生存率＞95%，而后腹膜已广泛转移及肺或其他脏器有转移者的 5 年生存率较差，其预后取决于转移灶的部位、范围及组织学类型。

日常生活中应如何预防睾丸癌？

答：（1）饮食方面以激素类种植、养殖食物为最危险。烧烤、煎炒、炸、过于油腻等食物也是引起肿瘤的根源；一些采用农药、化肥种植的食物也是应该避免的。不宜吃隔夜的饭菜、含致癌的亚硝酸盐类食物。应多吃根茎类食物，如地下长的红薯、芋头等，玉米、板栗等；肉类以白色肉为主，红色肉次之，如鱼肉为白、猪肉为红。

（2）作息要规律，少接触污染空气的地方或工作。此外适当远离辐射的机器，如电脑、电磁炉、微波炉、手机；适当远离噪声大的地方。

(3) 保持乐观　因为睾丸区属于内分泌系统，很容易受情绪影响。临床调查发现，大量的睾丸增生或者睾丸肿瘤的人群，具有负性性格、不开朗、长期抑郁压抑等。注意在生活中合理发泄情绪，不压抑，善于积极思考问题，如主动寻求问题的解决而不是等待问题的解决。

睾丸癌患者如何进行日常保健？

答：①少吃辛辣刺激性食物，以免引起睾丸分泌物增加，癌症进一步浸润扩散和加重症状；②戒除不良嗜好，如烟、酒等；③多吃水果和蔬菜，增加维生素 C 等成分的摄入，以提高身体抗病能力，少吃猪蹄、鱼汤、羊肉等所谓的“发物”；④平时多锻炼身体，提高身体免疫力；⑤积极治疗男性泌尿生殖系统疾病；⑥养成良好的生活习惯，不宜劳累，并节制夜生活。

【护理查房总结】

睾丸癌是男性较常见的生殖器恶性肿瘤，在临床上，睾丸癌的发病是比较隐匿的，不容易被发现，同时也是病情凶恶的睾丸肿大性疾病，多见于 20～45 岁的中青年男子，一旦发病，如不及时治疗，很快就会扩散转移，危及生命。因此，早期发现并采取积极治疗措施是治愈睾丸癌的关键所在。临床治疗多采用以手术治疗为主，以放射治疗及化学治疗为辅。放化疗作为睾丸癌术后常用的后续治疗方法之一，已经广泛应用于临床。针对化疗副作用，护士应采取科学有效的护理方法，以减轻患者在治疗过程中发生的不良反应，保证治疗顺利进行。在护理过程中要注意以下几点。

(1) 了解患者及家属的心理状况，给予心理支持。

(2) 加强患者放化疗知识、用药、康复等方面的健康指导，提高患者生活质量。

（3）放化疗期间密切观察患者的骨髓抑制、胃肠道等不良反应，并做好对症处理。

（4）加强患者营养管理，正确给予患者不同时期的饮食指导。

查房笔记

第五章 女性生殖系统肿瘤

病例 1 · 宫颈癌

【病历汇报】

病情 患者女性，25 岁，因“6 年前阴道不规则流血数月”第一次入住肿瘤科，诊断为宫颈癌Ⅲb 期（累及右侧盆壁），病理检查示中分化鳞癌。因经济困难未做同期化疗，予常规放疗一疗程。放疗后查体：宫颈肿块全消，右侧宫旁仍可扪及结节状增厚。放疗结束后门诊口服卡莫氟 2 周。患者 4 个月前出现右大腿疼痛、肿胀，就诊于当地医院，临床诊断为“右下肢血栓”，予溶栓、消炎等治疗处理后，患者自诉未见明显好转，后就诊于普外科门诊，行右侧下肢深动脉、静脉彩超，未见明显异常。近 2 周右下肢肿胀进行性加重，疼痛难忍，夜间行走时加重，为求进一步诊治收住入院。既往体健，无特殊病史，完善相关检查。入院后第 7 天开始调强适形放疗，间断予甘氨双唑增敏，右大腿疼痛期间，口服曲马朵缓释片、吗啡缓释片等止痛。患者长期卧床，睡眠欠佳，精神、食纳差。放疗 2 次后疼痛稍有缓解，现已行 7 次放疗。患者已有 3 天未解大便，遵医嘱予开塞露塞肛后大便已解。

护理体查 T 36.5℃，P 80 次/分，R 20 次/分，BP 120/80mmHg。身高 155cm，体重 46kg，慢性病面容，右下肢肿胀明显。入院时髌骨以下 10cm、以上 10cm、以上 15cm 处的肢体周径分别较左侧增大约 7cm、10cm、10cm，非凹陷性，无发红、破溃，皮温高。经过积极治疗后，目前髌骨以下 10cm、以上 10cm、以上 15cm 处右侧肢体周径较左侧分别增大 2.5cm、7cm、6cm。右下腹中输尿管点压痛明显。妇科检查：外阴正常，阴道上段狭窄，宫颈暴露不全，所视黏膜光滑，宫旁两侧弹性差，呈冰冻骨盆改变。

辅助检查 盆腔CT检查示宫颈改变，盆腔右侧及右侧髂窝内肿块累及右侧输尿管中下段致输尿管扩张、髂外血管，考虑复发或转移，盆腔积液，膀胱壁增厚；盆腔磁共振平扫+增强结果同CT检查报告；血常规示血红蛋白107g/L，红细胞百分比32.5%。

入院诊断 宫颈癌Ⅲb期放疗后右侧宫旁复发；右肾积水；右输尿管扩张。

主要的护理问题 疼痛；营养失调；便秘；焦虑；睡眠障碍；潜在并发症（静脉血栓、坠积性肺炎、泌尿系感染、知识缺乏、皮肤完整性受损）。

目前主要的治疗措施 继续按现定计划完成放疗、免疫治疗及放疗增敏治疗；注意观察患者治疗过程中的不良反应，适时给予对症支持治疗；定期复查血常规、肝肾功能、电解质等相关辅助检查；阴道冲洗；镇痛。

护士长提问

患宫颈癌的风险因素有哪些？

答：(1) 病毒感染史 2型单纯疱疹病毒(HSV-2)、人乳头瘤病毒(HPV)、人巨细胞病毒(HCMV) 的感染史。

(2) 婚姻与妊娠 早婚、早育、多育、性生活紊乱与宫颈癌的发病有关；与患阴茎癌、前列腺癌或其前妻曾患有宫颈癌的男性伴侣接触，则宫颈癌的发病率增加。

何谓“冰冻骨盆”？

答：在生理情况下，女性内生殖器官如子宫、输卵管、卵巢等在盆腔中呈半游离状态，做妇科双合诊时，可扪及子宫轮廓，除腹壁薄者偶可扪到正常大小的卵巢外，一般扪不到正常卵巢和输卵管，这些器官可随着检查者的手指推动而移动，子宫两侧盆腔组织软，呈空虚感。

晚期子宫颈癌蔓延至全盆腔，并向两侧浸润达骨盆壁，子宫、输卵管和卵巢均受侵被固定，整个盆腔呈硬块状，宛如被冰冻了一样，故称为冰冻骨盆。急性盆腔结缔组织炎亦可有“冰冻骨盆”表现。

卡莫氟的药理作用及主要不良反应有哪些？

答：(1) 卡莫氟别名为密福禄、1-己甲氨酰-5-氟尿嘧啶、氟脲己胺。本药为氟尿嘧啶的衍生物，在体内缓慢释放出氟尿嘧啶而起抗肿瘤作用，属细胞周期特异性药物。口服后经肠道迅速吸收，给药 2～4h 后血药浓度达峰值，有效血药浓度可维持 9h 之久，本药可在肝外代谢，在体内经多种代谢途径缓慢释放出氟尿嘧啶。脑脊液中氟尿嘧啶浓度较其他衍生物低。口服后约 15%以氟尿嘧啶或其代谢物形式从尿中排出。

(2) 主要不良反应

① 精神神经系统：可出现眩晕、麻木感、头痛、乏力、记忆力下降，偶见言语障碍、锥体外系症状、尿失禁。

② 血液系统：偶见红细胞、白细胞、血小板减少和出血倾向。

③ 消化系统：畏食、恶心呕吐、腹泻、口腔黏膜炎、味觉异常、腹部不适、肝功能障碍，罕见消化道溃疡、便秘等。

④ 泌尿系统：罕见血尿、蛋白尿、少尿、排尿障碍、排尿疼痛、肾功能异常等。

⑤ 循环系统：偶见心悸、胸痛、心电图异常。

⑥ 皮肤：出现发红、肿胀、水疱、色素沉着、瘙痒，有时出现皮疹及光敏反应。

⑦ 其他：颜面、腹部、肛门出现灼热感，偶尔出现全身倦怠、发热、水肿等症状。

患者便秘的相关因素有哪些？如何护理？

答：患者便秘的相关因素有卧床、使用止痛药、进食少。

护理措施：指导床上活动；饮食指导包括多喝水，吃粗纤维食物；遵医嘱应用轻泻药；如果有便意，为患者提供隐蔽的环境，排除外界干扰，促进患者排便。

为什么说该患者有发生深静脉血栓的风险？怎样预防？

答：发生深静脉血栓的相关因素有血流缓慢、血管受损、血液黏稠。该患者由于卧床存在血流缓慢的因素，同时肿块压迫血管，也影响血流速度；由于患者食欲减退，进食少，导致血液黏稠度增加。

预防措施主要针对患者存在的相关因素进行针对性的指导，降低血栓发生的风险。指导患者进行床上运动的方法，定时进行所有上肢和可活动的下肢各关节的全范围活动；多饮水，达 2000～3000mL/d，达到稀释血液的目的。

宫颈癌临床分期的依据是什么？

答：宫颈癌临床分期的依据（根据宫颈癌国际妇产联盟，FIGO，2009）见表 5-1。

表 5-1　2009 年 FIGO 宫颈癌分期

FIGO 分期	肿瘤范围
Ⅰ	宫颈肿瘤仅限于子宫(无论有无扩散至宫体)
Ⅰa	镜下诊断的浸润性宫颈癌。肿瘤浸润深度＜5.0mm，水平浸润不超过 7.0mm。脉管浸润、淋巴结状态不影响分期
Ⅰa1	浸润深度＜3mm，宽度＜7mm
Ⅰa2	浸润深度 3～5mm，宽度＜7mm
Ⅰb	肿瘤肉眼可见，或镜下诊断时肿瘤范围超过Ⅰa2
Ⅰb1	肿瘤直径≤4.0cm
Ⅰb2	肿瘤直径＞4.0cm
Ⅱ	肿瘤超过宫颈，但未侵犯骨盆壁或阴道下 1/3
Ⅱa	肿瘤未侵犯宫旁组织
Ⅱa1	肿瘤直径≤4.0cm
Ⅱa2	肿瘤直径＞4.0cm
Ⅱb	肿瘤侵犯宫旁组织
Ⅲ	肿瘤达到骨盆壁和(或)阴道下 1/3，或引起肾积水或肾脏无功能
Ⅲa	肿瘤侵犯阴道下 1/3，但未侵犯骨盆壁
Ⅲb	肿瘤侵犯骨盆壁，或引起肾积水或肾脏无功能
Ⅳ	肿瘤侵犯膀胱或直肠黏膜，和(或)超出真骨盆范围(出现泡状水肿不是Ⅳ期的依据)
Ⅳa	肿瘤播散至邻近器官
Ⅳb	肿瘤发生远处转移

注：2012 年版 NCCN 宫颈癌临床实践指南中（FIGO 2009 分期）取消了原位癌(Stage 0，Tis)；将Ⅱa 期细分为Ⅱa1 和Ⅱa2。

患者行右下肢深动脉、静脉彩超未见明显异常，为什么会出现右大腿明显肿胀？如何护理？

答：患者因宫颈癌复发，盆腔右侧及右侧髂窝内肿块累及髂外血管，引起压迫症状，导致下肢血液、淋巴回流障碍而引起肿胀。

护理上采取抬高肢体，并指导患肢适度活动，促进回流。

宫颈癌的治疗方法有哪些？分别适合哪些患者？

答：(1) 手术治疗　ⅠA～ⅡB早期。

(2) 手术加放射治疗　ⅡB～Ⅳ；全身状况差、不能手术者；病灶大者术前放疗；术后放疗。

(3) 化疗　主要用于晚期或复发转移者。

(4) 放射治疗　适用于各期宫颈癌患者。

宫颈癌的早期识别诊断方法有哪些？

答：宫颈癌本身是一种可防、可治的妇科疾病，其关键是如何筛查并及时发现早期宫颈癌，给予及时、恰当的处理，治愈率几乎可达100%。通过临床症状和辅助检查方法来进行判断。

(1) 临床症状判断

① 评估患者有无阴道流血的现象。一般在性生活或妇科检查后出血。早期流血量比较少，晚期患者病灶较大，会有大量出血。

② 患者阴道排液增多，呈白色或者血性，稀薄如水或米泔状，有腥臭。晚期组织坏死，继发感染有大量脓性或者米汤样的恶臭白带。

③ 评估患者的早期体征：宫颈光滑或轻度的糜烂，呈一般宫颈炎的表现。随着宫颈浸润癌的不断生长发展，不同类型患者局部的体征也不同。外生型可以见宫颈上有赘生物向外生长，呈乳头状突起，接着向阴道突起形成菜花样的赘生物，表面不规则，合并感染时，表面覆有灰白色渗出物，触之容易出血；内生型的则可见宫颈管膨大如桶，肥大、质硬，宫颈表面光滑或有浅表的溃疡。

(2) 辅助检查方法

① 宫颈刮片细胞学检查：是一种最普遍的筛查宫颈癌的辅助

方法。需要在宫颈的移行带处进行刮片检查，采用巴氏染色分级法。

② 阴道镜检查：在宫颈刮片细胞学检查诊断为Ⅲ级或者Ⅲ级以上，需要在阴道镜下检查。观察宫颈表面有无早期病变。选择病变的部位进行活检。

③ 颈管活组织检查：是确诊宫颈癌及癌前病变最可靠的方法，在临床检查中起到重要作用。

如何护理患者的放射治疗区皮肤反应？

答：患者在放射治疗过程中，会出现不同程度的皮肤反应。轻者出现红斑、瘙痒、烧灼痛、水疱等，严重者可致皮肤溃疡、坏死，进而继发感染，导致放疗中断。皮肤的损伤程度与放射线的性质、放射面积、放射剂量和个体差异有关。正确的护理干预可在一定程度上减轻皮肤损伤的程度。下面介绍放疗前、放疗中、放疗后三个阶段如何对患者进行护理。

(1) 放疗前

① 加强营养：癌症是一种消耗性疾病，患者处于高代谢状态，因此摄入充足的营养物质，是保证治疗顺利完成的必要条件。指导患者进食高蛋白、高热量、高维生素、清淡、易消化的食物，忌食辛辣食物，以免诱发皮肤瘙痒。

② 放疗知识宣教：放疗前向患者介绍放疗的目的、方法、重要性及有效性，消除患者的紧张、恐惧心理。让患者了解维护好放射野皮肤的重要性，如皮肤瘙痒时用手轻轻拍打或用婴儿止痒粉涂抹，避免搔抓，皮肤有结痂、脱屑时避免撕扯，应让其自行脱落等，使患者主动参与护理。同时，根据患者年龄、文化程度、生活方式、病情等采取个性化护理。

(2) 放疗中

① 保持放射野皮肤标识清晰，标识模糊不清时必须报告主管医师补画，以免照射部位有误影响治疗。

② 避免局部皮肤受摩擦，会阴部皮肤潮湿、薄嫩、多皱褶，加上走路摩擦及大小便的刺激，放疗时易引起放射性皮炎。嘱患者

穿宽松、棉质、柔软衣裤，夜间入睡时不穿内裤，被褥宽松，尽可能让局部皮肤暴露透气。如臀部皮肤出现发红、瘙痒、疼痛、水疱等时，指导患者休息时尽量采用侧卧位。因坐位和平卧位使受损皮肤直接受压而血运减少，不利于受损皮肤的修复；半坐卧位的下滑趋势增加了局部皮肤和床单位的摩擦力，可直接加重皮肤的损伤。

③ 保持放射野皮肤清洁、干燥，随着放射剂量的累积，常发生放射性直肠炎和膀胱炎，如腹痛、腹泻、里急后重和尿频、尿急、尿痛等，部分患者有阴道流血、流液，皮肤常被粪便、尿液和血液浸渍。指导患者大小便后或流血流液多时，及时用温水直接冲洗局部皮肤，勿用毛巾或手搓擦，不可使用肥皂及其他刺激性清洁剂，冲洗完毕后，用纱布或软纸巾轻轻吸干皮肤上的水滴，保持皮肤干燥清洁，防止皮肤破溃、感染。

（3）放疗后　放疗结束后仍需继续保护皮肤，避免摩擦，待皮肤完全恢复正常才可与其他部位皮肤同样清洗。另外，放射野皮肤因放疗引起的颜色加深，用外力或美容方式去掉都可导致皮肤损伤，最好让其自然消退。

什么是后装治疗？治疗期间应如何配合及护理？

答：采用高剂量率近距离后装治疗配合手术或放疗外照射治疗宫颈癌，能更有效地达到缩小肿瘤、提高疗效的目的。护士有必要从以下几个方面对患者进行护理。

（1）治疗前准备

① 工作人员准备：了解患者出血情况、病灶大小以及患者一般情况如血压、血常规。对大出血行后装止血放疗者，应备好急救措施，以防万一。

② 药物准备：止血药如凝血酶、明胶海绵以及常用的急救药品等。

③ 患者准备：患者由于反复多次的阴道出血，比一般的癌症患者更为紧张、惊恐，且一般怕羞不愿意多讲。因此，应给患者多些关心、安慰和鼓励，并向她们介绍后装放疗的重要性及有效性，以减轻她们的心理压力。同时，嘱患者治疗前排空大小便，以减少

直肠、膀胱射线受量，降低放射性直肠炎、膀胱炎的发生率。

(2) 治疗中的配合 告知患者，如有不适可举手示意或用对讲机呼叫，并注意观察患者生命体征，若无异常，可常规用计算机做好治疗计划，按治疗计划系统进行治疗（操作过程略）。治疗过程中通过监视屏幕密切观察患者情况，如遇特殊可按紧急回源键停机，处理完毕后继续治疗。治疗结束后，了解患者有无不适，平卧休息片刻，观察血压正常方可回病房。

(3) 治疗后的观察及护理

① 治疗后将患者送回病房，注意观察患者阴道有无再出血及下腹疼痛的情况。如有异常，及时报告医师给予对症处理。

② 饮食方面：进食易消化、高热量、高蛋白、富含维生素的饮食。鼓励患者多饮水，以预防发生及减少膀胱炎。治疗后有少部分患者出现肠黏膜损伤引发腹泻，嘱患者少食多餐，避免吃高渗性食物和产气性食物。

③ 保持外阴清洁：每日可用 1∶5000 高锰酸钾溶液行阴道冲洗，必要时坐浴，预防发生阴道炎或放射性外阴炎。若遇宫颈癌大出血患者治疗后应暂停冲洗。嘱患者治疗后 3～6 个月内禁止性生活。

宫颈癌患者放疗过程中为什么要进行阴道冲洗？如何护理？

答：(1) 阴道冲洗的重要性 在放疗期间，尤其是在腔内照射前，若冲洗不及时，易引起感染，影响治疗的顺利性及效果。因此，采取及时正确的阴道冲洗，对放射治疗起着重要的作用。阴道冲洗的目的是清除坏死脱落的癌组织，防止感染，促进上皮细胞愈合，预防放疗后导致的阴道粘连，增加放疗的敏感性，并有引流、除臭、提高疗效的作用。

(2) 阴道冲洗的实施

① 嘱患者排空膀胱，取膀胱截石位。

② 冲洗筒与床沿的距离不超过 70cm，以免压力过大，流速过快，使液体或污物进入子宫腔。冲洗液以41～43℃为宜，温度过低引起患者不适，温度过高则可能烫伤黏膜。

③ 冲洗时，避免动作过大引起疼痛或碰破癌组织引起出血，出血时要及时使用纱布填塞阴道以压迫止血，严重者及时通知医师处理。并注意观察分泌物及阴道的颜色及气味。

④ 冲洗完毕，向下稍压阴道壁，使阴道内液体流出。然后边退窥阴器边冲洗，直到窥阴器全部退出，用干棉球擦净外阴部。

⑤ 放疗期间应坚持每日阴道冲洗，及时清除阴道坏死组织，防止感染及粘连。

(3) 健康教育

① 宣传卫生常识，谨防交叉感染。穿着全棉宽松内衣裤，勤换卫生巾和内裤，保持会阴部清洁干燥。

② 治疗期间禁止性生活，以防止细菌直接传播。

③ 治疗后6个月内应坚持每日一次阴道冲洗，防止阴道狭窄、粘连。

如何护理宫颈癌大出血的患者？

答：(1) 局部压迫止血的护理　宫颈癌大出血的发生突然，量多。通常用纱布在局部出血点填塞压迫止血。但应定期更换敷料，24h内更换一次。

(2) 静脉输血、输液的选择与保护　建立通畅的静脉通路，及时补血、补液，维持血液的胶体渗透压，维持水、电解质的平衡及有效应用止血药物。注意保护血管，并且密切观察体征变化。

(3) 营养与饮食　宫颈癌患者长期慢性出血及暴发性大出血会导致机体处于贫血状态，重者会出现失血性休克。在饮食方面一定要注意营养的配合。多食易消化吸收的高营养、高蛋白饮食，含铁、钾、钙等微量元素高的食物，如鱼、瘦肉、动物肝脏，及维生素含量高的瓜果等。对出血严重、休克、进食情况差的患者补充血容量及机体所需的营养物质，维持所需能量和热量。

(4) 注意休息及卫生保健　出血较重的患者要求卧床休息，注意保暖。由于体质较弱，抵抗力下降，极易合并感染，要注意保持室内卫生状态，勤通风，温湿度适宜。保持床铺的整洁，保持床单、被褥干燥，无血迹、污渍。

宫颈癌并发放射性直肠炎患者如何护理？

答：放射性直肠炎常见于宫颈癌患者，病理改变主要累及肠黏膜和血管结缔组织，临床表现为腹泻、血性黏液便、里急后重等，增加了患者的痛苦，严重者不得不暂停放疗，延误治疗。

(1) 病情观察　观察并记录大便次数、颜色、性状和量；重视患者的主诉，并观察药物疗效及不良反应。应定期查看肛周皮肤情况及患者进食情况。

(2) 用药护理　对于Ⅰ级放射性直肠炎患者，遵医嘱使用止泻、调节肠道功能的药物，如小檗碱等；若为Ⅱ级及以上放射性直肠炎患者，可同时使用集落刺激因子直肠局部用药。

(3) 肛周皮肤护理　每次大便后用温水清洗肛周，用棉质毛巾轻轻吸干，保持肛周皮肤清洁、干燥。嘱患者穿棉质、透气、宽松内裤。

(4) 饮食护理　平衡膳食，保证营养。给予清淡、易消化、纤维素含量少的食物，尽量避免对胃肠道刺激较大的食物及易产气的食物，如辣椒、胡椒、大蒜、洋葱、马铃薯、膨化食品等，不食生冷或凉拌的食物。

放射性直肠炎分级的依据是什么？应如何护理？

答：放射性直肠炎分为4级。

Ⅰ级：大便次数增多或大便习惯改变，无须用药；直肠不适，无须止痛治疗。

Ⅱ级：腹泻，需用抗副交感神经药；黏液分泌增多，无需用卫生垫；直肠或腹部疼痛，需用止痛药。

Ⅲ级：腹泻，需肠胃外支持；重度黏液或血性分泌物增多；需用卫生垫；腹部膨胀。

Ⅳ级：急性或亚急性肠梗阻、肠瘘或穿孔；胃肠道出血需输血；腹痛或里急后重，需置管减压。

如何护理宫颈癌并发放射性膀胱炎？

答：宫颈癌的放射治疗中，膀胱是不可避免要受照射的器官之一。放射性膀胱炎的主要症状为尿频、尿急、尿痛、血尿、小便不能自解及腰酸、腹痛。护理措施如下。

(1) 心理护理　放射性膀胱炎患者大多焦虑、紧张不安，要倾听患者主诉，解释放射性膀胱炎引起的原因主要是盆腔放疗时由放射线引起血管损伤，小血管闭塞，黏膜充血水肿致溃疡；血管破裂造成反复出血，易形成逆行性感染。

(2) 预防感染

① 基础护理：每日用 1∶1000 苯扎溴铵（新洁尔灭）棉球进行会阴消毒 2 次，保持会阴清洁，每日予 1∶200 碘伏毛巾湿式扫床 2 次，每日更换中单 1 次，如有污染及时更换。膀胱阴道瘘患者床上垫橡胶单及中单。臀部垫尿不湿，做好患者的皮肤护理，每 1～2h 翻身 1 次，保持床铺整洁、干燥、无皱褶，及时更换一次性尿垫、尿不湿，协助家属用温水给患者擦洗会阴部及臀部，预防压力性损伤。

② 全身支持疗法的护理：根据医嘱静滴或口服抗生素，预防泌尿道感染，观察生命体征变化，同时监测血常规变化。血尿者静脉应用止血药，同时口服卡络磺钠（新安络血）片、血竭等。若 Hb＜70g/L，可考虑输新鲜血液。指导患者加强营养，进食高蛋白、高维生素、富含铁的饮食，以利机体恢复。

(3) 健康教育及出院指导　指导患者自放疗开始起即应坚持用 1∶5000 高锰酸钾冲洗液或 1∶10 洁肤净等行阴道冲洗，每日 1 次，直至放疗后半年以上。坚持 2 年以上为好，以减少感染，促进上皮愈合，避免阴道粘连。每次放疗前排空小便，减少膀胱的受量，增加放疗效果，预防及减轻放射性膀胱炎的发生。每日饮水量应超过 1500mL，养成定时排尿的习惯，特别是不能憋尿，每次排尿后清洗会阴部，注意个人卫生。

【护理查房总结】

宫颈癌的发病率在我国一直居妇科肿瘤首位，肿瘤科护士有必要了解它的发病原因、临床表现和分期；便于临床观察病情，同时熟悉它的治疗方案，以及常见并发症，在护理过程中做到预见性护理，减轻并发症或减少并发症的发生，增加患者的舒适度，促进患者康复。

(1) 加强患者及家属的健康宣教，特别是疾病的治疗方法、预后、放射治疗的知识宣教。

(2) 放疗期间要密切观察有无放疗并发症（如放射性膀胱炎、放射性直肠炎等），并采取相应的护理干预措施。

(3) 密切观察患者治疗期间的病情变化，做好宫颈癌大出血的护理。

(4) 合理使用镇痛药物，减轻患者疼痛，提高其生活质量。

(5) 做好患者出院指导，教会患者行阴道冲洗，避免感染。

查房笔记

病例2 • 卵巢癌

【病历汇报】

病情 患者女性，67岁，自诉绝经20年，因“无明显诱因发现间断性阴道流血1个月”来院，入院诊断为“盆腔肿块性质待查”。患者精神、食欲可，大小便正常。既往体健，否认“高血压”“冠心病”“糖尿病”等慢性疾病史，否认传染病及家族性疾病史，无药物及食物过敏史。入院后完善相关检查，无明显手术禁忌证，即在全麻下行“卵巢肿瘤细胞减灭术”，术后予以抗炎、补液等对症支持治疗，术后恢复可。病理学检查示左右卵巢中低分化腺癌、宫颈慢性炎、老年性子宫内膜、输卵管系膜囊肿、大网膜未见癌侵犯。术后诊断：卵巢癌ⅠA期。入院14天后开始行第一周期TP方案（多西他赛100mg、顺铂95mg）化疗，并予以抗过敏、保护胃黏膜、止呕、补液等对症支持处理。现化疗第二天，患者诉恶心呕吐、疲乏无力、食欲差。

护理体查 T 36.7℃，P 78次/分，R 20次/分，BP 110/70mmHg。KPS评分为90分，体重49kg，身高145cm，体表面积1.38m^2。发育正常，营养良好，神志清楚，语言流利，自动体位，查体合作。皮肤、巩膜无黄染，无出血点及皮疹。头颅、五官无异常，双侧瞳孔等大等圆，对光反射灵敏，耳鼻无溢液、流脓，口唇无发绀，咽部无充血，双侧扁桃体不大。颈软，气管居中，甲状腺无肿大，颈静脉无充盈。胸廓对称、无畸形，胸骨无压痛，双侧呼吸运动对称自如，语颤正常，叩诊呈清音，双肺呼吸音清，未闻及干湿啰音。心律齐，心音正常。腹部平坦，腹部正中可见一长约20cm手术瘢痕，无腹壁静脉曲张，无胃肠型及蠕动波，腹软，无压痛、反跳痛、肌紧张，无液波震颤，无振水音，未扪及包块，肝、脾肋下未扪及，墨菲征阴性，双肾区无叩击痛，移动性浊音阴性，肠鸣音4次/分。脊柱、四肢无畸形，活动自如，无杵状指

(趾)。双膝反射正常，凯尔尼格征、布鲁津斯基征、巴宾斯基征阴性。双侧锁骨上及腹股沟未扪及肿大淋巴结，余浅表淋巴结未扪及。妇科检查：外阴发育正常，阴道通畅，阴道残端愈合可，子宫呈术后缺如。直肠指诊：直肠黏膜光滑，指套退出无出血。

辅助检查 B超示子宫术后缺如，盆腔未见明显肿块，肝脏弥漫性病变，胆、脾、胰、双肾、膀胱未见明显异常，腹腔、腹膜后、双侧肾上腺区未见明显肿块；胸部X线正侧位片示心、肺未见明显异常；心电图示窦性心律，心电图大致正常；实验室检查，糖类抗原125（CA125）23.20U/mL，钾3.97mmol/L，钠143.1mmol/L，氯101.7mmol/L，白细胞4.88×10^{9}/L，红细胞3.88×10^{12}/L，血小板180×10^{9}/L，血红蛋白110g/L，谷草转氨酶21.00U/L，谷丙转氨酶14.00U/L，总蛋白68.70g/L，白蛋白38.8g/L，血尿素氮2.72mmol/L，血尿酸254.6μmol/L，血肌酐62.0μmol/L，空腹血糖5.06mmol/L。

入院诊断 卵巢癌ⅠA期术后。

主要的护理问题 预感性悲哀，与担心疾病预后不佳有关；营养失调（低于机体需要量），与化疗所致的恶心呕吐有关；便秘，与食欲下降、食物中纤维素含量少有关；活动无耐力，与食欲差有关；潜在并发症（骨髓抑制）。

目前主要的治疗措施 继续完成化学治疗；对症治疗，抗过敏、保护胃黏膜、止呕、补液等对症支持治疗；营养支持治疗（肠内或肠外营养补充）；密切观察化疗药物的不良反应。

护士长提问

卵巢癌的临床表现有哪些？

答：早期多无明显症状，约70%患者发现时已是晚期，晚期患者的常见症状如下，症状轻重取决于肿瘤大小、位置、侵犯邻近器官程度、有无并发症及组织学类型。

（1）腹胀　主要是肿物增大或合并腹腔、盆腔积液导致。

（2）腹痛　若肿瘤向周围组织浸润或压迫神经则可引起腹痛、腰痛或下腹疼痛，压迫盆腔静脉可出现水肿。

（3）消瘦　晚期患者可伴有体重下降、明显消瘦、贫血等恶病质现象。

（4）患功能性肿瘤者可出现不规则阴道流血或绝经后阴道流血症状。

卵巢癌的转移途径有哪些？

答：（1）局部蔓延　癌瘤超出卵巢范围后，可直接浸润周围组织器官，如盆腔侧腹膜、子宫、输卵管、直肠、乙状结肠及膀胱等，且多限于浆膜、腹膜浸润，很少侵犯器官实质，尤其是初始。

（2）种植转移　与其他恶性肿瘤不同，卵巢癌主要转移途径是肿瘤表面脱落细胞的腹腔内广泛种植，也是上皮性卵巢癌转移的主要方式。盆腔、腹腔腹膜及脏器浆膜种植播散最为常见，特别是横膈、结肠旁沟、肠系膜、肠浆膜、直肠子宫陷凹及盆侧壁腹膜、膀胱浆膜。盆腔腹膜种植更为常见，可融合成片，如“铠甲状”。大网膜也是最早卵巢癌亚临床转移部位之一。卵巢癌转移至肠道者较常见，且大多数属浆膜种植转移，进而可累及浅肌层而至深肌层，但累及黏膜层很少见，肝种植转移亦常见。

（3）淋巴结转移　卵巢癌常扩散至腹膜后淋巴结，一般认为有三条不同的转移途径。①主要的途径是沿卵巢血管向上终止于腹主动脉旁淋巴结，位于腹主动脉及肾动脉之间，即上行路线。②淋巴结从卵巢门出来在阔韧带两叶之间，终止于髂内、髂外及髂门淋巴结（下行路线），再经髂总而至腹主动脉旁淋巴结；当上行路线受阻时，淋巴结可反流至盆腔淋巴结或形成侧支循环。③卵巢淋巴管沿圆韧带引流入髂外淋巴结及腹股沟淋巴结，此转移途径比较少见，但这是转移至腹股沟淋巴结的主要途径。膈淋巴结转移非常常见。横膈之所以成为卵巢癌最常见的转移部位，其原因除了上述提到的肿瘤细胞随腹腔液的流动而种植转移到膈面外，尚与横膈丰富的淋巴管有关。

（4）胸腔转移　卵巢癌合并胸腔积液以浆液性癌为多见，占82.4%，绝大部分伴有横膈转移。

（5）血行转移　初治的卵巢癌患者血行转移很少见，仅见于个别极晚期患者。但在治疗后复发的患者中，血行转移较多见，常转移到肝肺。

卵巢癌的手术-病理分期有哪些？

答：见表5-2、表5-3。

表5-2　常见肿瘤ACJJ分期（适用于卵巢、输卵管及腹膜的恶性肿瘤）

T分期		
TNM	FIGO	
Tx		原发肿瘤无法评估
T0		无原发肿瘤证据
T1	Ⅰ	肿瘤局限于(单侧或双侧)卵巢(输卵管)
T1a	ⅠA	肿瘤局限于一侧卵巢(输卵管),包膜完整,腹水或腹腔冲洗液中无恶性细胞
T1b	ⅠB	肿瘤局限于一侧或两侧卵巢,包膜完整,卵巢或输卵管表明无肿瘤,腹水或腹腔冲洗液中无恶性细胞
T1C	ⅠC	肿瘤局限于一侧或两侧卵巢,有下列特征之一
T1C1	ⅠC1	术中包膜破裂
T1C2	ⅠC2	术中包膜破裂或卵巢表面有肿瘤
T1C3	ⅠC3	腹水或腹腔冲洗液中有恶性细胞
T2	Ⅱ	一侧或两侧卵巢,有盆腔浸润或种植
T2a	ⅡA	直接浸润和(或)种植到卵巢、输卵管、子宫
T2b	ⅡB	直接浸润和(或)种植到盆腔其他组织
T3	Ⅲ	一侧或两侧卵巢(输卵管/腹膜癌),伴镜下证实的盆腔以外的腹膜转移,和(或)腹膜后(盆腔或腹主动脉旁)淋巴结转移
T3a	ⅢA	镜下可见的盆腔外腹腔转移,伴或不伴有腹膜后淋巴结转移
T3b	ⅢB	肉眼可见的盆腔外腹腔转移,转移灶最大径小于或等于2cm,伴或不伴腹膜后淋巴结转移
T3c	ⅢC	肉眼可见的盆腔外腹腔转移,转移灶最大径大于2cm,伴或不伴腹膜后淋巴结转移

续表

<table>
<tr><td colspan="3">N 分期</td></tr>
<tr><td>NX</td><td colspan="2">区域淋巴结无法评估</td></tr>
<tr><td>N0</td><td colspan="2">无区域淋巴结转移</td></tr>
<tr><td>No(i+)</td><td colspan="2">区域淋巴结中发现的肿瘤细胞小于 0.2mm</td></tr>
<tr><td>N1</td><td>ⅢA1</td><td>有腹膜后淋巴结转移(组织学证实)</td></tr>
<tr><td>N1a</td><td>ⅢA1i</td><td>转移灶最大径达到 10mm</td></tr>
<tr><td>N1b</td><td>ⅢA1ii</td><td>转移灶最大径超过 10mm</td></tr>
<tr><td colspan="3">M 分期</td></tr>
<tr><td>M0</td><td colspan="2">无远处转移</td></tr>
<tr><td>M1</td><td>Ⅳ</td><td>远处转移,包括胸腔积液细胞学阳性,肝脏、脾脏实质的转移,腹腔外器官的转移(包括腹股沟淋巴结,腹腔外淋巴结),肠壁受累</td></tr>
<tr><td>M1a</td><td>ⅣA</td><td>胸腔积液细胞学阳性</td></tr>
<tr><td>M1b</td><td>ⅣB</td><td>肝脏、脾脏实质的转移,腹腔外器官的转移(包括腹股沟淋巴结,腹腔外淋巴结),肠壁受累</td></tr>
</table>

表 5-3　常见肿瘤 ACJJ 的 TNM 分期

分期	T	N	M
Ⅰ	T1	N0	M0
ⅠA	T1a	N0	M0
ⅠB	T1b	N0	M0
ⅠC	T1c	N0	M0
Ⅱ	T2	N0	M0
ⅡA	T2a	N0	M0
ⅡB	T2b	N0	M0
ⅢA1	T1/T2	N1	M0
ⅢA2	T3a	N0/N1	M0
ⅢB	T3b	N0/N1	M0
ⅢC	T3c	N0/N1	M0
Ⅳ	任何 T	任何 N	M1
ⅣA	任何 T	任何 N	M1a
ⅣB	任何 T	任何 N	M1b

血清中肿瘤标志物的测定有何临床意义？

答：通过生物化学、免疫学等方法测定患者血清中肿瘤标志物的浓度，已被广泛用于卵巢癌的辅助诊断及治疗后的监测。如CA125对确诊卵巢上皮性癌有意义；卵巢癌相关抗原（OCA）是抗卵巢癌患者血清中的一种独立抗原的抗血清，一种名为NB/70K的成分，在卵巢上皮性癌的灵敏性接近于CA125；AFP对卵巢内胚窦瘤有特异性价值，或未成熟型畸胎瘤、混合性无性细胞瘤中含卵黄囊成分者，AFP也升高；β-HCG增高对原发性卵巢绒癌有特异性诊断价值；颗粒细胞瘤、卵泡膜细胞瘤产生较高水平的雌激素，浆液性、黏液性囊腺瘤有时也分泌一定量的雌激素，睾丸母细胞瘤分泌雄激素。

卵巢肿瘤常见并发症有哪些？

答：（1）蒂扭转　为妇科常见的急腹症，约10%卵巢肿瘤发生蒂扭转。蒂扭转好发于瘤蒂长、活动度大、中等大小、重心偏于一侧的肿瘤，如畸胎瘤。患者体位突然改变或向同一方向连续转动时，妊娠期或产褥期子宫大小、位置的改变等，均易促发蒂扭转。卵巢肿瘤的蒂由骨盆漏斗韧带、卵巢固有韧带和输卵管组成。

（2）破裂　约有3%卵巢肿瘤发生破裂，有外伤性破裂及自发性破裂两种。外伤性破裂可因腹部受重击、分娩、性交、穿刺、盆腔检查等所致。自发性破裂则因肿瘤过速生长所致，多数为恶性肿瘤浸润性生长穿破囊壁引起。

（3）感染较少见　多由肿瘤扭转或破裂后与肠管粘连引起，也可来源于邻近器官感染灶如阑尾脓肿扩散。患者表现为发热、腹痛、肿块、腹部压痛、反跳痛、肌紧张及白细胞计数升高等腹膜炎征象。

（4）恶变　肿瘤迅速生长尤其双侧性应考虑有恶变可能，诊断后应尽早手术。

如何区分卵巢肿瘤是良性还是恶性？

答：鉴别卵巢良性和恶性肿瘤一般可从四方面判断。

(1) 病程 良性者病程长，发展缓慢，逐渐增大；恶性者病程短，迅速增大。

(2) 体征 良性者多为单侧，活动、囊性，表面光滑，通常无腹水；恶性者双侧居多，固定，实性或半实半囊，表面结节状不平，常伴腹水，多为血性，可能查到癌细胞。

(3) 一般情况 良性者良好，恶性者逐渐出现恶病质。

(4) B超 良性者为液性暗区，可有间隔光带，边缘清晰；恶性者液性暗区内有杂乱光团、光点，肿块界限不清。

卵巢肿瘤的处理原则有哪些？

答：原则上一经确诊卵巢肿瘤需首选手术治疗。手术范围取决于肿瘤性质、病变累及范围、患者年龄、生育要求、对侧卵巢情况以及对手术的耐受力等。较小的卵巢良性肿瘤常采用腹腔镜手术，恶性肿瘤多采用剖腹手术。

(1) 良性肿瘤 年轻的单侧良性卵巢肿瘤患者应行患侧卵巢肿瘤剥除术或卵巢切除术，保留患侧正常卵巢组织和对侧正常卵巢；双侧良性肿瘤者应行肿瘤剥除术。绝经后期妇女宜行子宫及双侧卵巢切除术，术中需判断卵巢肿瘤的良恶性，必要时做冰冻切片组织学检查，明确肿瘤的性质以确定手术范围。

(2) 交界性肿瘤 主要采用手术治疗。年轻且希望保留生育功能的Ⅰ期患者，可以保留正常的子宫和对侧卵巢。

(3) 恶性肿瘤 以手术为主，辅以化疗、放疗等综合治疗方案。晚期卵巢癌患者行肿瘤细胞减灭术，其目的是切除所有原发灶，尽可能切除所有转移灶，使残余肿瘤的直径越小越好。

(4) 卵巢肿瘤并发症 属急腹症，一旦确诊需立即手术。怀疑卵巢瘤样病变且囊肿直径小于5cm者可进行随访观察。

卵巢癌腹腔化疗的优点有哪些？

答：卵巢上皮性癌的转移主要以暴露在腹腔内各脏器表面的弥漫性种植，因此从理论上讲腹腔化疗是卵巢癌最为理想的化疗途径，主要优点有以下几点。

（1）腹腔化疗可使药物在一定时间内保持较高的浓度和肿瘤直接接触和渗透，有利于药物在腹腔内发挥作用。

（2）腹腔内用药则血浆中的浓度低，化疗药物造成的全身毒性作用相对低。

（3）利用腹腔内及血浆内药物浓度差的特点，可使血浆中药物浓度保持在安全范围内。

（4）可经门脉系统吸收，有利于肝转移的治疗。

腹腔化疗的主要适应证、禁忌证及并发症有哪些？

答：（1）主要适应证

① 适用于肿瘤细胞减灭术后的小型残存肿瘤的治疗。

② 二次探查术阳性者。

③ 全身化疗失败，耐药或复发的患者。

④ 术前明确诊断的卵巢癌并伴有广泛盆腔、腹膜及脏器表面种植者。

⑤ 腹腔化疗用于术前恶性腹水的控制效果优于全身化疗。

（2）主要禁忌证

① 腹腔严重粘连。

② 全腹放疗史。

③ 病变已超过腹腔范围。

（3）主要并发症

① 感染。

② 化学性腹膜炎。

③ 肠穿孔。

④ 脏器损伤及腹痛。

影响腹腔化疗临床应用的因素有哪些？

答：（1）腹腔内有严重的粘连，影响药物分布。

（2）化疗药物渗透到肿瘤内部的能力有限。

（3）局部给药后药物通过毛细血管进入肿瘤的药物剂量不足。

（4）在腹腔内要达到克服肿瘤耐药的高剂量受限等。

腹腔化疗常用的给药方式有哪些？

答：(1) 单次细针穿刺，此法较简便、安全，可反复进行，在临床上也使用最多。单次穿刺的并发症显著少于长期导管法。

(2) 导管给药，近年来采用置入 port-A 导管，既可使药物容易弥散，又可降低感染率。

卵巢癌常用的化疗方案有哪些？

答：卵巢癌常用的化疗方案有 TP 方案（紫杉醇+铂类）、CP 方案（环磷酰胺+顺铂）、CAP 方案（环磷酰胺+顺铂+多柔比星）。

卵巢癌放射治疗的原则有哪些？

答：卵巢恶性肿瘤中，无性细胞癌对放疗最敏感，颗粒细胞瘤属中度敏感，而上皮性癌不主张以放疗作为主要辅助治疗手段。但在肿瘤分期Ⅰc期或伴有大量腹水者，经手术仅有细小粟米样转移灶或肉眼看不到的残留病灶，可辅以放射性核素腹腔内注射以提高疗效，减少复发。

妊娠合并卵巢肿瘤的护理有哪些？

答：妊娠合并卵巢肿瘤的患者比较常见，其危害性较非孕期大。恶性肿瘤者很少合并妊娠。

(1) 合并良性肿瘤者　早孕者可等待孕 12 周后手术，以免引起流产；妊娠晚期发现肿瘤者可等至妊娠足月行剖宫产术，同时切除卵巢。为患者提供相应的手术护理。

(2) 合并恶性肿瘤者　诊断或考虑为恶性肿瘤者，应及早手术并终止妊娠，其处理和护理原则同非孕期。

卵巢癌心理护理的措施有哪些？

答：(1) 为患者提供表达情感的机会和环境。经常巡视病房，花一定时间（至少 10min）陪伴患者，详细了解患者的疑虑和需求。

(2) 评估患者焦虑的程度以及应对压力的技巧；耐心向患者讲

解病情，解答患者的提问。安排访问已康复的病友，分享感受，增强治愈的信心。

(3) 鼓励患者尽可能参与护理活动，接受患者无破坏性地应对压力方式，以维持其独立性和生活自控能力。

(4) 鼓励家属参与照顾患者，为他们提供单独相处的时间及场所，增进家庭成员间的互动作用。

卵巢癌患者恶心呕吐时的护理措施是什么？

答：(1) 加强化疗期间饮食指导　应少量多餐，进食易消化、营养丰富的食物，如瘦肉、鱼类、蛋类、豆制品、水果、蔬菜等，避免过甜、油腻的食物，补充足够的水分。

(2) 鼓励患者进食　时间可选在无恶心呕吐反应的早晨，适量进食；化疗当天可提前2～3h进餐，或少量多餐进食，以温和少刺激性食物为主，或给予满足患者喜好的食物，不吃含香料、调料的食品，避免因治疗反应导致营养缺乏。餐后取半卧位。

(3) 正确给予镇吐药物治疗　治疗前0.5～1h和化疗后4～6h，分别给予患者镇吐药，可有效减轻恶心呕吐等不适。镇吐药的使用方法包括口服、肌内注射、静脉注射、肛门内塞药等方式，对严重恶心呕吐者可再加入糖皮质激素如地塞米松静脉注射。

(4) 尽可能睡前给药，口服药物应分次餐后服用或临睡前服用，如司莫司汀于睡前服用。

(5) 化疗导致呕吐严重者，可考虑于晚餐后给药，以免影响患者进食。呕吐剧烈者应给予输液治疗，维持水、电解质平衡；非住院患者接受治疗时，应预先告知；若呕吐超过24h，需到医院诊治。

(6) 做好呕吐时的护理　防止误吸导致吸入性肺炎甚至窒息，呕吐后及时清除呕吐物，协助患者及时漱口、洗脸。

(7) 注意观察呕吐物的色、量、性质　遇到异常情况应及时报告医师并留取标本送检，及时做好各种记录。

(8) 持续呕吐带粪臭味的呕吐物常见于肠梗阻。喷射性呕吐则见于颅内高压的患者。出现这些情况，应及时报告医师，紧急处理。

(9) 保持室内空气清新、流通，禁止在病室吸烟，以免诱发呕吐。

(10) 严格记录出入量，以评估脱水情况，必要时查电解质以补液。若营养严重失调，可酌情给予静脉高营养。

患者出现疲乏的护理有哪些?

答：(1) 进食高蛋白、高维生素、低脂饮食，如鸡、鸭、鱼、肉和禽蛋、米、面、新鲜蔬菜、水果、鲜果汁等，多饮水，每天饮水 2000～3000mL，以促进代谢废物排泄。

(2) 控制身体的不适，如对发热、疼痛、恶心呕吐的有效控制，有效减少机体能量的消耗，尽量减轻因身体原因导致的疲乏。

(3) 加强患者的心理护理和疏导，消除恐惧、紧张等情绪反应，鼓励患者诉说自己的感觉，耐心倾听其诉说，分散患者注意力，如指导患者听音乐、相声或与人交谈等，解除患者心理上引起疲乏的因素。

(4) 帮助患者制订合理的作息时间，保证充足的睡眠和休息，保证适当的活动与锻炼，如适度的有氧运动、散步等。

(5) 对于一般情况良好的患者，运动将会有很多益处，包括减轻疲劳。体力活动可提高患者自控、自立及自我评价能力，有利于增强他们的自信心，使他们具备更好的社会活动能力，减少焦虑及恐惧感。可以在医师指导下，适当进行锻炼。

卵巢肿瘤患者如何进行随访?

答：(1) 卵巢非赘生性肿瘤直径<5cm 者，应定期（3～6 个月）接受复查并详细记录。

(2) 手术后患者根据病理报告结果配合治疗　良性患者术后 1 个月常规复查；恶性肿瘤患者常需辅以化疗，多按组织类型制订不同化疗方案，疗程多少因个案情况而异。早期患者常采用静脉化疗 3～6 个疗程，疗程间隔 4 周。晚期患者可采用静脉、腹腔联合化疗或静脉化疗 6～8 个疗程，疗程间隔 3 周。老年患者可用卡铂或紫杉醇单药化疗。护士应配合家属督促、协助患者克服实际困难，努力完成治疗计划以提高疗效。

（3）卵巢癌易于复发，患者需长期接受随访和监测。随访时间：术后1年内，每月1次；术后第2年，每3个月1次；术后3～5年视病情每4～6个月1次；5年以上者，每年1次。随访内容包括临床症状与体征、全身及盆腔检查、B超检查等，必要时做CT或MRI检查；根据病情需要测定血清CA125、AFP、HCG等肿瘤标志物。

如何做好卵巢肿瘤的保健指导？

答：（1）大力宣传卵巢的高危因素，提倡高蛋白、富含维生素A的饮食，避免高胆固醇饮食，高危妇女宜预防性口服避孕药。

（2）积极开展普查普治工作，30岁以上妇女每年应进行一次妇科检查，高危人群不论年龄大小最好每半年接受一次检查，必要时进行B超检查和检测血清CA125等肿瘤标志物。

（3）卵巢实性肿瘤或囊性肿瘤直径＞5cm者应及时手术切除。盆腔肿块诊断不清或治疗无效者宜及早行腹腔镜检或剖腹探查。

（4）凡乳腺癌、子宫内膜癌、胃肠癌等患者，术后随访中应定期接受妇科检查，以确诊有无卵巢转移癌。

【护理查房总结】

卵巢是人体内较小的器官，也是肿瘤的好发部位。除原发性肿瘤外，由其他器官转移来者亦不罕见。卵巢肿瘤是妇科常见的肿瘤，可发生于任何年龄。卵巢肿瘤可以有各种不同的形态和性质：单一型和混合型，一侧或双侧性，囊性或实质性；又有良性、交界性和恶性之分。20%～25%卵巢恶性肿瘤患者有家族史；卵巢癌的发病还可能与高胆固醇饮食、内分泌因素有关，此为卵巢肿瘤发病的高危因素。近四十年来，卵巢恶性肿瘤发病率增加2～3倍，并有逐渐上升的趋势，是女性生殖器常见的三大恶性肿瘤之一。由于卵巢位于盆腔内无法直接窥视，而且早期无症状，又缺乏完善的早期诊断和鉴别方法，一旦出现症状往往已属晚期病变。晚期病变疗效不佳，故病死率高居妇科恶性肿瘤之首。随着子宫颈癌和子宫内膜癌诊断和治疗的进展，卵巢癌已成为当今妇科肿瘤中对妇女生命和健康威胁最大的肿瘤。卵巢癌以根治性手术为主，依据术中冷冻切片组织学检查确定病理类型决定手术范围，术后辅以规范的化学药物治疗，适当结合放疗及免疫治疗等综合治疗方法。因此，我们必须掌握卵巢肿瘤的发病、诊疗及护理相关知识，同时多学习沟通交流等技巧，让我们在临床护理工作中能够正确、及时处理患者出现的各种护理问题。在患者化疗期间，护理中要注意以下几点。

(1) 了解患者的心理状态和接受能力，做好患者的心理干预，鼓励并教会患者缓解压力的技巧。

(2) 加强患者饮食、胃肠道反应、骨髓抑制等各方面的健康指导。教会患者放化疗时的自我护理。

(3) 做好患者的用药护理，观察用药后的不良反应并及时予以对症处理。

(4) 做好放疗期间皮肤并发症的护理干预，促进患者舒适。

(5) 密切观察病情变化，警惕发生卵巢癌并发症并予以积极处理。

(6) 做好患者的出院指导及随访工作，提高患者治疗的依从性。

查房笔记

病例3 • 子宫内膜癌

【病历汇报】

病情 患者女性，44岁，主诉“阴道不规则流血排液半年”。在门诊行分段诊断性刮宫，病理结果提示子宫内膜腺癌，诊断为“子宫内膜腺癌”，为进一步诊治收入住院。患者精神、食欲良好，大小便正常。既往体健，否认慢性疾病、传染病及家族性疾病史，无药物及食物过敏史。入院完善各项检查，无手术禁忌证。入院后第4天在全麻下行“广泛性子宫切除+盆腔淋巴结清扫术”，手术恢复顺利。术后病理报告示：宫腔中分化子宫内膜样腺癌，侵犯肌壁深度<1/2厚度，肌壁脉管内见癌栓；宫颈慢性炎乳头状糜烂及鳞化；子宫平滑肌瘤，瘤细胞较丰富；阴道残端、左右附件及左右宫旁组织均未见癌侵犯；盆腔淋巴结清扫八组均未见癌转移，腹主动脉旁淋巴结未见癌转移。术后第10天开始行TP方案（多西他赛120mg、奈达铂110mg）化疗，并予抗过敏、保护胃黏膜、止呕、补液等对症支持治疗，化疗过程顺利，2天后出院。出院后患者精神、睡眠可，饮食下降，脱发严重，大小便正常，体重减轻。患者为巩固化疗再次入院。现已完善各项检查，准备行化疗。

护理体查 T 36.8℃，P 83次/分，R 20次/分，BP 112/76mmHg。KPS评分90分，体重67kg，身高158cm，体表面积1.68m^2。发育正常，营养良好，神志清楚，语言流利，自动体位，查体合作。皮肤、巩膜无黄染，无出血点及皮疹。头颅、五官无异常，双侧瞳孔等大等圆，对光反射灵敏，耳鼻无溢液、流脓，口唇无发绀，咽部无充血，双侧扁桃体不大。颈软，气管居中，甲状腺无肿大，颈静脉无充盈。胸廓对称、无畸形，胸骨无压痛，双侧呼吸运动对称自如，语颤正常，叩诊呈清音，双肺呼吸音清，未闻及干湿啰音。心律齐、心音正常。腹部平坦，腹部正中可见一长约

18cm 手术瘢痕，无腹壁静脉曲张，无胃肠型及蠕动波，腹软，无压痛、反跳痛，无肌紧张，无液波震颤，无振水音，未扪及包块，肝、脾肋下未扪及，墨菲征阴性，双肾区无叩击痛，移动性浊音阴性。脊柱、四肢无畸形，活动自如，无杵状指（趾）。双膝反射正常，凯尔尼格征、布鲁津斯基征、巴宾斯基征阴性。双侧锁骨上及腹股沟未扪及肿大淋巴结，余浅表淋巴结未扪及。妇科检查：外阴正常，阴道通畅，阴道残端愈合可，子宫呈术后缺如改变。直肠指诊：直肠黏膜光滑，指套退出无出血。

辅助检查 B 超示子宫术后缺如，盆腔未见明显肿块，脂肪肝，胆、脾、胰、双肾、膀胱未见明显异常，腹腔、腹膜后、双侧肾上腺区未见明显肿块；胸部 X 线正侧位片示心、肺未见明显异常；心电图示窦性心律，心电图大致正常；实验室检查，糖类抗原 125(CA125) 10.60U/mL，钾 4.5mmol/L，钠 143.2mmol/L，氯 102.6mmol/L，白细胞 5.4×10^9/L，红细胞 3.57×10^{12}/L，血小板 141×10^9/L，血红蛋白 110g/L，谷草转氨酶 25.00U/L，谷丙转氨酶 37.00U/L，总胆红素 16.83μmol/L，直接胆红素 4.78μmol/L，间接胆红素 7.05μmol/L，血尿素氮 4.6mmol/L，血尿酸 251.2μmol/L，血肌酐 48.0μmol/L，空腹血糖 5.04mmol/L。

入院诊断 子宫内膜腺癌术后化疗后。

主要的护理问题 焦虑，与担心化疗后的副反应有关；营养失调（低于机体需要量），与化疗所致食欲下降有关；自我形象紊乱，与化疗所致头发脱落有关；潜在并发症（感染），与化疗引起的白细胞减少有关。

目前主要的治疗措施 继续完成化学治疗；对症治疗，抗过敏、保护胃黏膜、止呕、补液等对症支持治疗；营养支持治疗（肠内或肠外营养补充）；密切观察化疗药物的不良反应。

护士长提问

什么是子宫内膜癌?

答：子宫内膜癌又称子宫体癌，是指原发于子宫内膜上皮的恶性肿瘤。其中绝大多数为起源于子宫内膜腺体的腺癌，因而称为子宫内膜样腺癌。该病占女性生殖道恶性肿瘤 20%～30%，占女性全身恶性肿瘤 7%，是女性生殖道常见的三大恶性肿瘤之一。子宫内膜癌起自于子宫内膜，由于其外有较厚的肌层，癌瘤生长较缓慢，局限在子宫内膜的时间较长。因有淋巴脉管侵犯、深肌层浸润、腹水细胞学阳性、侵犯宫颈等因素存在，预示预后差。子宫内膜癌主要见于绝经后和围绝经期妇女，尤其 50～60 岁最为多见，占 75%～80%；而 25%见于绝经前，约 62.9%的病例在绝经后。一般 45 岁以后发病率明显上升，其发病高峰在 55～69 岁，但目前年轻妇女所占比例有所增加。

子宫内膜癌的发病类型有哪些?

答：子宫内膜癌的确切病因不清楚，目前认为可能有以下两种发病类型。

(1) 雌激素依赖型（Estrogen-dependent） 其发生可能是在缺乏孕激素拮抗而长期接受雌激素刺激的情况下导致子宫内膜增生症继而癌变。该类型占子宫内膜癌的大多数，均为内膜样腺癌，肿瘤分发较好，雌、孕激素受体阳性率高，预后好。患者较年轻，约 20%的子宫内膜癌患者有家族史，常伴有肥胖、高血压、糖尿病、不孕或不育及绝经延迟等临床表现。

(2) 非雌激素依赖型（Estrogen-independent） 发病与雌激素无明确关系。该类子宫内膜癌的病理形态属于少见类型，如透明细胞癌、黏液腺癌、腺鳞癌等，患者多为老年体瘦妇女。在癌灶的周围可以是萎缩的子宫内膜，肿瘤恶性程度高、分化差，雌激素受体多呈阴性，预后差。

子宫内膜癌的病理分型及表现有哪些?

答：(1) 根据子宫内膜癌的病变形态和范围可分为局限型和弥

漫型两种。

① 局限型：病灶多见于子宫底和两侧宫角附近，局部粗糙，呈息肉或小菜花状，质地坚实，灰白色，表面有破溃，易出血。易浸润肌层，预后相对差。极早期病变很小，诊断性刮宫可能将病灶刮净。

② 弥漫型：子宫内膜大部或全部为癌组织侵犯，呈不规则菜花样突向宫腔，癌组织呈灰白色或淡黄色，表面溃疡、出血、坏死。虽广泛累及内膜，但较少浸润肌层，预后相对好。晚期癌灶侵及肌壁全层并扩展至颈管，一旦癌灶阻塞宫颈管可导致宫颈积脓。

(2) 显微镜检 较常见的是内膜样腺癌、腺癌伴鳞状上皮分化，特殊类型包括浆液性腺癌、透明细胞癌和其他少见类型，如黏液性腺癌、未分化癌、混合癌及鳞癌等。

① 内膜样腺癌：占80%～90%，内膜腺体高度异常增生，大小不一，排列紊乱。上皮复层，并形成筛孔状结构。癌细胞异性明显，核大、不规则、深染，核分裂活跃。按腺癌组织分化程度分Ⅰ级（高分化）、Ⅱ级（中分化）、Ⅲ级（低分化或未分化）。分级愈高，恶性程度愈高。

② 腺癌伴鳞状上皮分化：腺癌组织中含有鳞状上皮成分，伴有鳞癌成分者称腺鳞癌，伴有化生鳞状上皮成分者称为腺角化癌（棘腺癌），介于两者之间称腺癌伴鳞状上皮不典型增生。

③ 浆液性腺癌：占1%～9%，恶性程度很高，易有深肌层浸润及腹腔、淋巴和远处转移，预后极差。镜下见复杂的乳头样结构，癌细胞核异型性明显，约1/3可伴沙砾体，呈不规则复层排列。

④ 透明细胞癌：约占4%，恶性程度较高，易早期转移。镜下见癌细胞呈实性片状、腺体管状或乳头状排列，癌细胞浆丰富、透亮，核呈异型性，或由鞋钉状细胞组成。

子宫内膜癌的转移途径有哪些？

答：多数子宫内膜癌生长缓慢，病变局限于子宫内膜或在宫腔内时间较长。部分特殊病理类型（浆液性乳头状腺癌、鳞腺癌）的低分化癌可发展很快，短期内出现转移。主要扩散途径有三种。

(1) 直接蔓延　病灶沿子宫内膜生长扩散并向肌层蔓延至输卵管、卵巢，并可广泛种植于盆腔腹膜、直肠子宫陷凹及大网膜，也可直接向下侵犯子宫颈及阴道。

(2) 淋巴转移　是内膜癌的主要转移途径。当癌肿侵犯至深肌层或扩散到宫颈癌，或癌组织分化不良时，易发生淋巴转移。淋巴转移途径与癌灶生长部位有关，按癌灶所在部位可分别转移至腹股沟的浅、深淋巴结，髂淋巴结及腹主淋巴结，有的可达卵巢，也可通过淋巴逆流至阴道及尿道周围淋巴结。

(3) 血行转移　晚期患者经血行转移到全身各器官，常见部位为肺、肝、骨等。

如何划分子宫内膜癌的手术-病理分期？

答：子宫内膜癌美国癌症联合委员会（AJCC）第八版的TNM分期见表5-4、表5-5。

表5-4　子宫内膜癌AJCC第八版的TNM分期标准

分期	T	N	M
Ⅰ	T1	N0	M0
ⅠA	T1a	N0	M0
ⅠB	T1b	N0	M0
Ⅱ	T2	N0	M0
Ⅲ	T3	N0	M0
ⅢA	T3a	N0	M0
ⅢB	T3b	N0	M0
ⅢC1	T1～T3	N1/N1mi/N1a	M0
ⅢC2	T1～T3	N2/N2mi/N2a	M0
ⅣA	T4	任何N	M0
ⅣB	任何T	任何N	M1

表 5-5　子宫内膜癌 AJCC 第八版分期中 TNM 的定义

T　代表原发肿瘤	
Tx	原发肿瘤无法评估
T0	无原发肿瘤证据
T1	肿瘤局限于子宫内膜，包括侵及颈管内膜
T1a	肿瘤局限于内膜层或浸润不超过肌壁的 1/2
T1b	肿瘤浸润达到或超过肌壁的 1/2
T2	肿瘤浸润宫颈间质但没有超过子宫
T3	肿瘤侵犯浆膜、附件、阴道或宫旁组织
T3a	肿瘤侵及浆膜层和（或）附件（直接延伸或转移）
T3b	肿瘤侵及阴道或宫旁组织
T4	肿瘤侵犯膀胱黏膜和（或）肠黏膜（不包括泡状水肿）
N　代表区域淋巴结	
Nx	区域淋巴结无法评价
N0	无区域淋巴结转移
N0(i+)	区域淋巴结中孤立的肿瘤细胞群≤0.2mm
N1	盆腔淋巴结转移
N1mi	盆腔淋巴结转移（0.2mm≤转移灶≤2.0mm）
N1a	盆腔淋巴结转移（转移灶＞2.0mm）
N2	腹主动脉旁淋巴结转移，伴/不伴盆腔淋巴结阳性
N2mi	腹主动脉旁淋巴结转移（0.2mm≤转移灶≤2.0mm），伴/不伴盆腔淋巴结阳性
N2a	腹主动脉旁淋巴结转移（转移灶＞2.0mm），伴/不伴盆腔淋巴结阳性
M　代表远处转移	
M0	无远处转移
M1	有远处转移（包括转移至腹股沟淋巴结、腹腔脏器、肺肝或骨等；不包括转移至盆腔或主动脉旁淋巴结、阴道、盆壁腹膜或附件）

子宫内膜癌的临床表现有哪些？

答：极早期患者无明显症状，随着病情发展出现以下症状。一旦出现症状，多表现为出血、阴道排液、疼痛、腹部包块等。

（1）出血　不规则阴道出血是子宫内膜癌的主要症状，常为少量至中等量的出血。在年轻女性或围绝经期妇女常误认为是月经不调而被忽视。在绝经后女性多表现为持续或间断性阴道出血。有些患者仅表现为绝经后少量阴道血性分泌物。晚期患者在出血中可能混有烂肉样组织。

（2）阴道排液　部分患者有不同程度的阴道排液。在早期可表现为稀薄的白色分泌物或少量血性白带，如果合并感染或癌灶坏死，可有脓性分泌物伴有异味。有时阴道排液中可伴有组织样物。

（3）疼痛　癌灶和其引发的出血或感染可刺激子宫收缩，引起阵发性下腹痛。绝经后女性由于宫颈管狭窄导致宫腔分泌物引流不畅，继发感染导致宫腔积脓，患者可出现严重下腹痛伴发热。肿瘤晚期时癌组织浸润穿透子宫全层，或侵犯子宫旁结缔组织、宫颈旁韧带、膀胱、肠管或浸润压迫盆壁组织或神经时可引起持续性，逐渐加重的疼痛，可同时伴腰骶痛或向同侧下肢放射。

（4）腹部包块　早期内膜癌一般不能触及腹部包块。如内膜癌合并较大子宫肌瘤，或晚期发生宫腔积脓、转移到盆腹腔形成巨大包块（如卵巢转移时）时可能在腹部触及包块，一般为实性，活动度欠佳，有时有触痛。

（5）其他　肿瘤晚期病灶浸润压迫髂血管可引起同侧下肢水肿疼痛；病灶浸润压迫输尿管引起同侧肾盂、输尿管积水，甚至导致肾萎缩；持续出血可导致继发贫血；长期肿瘤消耗可导致消瘦、发热、恶病质等全身衰竭表现。

子宫内膜癌的相关检查有哪些？

答：子宫内膜癌的辅助诊断技术包括经腹或经阴道超声、MRT、CT、PET-CT 检查等。血清肿瘤标志物检查也有助于鉴别良恶性病变。但最终确诊需要依赖病理学检查。

（1）血液生化检查　子宫内膜癌可以出现血红蛋白下降。因多数患者合并糖尿病、高血压或心血管疾病，需重视血糖、血脂等方面结果。还要进行肝肾功能检查。

(2) 肿瘤标志物检查 子宫内膜癌无特异敏感的标志物。部分患者可出现CA125或CA19-9、CA153或IE4异常，与组织学类型、肌层浸润深度及子宫外受侵等因素具有相关性，对疾病确诊及术后病情监测有一定的参考价值。

(3) 影像学检查

① 超声检查：目前比较强调绝经后出血患者进行超声检查作为初步检查。经阴道超声检查（TVS）可以了解子宫大小、宫腔内有无赘生物、内膜厚度、肌层有无浸润、附件肿物大小及性质等，为最常用的无创辅助检查方法。绝经后妇女内膜厚度<5mm时，其阴性预测值可达90%。如子宫内膜厚度>5mm时，应对绝经后患者进行子宫内膜活检。

② 磁共振（盆腔MRI)：是子宫内膜癌的影像学检查方法，能够清晰地显示子宫内膜及肌层结构，用于明确病变大小、位置，肌层侵犯深度、宫颈、阴道是否侵犯，是否侵犯子宫体外、阴道、膀胱及直肠，以及盆腔内的肿瘤播散，观察盆腔、腹膜后区及腹股沟区的淋巴结转移情况。有助于肿块的鉴别诊断（如内膜息肉、黏膜下肌瘤、肉瘤等)。评价化疗的疗效及治疗后随诊。

③ 电子计算机断层成像（CT)：CT对早期病变诊断价值仍有限。CT优势在于显示中晚期病变，评价病变侵犯子宫外、膀胱、直肠情况，显示盆腔、腹膜后及双侧腹股沟区淋巴结转移以及腹盆腔其他器官及腹膜转移情况。对于有MRI禁忌证的患者应选择CT扫描。子宫内膜癌常规行胸部X线摄片，但为了排除肺转移，必要时应行胸部CT检查。

④ 正电子发射计算机断层成像（PET-CT)：较少用于子宫内膜癌初诊患者。但存在下列情况时，可推荐有条件者在治疗前使用PET-CT：a. 有临床合并症不适合行手术治疗的患者；b. 可疑存在非常见部位的转移，比如骨骼或中枢神经系统；c. 活检病理提示为高级别肿瘤，包括低分化子宫内膜癌、乳头状浆液性癌、透明细胞癌和癌肉瘤。PET-CT不推荐常规应用于子宫内膜癌治疗后的

随访，仅当可疑出现复发转移时考虑行 PET-CT 检查。

(4) 子宫内膜活检　子宫内膜的组织病理学检查是诊断的最后依据。获取子宫内膜的方法主要为诊断性刮宫和宫腔镜下活检。诊断性刮宫应分别从宫颈管和宫腔获得组织，即分段诊刮术，以便了解宫腔和宫颈管情况。宫腔镜直视下活检可直接观察宫内及宫颈管内病灶的外观形态、位置和范围，对可疑病灶进行直视下定位活检或切除，降低了漏诊率。适用于病变局限者。但可能导致部分肿瘤细胞循输卵管进入腹腔，其是否导致膜腔种植病灶的发生尚有争议。子宫内膜活检的指征包括：绝经后或绝经前不规则阴道出血或血性分泌物，排除宫颈病变者；无排卵性不孕症多年的患者；持续阴道排液者；影像学检查发现子宫内膜异常增厚或宫腔生物者。对一些能产生较高水平雌激素的卵巢肿瘤患者，如颗粒细胞瘤等，也应行子宫内膜活检。

(5) 细胞学检查　子宫内膜细胞在月经期外不易脱落，而宫腔脱落的癌细胞容易发生溶解、变性，染色后不易辨认，因此，阴道脱落细胞学检查阳性率不高。另一种方法为镜下获取内膜脱落细胞，常用子宫内膜细胞采集器结合液基细胞学制片技术，准确性较高。

子宫内膜癌的处理原则是什么？

答：根据病情及患者全身情况选择手术、放射或药物治疗，可单用或综合应用。早期患者以手术为主，按需要选择辅助治疗；晚期患者则采用手术、放射、药物等综合治疗方案。

(1) 手术治疗　是子宫内膜癌首选的治疗方法，通过手术切除病灶，同时进行手术-病理分期。根据病情选择手术方案，如全子宫切除术及双侧附件切除术；或行广泛子宫切除术及双侧附件切除术，同时行盆腔及腹主动脉旁淋巴结清扫术；或肿瘤细胞减灭手术等。

(2) 放射治疗　是治疗子宫内膜癌的有效方法之一，适用于已有转移或可疑淋巴结转移及复发的子宫内膜癌患者。根据病情需要于术前或术后加用放射治疗提高疗效。

(3) 药物治疗

① 孕激素：适用于晚期或癌症复发者，不能手术切除或年轻、早期、要求保留生育功能者，选用大剂量孕激素也可获得一定效果。

② 抗雌激素制剂：他莫昔芬是一类非甾体类雌激素药物，适应证与孕激素相同，与孕激素配合使用可增加疗效。

③ 化疗药物：适用于晚期不能手术者或治疗后复发者。常用的化疗药物有顺铂、多柔比星、紫杉醇等，可单独使用，也可几种药物联合应用，还可与孕激素合并应用。

子宫内膜癌的放疗方法及指征有哪些？

答：(1) 单纯放疗

① 年老、一般情况差或有严重并发症不适合手术的子宫内膜癌Ⅰ、Ⅱ期患者。

② 不适合手术的Ⅲ期或Ⅳ期患者姑息放疗。

(2) 术前放疗

① 高危病理类型（如G3、腺鳞癌、透明细胞癌等）或子宫较大的Ⅰ、Ⅱ期者。

② 临床分期为Ⅲ期患者，放疗后可耐受手术者。

(3) 术后放疗

① 体外照射：淋巴结转移、肌层浸润超过内1/3、高危病理类型、脉管癌栓、手术不彻底者。

② 腔内治疗：阴道切缘有癌或切缘与癌组织邻近者。

如何协助子宫内膜癌患者配合放疗？

答：让接受放疗的子宫内膜癌患者理解，术前放疗可缩小病灶，为手术创造条件；术后放疗是最主要的术后辅助治疗方法，可以降低局部复发，提高生存率，以取得患者配合。接受盆腔内放疗者，事先灌肠并留置导尿管，以保持直肠、膀胱空虚状态，避免放射性损伤。腔内置入放射源期间，保证患者绝对卧床，但应进行床上肢体运动，以免出现因长期卧床而出现的并发症。取出放射源后，鼓励患者渐进性下床活动及自理生活。

子宫内膜癌行化疗的原因及常用的化疗方案有哪些？

答：(1) 尽管在妇科恶性肿瘤中子宫内膜癌的总体生存率相对较高，但也有 1/3 的患者恶性程度较高，预后不良。其主要原因包括如下几个方面。①近年来，低分化的肿瘤即使属于临床早期也很容易扩散与转移；②一些特殊病理类型的子宫内膜癌恶性程度明显增高，如腺鳞癌、透明细胞癌及浆液性乳头状癌等；③治疗不当，如手术范围不够，未能正确运用辅助治疗；④宿主对治疗不敏感，部分患者对放疗、激素治疗对抗。因此，对这些恶性程度高、预后差以及复发和转移的患者在手术和放疗的治疗方案中，可以将化疗列入术后的辅助治疗中。

(2) 常用的化疗方案见表 5-6。

表 5-6　子宫内膜癌常用的化疗方案

方案	药物组成	剂量/(mg/m^2)	用药间隔/周
AP	ADM	60	3
	DDP	50～60	
CAP	CTX	500	4
	ADM	50	
	DDP	50	
TAP	TAX	160	3
	ADM	45	
	DDP	50	

子宫内膜癌内分泌治疗的作用机制是什么？

答：(1) 孕激素的作用机制　孕激素通过影响受体水平和细胞内酶系统来对抗雌激素，特别是通过增加芳香基转磺酶和 17β-羟基甾类脱氢酶而发挥作用。与下调雌激素受体不同的是，孕激素可增加子宫内膜间质细胞中孕激素受体-A (PR-A) 和孕激素受体-B (PR-B) MRNA，但对上皮细胞却无这种作用。总体来说，持续的雌激素刺激可使子宫内膜增生，而内膜增生与子宫内膜癌的关系密切，孕激素通过对抗雌激素使增生内膜转化，抑制其增生。对子宫内膜癌细胞，孕激素可使其向正常转化，直接抑制癌细胞 DNA 和

RNA 的合成，从而抑制癌细胞的增殖。

(2) 抗雌激素类药物的作用机制　目前已明确子宫内膜癌的发生与雌激素持续过度刺激有关。因此，对抗、消除雌激素作用已成为当今内膜癌治疗中备受关注的问题。抗雌激素类药物主要有两种，一种为选择性雌激素受体调节剂，以他莫昔芬为代表；另一种为芳香化酶抑制剂。①他莫昔芬的生物学作用机制：他莫昔芬(TMX)是一种非甾体类的抗雌激素药物，可以抗肿瘤增殖；同时TMX也有微弱的雌激素作用，后者可诱导孕激素受体(PR)的产生。他莫昔芬的作用机制是通过抑制雌激素受体活动而发挥抗雌激素作用的。②芳香化酶抑制剂的作用机制：芳香化酶即细胞色素P450，是雌激素合成最后一步的限速酶。子宫内膜癌属于雌激素相关性肿瘤，以绝经后女性多见。且绝经后妇女体内雌激素主要由肾上腺分泌的雄烯二酮经芳香化酶作用转变为雌二醇和雌酮在局部起作用。降低雌激素水平，进一步阻断雌激素刺激肿瘤细胞生长的作用，从而达到治疗目的。

如何协助子宫内膜癌患者配合内分泌治疗？

答：使患者了解内分泌治疗的作用机制，常用各种人工合成的孕激素制剂有醋酸甲羟孕酮、已酸孕酮等。孕激素以高效、大剂量、长期应用为宜，至少应用 12 周以上方能评定疗效，增强患者配合治疗的耐心和信心。了解用药的不良反应为水钠潴留、药物性肝炎等，但停药后即好转。他莫昔芬用药后的不良反应有潮热、急躁等类似围绝经期综合征的表现；轻度的白细胞、血小板计数下降等骨髓抑制表现，还可有头晕、恶心呕吐、不规则少量阴道出血、闭经等。需要注意的是他莫昔芬既有抗雌激素作用又有微弱的雌激素作用；应用他莫昔芬后子宫内膜癌的发生风险将随着用药时间延长而增加，为此很多学者认为他莫昔芬联合孕激素对于治疗子宫内膜癌有效，但不主张单独使用。

对子宫内膜癌患者的心理护理有哪些？

答：对雌激素的卵巢肿瘤患者，护士要多关心、陪伴患者，耐心解答患者及家属的疑问，及时予以心理疏导，介绍子宫内膜癌的诊疗方法、可能出现的不适及应对措施，使患者相信子宫内膜癌发展缓慢，预后较好，增强患者战胜疾病的信心。告诉患者脱发是化疗药物常见的副作用，停药后6～8周会逐渐长出头发，再生的头发会更黑、更好，化疗脱发期间可以戴假发或帽子。鼓励家庭成员关心体贴患者，帮助其适应日常生活，参与社会活动及人际交往。如今有护理专家提倡阶段性的心理护理模式，能够针对化疗患者不同时期的心理状态，采用针对性的护理措施以改善患者心理状态，最大限度降低负性情绪对患者的影响，提高治疗效果。

子宫内膜癌健康教育的措施有哪些？

答：(1) 讲解化疗护理的常识　如化疗药物的类别，不同药物对给药时间、剂量浓度、滴速、用法的不同要求；哪些药物需要避光；化疗药物可能发生毒性作用的症状；出现口腔溃疡或恶心呕吐等消化道不适时仍需坚持进食的重要性；化疗造成的脱发在化疗结束后不久就会长出秀发。让患者做好充分的心理准备应付化疗。

(2) 教会患者化疗时的自我护理　进食前后使用生理盐水或淡盐开水漱口，用软毛牙刷刷牙，如有牙龈出血，改用手指缠绕纱布清洁牙齿；化疗时和化疗后2周内是化疗反应较重的阶段，不宜吃损伤口腔黏膜的坚果类和油炸类食品；为减少恶心呕吐，避免吃油腻的、甜的食品，鼓励患者少吃多餐，每次进食以不吐为度，间隔时间以下次进食不吐为准；嘱家属根据患者的口味提供高蛋白、高维生素、易消化饮食，保证所需营养的摄取及液体的摄入。由于白细胞下降会引起免疫力下降，特别容易感染，指导患者经常擦身更衣，保持皮肤干燥和清洁，在自觉乏力、头晕时以卧床休息为主，尽量避免去公共场所，如非去不可应戴口罩，加强保暖。如白细胞计数低于$1.0\times10^9/L$，则需进行保护性隔离，告知患者和家属保护性隔离的重要性，使其理解并能配合治疗。

子宫内膜癌静脉给药的护理有哪些？

答：(1) 准确测量并记录体重 化疗时应根据体重来准确计算和调整药量，一般在每个疗程的用药前及用药中各测一次体重，应在早上、空腹、排空大小便后进行测量，酌情减去衣服重量。如体重不准确，用药剂量过大，可发生中毒反应，过小则影响疗效。

(2) 正确使用药物，根据医嘱严格“三查七对”，正确溶解和稀释药物，并做到现配现用，一般常温下放置不超过1h。如果联合用药应根据药物的性质排出先后顺序。使用放线菌素D（更生霉素）、顺铂等需要避光的药物时要用避光袋包好；环磷酰胺等药物需快速进入，应选择静脉推注；氟尿嘧啶、多柔比星等药物需慢速进入，最好使用静脉注射泵或输液泵给药；依托泊苷类药物对肝、肾损害严重，需在给药前给予水化。同时鼓励患者多饮水并监测尿量，保持尿量每天大于2500mL。

(3) 合理使用静脉血管并注意保护 遵循长期补液、保护血管的原则，从远端开始，有计划地穿刺，输入化疗药物建议使用PICC及输液港等给药，以保护静脉，减少静脉炎，减少反复穿刺的痛苦。

(4) 用药前先注入少量生理盐水，确认针头在静脉中后再注入化疗药物。化疗结束前用生理盐水冲管，以降低穿刺部位拔针后的残留浓度，起到保护血管的作用。

(5) 一旦怀疑或发现药物外渗应重新穿刺，遇到局部刺激较强的药物，如氮芥、长春新碱、放线菌素D（更生霉素）等外渗，需立即停止滴入并给予局部冷敷，同时用利多卡因或普鲁卡因局部封闭，最后用金黄散外敷，防止局部组织坏死，减轻疼痛和肿胀。

子宫内膜癌接受化疗时，出现化疗药物毒性作用的护理有哪些？

答：(1) 口腔护理 应保持口腔清洁，预防口腔炎症。如发现口腔黏膜充血疼痛，可局部喷射西瓜霜等粉剂；如有黏膜溃疡，则做溃疡面分泌物培养，根据药敏试验结果选用抗生素和维生素B_{12}

液混合涂于溃疡面促进愈合；使用软毛牙刷刷牙或用清洁水漱口，进食前后用氯己定（洗必泰）溶液漱口；给予温凉的流食或软食，避免刺激性食物；如因口腔溃疡疼痛难以进食时，可在进食前15min给予丁卡因溶液涂敷溃疡面；进食后漱口并用甲紫、锡类散或冰硼散等局部涂抹。鼓励患者进食以促进咽部活动，减少咽部溃疡引起的充血、水肿、结痂。

（2）止呕护理　采用有效措施，减轻恶心呕吐症状，降低因化疗所引起的条件反射发生的可能性。在化疗前后给予镇吐药，合理安排用药时间以减少化疗所致的恶心呕吐；提供患者喜欢的清淡饮食，少量多餐，分散注意力，创造良好的进餐环境等；对不能自行进餐者主动提供帮助，按患者的进食习惯喂食；患者呕吐严重时应补充液体，以防电解质紊乱。

（3）骨髓抑制的护理　遵医嘱定期测定白细胞计数，如低于3.0×10^9/L应与医师联系考虑停药；对于白细胞计数低于正常的患者要采取预防感染的措施，严格无菌操作，如白细胞低于1.0×10^9/L，则机体几乎已没有自身免疫力，极易因轻微的感染而导致败血症危及生命，要进行保护性隔离、尽量谢绝探视、禁止带菌者入室、净化空气；按医嘱应用抗生素，输入新鲜血液或白细胞浓缩液、血小板浓缩液等。

如何对子宫内膜癌患者进行出院指导？

答：患者完成治疗后应定期随访，及时发现异常情况，确定处理方案；同时建议恢复性生活的时间及体力活动的程度。随访时间为：术后2年内，每3～6个月一次；术后3～5年，每6～12个月1次。随访中注意有无复发病灶，并根据患者康复情况调整随访时间。子宫内膜癌根治术后、服药或放射治疗后，患者可能出现阴道分泌物减少、性交痛等症状，需要为患者提供咨询指导服务，例如指导患者局部使用水溶性润滑剂等以增进性生活舒适度。

影响子宫内膜癌预后的因素有哪些？

答：影响子宫内膜癌预后的因素有年龄、组织学类型、组织学分级、肌层浸润、脉管内浸润、峡部-宫颈播散、附件累及、淋巴结转移、腹腔内肿瘤、肿瘤大小、腹腔细胞学、激素受体状态、DNA倍体（增值指数）、遗传（分子）肿瘤标志。

如何预防及早期发现子宫内膜癌？

答：（1）要普及防癌知识，定期进行防癌检查。

（2）正确掌握使用雌激素的指征，不要滥用雌激素。

（3）对于围绝经期妇女月经紊乱或不规则阴道流血者应先排除子宫内膜癌，绝经后妇女出现阴道流血应警惕内膜癌可能。

（4）要注意高危因素，重视高危患者。

【护理查房总结】

子宫内膜癌是女性生殖器官最常见的恶性肿瘤之一，应根据患者全身情况、癌灶累及的范围及组织学类型等选用适宜的治疗方案。临床治疗多采用手术治疗为主，以放射治疗、孕激素治疗及化学治疗为辅。子宫内膜癌是预后相对较好的妇科恶性肿瘤，5年总生存率为60%～70%，临床Ⅰ期5年生存率为80%。有多种因素对子宫内膜癌的预后具有预测价值，肿瘤细胞的分化程度（分级）及肌层浸润深度为重要的预后因素。化疗作为子宫内膜癌术后常用的后续治疗方法之一，已经广泛应用于临床。化疗可以控制肿瘤的发展，延长患者的生存期，但是也给患者的身心带来了极大的伤害。化疗药物会引起恶心呕吐、食欲下降、脱发等症状，影响患者的生活，严重者停药，从而影响疗效。护士应采取科学有效的护理方法，以减轻患者的药物反应，保证化疗的顺利进行。在护理过程中要注意以下几点。

（1）让患者和家属与同病种、治疗效果满意的患者互相交流，增强患者战胜疾病的信心。鼓励患者克服化疗不良反应，帮助患者度过脱发造成的心理危险期。同时应为患者提供科学的心理干预及性知识宣教。

（2）鼓励患者进食高蛋白、高维生素及营养素全面的食物，改善营养状况，增强机体抵抗力。进食不足或全身营养状况极差者，应遵医嘱静脉补充液体和电解质，必要时给静脉高营养。

（3）化疗期间密切观察患者的不良反应，并做好对症处理。

（4）患者完成化疗后应详细做好出院指导，包括随访时间、性生活指导等。

查房笔记

病例 4 • 绒毛膜癌

【病历汇报】

病情　患者女性，37 岁，因“无诱因停经 4 个月余、不规则阴道流血二十余天”入院。2 年前患者因“葡萄胎”行清宫术，1 年前行剖宫产术，术后月经复潮。4 个月前无诱因停经，未予重视。就诊前出现阴道不规则出血二十余天，并排出 3cm 大小软组织肿块，无腹痛。门诊检查血 HCG 8896mIU/mL，妇科 B 超检查示恶性葡萄胎可能，宫腔少量积液。为求进一步诊治收入住院。患者入院后予完善相关检查，第 2 天复查 HCG 8926mIU/mL。入院后第 3 天行宫腔镜下病灶电切术＋吸宫术，术后病理学检查示内见滋养细胞显著增生，有明显异型，伴坏死，未见血管及绒毛，结合临床表现考虑为绒毛膜上皮癌。胸部 CT 检查示右下肺结节灶，考虑为绒毛膜癌肺转移？完善各项检查及病情评估，入院后第 9 天予以 EMA-CO 方案（依托泊苷、放线菌素 D、甲氨蝶呤、长春新碱、环磷酰胺、亚叶酸钙）化疗。化疗后第 3 天出现抽搐、左侧肢体肌力下降，行头颅 MRI 检查示右额叶及左顶叶占位，根据病史考虑绒毛膜癌脑转移，予三次甲氨蝶呤（MTX）15mg 鞘内注射。现患者神志清楚，睡眠差，情绪低落，不爱说话，大小便正常，左侧肢体肌力 4 级。既往体健，无“高血压”“糖尿病”病史，否认“肝炎”“结核”等传染病病史及接触史，无输血史，无过敏史，无家族遗传史。

护理体查　T 36.5℃，P 78 次/分，R 20 次/分，BP 100/62mmHg。体重 57kg，身高 161cm，KPS 80 分，体表面积 1.1189m^2。患者神志清楚，发育正常，营养中等，自主体位，巩膜无黄染，查体合作。颈部无抵抗，呼吸规则，双肺呼吸音正常，无啰音及哮鸣音。心律齐，心音正常。腹部平坦，未见腹壁静脉曲张，可见长约 8cm 横行手术瘢痕，无压痛及反跳痛，肝、脾、胆囊未扪及，肾区无叩击痛，肠鸣音正常。外阴发育正常；阴道通畅，有少许白色分泌物；宫颈光滑，质中，无举痛及摇摆痛；宫体前位，质软，无压痛；双附件未见明显异常。直肠指诊：直肠黏膜光滑，指套退出无出血。

辅助检查 实验室检查，HCG 8896mIU/mL（门诊检查），HCG 8926mIU/mL（第2天复查），血红蛋白85g/L；妇科B超检查提示恶性葡萄胎可能，宫腔少量积液；病理学检查示可见滋养细胞显著增生，有明显异型伴坏死，未见血管及绒毛；胸部CT检查示右下肺结节灶，绒毛膜癌肺转移？头颅MRI检查（化疗后第3天）示右额叶及左顶叶占位，考虑绒毛膜癌脑转移。

入院诊断 绒毛膜癌（Ⅳ期）；肺转移癌；脑转移癌。

主要的护理问题 悲观、焦虑；营养失调；活动无耐力；知识缺乏（化疗知识）；潜在的并发症（出血、感染、脑疝、自伤）。

目前主要的治疗措施 化学治疗，全身化疗（EMA-CO方案）和鞘内化疗注射（甲氨蝶呤）；对症治疗，昂丹司琼止呕、奥美拉唑保护胃黏膜、甘露醇降颅压等；营养支持治疗，肠内及肠外营养补充；观察化疗药物的不良反应；观察病情变化。

护士长提问

什么是绒毛膜癌？

答：绒毛膜癌简称绒癌，是一种高度恶性的滋养细胞肿瘤(GTN)。其特点是滋养细胞失去了原来绒毛或葡萄胎结构，而散在地侵入子宫肌层，造成局部破坏，并由此转移至其他脏器或组织。常继发于葡萄胎、流产、足月分娩或异位妊娠后。

绒毛膜癌的诱发因素有哪些？

答：妊娠绒癌50%继发于葡萄胎，发生于流产或足月分娩后各占25%，少数发生于异位妊娠后。其病因与下列因素有关：营养不良、多次分娩、近亲结婚、病毒学说、染色体异常及卵巢功能失调、卵子异常。

绒毛膜癌的临床表现有哪些？

答：(1) 阴道出血　在葡萄胎清宫、足月分娩、人工流产、自然流产、异位妊娠后出现不规则阴道流血、咳嗽、咳血、头痛、呕吐、偏瘫、抽搐等。

(2) 肿块　阴道有紫蓝色结节，子宫增大、宫旁肿块，卵巢黄素囊肿。

(3) 急腹症　腹腔内出血征，卵巢黄素囊肿蒂扭转征。

(4) 血行转移　肺转移、阴道转移、脑转移（是死亡的主要原因）、肝转移。出现的症状、体征视转移部位而异。

绒毛膜癌的临床分期如何？该患者为第几期？

答：绒毛膜癌的临床分期依据为 FIGO 妊娠滋养细胞肿瘤（2010 年），见表 5-7。

表 5-7　FIGO（2010 年）妊娠滋养细胞肿瘤分期

分期	临床病变
Ⅰ期	病变局限于子宫
Ⅱ期	病变扩散，但仍局限于生殖器官（附件、阴道、阔韧带）
Ⅲ期	病变转移至肺，有或无生殖系统病变
Ⅳ期	所有其他转移

此例患者病例为绒癌Ⅳ期。病理学检查示绒毛膜癌，并有肺转移、脑转移。

绒毛膜癌确诊的常见检查有哪些？

答：(1) 血尿 HCG 测定　是诊断绒毛膜癌的主要依据。

(2) X 线检查　绒毛膜癌很早发生转移，较常见肺转移。X 线检查不仅有助于诊断该疾病，还可成为疾病临床分期和预后疗效的判断依据。

(3) B 超　用于子宫病灶和转移灶的诊断。

(4) CT、MRI 检查　协助诊断各处转移灶，如肺、脑、肝、肾、盆腔等。

绒毛膜癌的治疗原则是什么？

答：绒毛膜癌的治疗原则是以全身化疗为主，手术、放疗和免疫治疗为辅的综合治疗。早期病例，单纯化疗可以得到根治；晚期和耐药病例，则应以全身化疗为主，局部治疗为辅。

绒毛膜癌的常用化疗方案有哪些？

答：化学治疗是绒毛膜癌的最主要治疗手段，无论病期早晚只要积极给予合理化疗、疗效都很理想，常用的化疗方案如下。

（1）Ⅰ期　甲氨蝶呤（MTX）、放线菌素 D（ACTD）、氟尿嘧啶（5-FU）单药治疗。

（2）Ⅱ～Ⅲ期　5-FU＋ACTD 方案、ACM 方案（放线菌素、甲氨蝶呤、环磷酰胺）。

（3）Ⅳ期　EMA-CO 方案（依托泊苷、放线菌素 D、甲氨蝶呤、长春新碱、环磷酰胺、亚叶酸钙）等。

该患者化疗采用哪些途径？

答：使用化学药物治疗时采用不同的用药途径，其作用也不相同：静脉给药后，化疗药物通过右心到达肺部，肺部受药量大，因此，肺部转移患者最好采用静脉给药；口服给药适用于上消化道或肝转移的绒毛膜癌患者；鞘内给药适用于脑和脊髓转移的绒毛膜癌患者。该患者有肺及脑转移，故采用了静脉和鞘内给药。

绒毛膜癌患者在什么情况下应考虑手术治疗？

答：年轻未育者尽可能不切除子宫，以保留生育功能。患者病灶大，估计化疗不能使肿瘤完全缓解，化疗过程中 HCG 下降缓慢者，子宫穿孔，子宫或阴道病灶大出血等情况下考虑手术治疗。

患者行腰椎穿刺注入化疗药物后如何护理？

答：经腰椎穿刺鞘内注射 MTX 是治疗绒毛膜癌脑转移的一个重要手段。护理要点如下。

（1）腰穿后 24～48h 容易发生头痛，应严密观察病情变化，每

30min巡视患者一次，发现问题及时报告医师并处理。

(2) 遇颅内压增高的患者，遵医嘱先降低颅内压，一般用20%甘露醇或甘油果糖等脱水药快速静脉滴注，减轻脑水肿。

(3) 穿刺后，患者应采取头低脚高位6h，由于重力的作用使药物流向脑组织，有利于药物的局部吸收。去枕平卧24h，观察患者有无头痛、恶心、腰痛等反应，发现病情变化及时通知医师。

(4) 做好患者的生活护理，给予患者心理安慰，与之多交流，分散其注意力，减少患者的恐惧与寂寞，同时也可减轻头痛的发生。

(5) 保持穿刺处的清洁与干燥，以免感染。

(6) 对于放脑脊液过多的患者，为避免术后头痛，嘱患者饮水2000～3000mL。

(7) 腰穿后患者首次下床时应有专人看护，以防患者跌倒或突发头痛。

使用依托泊苷的常见不良反应及注意事项有哪些？

答：常见的不良反应有骨髓抑制、食欲缺乏、恶心呕吐、腹泻，偶见便秘、胃痛等胃肠道反应，还可引起心悸、头痛、低血压、心动过速、静脉炎、支气管痉挛、瘙痒等。

依托泊苷不能和葡萄糖液混合使用，在5%葡萄糖液中不稳定，可形成微粒沉淀，应以0.9%氯化钠注射液稀释20倍以上，静脉滴注时要避免外漏，速度要缓慢，时间大于30min，否则会引起严重低血压。

使用放线菌素D的常见不良反应及注意事项有哪些？

答：常见的不良反应有骨髓抑制，表现为血小板和白细胞减少，贫血；恶心呕吐、腹泻等胃肠道反应。

指导患者保持口腔、皮肤等个人卫生清洁，预防感染与出血，保持大便通畅。在饮食方面避免食用辛辣、油腻及有强烈气味的食物，出现严重恶心呕吐时遵医嘱使用止呕药物。

使用甲氨蝶呤、环磷酰胺的常见不良反应及注意事项有哪些？

答：常见的不良反应有胃肠道反应、骨髓抑制、肾损害、出血性膀胱炎、肺纤维化、中毒性肝炎等。

在治疗期间应多饮水，静脉用碳酸氢钠碱化尿液，使尿量每天达3000mL以上，避免摄入含酸性成分食物。用药期间需定期检查血常规、肾功能、肝功能及血尿酸。

使用长春新碱的常见不良反应及注意事项有哪些？

答：常见的不良反应有四肢麻木、疼痛、肌肉震颤、腱反射消失等神经毒性，还可出现骨髓抑制、脱发、胃肠道反应、静脉炎等。

在静脉注射该药时，一定要先抽回血，确保针头在血管内，方可推药。一旦药物外渗可引起局部组织损伤，引起疼痛、蜂窝织炎和栓塞性静脉炎。

使用甘露醇注射液的注意事项有哪些？

答：甘露醇可提高血浆渗透压，使组织内（包括眼、脑、脑脊液等）水分进入血管内，从而减轻组织水肿，降低眼内压、颅内压和脑脊液容量及其压力。由于其作用维持较短，且当作用消失时颅内压回升，出现反跳现象，因此必须连续使用。使用中需快速输注，避免药物外渗引起组织坏死。此外还应注意监测水、电解质，防止水、电解质平衡紊乱，防止心功能不全。

绒毛膜癌患者发生脑转移的护理措施有哪些？

答：(1) 降低颅内压，减轻症状，防止脑疝。

(2) 遵医嘱给止血药。

(3) 控制液体摄入量，每日输液量限制在2000～2500mL。

(4) 防止并发症昏迷、抽搐、跌倒、咬伤、吸入性肺炎等，做好护理工作，同时及时纠正电解质紊乱及酸碱平衡失调。

(5) 鞘内注射MTX。

(6) 全身化疗。

当患者出现抽搐时，应如何采取有效的急救措施？

答：当患者出现抽搐时，在立即通知医师的同时，进行以下紧急救治是抢救成功的关键。

（1）立即用开口器，取下义齿，及时清理口腔内分泌物，将卷有纱布的压舌板置于上、下磨牙间，以防舌被咬伤。

（2）及时应用口咽通气管，保持呼吸道通畅。

（3）建立有效的静脉通路，准备好抢救物品，遵医嘱予地西泮10～20mg肌内注射。为抑制剧烈头痛可给哌替啶100mg肌内注射。

（4）降低颅内压，防止脑疝，通常用20%甘露醇250mL快速滴注。也可用地塞米松静脉滴入，每次5mg，有良好的消除脑水肿、降颅内压的作用。

（5）防止颅内出血，按医嘱给予止血药。

（6）在抢救期间详细记录病情变化及出入量，了解降颅内压的情况及患者的病情变化。

（7）发生抽搐后，患者常处于意识障碍或昏迷，护士应及时清理呕吐物，保持呼吸道通畅，避免发生吸入性肺炎。24h专人看护，发现问题及时处理。

（8）必要时行开颅手术。

绒毛膜癌合并肺、脑转移患者的护理要点是什么？

答：脑转移常继发于肺转移之后，是绒毛膜癌患者常见的死亡原因之一。绒毛膜癌肺脑转移患者病情危重，易出现咳嗽、咯血、胸闷、胸痛、气促及颅压高造成的抽搐、脑疝等症状。我们在护理时应注意以下几点。

（1）一般护理　采取半坐卧位，保持呼吸道通畅，避免感冒咳嗽。尽量将患者移至单人房间，保持室内安静。减少陪护人员及无关人员探视，各种检查、操作尽量集中。保持室内空气新鲜，光线宜暗，避免强光刺激。为防止发生意外，床两边安置床挡。

（2）病情观察　护士应密切观察有无咳嗽、咳血、胸闷、气喘等情况；严格交接神志、瞳孔及生命体征变化；认真倾听患者主诉，了解有无阴道流血，有无肢体麻木及活动受限等情况；鞘内化疗后观察有无颅内压增高的症状，控制静脉补充液体总量，准确记录尿量。

（3）抢救用物准备　在床旁或病房外备好急救药品和物品，以免延误患者抢救的时间。

该患者属于几度贫血？如何进行饮食指导？

答：（1）贫血是恶性肿瘤患者常见的并发症。正常成人血红蛋白（Hb）：男性，120～160g/L；女性，110～150g/L。根据外周血中Hb数将贫血分为4度。

① 轻度：Hb在90～110g/L。

② 中度：Hb在60～90g/L。

③ 重度：Hb在30～59g/L。

④ 极重度：Hb＜30g/L。

该患者血红蛋白值为85g/L，属于中度贫血。

（2）饮食指导　主要有以下几项。①指导患者少饮茶，少食用大蒜，忌生冷、不洁、油炸、不易消化之物。②限制食盐、脂肪的摄入。③多食用富含铁质的食物：如动物内脏、蛋黄、瘦肉、芹菜、鲜豆角、菠菜、荠菜、芋头、豆类、木耳、紫菜、海带、蘑菇、山楂、杏、桃、葡萄、大枣、龙眼等。④多食用富含维生素B_{12}、叶酸的食物：如动物的肝、肾、瘦肉富含维生素B_{12}，叶酸多存在于绿叶蔬菜中。⑤多食用富含维生素C的食物：如橘子、橙子、番茄等。

如何做好该患者的心理护理？

答：绒毛膜癌肺、脑转移属疾病晚期，病死率高，患者及其家属心理压力大，出现焦虑、悲观、恐惧等情绪。

（1）耐心地向患者讲解疾病的相关知识，让患者了解该疾病的预后，树立战胜疾病的信心。

（2）建立良好的护患关系，并取得患者的信任。

（3）经常与患者交谈，并将患者的兴趣、爱好、特长等挖掘出来，使他们从中得到乐趣以转移注意力。

（4）与患者家属建立和谐的关系，积极支持和鼓励亲友常来探望，获取心理支持。

（5）让患者了解整个化疗疗程的周期、费用，帮助患者解决后顾之忧，使其能顺利完成治疗。

患者在输注化疗药物的过程中如何避免药物外渗？

答：（1）在用药前，做好药物的知识宣教，使患者及家属了解如何预防化疗药物的外渗，如输注时避免输注的肢体部位大幅度移动，若输注时间长可由护士做被动活动。

（2）做好化疗前准备，如合理的饮食、必要的检查、输注前排大小便、肢体的摆放等。

（3）输液期间加强巡视，输注化疗药物期间护士必须每半小时至一小时巡视一次，密切观察输液部位有无红肿、疼痛，有无回血，液体是否通畅。

（4）严格交接班，长时间液体维持时，应进行床旁交接，做到心中有数。

（5）建立报告制度，输注化疗药物期间一旦外渗，应立即报告护士长，并根据不同的化疗药物选择不同的处理措施，做好记录。

（6）建议患者最好使用经外周中心静脉置管术（PICC）。

一旦发生化疗药物外渗，应怎样护理？

答：（1）立即停止输液，保留原有针头，尽量回抽外渗的化疗药物。

（2）了解外渗化疗药物的名称、性质、剂量（发疱性、非发疱性），评估外渗的部位、面积、药量、皮肤颜色、温度、疼痛的性质和程度。

（3）根据化疗药物的性质立即在外渗区域做环形封闭。

（4）在封闭的同时配合局部冰敷、湿敷、中草药外敷，禁止热敷（奥沙利铂除外）。

（5）抬高患肢，减轻因药物外渗引起的肢体肿胀。

（6）严密观察外渗部位皮肤颜色、湿度、张力、疼痛程度等，并做好记录。

（7）局部有破溃、感染甚至坏死时，应立即给予清创、换药处理。

（8）禁止在外渗区域周围及远心端再进行穿刺注射。

（9）做好患者的心理护理。

绒毛膜癌的停药指征有哪些？

答：绒毛膜癌患者化疗应持续到临床症状消失、体征消失（体检和影像学检查）、原发和转移灶消失，HCG 每周测定一次，连续三次阴性，再巩固 2～3 个疗程方可停药。

绒毛膜癌患者的随访包括哪些内容？

答：（1）随访时间　治疗结束后第一年内每月一次，第二年后每 3 个月一次，第三年每 6 个月 1 次持续至每年 1 次直至 5 年，5 年以后每 2 年 1 次。

（2）随访内容　每次随访时除做 HCG 测定外，还应注意月经是否规则，有无异常阴道流血，有无咳嗽、咯血及其他转移灶症状，并做妇科检查，根据病情选择或定期做 B 超、胸部 X 线片或 CT 检查等。

（3）随访期间应严格避孕，一般于化疗停止≥12 个月才可妊娠。

【护理查房总结】

绒毛膜癌是一种高度恶性肿瘤，具有转移早、发展快、破坏性严重的特点。继发于葡萄胎、流产或足月分娩以后，少数可发生于异位妊娠后，多为生育年龄妇女。脑转移常继发于肺转移后，而且还常合并肝、脾、肾或胃肠道等其他器官转移，该患者为绒毛膜癌肺、脑转移，因此在治疗过程中，我们的护理工作要点有以下几点。

（1）给予心理支持，增强患者治疗的信心。

（2）加强营养支持，正确予以饮食指导，改善贫血。

（3）密切观察病情变化，防止发生脑疝、咯血等神经、呼吸系统危急症。

（4）加强患者安全管理，预防坠床、自我伤害的可能。

（5）加强健康宣教，详细讲解各项检查及治疗方案，保证患者顺利完成治疗。

（6）观察化疗药物的不良反应，及时予以相应的治疗和护理。

查房笔记

第六章　血液、淋巴系统肿瘤

病例 1 • 白血病

【病历汇报】

病情　患者女性，35 岁，因"咽喉疼痛 3 周，发热伴出血倾向 1 周"入院。3 周前无明显诱因出现咽痛，服增效联磺片后稍好转，1 周前又加重，发热达 39℃，伴鼻出血（量不多）和皮肤散在出血点，咳嗽，咳白色黏液痰，偶有痰中带血丝。当地医院就诊，血常规示 Hb 94g/L，WBC 2.4×10^9/L，PLT 38×10^9/L，诊断未明转诊。发病以来，患者精神欠佳，发病后无血尿和便血，进食少，睡眠差。既往体健，无手术史，无输血史，无肝肾疾病和结核病史，无家族遗传史。吸烟 15 年，居住环境中无明显毒物接触史，预防接种史不详。入院后在无菌技术下进行骨髓穿刺检查，完善其他相关检查，给予头孢菌素类抗生素治疗 3 天，体温下降，但仍未恢复正常，伴咳嗽，咳白色黏液痰，偶有痰中带血丝，积极予以新鲜血浆输注。目前抗生素已改为美罗培南，继续观察病情变化。完善各项检查及病情风险评估，根据病情制订化疗方案。

护理体查　T 37.8℃，P 88 次/分，R 20 次/分，BP 120/80mmHg。KPS 评分 70 分，体重 55kg，身高 158cm，体表面积 1.55m²。发育正常，神志清楚，自主体位，扶送入病房，查体合作。轻度贫血貌，皮肤、黏膜散在出血点和瘀斑，浅表淋巴结不大，巩膜无黄染，咽充血（+），扁桃体Ⅰ°肿大，无分泌物，口腔黏膜完整，甲状腺不大，胸骨有轻压痛。心界不大，心率 88 次/分，律齐，无杂音。肺叩诊呈清音，右下肺可闻及少量湿啰音。腹平软，无压痛，肝、脾未触及。患者入院以来持续出现不规则发热，贫血进行性加重，全身皮肤瘀点、瘀斑未见明显消退，暂无活动性出血。

辅助检查 Hb 90g/L，WBC 2.8×10^9/L，PLT 30×10^9/L，原始粒细胞12%，早幼粒细胞28%，中幼细胞8%，分叶细胞8%，淋巴细胞40%，单核细胞4%；骨穿结果显示骨髓增生明显-极度活跃，早幼粒细胞91%，红系细胞1.5%，全片见一个巨核细胞，过氧化酶染色强阳性；凝血检查，PT 19.9s（对照15.3s），纤维蛋白原1.5g/L，FDP 180μg/mL（对照5μg/mL），3P试验阳性；大便潜血试验（—）；尿蛋白微量，RBC多数；胸部X线片（—）；*PML*/*RARa*融合基因阳性，染色体异常。

入院诊断 急性早幼粒细胞白血病（APL），弥散性血管内凝血（DIC），右肺感染，中度贫血。

主要的护理问题 体温过高；有体液不足的危险（出血）；清理呼吸道无效；有组织完整性受损的危险；潜在的并发症（化疗药物的不良反应）；潜在并发症（化疗药物的毒副作用）；知识缺乏；焦虑恐惧；活动无耐力。

目前主要的治疗措施 完善相关检查，包括染色体检查、胸部CT、骨髓细胞免疫学检查、细胞遗传学检查、痰细菌性检查等。对症治疗，如抗感染（美罗培南）、抗DIC（输注新鲜冰冻血浆）、维持水电解质酸碱平衡、改善贫血。制订针对性的化疗方案（主要用药为维A酸+亚砷酸）。入住层流病房，实施保护性隔离。

护士长提问

血细胞的生成与发育如何？

答：血细胞的生成与发育见图6-1。

白血病的致病因素有哪些？

答：(1) 年龄因素。

(2) 病毒因素 C型RNA反转录病毒、人类T淋巴细胞病毒-Ⅰ（HTLV-Ⅰ）。

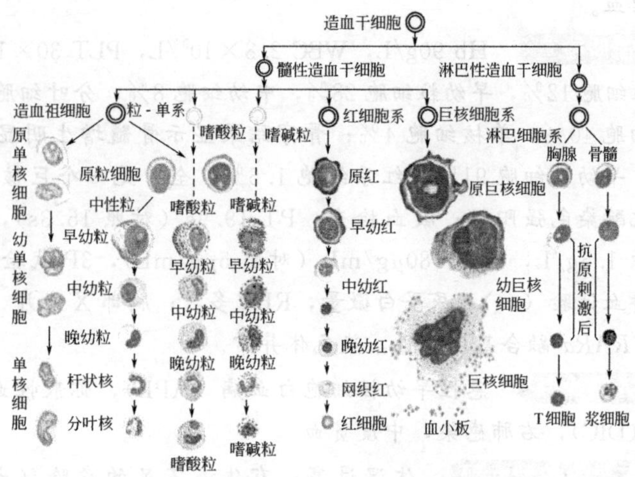

图 6-1 血细胞的生成与发育

（3）电离辐射。

（4）化学因素 苯、氯霉素、保泰松、烷化剂等。

（5）遗传因素。

（6）其他疾病转化而来（多发性骨髓瘤、骨髓增生异常综合征、阵发性血红蛋白尿症等）。

白血病按照主要累及的细胞系如何分类？

答：（1）急性白血病（AL） 急淋白血病（ALL）和急性髓系白血病（AML）。ALL WHO 分型分为 B 淋巴母细胞白血病/淋巴瘤和 T 淋巴母细胞白血病/淋巴瘤两大类。AML 共分 M0～M7 八个亚型。

（2）慢性白血病（CL） 慢粒白血病（CML）、慢淋白血病（CLL）、少见类型白血病（毛细胞白血病和幼淋细胞白血病）。

根据病史汇报，该患者诊断为弥散性血管内凝血的依据有哪些？弥散性血管内凝血因凝血功能异常分为哪几期？

答：（1）诊断依据 早幼粒细胞白血病易发生 DIC；全身多部位出血；化验 PT 延长，纤维蛋白原降低，FDP 增高，3P 试验阳性。

（2）DIC 的分期　初发性高凝期、消耗性低凝期、继发性纤溶亢进期。

根据病史汇报，患者诊断为白血病的依据有哪些？

答：（1）急性发病，有贫血、出血和发热的表现。

（2）查体　皮肤出血点及瘀斑，胸骨压痛（＋）。

（3）化验　Hb 和 PLT 减少；外周血片见到 12％的原始细胞，28％早幼粒细胞；骨髓增生明显-极度活跃，早幼粒 91％；过氧化酶染色强阳性。因此，临床诊断为急性白血病（M3）是成立的。

（4）*PML/RARa* 融合基因阳性，染色体异常。

白血病的治疗有哪些？化疗的原则是什么？

答：（1）治疗

① 一般治疗：紧急处理高白细胞血症，防治感染，成分输血支持，防治尿酸性肾病，维持营养。

② 化疗。

③ 放疗。

④ 骨髓、造血干细胞移植。

（2）化疗的原则　早期、联合、足量、分阶段（诱导缓解、巩固强化、维持治疗）、个体化。

诱导缓解的目标是什么？

答：诱导缓解的目标是使患者迅速获得完全缓解（CR）。

（1）临床无白血病浸润所致的症状和体征，生活正常或接近正常。

（2）骨髓中原始粒细胞＋早幼粒细胞（原单＋幼单或原淋＋幼淋）≤5％，M3 型还应无 Auer 小体，红细胞及巨核细胞系正常，无髓外白血病。

（3）外周血中 Hb≥100g/L（男性成人）或≥90g/L（女性成人及儿童），中性粒细胞绝对值$\geq 1.5\times 10^9$/L，血小板$\geq 100\times 10^9$/L，白细胞分类中无白血病细胞。

急性白血病常用的诱导缓解化疗方案有哪些？

答：（1）ALL　VDP方案为基础，目前多使用国际标准的VDLP方案［长春新碱（VCR）、泼尼松（P）、柔红霉素（DNR）、门冬酰胺酶（L-ASP）］，在VDLP基础上可加用其他药物，如环磷酰胺、阿糖胞苷等。

（2）AML　国内外普遍采用DA（3＋7）方案（柔红霉素第1～3天，阿糖胞苷第1～7天）。难治复发AML：①中、大剂量阿糖胞苷并联合一线药物或新药，对于年龄55岁以下、支持条件较好者可选用。②使用与原方案无交叉耐药的新药联合化疗或加大药物剂量，如氟达拉滨、阿糖胞苷和粒细胞集落刺激因子±去甲氧柔红霉素。③预激化疗，即利用粒细胞集落刺激因子（G-CSF）使处于G0/G1期的细胞进入增殖期，有利于化疗药物将其杀灭。适用于年龄偏大或继发AML。具体方案为粒细胞集落刺激因子皮下注射，第1～14天；阿柔比星，静脉滴注，第1～4天；阿糖胞苷，皮下注射，第1～14天。

慢性粒细胞白血病的主要治疗方法有哪些？

答：（1）CML慢性期的主要治疗。

① 低风险评分：达沙替尼100mg，每日1次；或伊马替尼400mg，每日1次；或尼洛替尼300mg，每日2次；或参加药物临床试验。

② 中或高风险评分：达沙替尼100mg，每日1次（首选）；或尼洛替尼300mg，每日2次（首选）；或伊马替尼400mg，每日1次；或参加药物临床试验。

（2）CML进展期（加速期、急变期）的主要治疗。

① 加速期：参加药物临床试验或TKI或高三尖杉酯碱。

② 急变期：急淋变、急髓变。

a. 急淋变：参加药物临床试验或ALL的诱导化疗＋TKI或TKI＋皮质类固醇。

b. 急髓变：参加药物临床试验或AML的诱导化疗＋TKI

或 TKI。

骨髓穿刺的目的是什么？常用的穿刺部位有哪些？

答：（1）骨髓穿刺检查是血液系统疾病的重要检验方法之一。通过骨髓涂片的细胞学检查可了解骨髓内各种细胞的生成情况、形态、成分的改变及发现异常的细胞等，从而明确诊断，观察疗效，评估预后。

（2）常用的穿刺部位

① 髂前上棘穿刺点：此点位于髂前上棘后 1～2cm，该部骨面较平，易固定，操作方便，无危险性。

② 髂后上棘穿刺点：此点位于骶椎两侧，臀部上方突出的部位。

③ 胸骨穿刺点：此点位于胸骨柄或胸骨体相当于第 1、第 2 肋间隙的位置，胸骨较薄（1.0cm 左右），其后方为心房和大血管，严防穿通胸骨发生意外；但由于胸骨骨髓液含量丰富，当其他部位穿刺失败时，仍需做胸骨穿刺。

④ 腰椎棘突穿刺点：此点位于腰椎棘突突出处。

骨髓穿刺的体位有什么要求？护理要点有哪些？

答：（1）骨髓穿刺的体位要求　采用胸骨或髂前上棘穿刺时，患者取仰卧位；采用髂后上棘穿刺时，患者取侧卧位，位于下方的下肢伸直，位于上方的下肢屈曲；采用棘突穿刺时取坐位或侧卧位。

（2）护理要点

① 穿刺前，需让患者正确认识骨穿，以免产生认识上的误区从而影响治疗与恢复。

② 协助患者取适当体位，如胸骨及髂前上棘穿刺，取仰卧位；在髂后上棘及棘突穿刺，取俯卧位或侧卧位；腓骨穿刺取侧卧位。嘱咐患者保持固定的姿势，避免翻动。

③ 穿刺后按压穿刺点 5～10min，直至出血停止，嘱患者平卧休息 1～2h。

④ 保持穿刺部位清洁、干燥，并观察穿刺部位有无红肿、出血及感染征象。

⑤ 嘱患者3日内勿洗浴。

腰穿的目的、禁忌证有哪些？

答：(1) 目的

① 用于诊断脑膜白血病，并通过腰穿鞘内注射化疗药物治疗脑膜白血病。

② 中枢神经系统炎症性疾病的诊断与鉴别诊断，如化脓性脑膜炎、病毒性脑膜炎等。

③ 脑血管意外的诊断与鉴别诊断，包括脑梗死、蛛网膜下腔出血等。

(2) 禁忌证

① 颅内压升高伴有明显视盘水肿者和（或）有脑疝先兆者。如因诊治需要，应术前脱水，并按颅高压操作实施穿刺术（穿刺针宜细，缓慢放出少量脑脊液），术后平卧，密切观察意识、瞳孔、生命体征的变化，必要时可再行脱水治疗。

② 穿刺部位有化脓性感染灶或脊柱结核者，脊髓压迫症的脊髓功能已处于即将丧失的临界状态者。

③ 血液系统疾病有出血倾向者、使用肝素等药物导致的出血倾向者，以及血小板$<50\times10^9$/L者。

④ 开放性颅脑损伤者。

⑤ 休克、衰竭、濒危状态以及颅后窝有占位性病变或伴有脑干症状者。

腰穿的并发症及护理要点有哪些？

答：(1) 腰穿的并发症有腰穿后头痛、低颅压综合征、出血、感染、脑疝。

(2) 腰穿术中的护理要点

① 通常选L3和L4椎间隙为穿刺点。对于有颅内压增高迹象、视盘水肿者，禁止穿刺。

② 穿刺前协助患者侧卧位，背部与床边垂直，躯体及下肢向胸前弯曲，使腰椎后凸。

③ 穿刺过程，观察患者的意识、呼吸、脉搏、面色，发现异常即停止操作。

(3) 腰穿后的护理要点

① 穿刺后按压穿刺局部 2～5min，有渗出倾向者延长压迫时间，直至无渗液为止。

② 患者平卧 4～6h，若坐起头晕仍需继续卧床数小时，严重颅内压降低患者必须卧床 1～2 天。

③ 保持穿刺部位清洁、干燥，防止敷料脱落，敷料脱落时及时更换，3 日内勿沐浴。

④ 观察穿刺部位有无红肿、出血及感染征象，一旦有渗出，应及时更换无菌纱布，并给予加压。

⑤ 嘱患者多饮水，并了解患者的排尿情况。

⑥ 穿刺注药后，应密切观察生命体征变化和药物反应。

⑦ 凡脑脊液为血性，视为脑出血或蛛网膜下腔出血，应注意：绝对卧床休息，保持大小便通畅，饮食清淡、易消化，保持心情愉快，控制血压在 (150～160)/(90～100)mmHg。

维 A 酸治疗急性早幼粒细胞白血病有效的分子基础是什么？

答：90%的 APL 有 t (15; 17) (q22; q21)，该异位使 15 号染色体上的早幼粒白血病基因（*PML*）与 17 号染色体上的维 A 酸受体基因（*RARα*）形成 *PML-RARα* 融合基因。这是急性早幼粒细胞白血病（APL）发病及应用维 A 酸治疗有效的分子基础。

维 A 酸的主要副作用有哪些？

答：(1) 皮肤黏膜干燥，以口唇及鼻黏膜为重。

(2) 头痛。

(3) 恶心呕吐、食欲缺乏等消化道症状。

(4) 骨、关节痛。

(5) 皮疹、红斑等。

（6）维A酸综合征。

发生维A酸综合征的机制及临床表现是什么？如何处理？

答：维A酸综合征发病的机制可能与细胞因子（IL-1、TNF-α、IL-6）大量释放和黏附分子表达增加有关，发生率约25%。

临床表现为白细胞增高、发热、体重增加、肌肉骨骼疼痛、呼吸窘迫、头痛、恶心呕吐、意识障碍、肺间质浸润、胸腔积液、心包积液、皮肤水肿、低血压、急性肾衰竭甚至死亡。

处理方法如下。

① 立即减少或停用维A酸。

② 地塞米松10～20mg/d，静脉滴注，直至症状缓解。白细胞增高可予小剂量化疗药物，如米托蒽醌、伊达比星。

③ 应用阿糖胞苷10mg，皮下注射，每12h 1次；高三尖杉酯碱1mg/d，静脉推注。也可与维A酸同时应用，直至获得完全缓解。

④ 羟基脲1g，每日2次，口服。经过治疗后大部分患者的症状可得到缓解，极少数患者因发生脑水肿而危及生命。

患者使用三氧化二砷的毒性作用和注意事项有哪些？

答：（1）目前患者三氧化二砷与维A酸联合应用，直至完全缓解。亚砷酸的主要成分是三氧化二砷，此药属于长春新碱类抑制细胞分裂的抗肿瘤药物。有以下毒性作用：①胃肠道反应；②钠水潴留；③皮肤改变，如口唇及四肢麻木、关节酸痛感、皮肤红斑、色素沉着等；④白细胞过多综合征（HLS）；三氧化二砷对骨髓的诱导分化作用，使外周血及骨髓出现不同程度的白细胞增多现象，约占75.6%；⑤骨髓抑制；⑥有少数患者出现一过性肝肾功能异常；⑦少数患者出现颅内压增高。

（2）使用三氧化二砷的注意事项

① 合理使用血管。

② 做好化疗药物的管理及配制工作。

③ HLS的处理：白细胞高于10×10^9/L时可给予适量羟基脲

治疗或小剂量高三尖酯碱或阿糖胞苷；白细胞高于 50×10^9/L 时可应用白细胞单采分离；同时鼓励患者多饮水，遵医嘱给予水化、利尿等措施，记录患者生命体征及出入量。

白血病的主要临床表现及特点有哪些？

答：(1) 进行性贫血（图 6-2）。

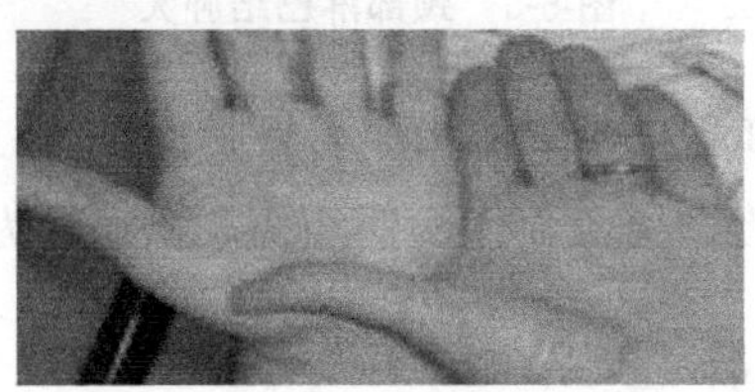

图 6-2　贫血

(2) 多发性及自发性出血（图 6-3）。

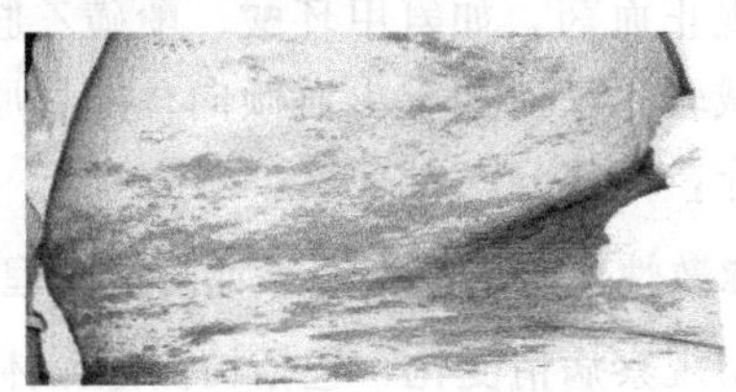

图 6-3　出血

(3) 感染性发热（图 6-4）。

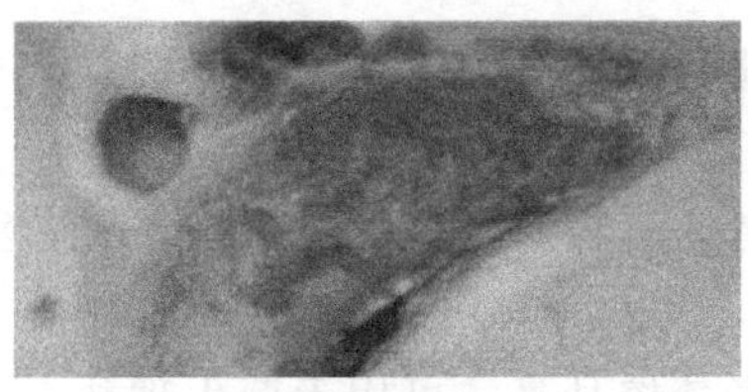

图 6-4　感染

(4) 广泛的脏器和组织浸润（图 6-5）　主要累及部位有肝、脾、淋巴结、骨骼和关节、眼部、口腔和皮肤、中枢神经系统、睾丸。

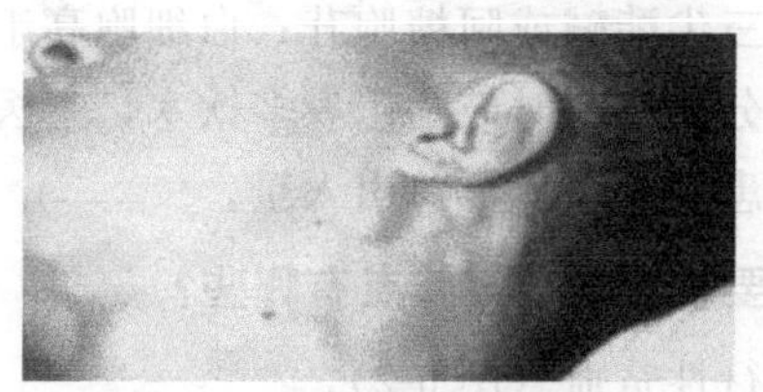

图 6-5　颈部淋巴结肿大

急性弥散性血管内凝血的出血有何特点？

答：(1) 患者多无出血性疾病病史，出血多为突然发生，不易用原发病解释。

(2) 出血部位广泛。

(3) 出血多伴有弥散性血管内凝血的其他临床表现，如皮肤栓塞、低血压休克、器官功能不全等。

(4) 使用常规止血药，如氨甲环酸、酚磺乙胺（止血敏）等，不仅不能使出血减轻，反而加重出血倾向，随着原发病治疗起效，抗凝血等综合治疗，大部分患者有效。

该患者出现弥散性血管内凝血应采取哪些护理措施？

答：(1) 密切观察病情变化，包括检测生命体征，观察各部位的出血情况等。

(2) 指导患者的活动与休息，PLT 低于 $20\times10^9/L$ 时需绝对卧床休息。

(3) 及时追踪实验室检查结果，特别是弥散性血管内凝血结果。

(4) 安慰患者，解释病情，稳定其情绪，遵医嘱及时给予止血药治疗。

(5) 叮嘱患者禁挖耳鼻，可用无菌生理盐水棉球或1：2000氯己定液清洁外耳道和鼻腔，动作要轻柔，保持鼻黏膜的湿润，若有鼻腔少量渗血时，可在鼻额部放置冷毛巾或冰袋，指导患者用指腹压迫止血，或向鼻中隔方向用肾上腺素棉球填塞，亦可用干棉球蘸云南白药填塞鼻腔压迫止血；若仍有出血请耳鼻喉科处理。

(6) 牙龈出血可用肾上腺素冷盐水含漱或凝血棉球及纱布压迫止血，同时加强口腔护理。

(7) 眼底出血应卧床休息，限制活动。

(8) 阴道出血者，注意会阴部的卫生，禁坐浴，可予 1∶2000 氯己定溶液或 1∶5000 高锰酸钾溶液擦洗会阴。

(9) 消化道出血者应给予温凉流质饮食，严重者需禁食，根据医嘱给予凝血酶口服、生长抑素持续静脉泵入等。

(10) 血尿者即指导患者多饮水，勿食酸性食物。

(11) 出现颅内出血时，应立即平卧、吸氧、保持呼吸道通畅，头部置冰帽，遵医嘱准确及时执行脱水治疗，并准备好抢救用品。

该患者并发感染该采取哪些护理措施？

答：(1) 应最大可能地切断呼吸道感染途径，营造良好的居住环境，尽量减少探视和陪护人员。保证每日开窗通风，但应避免对流风，做好紫外线室内空气消毒，每日 2 次，每次 30～40min；亦可用过氧乙酸等空气消毒，室内地面、床、床头柜用 0.5％含氯消毒液每日擦拭，患者戴口罩保护，减少外出及不同病室间的走动，避免接触感冒患者，密切注意体温变化。

(2) 该患者出现咳嗽、咳痰等情况，配合完善相关检查，遵医嘱给予抗生素、抗真菌的对症治疗，严格遵守执行时间及输注要求，确保体内保持有效的血药浓度。

(3) 密切观察患者生命体征的变化，如有呼吸困难、胸闷、痰鸣音、血氧饱和度下降等情况及时通知医师，尽早处理，同时指导患者正确雾化吸入及有效咳嗽排痰。

(4) 该患者有少量鼻出血的情况，注意观察鼻腔破损情况，一旦出现破溃或感染，要外涂红霉素软膏或纳米银软膏，用阿昔洛韦、诺氟沙星眼药液及薄荷滴鼻液，每日 4 次交替点眼滴鼻，预防结膜炎眼睑附近的蜂窝织炎及鼻腔鼻窦感染。

(5) 做好患者的基础护理及生活护理。

(6) 患者反复发热，在护理中需反复告知患者及家属反复发热的原因，避免患者出现失望、焦虑的负面情绪，从而影响治疗的配合。

（7）患者低热时可采取温水擦浴、冰敷等物理降温方法，高热时除物理降温还可使用药物降温。

（8）强调患者的生活护理及个人卫生，避免交叉感染。

（9）饮食　指导患者吃高蛋白、高热量、高维生素、清淡易消化的食物，并指导每天饮水 2000mL 以上。

如何做好白血病患者的饮食指导？

答：（1）选择高蛋白、高维生素、高营养、易消化食物，如瘦肉、牛奶、鸡蛋、新鲜蔬菜、水果等。

（2）指导患者养成良好的卫生习惯，注意个人卫生，饮食卫生，防止病从口入，不食生冷、不洁食物。

（3）鼓励患者多饮水，每日 2000～3000mL。

（4）避免粗糙、过硬、刺激性强的食物，以防损伤口腔黏膜。

（5）增加营养，扶助正气，提高机体抗病能力，预防发生各种感染。气血两虚的患者多食大枣、龙眼、阿胶、花生、赤小豆等。热毒炽盛的患者应多食清淡食物，多吃水果、新鲜蔬菜，如苦瓜、冬瓜、丝瓜等。鼻衄、齿龈出血者，宜食黑木耳、金针菜煮汤，多饮藕汁、清凉饮料、水果等。

（6）合理安排饮食，做好不同时期的饮食计划，可少食多餐，改善患者营养不良。

如何做好白血病患者的心理护理？

答：（1）白血病的治疗是一个长期的过程，建立护患之间亲近信任的关系，以解除患者孤独无助感。

（2）了解白血病患者感到的压力主要来自对治疗效果的顾虑、希望治愈的心情、恐惧操作时的痛苦以及经济的压力等，长期的心理刺激不利于疾病的康复。

（3）评估患者的心理反应，根据其心理反应的程度进行针对性护理。

（4）对新入院患者，详细介绍环境、主管医师、责任护士等，使其尽快熟悉环境，融洽关系，消除陌生与恐惧感。

（5）帮助患者结识病友，尤其是通过治疗已达完全缓解的患者现身说法，介绍经验与调理方法；同时给患者提供新的治疗与护理信息，使其了解新的医学技术，以增强战胜疾病的信心。

（6）鼓励家属多关心理解、照顾患者，给予患者情感上的支持。

（7）指导患者克服消极情绪，遇有不顺心的事应发泄出来，学会自我心理疏导，鼓励患者坚持治疗，提高生活质量，最终战胜疾病。

患者出院前该做哪些健康指导？

答：（1）护士应将预防感染的具体措施和方法告知患者，并指导患者做好自我防护，减少探视，尽量减少外出次数，戴口罩防护，指导患者如何正确刷牙、漱口、坐浴等。

（2）向患者讲解血常规的正常值，白细胞（4～10）$\times10^9$/L；中性粒细胞 0.50～0.70；红细胞数男性（4.0～5.5）$\times10^{12}$/L，女性（3.5～5.0）$\times10^{12}$/L；血红蛋白男性（成人）120～160g/L，女性（成人）110～150g/L；血小板（100～300）$\times10^9$/L；当成熟中性粒细胞＜0.5$\times10^9$/L 时，感染机会明显增多，粒细胞降至 0.1$\times10^9$/L 时，更易出现严重感染及败血症。特别是骨髓抑制期白细胞低于 0.6$\times10^9$/L 时，一定要告知患者，充分引起其重视，预防感染，以取得患者的配合。

（3）指导合理的休息与活动，预防出血，避免过度活动，当血小板计数＜20$\times10^9$/L 时，有自发出血的可能，应绝对卧床休息，保持情绪稳定，以防颅内出血。保护皮肤、黏膜，避免外力碰撞；要勤剪指甲，勿抓挠皮肤，勿用过热的水洗澡，勿穿紧身的化纤布料衣服，防皮肤出血；指导患者勿用牙签剔牙，勿进食坚硬带刺的食物，勿用力擤鼻、挖鼻，防止鼻出血；指导患者多饮水，多吃水果、蔬菜，保持大便通畅，大便时不要用力、屏气，以防颅内出血。

（4）对出院带药的患者做好各种药物的宣教工作。

(5) 告知患者按时复诊的重要性。

【护理查房总结】

白血病是一种异质性疾病，每一例患者在年龄、性别、体质、白血病类型、血液学特征、细胞遗传学和分子生物学特征、细胞动力学及体内药物代谢周期等方面都千差万别，个体化治疗为每例患者设计最佳的治疗方案，合理利用现代化治疗手段，如有效的化疗、支持治疗、生物治疗、造血干细胞移植等综合性治疗，最大限度地消灭白血病细胞，最终获得良好控制。

(1) 化疗药物的配制及使用的安全管理。

(2) 详细评估患者的病情、心理及家庭因素，从而制订个体化的护理计划，采取针对性的护理措施。

(3) 在白血病患者的护理中，预防感染是关键，应严格无菌技术，做好预防感染的健康宣教。

(4) 严密观察病情变化，特别是对颅内出血的观察及处理。做好预防出血的宣教工作。

(5) 加强患者的用药护理，做好患者的用药宣教。

(6) 告知患者定期复查、定期治疗的重要性。

查房笔记

病例2 • 淋巴瘤

【病历汇报】

病情 患者女性，81岁。左侧腹股沟淋巴结活检术后近3个月，左颈部皮肤破溃半个月入院。5个月前患者无明显诱因出现右耳后淋巴结肿大，当时大小为2.0cm×2.0cm，无明显红、肿、热、痛。在当地医院行抗炎治疗后好转。4个月前出现左侧腹股沟淋巴结肿大，大小为2.0cm×2.0cm，在外院行MRI示双侧颈深间隙、锁骨上窝、前上纵隔、双侧髂窝、髂总动脉分叉处及双侧腹股沟多发淋巴结影。遂行左腹股沟淋巴结活检，病理结果示弥漫性大B细胞淋巴瘤，免疫组化：CD20（++），CD79α部分细胞（+），D30（+），CD10（-），CD3（-），CD5（-），CD7（-），ALK（-），CK（-），KI-67约70%（+）。活检术后患者拒绝治疗并出院。现患者出现左颈部皮肤红肿、溃烂，故来院就诊。患者发病以来精神差，乏力，纳差，睡眠一般，大小便基本正常，体重下降约3kg。直系亲属中无肿瘤、高血压病、糖尿病及遗传性疾病等。无外伤手术史，无输血史，预防接种史不详。完善相关检查，评估患者病情并考虑年龄及家庭经济条件，制订治疗方案：CHOP方案（环磷酰胺+多柔比星+长春新碱+泼尼松）+利妥昔单抗（美罗华）。

护理体查 T 37℃，P 90次/分，R 20次/分，BP 140/80mmHg。KPS评分为80分，体重45kg，身高150cm，体表面积1.37m^2。神志清楚，发育正常，自主体位，扶送入病房，查体合作，轻度贫血貌，皮肤、黏膜未见明显出血点和瘀斑，巩膜无黄染，咽充血（+），扁桃体无肿大，无分泌物，口腔黏膜完整，甲状腺不大，胸骨无压痛，心界不大，心率90次/分，律齐，无杂音，肺部叩诊呈清音，腹平软，无压痛，肝、脾未触及。患者入院以来无发热，轻度贫血，暂无活动性出血，无盗汗，颈部及双侧腹股沟可扪及多个大小不一的肿大淋巴结，质硬，无触痛，左颈部皮肤红肿，溃烂，溃烂面积约3cm×3cm，表面有血性分泌物。

辅助检查 血生化示乳酸脱氢酶（LDH）726U/L；血常规示Hb 90g/L，WBC 1.8×10^9/L，PLT 50×10^9/L；颈胸腹部CT示双侧颈部、上纵隔、腋窝、盆壁、腹股沟区、腹膜后多发淋巴结影；骨髓没有侵犯。

入院诊断 弥漫大B细胞淋巴瘤Ⅲ A期。

主要的护理问题 皮肤完整性受损；营养不良；知识缺乏；焦虑恐惧；潜在并发症（感染、出血、化疗药物的不良反应）。

目前主要的治疗措施 完善相关检查；实施治疗方案，CHOP方案＋美罗华；加强颈部溃疡面的换药，控制感染；加强营养；对症支持治疗，止呕、保护胃黏膜、护心治疗；密切观察病情变化及药物的不良反应。

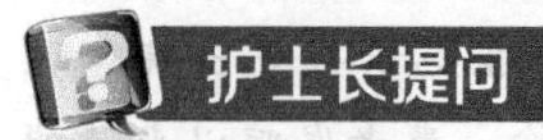

淋巴瘤如何分类？诱发因素有哪些？

答：(1) 分类　淋巴瘤分为非霍奇金淋巴瘤（NHL）和霍奇金淋巴瘤（HL）。NHL根据疾病临床特征分为惰性、侵袭性和高侵袭性。HL WHO分为结节性淋巴细胞为主型霍奇金淋巴瘤和经典型霍奇金淋巴瘤两种主要类型。

(2) 诱发因素

① 病毒感染：疱疹型DNA病毒、C型反转录病毒、EB病毒等。

② 免疫抑制：器官移植、自身免疫性疾病，如系统性红斑狼疮、类风湿关节炎；原发性免疫缺陷及获得免疫缺陷病患者。

③ 环境因素：电离辐射、临床上曾接受放射及化学治疗患者。

④ 遗传因素：HL在家庭成员中群集发生的现象已得到证实。

⑤ 其他。

淋巴瘤的临床分期如何？每个临床分期按全身症状的有无如何分组？

答：临床多采用修正的 Ann Arbor-Costwolds 分期标准，见表 6-1。

表 6-1　修正的 Ann Arbor-Costwolds 分期标准

分期	累及区域
Ⅰ	累及单一淋巴结区
Ⅱ	累及横膈同侧多个淋巴结区
Ⅲ	累及横膈两侧多个淋巴结区
Ⅳ	多个结外病变或淋巴结病变合并结外病变
X	肿块＞10cm
E	淋巴结外病变的直接侵犯，或仅单一结外部位受累
A/B	B 症状：发热、夜间盗汗、体重减轻＞10％

每个临床分期按全身症状的有无分为 A、B 两组。无症状者为 A，有症状者为 B。全身症状包括三个方面：①发热 38℃以上，连续 3 天以上，且无感染原因；②6 个月内体重减轻 10％以上；③盗汗。

淋巴瘤的主要临床表现有哪些？

答：(1) 局部表现　恶性淋巴瘤大多首先侵犯表浅淋巴结和(或) 纵隔、腹膜后、肠系膜淋巴结，少数可原发于结外器官。

① 淋巴结：较多患者早期表现为无痛性颈部淋巴结肿大，其他部位陆续发现。淋巴结一般不与皮肤粘连，在初期和中期互不融合、可活动。后期淋巴结可相互融合成大块。

② 纵隔：也是好发部位，多数患者在初期无明显症状，胸部 X 线片上有中纵隔和前纵隔的分叶状阴影。有的患者可有急剧发展的上腔静脉压迫征或气管、食管、膈神经受压的表现。

③ 肝与脾：部分病例可以肝大、脾大为首发症状。

④ 结外器官：约 9％的霍奇金淋巴瘤患者可有结外器官受侵，如骨、咽淋巴环、皮肤、消化道、脑等。

(2) 全身表现

① 30%～50%的患者以不明原因的持续或周期性发热、皮痒、盗汗及消瘦等为主要起病症状。

② 皮肤瘙痒：为 HD 较特异的表现，多见于青年女性。

③ 贫血：10%～20%的患者就诊时即有贫血，可发生于淋巴结肿大前几个月。

④ 酒精疼痛：是 HD 的特有症状，饮酒后 20min 病变局部（淋巴结）发生疼痛。

（3）组织器官受累表现

① 肝：肝大和肝区疼痛。

② 消化道：在结外器官中，消化道是恶性淋巴瘤的好发部位，首发症状常为腹痛或腹部包块。

③ 泌尿生殖系统：肾脏损害主要为肾大、高血压、氮质血症及肾病综合征。

④ 神经系统：多累及脑膜和脊髓。

淋巴瘤治疗的主要方法有哪些？

答：（1）以化疗为主的放化疗综合治疗是淋巴瘤的基本治疗策略。

（2）生物治疗，如利妥昔单抗、干扰素等。

（3）骨髓造血干细胞移植。

（4）手术治疗。

如何选择霍奇金淋巴瘤的治疗方法？主要化疗方案有哪些？其治疗新进展有哪些？

答：（1）霍奇金淋巴瘤的治疗方法的选择参考 2014 NCCN 指南治疗推荐，详表 6-2。

表 6-2　霍奇金淋巴瘤的治疗方法的选择

临床分期	主要疗法
ⅠA、ⅡA	联合治疗方案（化疗＋受累野放疗）
ⅠB、ⅡB、ⅢA、Ⅳ	联合化疗

（2）主要化疗方案 HL 最常用的一线治疗方案是 ABVD 方案（多柔比星＋博来霉素＋长春碱＋达卡巴嗪）。增加剂量强度的 BEACOPP（博来霉素＋依托泊苷＋多柔比星＋环磷酰胺＋长春新碱＋丙卡巴肼＋泼尼松＋G－CSF）方案可作为 IPS≥4 的晚期高危患者治疗的选择。MOPP 方案对长期生存者有生殖毒性，目前已很少应用。

（3）治疗新进展

① 苯达莫司汀、来那度胺、依维莫司在治疗复发性或难治性霍奇金淋巴瘤已取得较好疗效。

② Brentuximab vedotin 是一种 CD30 靶向抗体-药物偶联物，已被证明对 CD30 阳性的复发性或难治性淋巴瘤患者有效。

非霍奇金淋巴瘤常用的联合化疗方案有哪些？

答：（1）COP 方案（环磷酰胺＋长春新碱＋泼尼松）。

（2）DLBCL 的一线化疗方案 CHOP 方案为第一代方案的代表。CHOP 方案（环磷酰胺＋多柔比星＋长春新碱＋泼尼松），该方案为侵袭性非霍奇金淋巴瘤标准型治疗方案。利妥昔单抗联合 CHOP 方案（R-CHOP）治疗 DLBCL 的效果优于 CHOP 方案，目前 R-CHOP 已成为 DLBCL 的标准一线治疗方案。

（3）m-BACOB 方案（博来霉素＋多柔比星＋环磷酰胺＋长春新碱＋地塞米松＋甲氨蝶呤＋亚叶酸钙/钠），此方案为新一代化疗方案，其中中等剂量甲氨蝶呤还能预防中枢神经系统淋巴瘤。

（4）COP-BLAM 方案（环磷酰胺＋长春新碱＋泼尼松＋博来霉素＋多柔比星＋丙卡巴肼），因毒性过大，不适用于老年及体弱者。

（5）ESHAP 方案（依托泊苷＋甲泼尼龙＋阿糖胞苷＋顺铂），用于复发淋巴瘤。

（6）滤泡淋巴瘤（FL）Ⅲ～Ⅳ期的标准一线治疗方案为利妥昔单抗联合化疗。

淋巴瘤的预后如何？

答：霍奇金淋巴瘤（HD）是可治愈的肿瘤之一，其预后与组织类型、临床分期紧密相关。淋巴细胞为主型预后最好，5 年生存率为 94.3%；淋巴细胞消减型最差，5 年生存率仅为 27.4%。HD 的临床分期：Ⅰ期与Ⅱ期 5 年生存率在 90%以上，Ⅳ期为 31.9%；有全身症状较无全身症状为差；儿童及老年预后一般比中青年为差；女性治疗后较男性为好。

非霍奇金淋巴瘤（NHL）将预后分为低危（5 年生存率 73%）、低中危（5 年生存率 50%）、高中危（5 年生存率 43%）、高危（5 年生存率 26%）四类。5 个预后不良的指标为：年龄大于 60 岁；分期为Ⅲ期或Ⅳ期；结外病变 1 处以上；需要卧床或生活需要照顾、血清乳酸脱氢酶升高。

患者皮肤溃烂，应采取哪些措施？

答：(1) 密切观察皮肤红肿及溃烂面的大小，有无分泌物及分泌物的性质、颜色、量。

(2) 遵医嘱，予定期换药。

(3) 积极配合原发病的治疗。

(4) 做好患者的基础护理和生活护理。

利妥昔单抗（美罗华）的适应证及不良反应有哪些？护理要点有哪些？

答：(1) 适应证　为一种人源化单克隆抗体，主要治疗 CD20（+++）的非霍奇金淋巴瘤患者，与化疗联合应用疗效显著，有效率达 90%。

(2) 不良反应

① 发热反应。

② 消化道反应，表现为恶心呕吐、食欲缺乏等。

③ 变态反应，一般发生在第一次用药的最初 30min 至 2h，表现为发热、寒战、潮红、瘙痒、血管性水肿、皮疹、头痛、鼻炎，严重的呼吸困难甚至呼吸衰竭、死亡。

④ 低血压及心律失常。

⑤ 骨髓抑制。

(3) 护理要点

① 药液配制时必须严格执行无菌操作，抽取所需剂量，排尽注射器中空气，针头深入液面下，缓慢注入，轻柔混合溶液，避免产生泡沫，以免蛋白质分解影响药效，并注意观察配好的药液有无微粒或变色。

② 药液输注时最好采用专用输液器，遵医嘱应用激素、抗组胺药等输注前预防用药的方法，降低利妥昔单抗的不良反应。

③ 输注时先小剂量缓慢维持，观察无明显不良反应后使用输液泵维持。

④ 给予心电监护，及时监测生命体征、血氧饱和度，听取患者主诉，查看异常体征，如有异常及时通知医师。

⑤ 发生发热反应　低热时可调慢输液速度，保暖、鼓励饮水；高热时可暂停输注，降温后可按初始速度减半继续输注。

⑥ 发生严重变态反应　如患者出现怕冷、呼吸困难时立即停止输注，立即吸氧、保暖并配合医师做好抢救工作。

⑦ 输注利妥昔单抗时容易出现低血压及心律失常，故心电监护的同时指导患者卧床休息，避免直立性低血压而出现晕倒、坠床等，用药结束后继续卧床 4h。服用抗高血压药的患者在用药前 12h 应停用抗高血压药物。

⑧ 做好患者消化系统反应，如恶心呕吐等护理。

⑨ 做好骨髓抑制期的护理。

什么是 CART 细胞免疫治疗？常见的不良反应及主要应对措施有哪些？

答：嵌合型抗原受体基因修饰的 T 细胞（chimeric antigen receptor-modified T cells，CART）免疫疗法是通过基因工程方法改造宿主 T 细胞，使其能自主靶向结合并杀死肿瘤细胞的治疗方法。目前临床研究最多的是 CART-19，其是以 B 细胞表面特异性蛋白 CD19 为靶抗原的 CART 细胞，主要用于治疗 B 淋巴细胞系肿瘤，如急性淋巴细胞白血病、慢性淋巴细胞白血病。

常见不良反应及应对措施如下。

(1) 脱靶效应　由于CART细胞是针对肿瘤相关抗原，与肿瘤相关的抗原具有高度亲和力，但当其与正常组织表达的肿瘤相关抗原结合后对正常组织产生毒性反应则为脱靶效应。

① 可通过应用抗体封闭正常组织上的肿瘤相关抗原、降低每次静脉滴注的CART细胞量、引入自凋亡基因系统来预防及治疗这种脱靶毒性。

② 淋巴细胞缺乏引起的持续低球蛋白血症便是CD19 CART细胞治疗的脱靶毒性，可通过静脉滴注人免疫球蛋白补充治疗。

③ 选择于仅表达于肿瘤细胞而在正常细胞不表达的肿瘤特异性抗原。

④ 研发与靶抗原具有特定亲和力的CRA。

(2) 细胞因子释放综合征（CRS）　临床表现有恶心呕吐、头痛头晕、心动过速、低血压、皮疹、胸闷气促等。

① 严格限制每次输注的CAR-T细胞的数量。

② 适当应用糖皮质激素及细胞因子拮抗剂，如IL-6阻断剂塔西单抗。

③ 在降低肿瘤负荷后应用CART细胞免疫治疗。

④ 研发更加安全的CRA结构。

(3) 肿瘤溶解综合征（TLS）　详见下文。

什么是急性肿瘤溶解综合征？好发于哪些人群？

答：急性肿瘤溶解综合征（ATLS）是肿瘤治疗过程中最紧急的并发症，由于肿瘤细胞的大量溶解破坏，细胞内物质的快速释放超过了肝脏和肾脏代谢的能力，使代谢产物蓄积而引起高尿酸血症、高钾血症、高磷血症、低钙血症、代谢性酸中毒等一系列代谢紊乱，进而导致严重的心律失常或急性肾衰竭而危及生命。

高发人群：肿瘤恶性程度高，负荷过大或广泛转移，大剂量化疗后肿瘤消失过快，血尿酸、血钾、血磷升高，血钙下降并伴有肾功能不良的患者。

淋巴瘤患者如何预防肿瘤溶解综合征？出现后应如何护理？

答：(1) 预防

① 足够水化治疗，使尿液＞2000mL/d，纠正电解质紊乱。

② 及时复查肾功能、电解质，必要时1次/日，对高血钾的患者行心电监护，可缓慢滴注葡萄糖酸钙及10%葡萄糖500～1000mL＋胰岛素10～20U，使细胞外钾向细胞内转移。

③ 纠正高尿酸血症，口服别嘌醇，减少尿酸的生成。口服或静脉滴注碳酸氢钠，碱化尿液。

④ 指导患者多饮水，进食碱性食物如新鲜蔬菜水果、苏打饼干等碱化尿液。

⑤ 密切观察患者体重和尿量的变化，严格记录出入水量。

（2）护理

① 出现急性肾功能衰竭的表现，及早进行血液透析。

② 心电监护，严密观察生命体征、意识、瞳孔的变化。

③ 预防出现呼吸衰竭等多器官功能衰竭现象。

④ 高钾时停止使用一切含钾药物，包括进食水果、果汁、牛奶等含钾较多的食物。

淋巴瘤患者的饮食指导有哪些？

答：（1）恶性淋巴瘤患者多有全身浅表淋巴结肿大症状，中医认为痰湿凝聚，饮食宜清淡，少吃油腻、黏滞生痰的食物。

（2）化疗患者因疾病消耗，体质差，饮食要给予高蛋白、高维生素、高碳水化合物、低脂肪、易消化吸收的食物，少吃辛辣、油炸等刺激性食物，戒烟，少喝酒；化疗期间常有恶心呕吐、胃纳差，可少量多餐，改进烹调口味。

（3）对于电解质失衡的患者，特别是出现高钾、高磷等情况时，患者在饮食上要限制食用菠菜、橘子、香菇、大枣、香蕉等高钾食物；忌食富含磷的食物，如猪肝、虾皮等；进食蛋类食物时应把蛋黄弃去；进食禽、畜、鱼类食物时，先焯水再加调料煮熟食用，以减少磷的摄入；少吃或不吃富含嘌呤的食物，如动物内脏、坚果类食物。

（4）肾功能不全的患者可给予低盐、低磷、优质蛋白饮食，并提供足够的能量，避免因组织蛋白分解而加重肾脏负担。

如何指导淋巴瘤患者自查淋巴结？

答：（1）告知患者自查淋巴结的部位主要集中在颈部、腋下和腹股沟这三个比较靠近体表的位置。

（2）可根据个人的感觉不同定期自测，时间为每1～3个月一次。

（3）自查时，放松被检查部位，检查腹股沟时需平躺；检查腋下、颈部时可采取站位，被检查的手臂、颈部都要放松。同时，双腿、双臂都要检查。

（4）自查时，用手指的指腹沿着皮肤表面水平方向稍用力轻按，用力不能过大，以便摸到可能出现的肿大的淋巴组织。一般来说，浅表部位的淋巴结直径达到1cm以上，可以通过手指摸出。如果可以摸到直径3cm以上、相当于一颗大枣大小且不消失的淋巴结，必须及时到医院进行B超、CT等检查。

（5）无痛淋巴结危险系数大，引起疼痛感的淋巴结，大多数可由于牙痛、感冒等因素引起的淋巴系统炎症。而最应引起重视的淋巴结，是那些并没有疼痛感但增长速度很快的淋巴结。

【护理查房总结】

我国淋巴瘤的病死率为1.5/10万，并有逐年上升趋势。国内发病率明显低于国外，NHL远远多于HL，男性多于女性，城市发病率高于农村。发病年龄最小为3个月，最大为82岁，以20～40岁为多见。目前主要采取以化疗为主的放化疗综合治疗方法，取得了良好效果。此外，骨髓造血干细胞移植用于治疗淋巴瘤同样也取得了令人鼓舞的结果。该患者年龄大，在治疗期间我们要特别注意以下几点。

（1）做好患者的皮肤护理，特别是破溃处皮肤。

（2）患者年龄偏大加上化疗，必须做好患者的生活护理和安全护理，防止跌倒和坠床等不良事件。

（3）化疗期间应观察治疗效果及不良反应。

（4）加强药物的管理，正确配制各种药物，保证药物的疗效。

（5）正确饮食指导，加强患者营养，提高患者免疫力。

查房笔记

病例3·多发性骨髓瘤

【病历汇报】

病情 患者女性，58岁，3个月前无明显诱因出现右侧肢体疼痛，伴头晕、眼花、乏力，未予重视，以后疼痛逐渐波及腰部和双下肢，疼痛呈持续性，局部轻度肿胀，但无红、热症状，疼痛症状逐渐加重导致活动障碍，以上肢为重。在当地医院就诊，予抗炎治疗，具体用药不详，症状无明显改善，为求进一步治疗收入住院。患者发病以来精神差，食欲欠佳，睡眠差，大小便基本正常，体重减轻2kg。既往体建，无家族遗传史，无外伤手术史，无输血史，预防接种史不详。

护理体查 T 36.5℃，P 80次/分，R 18次/分，BP 120/80mmHg。KPS评分为30分，体重54kg，身高156cm，体表面积1.53m^2。发育正常，神志清楚，慢性重病容，贫血貌，平车送入病房，查体合作，皮肤散在出血点和瘀斑，浅表淋巴结不大，巩膜无黄染，咽充血，扁桃体无肿大，无分泌物，口腔黏膜完整，甲状腺不大，胸骨有轻压痛，心界不大，心率80次/分，律齐，无杂音，肺部叩诊呈清音，腹平软，无压痛，肝、脾可触及，肋下2横指。双上肢疼痛明显，疼痛明显，疼痛评分为7分，活动严重受限。

辅助检查 骨髓穿刺示原幼浆细胞18%；血常规示Hb 75g/L，WBC 2.5×10^9/L，PLT 90×10^9/L；尿蛋白（++），尿本-周蛋白强阳性；血沉100mL/h；X线检查示右上臂中、上1/3处骨折，L3～L4压缩性骨折。

入院诊断 多发性骨髓瘤（轻链型）。

主要的护理问题 疼痛，与浆细胞对骨骼和骨髓的浸润有关；躯体移动障碍，与骨质疏松、骨质破坏引起骨折、化疗后虚弱有关；感染的危险，与营养不良、获得性免疫异常有关；潜在并发症（出血、压力性损伤、坠积性肺炎、静脉血栓），与肿瘤细胞恶性增殖抑制了红细胞系和巨核细胞系增生的作用继发血小板减少有关；有跌倒、坠床的可能。

目前主要的治疗措施 完善相关检查，如血液生化检查等；化疗，硼替佐米+美法仑+沙利度胺为基础的化疗方案。镇痛治疗（硫酸吗啡缓释片）；对症支持治疗，止呕、保护胃黏膜、营养支持；严格执行无菌技术及消毒隔离制度，预防感染。

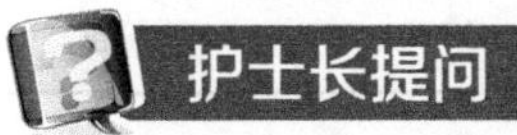

护士长提问

多发性骨髓瘤的诱发因素有哪些？

答：（1）环境因素 如电离辐射；接触石棉、砷、铅等职业暴露；染发剂；某些杀虫剂、除草剂等。

（2）病毒反复感染 EB病毒、HIV等病毒可能与骨髓瘤的发生有关；有学者认为人类疱疹病毒8型参与了骨髓瘤的发生。

（3）遗传因素 尤其是单卵孪生。

（4）细胞因子 其中最受瞩目的是白介素-6。

多发性骨髓瘤如何分型和分期？

答：根据M蛋白类型，MM分为以下8种：IgG型、IgA型、IgM型、IgD型、IgE型、轻链型、双克隆型、不分泌型。

目前常用的分期系统有Durie-Salmon分期和ISS分期（表6-3、表6-4）。

表6-3 多发性骨髓瘤Durie-Salmon分期

分期	分期标准	瘤细胞数（$\times10^{12}/m^2$）
Ⅰ期	符合下述4项： (1)血红蛋白＞100g/L (2)血清钙≤3.0mmol/L (3)正常或仅有孤立性骨损伤 (4)IgG＜50g/L IgA＜30g/L 尿轻链M蛋白＜4g/24h	＜0.6

续表

分期	分期标准	瘤细胞数($\times 10^{12}/m^2$)
Ⅱ期	介于Ⅰ期和Ⅲ期之间	0.6～1.2
Ⅲ期	符合下述一项或以上： (1)血红蛋白<85g/L (2)血清钙>3.0mmol/L (3)3处以上骨损害 (4)IgG>70g/L IgA>50g/L 尿轻链M蛋白>g/24h	>1.2

表 6-4　国际分期体系（ISS分期）

分期	主要疗法
Ⅰ期	血清 β_2-MG<3.5mg/L和血清白蛋白>35g/L
Ⅱ期	介于Ⅰ期和Ⅲ期之间
Ⅲ期	血清 β_2-MG>5.5mg/L

多发性骨髓瘤的临床表现有哪些？

答：多发性骨髓瘤（MM）最常见的症状是与贫血、肾功能不全、感染和骨破坏相关的症状。常见的有以下几种。

（1）骨骼症状　骨痛，局部肿块，病理性骨折，可合并截瘫。

（2）免疫力下降　反复细菌性肺炎和（或）尿路感染；败血症；病毒感染以带状疱疹多见。

（3）贫血　正细胞正色素性贫血；少数合并白细胞减少和（或）血小板减少。

（4）高钙血症　有呕吐、乏力、意识模糊、多尿或便秘等症状。

（5）肾功能损害　轻链管型肾病是导致肾功能衰竭的最常见原因。

（6）高黏滞综合征　可有头昏、眩晕、眼花、耳鸣，可突然发生意识障碍、手指麻木、冠状动脉供血不足、慢性心力衰竭等症状。此外，部分患者由于微循环障碍，出现雷诺现象。

（7）其他　有淀粉样变性病变者可表现为舌肥大，腮腺肿大，心脏扩大，腹泻或便秘，肝大、脾大及外周神经病等；晚期患者还可有出血倾向。

多发性骨髓瘤患者的骨髓象都会有什么样的改变？

答：骨髓象检查（图 6-6～图 6-8）对诊断本病具有决定性意义。

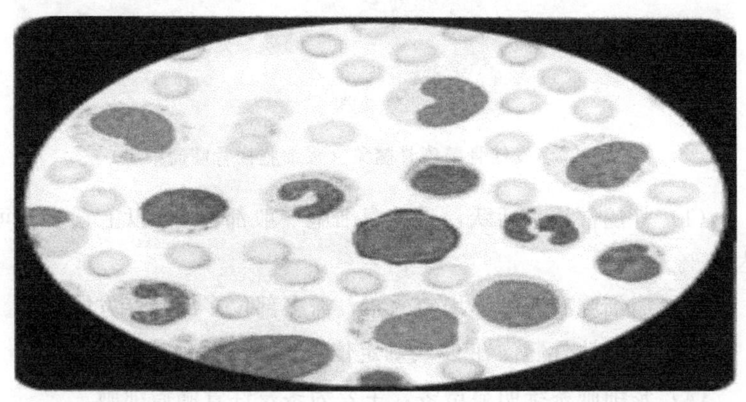

图 6-6　正常骨髓象

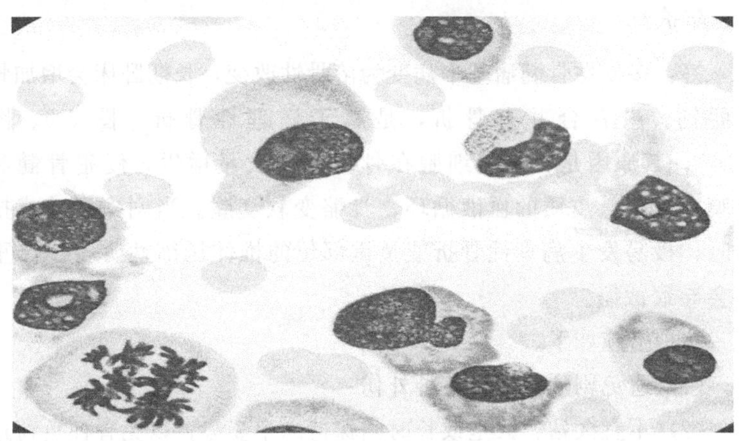

图 6-7　多发性骨髓瘤骨髓象（网状细胞样骨髓瘤细胞）

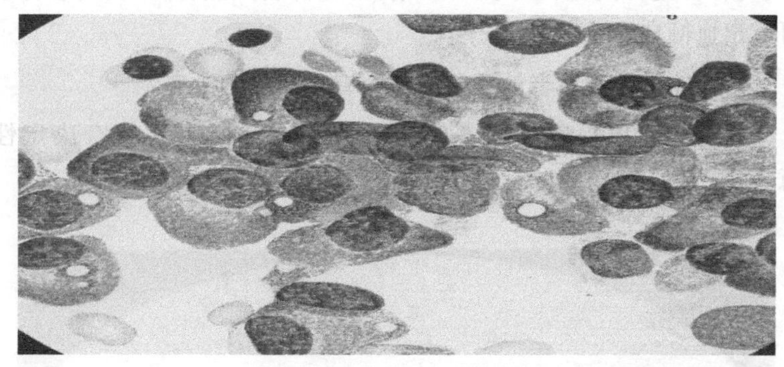

图 6-8　多发性骨髓瘤骨髓象（浆细胞样骨髓瘤细胞）

（1）骨髓常增生活跃，骨髓瘤细胞一般都在5%以上，多者可达95%。

（2）瘤细胞有时呈不均匀分布，需多部位多次骨穿方能确诊。

（3）孤立性骨髓瘤在X线确定位置后骨穿确诊率高。

（4）浆细胞系统明显增多，主要为多发性骨髓瘤细胞。

为什么多发性骨髓瘤患者多出现不同程度的骨折？怎样进行防护？

答：多发性骨髓瘤基本病变为溶骨性改变，长期卧床会增加骨质脱钙。患者合并有骨折，是属于病理性骨折（图6-9、图6-10），其原因是骨髓瘤细胞在骨髓腔内大量增生，侵犯骨髓和骨膜，影响骨皮质的血液循环，骨骼变软变脆。当剧烈活动或扭伤时，极易发生病理性骨折或负重部位的椎体压缩性骨折。严重者会导致截瘫。

防护措施如下。

（1）避免剧烈活动及各种外伤。

（2）不宜久站、久坐或长时间保持一个姿势，以免脊柱负荷过重引起压缩变形。

（3）骨痛症状减轻时，要鼓励患者尽可能进行适当活动。

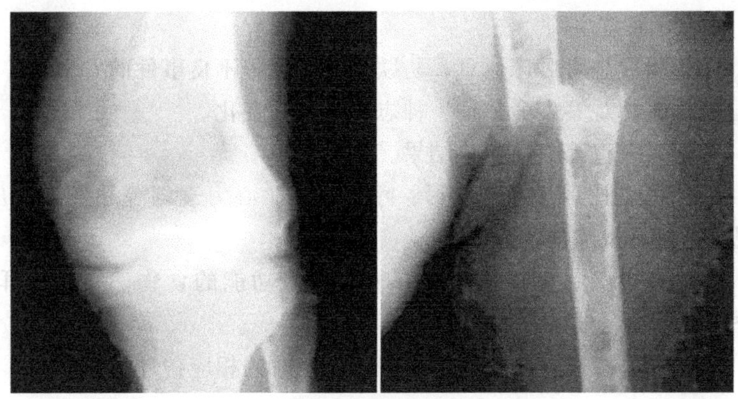

图 6-9 骨质破坏和病理骨折（X线）一

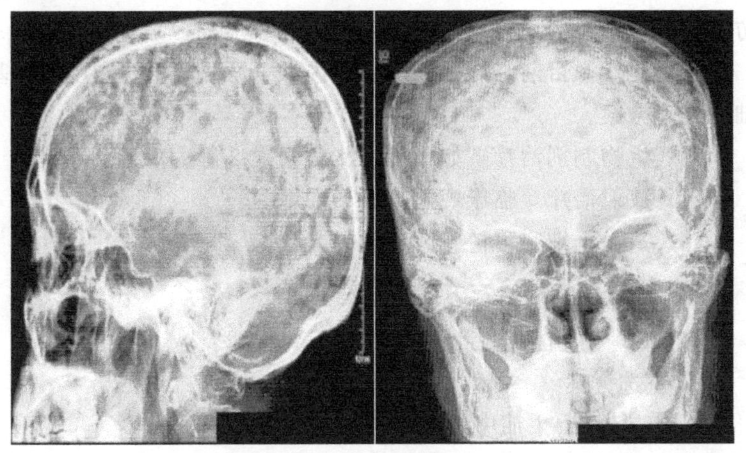

图 6-10 骨质破坏和病理骨折（X线）二

为什么患者会有头晕、乏力、眼花、耳鸣？护理上应注意哪些事项？

答：(1) 患者血清中 M 蛋白（骨髓瘤细胞合成的异常免疫球蛋白或 IgG 及 IgA）聚合成高聚合物时，使得血黏滞度过高，引起血流缓慢，组织瘀血和缺氧。表现在视网膜、中枢神经和心血管系统尤为显著，所以会出现上述症状。

（2）注意事项

① 指导患者卧床休息，防跌倒、坠床等不良事件的发生。

② 密切观察生命体征、神志、尿量的变化。

③ 及时追踪血液生化结果。

④ 密切观察有无肾衰竭、呼吸衰竭、心力衰竭等并发症的出现，做好并发症的护理。

⑤ 指导患者进食一些具有稀释血液功能的食物，如黑木耳、香菇、番茄、橘子、胡萝卜、魔芋、山楂等。

⑥ 做好患者血浆置换的护理及化疗时的相应护理工作。

多发性骨髓瘤的治疗原则和治疗方法有哪些？

答：（1）对症支持治疗　包括保护肾功能、骨损伤的治疗、预防感染等。

（2）化疗　目前临床多采用硼替佐米＋马法兰＋沙利度胺为基础的化疗方案。

（3）生物制剂治疗　如干扰素、白介素-2 等。

（4）放射治疗　临床现已基本不采用。

（5）造血干细胞移植。

多发性骨髓瘤的治疗方案有哪些？

答：（1）移植候选者的初始治疗

① 首选方案

a. 硼替佐米/来那度胺/地塞米松（1 类证据）。

b. 硼替佐米/环磷酰胺/地塞米松。

② 其他建议方案

a. 硼替佐米/多柔比星/地塞米松（1 类证据）。

b. 卡非佐米/来那度胺/地塞米松。

c. 艾沙佐米/来那度胺/地塞米松（2B 类证据）。

（2）非移植候选者的初始治疗和维持治疗

① 首选方案

a. 硼替佐米/来那度胺/地塞米松（1 类证据）。

b. 来那度胺/小剂量地塞米松（1类证据）。

c. 硼替佐米/环磷酰胺/地塞米松。

d. 达雷木单抗/硼替佐米/美法仑/泼尼松（1类证据）。

② 其他建议方案

a. 卡非佐米/来那度胺/地塞米松。

b. 卡非佐米/环磷酰胺/地塞米松。

c. 艾沙佐米/来那度胺/地塞米松。

（3）维持治疗

① 首选方案：来那度胺（1类证据）。

② 其他建议方案：硼替佐米。

使用硼替佐米时患者出现周围神经病变，该如何进行护理？

答：（1）应用 Levi 专用感觉神经毒性标准评定　无不良反应为 0 级；感觉异常和感觉迟钝，7 天可完全消退为 1 级；21 天内可完全消退为 2 级；不能完全消退为 3 级；感觉异常或感觉迟钝伴有功能障碍为 4 级。

（2）护士应经常询问患者四肢末端感觉，当出现手麻、脚麻等周围神经炎症状时，嘱患者勿接触冷水，不进生冷食物，注意四肢保暖。

（3）每日予功能锻炼，感觉异常明显时，活动要有人陪伴，注意安全，防止意外发生。

（4）发生周围神经炎者，有研究用 33%硫酸镁沿注射部位静脉向心性湿热敷，每次 30min，3 次/天，湿热敷持续时间以患者肢体感觉恢复正常为止。

如何做好多发性骨髓瘤的心理护理？

答：（1）多发性骨髓瘤均为恶性肿瘤，由于病程长、疾病所带来的痛苦大、化疗药物昂贵、患者疑惑疗效等原因，使患者紧张、焦虑、情绪低落。医护人员可采用心理疏导方法，主动与患者交流，从患者的语言、行为特点去发现其内心的活动，予以关怀和疏导，增强其信心，激发其以乐观、自信、积极的心态迎接化疗。

（2）首次治疗前，以治愈的病例为典型，向患者说明药物的作用与副作用，讲解治疗效果，使其有足够的心理准备，消除患者恐惧心理，积极主动配合治疗。

（3）在出现治疗效果后，及时鼓励坚持。

（4）用药的过程中，多关心患者，询问有无不适感觉，鼓励患者及时表达自己的感受，以便及时处理。

目前如何做好患者的疼痛护理？

答：（1）评估患者疼痛的部位，并正确引导患者对疼痛的性质定级，指导患者正确疼痛评分，有利于制订适合患者的治疗、护理计划。

（2）选用非药物性措施，使疼痛缓解，如：减少噪声和活动，室内光线柔和；采用使身体感觉舒适的体位；保证足够的休息和睡眠；通过看电视、听广播等转移患者对疼痛的注意力。

（3）遵医嘱给予镇痛药，如吗啡缓释片，并告诉患者用药的剂量、方法和途径，以利于患者更好地配合治疗。

（4）根据患者疼痛的规律和最佳药效时间给予镇痛药，以便起到良好的效果。

（5）对止痛效果及时评估、反馈。

该患者出现病理性骨折致躯体活动障碍，护理上应该注意些什么？

答：（1）评估患者日常活动的能力和水平，鼓励患者表达自己的感受，有利于制订适合患者的护理计划。

（2）给患者睡硬板床，禁忌气垫床，以免加重病理性骨折的发生。

（3）在卧床期间协助患者洗漱、进食、大小便及个人卫生等。

（4）将患者经常使用的物品和呼叫器放在床旁易取处，便于患者使用。

（5）在病情平稳后协助并督促患者早日进行功能锻炼，活动要循序渐进，防止碰伤。

（6）鼓励并帮助患者在可以活动的限度内进行活动，以防止骨骼进一步脱钙。

（7）增进患者自我照顾的能力和信心，并在活动时给予正面鼓励，但注意休息。

（8）该患者出现右上臂中、上 1/3 处病理性骨折，予夹板固定至功能位，观察末梢血运情况，局部皮肤情况，防止血运不良及皮肤破损、感染等并发症。

（9）给予舒适体位，从患者入院开始，至少每 2h 翻身一次，翻身时动作要轻，幅度不宜过大，视患者病情给予拍背，并观察局部皮肤受压情况，同时保持床单位及衣物的清洁、干燥、平整。预防发生压力性损伤及坠积性肺炎，必要时可遵医嘱给予雾化吸入。

预防该患者感染应采取哪些护理措施？

答：（1）密切监测患者的生命体征及血象变化，以便及时发现病情变化，及时处理。

（2）保持室内空气新鲜，每日通风两次，每次 15～30min，注意保暖。

（3）嘱患者注意口腔、鼻腔、会阴、肛周及皮肤的卫生，要养成勤洗手、勤漱口和勤换内衣裤的习惯，以减少发生感染的机会。

（4）教会患者每日自我观察口腔、鼻腔、皮肤有无破溃、肿胀等，发现异常及时报告医师。

（5）增强机体抵抗力，加强饮食营养，多食用高蛋白、高维生素、易消化饮食。

（6）严格执行无菌技术操作，防止医源性感染和交叉感染。

（7）告诉患者和家属尽量减少探视的次数，并避免与有感染的患者接触，防止交叉感染。

（8）勤翻身、拍背，指导患者正确有效的雾化吸入，预防发生坠积性肺炎。

如何对多发性骨髓瘤的患者进行健康宣教？

答：(1) 生活照护　多发性骨髓瘤患者大多有骨质破坏，药物常导致恶心、便秘、疲乏等不适，因此要教会其正确起居、活动的方法。嘱患者勿劳累，多休息，不做剧烈活动和扭腰、转体等动作，翻动患者时避免拖、拉、推，并注意上、下保持在同一平面上，防止骨折、压力性损伤的发生。

(2) 合理饮食　为患者提供高热量、高维生素、高钙、高蛋白质、低钠食物，勿食刺激性食物，同时增加摄水量，保证每日尿量在1000～2500mL，每日定时开窗通风，保持空气新鲜。对恶心呕吐较重的患者给予高蛋白、高热量、高维生素、清淡可口、易消化食物，并少量多餐，鼓励进食，必要时给予全胃肠外营养支持；对于便秘的患者，指导其养成每天排便的习惯，多食新鲜蔬菜水果(如芹菜、韭菜、香蕉等)。

(3) 便秘的护理　可做腹部按摩，自右下腹开始向上、向左、向下顺时针方向进行按摩，每天早、晚各两次，每次做10回，发生便秘时多饮白开水，可给予麻仁软胶囊、开塞露等治疗。

(4) 预防感染和出血

① 监测血象：密切观察血象变化，每周查血常规2～3次。

② 预防感染：指导患者养成良好的个人卫生习惯，注意用物清洁。白细胞降低时，每日病室空气消毒，嘱患者戴口罩，限制探视，注意保暖，防止感冒，勿去人群拥挤的场所。进餐后予生理盐水或氯己定含漱，保持口腔清洁。每日用高锰酸钾溶液清洗会阴和肛周。

③ 预防出血：严密观察出血倾向，如面色苍白、疲乏、烦躁、生命体征异常、呕血、黑粪、鼻出血、血尿等。血小板计数低于$20\times10^9/L$时，要求患者绝对卧床休息，避免碰撞。饮食以软食为宜，不带骨刺，勿用牙签剔牙。

多发性骨髓瘤患者在什么情况下能进行干细胞移植？

答：(1) 年龄≤65岁的患者适合接受自体干细胞移植。自体造血干细胞移植常在有效化疗 3～4 个疗程后进行；有可能进行自体造血干细胞移植的患者避免使用烷化剂和亚硝基脲类药物。

（2）第一次自体干细胞移植后，获得非常好的部分缓解以下疗效的患者，可进行第二次自体干细胞移植，第二次移植一般在第一次移植后 6 个月内进行。

（3）第一次自体干细胞移植后，获得非常好的部分缓解以上疗效的患者，可以进行观察或维持治疗，也可以试验进行二次自体干细胞移植，但患者不一定获益。

（4）异基因干细胞移植。对多发性骨髓瘤患者可以进行自体-降低预处理方案的异基因干细胞移植；降低预处理方案的异基因干细胞移植一般在自体干细胞移植后半年内进行。清髓性异基因干细胞移植可在年轻患者中进行，常用于难治、复发患者。

【护理查房总结】

多发性骨髓瘤又称细胞骨髓瘤，是由具有合成和分泌免疫球蛋白作用的浆细胞发生恶变，大量单克隆的恶性浆细胞增生引起。世界各国的发病率不一，欧美国家的发病率每年（2～4)/10 万。我国也不少见，并呈增多趋势，发病年龄多在 40 岁以上，50～70 岁者占发病总数的 75%，男、女患病之比为 3∶1，为了能更好地提高此病的疗效，改善 MM 患者的生活质量，我们应特别注意以下几点。

（1）患者为初治，应加强在治疗期间的护理并给予全面的健康宣教。

（2）减轻患者疼痛，促进舒适。

（3）患者出现躯体移动障碍时加强患者的生活护理，指导患者进行活动。

（4）患者长期卧床易引起坠积性肺炎，给予拍背、更换卧位，预防压力性损伤。

（5）对出现病理性骨折的患者，需夹板固定，观察末梢血运是否良好，局部有无破溃，指导适当活动。

（6）重视并加强心理护理。

（7）加强病情观察，预防出血、感染及肾脏损害等并发症。

查房笔记

病例 4 • 造血干细胞移植

【病历汇报】

病情 患者男性，39 岁，因“全身多处淋巴结肿大，伴头晕、乏力十余天”于 2018 年 4 月 20 日步行入院。患者于 2017 年 12 月 2 日因脾大在外院就诊，血象异常（具体不详），骨髓细胞学检查诊断为慢性粒细胞白血病，予口服羟基脲（0.5g，每天 3 次）、别嘌醇（0.1g，每天 3 次）及 α 干扰素治疗，无明显好转，脾脏进行性增大。十多天前无明显诱因出现全身多部位多发淋巴结进行性增大，伴头晕、乏力加重，低热，无咳嗽、咳痰，无视物模糊，为拟行造血干细胞移植收治入院。起病以来精神、食欲差，大小便正常，近 2 个月体重下降 7kg。患者既往体健，无家族遗传病史，无外伤手术史，无输血史，预防接种史不详。

护理体查 T 37.5℃，P 78 次/分，R 20 次/分，BP 110/70mmHg。KPS 评分为 80 分，体重 64kg，身高 168cm，体表面积 1.73m^2。发育正常，神志清楚，自主体位，步行入病房，查体合作，轻度贫血貌，全身未见明显出血点及瘀斑，浅表多处淋巴结肿大，巩膜无黄染，咽充血，扁桃体无肿大，无分泌物。口腔黏膜完整，甲状腺不大，心界不大，心率 78 次/分，律齐，无杂音。肺部叩诊呈清音，胸骨有轻压痛，腹平软，脾大，肝脏未触及。目前患者已行异基因造血干细胞移植术，出现双侧手掌大小鱼际肌红色皮疹，有痒感。解尿时有尿频、尿急等不适，未见血尿。

辅助检查 血常规示 Hb 100g/L，WBC 20.8×10^9/L，PLT 90×10^9/L，90%以上为成熟中性粒细胞；骨髓象，增生极度活跃，以粒系增生为主，中幼粒细胞以下各阶段细胞增多，粒红比例增高；染色体，Ph 染色体为阴性。

入院诊断 慢性粒细胞白血病（简称慢粒）。

主要的护理问题 皮肤完整性受损，与急性移植物抗宿主病

(GVHD）有关。有损伤的危险。营养失调，低于机体需要量；活动无耐力；知识缺乏；潜在的并发症（出血性膀胱炎）。

目前主要的治疗措施 2017 年 12 月 2 日～2018 年 4 月 22 日羟基脲＋干扰素；4 月 22 日开始口服甲磺酸伊马替尼（格列卫）；入院后第 12 天全身多处皮肤出现红色皮疹，继续服用甲磺酸伊马替尼（格列卫），加马来酸氯苯那敏片抗过敏；5 月 27 日～6 月 5 日予 CAG 方案化疗（高三尖酯碱＋阿糖胞苷＋粒细胞集落刺激因子)。6 月 22 日～6 月 25 日入层流病房预处理，予白消安（白舒非）60mg，每 6h 1 次，持续 4 天；6 月 26 日～6 月 27 日予环磷酰胺 2.2g，每天 1 次，持续 2 天；6 月 28 日予尼莫司汀 150mg，1 次。7 月 1 日予回输外周干细胞（胞妹 HLA10/10 相合，O 供 O)；7 月 20 日（＋20 天）外周血细胞已重建，予出层流病房；目前患者双侧手掌大、小鱼际肌可见红色皮疹，有尿频、尿急等不适。

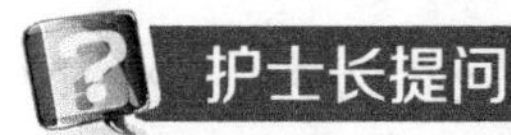

什么是造血干细胞移植？

答：造血干细胞移植（HSCT）泛指将各种来源的正常造血干细胞在患者接受超剂量放化疗后，通过静脉输注移植入受体内，以替代原有的病理性造血干细胞，从而使患者恢复正常的造血及免疫功能。

造血干细胞移植的临床种类有哪些？

答：(1) 按采集造血干细胞的来源不同可分为骨髓移植、脐血移植、外周血造血干细胞移植。

(2) 按供体与受体的关系分为自体移植、异体移植。异体移植又称异基因移植，当供者是单卵孪生时，又称同基因移植。

(3) 根据供者与受者 HLA 配型相合程度，异体移植又可分为 HLA 全相合移植、不全相合移植、单倍体相合移植。

(4) 根据供者与受者的血缘关系分为血缘相关移植、非血缘相关移植。

（5）根据移植前的预处理方案强度可分为清髓性造血干细胞移植和非清髓性造血干细胞移植。

造血干细胞移植的适应证有哪些？

答：造血干细胞移植目前主要用于恶性血液疾病的治疗，也适用于非恶性疾病和非血液系统疾病。

（1）血液系统恶性疾病　慢性白血病、急性髓性白血病、急性淋巴细胞白血病、淋巴瘤、多发性骨髓瘤、骨髓增生异常综合征等。

（2）血液系统非恶性疾病　再生障碍性贫血、珠蛋白生成障碍性贫血（地中海贫血）、范科尼贫血（Fanconi 贫血）骨髓纤维化、重型阵发性睡眠性血红蛋白尿症等。

（3）其他实体瘤　乳腺癌、卵巢癌、睾丸癌、神经母细胞瘤、小细胞肺癌等。

（4）免疫系统疾病　联合免疫缺陷综合征、严重自身免疫性疾病。

什么是外周血干细胞的动员与采集？

答：（1）动员　将骨髓中存在的造血干细胞动员到外周血中以便采集的方法称为造血干细胞动员。具有这些作用的制剂称为干细胞动员剂。在正常生理条件下，外周血干细胞数量很少，只有骨髓造血干细胞量的1%～10%，因此，不能满足临床造血干细胞数量的需要。造血干细胞动员剂应具备以下几个条件：①动员效果好，能提高外周血中造血干细胞数，动员的干细胞能重建造血功能；②毒副作用小；③动员作用持续时间较长，便于用血细胞分离仪分离外周血干细胞。常用动员剂有以下几类：重组人造血生长因子；抗肿瘤化疗药物，国内常用药物有环磷酰胺、阿糖胞苷。采集前动员方案的选择要根据恶性肿瘤的类型和患者的具体情况而定。白血病或恶性淋巴瘤晚期等血液系恶性肿瘤做自身的外周造血干细胞移植时，以选择抗肿瘤化疗药物作为动员剂量为适宜。而对于异基因这些干细胞移植，供者宜选用重组人造血生长因子。

（2）采集

① 采集时机的选择

a. 动员化疗结束后 2～3 周，外周血白细胞计数升至（1.0～2.0）$\times10^9$/L 时；若单用重组人造血生长因子动员，宜在白细胞计数升至（5.5～10.0）$\times10^9$/L 时，血小板计数≥50×10^9/L 时。

b. 外周血 CD34 阳性细胞≥1%（正常为 0.2%±0.1%），但采集时机仍需根据患者的当时情况而定。

② 方法：运用血细胞分离机，如 Fenwall CS3000 分离 3～4 次或 COBE SPECTRA 分离 1～2 次，直至采集到受者造血功能重建所需的细胞数。

如何冻存和使用外周血干细胞？

答：（1）通常每次经血细胞分离机分离所得的细胞悬液约 50mL，加入等量 20%二甲基亚砜（DMSO）和 RPMI 1640 保养液，使 DMSO 的最终浓度调整至 10%。然后分装于血液冻存袋内（每袋 100mL）。

（2）采取二步降温法　第一步先以 1℃/min 速率降至－45℃；第二步则以 5～10℃/min 速率降至－80～－90℃，最后将样品置于－196℃液氮中或－80℃深低温冰箱中贮存。

（3）回输前，将冻存的外周血干细胞悬液立即置入 40～42℃水浴中 3min 内迅速解冻，然后低温离心去除含 DMSO 上清液。加等量 RPMI 1640 保养液稀释，每次输注 400～600mL，在 1h 内静脉输注完毕。

入住层流病房前对患者的处理有哪些？

答：（1）消毒入室物品　衣被、药品、食具、便器、书报等均需消毒处理，以防外源性感染。

（2）全面检查　特别要注意检查有无感染灶，发现感染或者带菌情况应该积极治疗，彻底清除慢性和潜在的感染病灶。

（3）入室前修剪指（趾）甲、备皮；入层流仓当天清洁灌肠；

沐浴后经 1∶2000 氯己定液药浴 30min，更换无菌衣裤、鞋、帽、戴无菌口罩，然后进入 100 级空气层流病房。入病房后不擅自走出超净区。

（4）静脉置管移植前 1 天行颈内或锁骨下静脉置管术，备用。

移植前预处理的目的是什么？预处理的方案有哪些？

答：（1）预处理的目的

① 为造血干细胞的植入腾出必要的空间。

② 抑制或摧毁体内免疫系统，以免移植物被排斥。

③ 尽可能清除基础疾病，减少复发。

（2）预处理方案

① Cy/TBI 方案（环磷酰胺＋全身照射）。

② Bu/Cy 方案（美法仑＋环磷酰胺）。

③ Bu/Flu 方案（美法仑＋氟达拉滨）等。

尚可在这些基础方案中增加药物或调整用药剂量。在 HLA 半相合或无关供者造血干细胞移植的预处理方案中，通常加用抗胸腺细胞球蛋白或抗淋巴细胞球蛋白。白血病自体造血干细胞移植可选用上述预处理方案或选择大剂量环磷酰胺联合抗胸腺细胞球蛋白，但恶性淋巴瘤自体移植常用的预处理方案为 CBV（环磷酰胺＋卡莫司汀＋依托泊苷）或 BEAM（卡莫司汀＋依托泊苷＋阿糖胞苷＋美法仑）。现临床非恶性血液病异基因造血干细胞移植也可采用后置环磷酰胺方案，研究表明此方案可减少移植后移植物抗宿主病（GVHD）的发生率。

外周血造血干细胞输注时有哪些注意事项？

答：（1）嘱患者排尿，以便观察造血干细胞输注前后尿色的变化，特别是对于 ABO 血型不合的患者。

（2）输注前向患者解释注意事项。

（3）输注前测量生命体征，连接心电监护仪，所有抢救装置处于备用状态。

(4) 建立静脉输液通路，可选择中心静脉，保证干细胞的顺利输注，减少对外周血管的刺激。

(5) 输注前运用地塞米松、甲泼尼松等抗过敏药。

(6) 输注过程中应注意患者的生命体征，尤其是心率、血压的变化。如果输注过程中患者出现胸闷、头痛、血压偏高、心率减慢、腰背部疼痛应及时告知医师，调慢输注速度，症状缓解后继续输注，症状持续加重时可暂缓输注。

(7) 输注时不可与其他药物同时输注。

(8) 做好患者的心理支持。

(9) 输注后注意观察尿色及生命体征的变化。

造血干细胞移植患者移植前期如何预防感染?

答：(1) 患者入住在100级无菌层流病房(LAFR)，LAFR的墙壁、台面、门窗、地面均用0.05%过氧乙酸消毒清洗剂擦拭，1次/天，室内空气每周用0.8%过氧乙酸喷雾消毒1次。

(2) 进无菌饮食　做熟的饭菜、饮料经微波炉高火消毒后食用，餐具每次同时消毒。水果经1∶2000氯已定液浸泡消毒30min后去皮，蒸熟后食用。口服药片经紫外线正、反照射各30min后供患者服用。

(3) 肠道消毒　每天口服抗生素如小檗碱等。

(4) 皮肤消毒　每天清洁皮肤表面2次。阿昔洛韦和诺氟沙星滴眼液交替滴眼，每天4次。1∶2000氯已定液棉签擦外耳道，每天4次。便后清洗或坐浴，75%乙醇喷手清洁。

造血干细胞移植的常见并发症有哪些?

答：造血干细胞移植的常见并发症有出血性膀胱炎、肝静脉闭塞病、感染、移植物抗宿主病、间质性肺炎及复发。

移植物抗宿主病的病因有哪些?如何分期?

答：(1) 病因　因供体、受体之间存在着免疫遗传学差异，植入的免疫活性细胞(主要是T细胞)被受体抗原致敏而增殖分化，直接或间接地攻击受体细胞，使受体产生的一种全身性疾病。移植物抗宿主病（GVHD）是异基因造血干细胞移植的主要并发症和造成死亡的重要原因。

（2）分期　根据发生的时间分急性和慢性两种。

① 急性：发生在移植后100天内（aGVHD）。

② 慢性：发生在移植后100天后（cGVHD）。

③ 在移植后10天之内发生的急性GVHD称为超急性GVHD或暴发性GVHD，病情凶险。

④ NIH共识将aGVHD分为两种：a. 经典aGVHD［临床表现为急性GVHD，发生在移植后或供者淋巴细胞输注（DLI）100天之内］；b. 持续、反复或晚期aGVHD（临床表现与经典GVHD相同，但发生在移植或DLI 100天之后，经常与减停免疫抑制药有关）。根据NIH共识诊断的aGVHD可以发生在移植后的各个时间段，在植活前或100天后。

⑤ cGVHD包括：a. 经典cGVHD；b. aGVHD和cGVHD重叠综合征，即急性GVHD和慢性GVHD同时存在。

急性移植物抗宿主病发生的主要相关性因素有哪些？

答：aGVHD同胞之间发生率为30%～45%，HLA不合或非血缘性的aGVHD发生率更高。其相关因素如下。

（1）女性供者　特别是有妊娠史或接受过输血的女性，进一步增加了男性受者aGVHD的发生率。

（2）移植前受者血清CMV阳性。

（3）预处理期间肿瘤坏死因子水平高者。

（4）预处理的强度、预防方案。

（5）ABO血型不合。

（6）移植输入干细胞的有核细胞数或淋巴细胞数多少。

（7）感染。

移植物抗宿主病的主要临床表现有哪些？

答：（1）aGVHD

① 皮肤损害（图 6-11）：皮肤损害是 aGVHD 最早出现的症状，首先出现在手心、脚心、耳后、面颊和颈部皮肤，呈红斑和细小的斑丘疹，色泽暗红，略高于皮肤，压之褪色。也可发生在躯干，皮疹扩散融合成片，重者皮肤显著充血，皮肤疼痛，可出现表皮坏死、剥脱和水疱形成，最严重者可发生广泛大疱性表皮松解坏死症，导致表皮上部分与表皮基底及真皮发生分离。

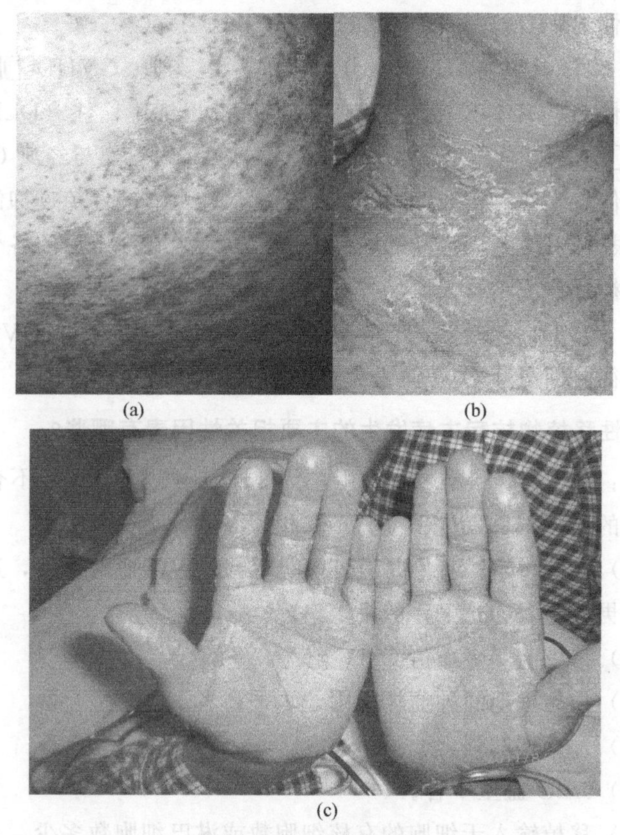

(a) (b) (c)

图 6-11　皮肤损害

② 肠道损害：肠道 GVHD 常在皮肤改变后，表现为食欲缺乏、恶心呕吐、腹泻、腹痛。腹泻是主要症状，常为解水样便，严重者为血水样便，可有肠黏膜上皮脱落，伴有痉挛性腹痛，并可发

生肠梗阻。

③ 肝脏损害：肝脏 GVHD 常发生于造血干细胞移植 40 天后，主要表现为肝功能异常、转氨酶升高、黄疸，严重者出现肝坏死。

(2) cGVHD

① 皮肤损害：是 cGVHD 最常见的表现，皮肤损害为多样化，皮肤色素过度沉着或减少，出现红斑、干燥无汗、瘙痒等。

② 口腔损害：口腔黏膜炎（OM）表现为口腔炎症性和溃疡性反应。

③ 眼部损害。

④ 肝脏损害。

⑤ 呼吸系统损害。

⑥ 造血系统损害。

急性移植物抗宿主病是如何分级的？

答：见表 6-5。

表 6-5　急性移植物抗宿主病的分级

级别	皮肤(体表面积)	肝脏胆红素 /(μmol/L)	肠道腹泻量 /(mL/d)
0	无丘疹	＜34	＜500
+	斑丘疹(＜25%)	34～51	50～1000(或有持续恶心呕吐症状)
++	斑丘疹(25%～50%)	51～102	1000～1500
+++	全身性红皮病	102～255	＞1500
++++	全身性红皮疹、水疱和表皮剥脱	＞255	严重腹痛伴或不伴肠梗阻

怎样做好该患者急性移植物抗宿主病的护理？

答：该患者移植术后 35 天，双侧手掌大、小鱼际肌可见红色皮疹，并有尿频、尿急等膀胱刺激征的表现，属于急性移植物抗宿主主病，在护理上应注意以下几点。

（1）注意观察患者的皮疹情况，包括皮疹的分布、瘙痒程度、进行性发展的趋势等。

（2）保持床单位的清洁，避免拖、拉等动作造成皮肤损伤。

（3）如果皮肤出现水疱，小水疱让其自行吸收；大水疱用无菌注射器抽取渗出液，必要时可用纳米银等无菌敷料覆盖。对于水疱破裂、剥脱的患者，其使用的被服等用品均需无菌处理，避免感染。

（4）遵医嘱准确给予抗排斥药物，保证时间、剂量的准确性。

（5）患者出现尿频、尿急等膀胱刺激征，遵医嘱碱化尿液，必要时使用利尿药。

（6）鼓励患者多饮水，24h匀速进入，特别是夜间。

（7）注意观察有无感染症状，包括腺病毒的感染，如有腺病毒感染应做好隔离措施。

（8）准确记录出入量，观察尿液颜色、性状、量、pH值等，预防出血性膀胱炎。

造血干细胞移植患者出现肝静脉闭塞症的临床表现有哪些？应采取哪些护理措施？

答：（1）临床症状主要有黄疸、肝区疼痛、肝大、进行性体重增加、腹水等。

（2）护理措施

① 密切观察患者全身皮肤黏膜情况，观察尿色，及时发现黄疸发生。

② 每天定时监测体重的变化，如果体重进行性增加，应及时通知医师。

③ 每天定时监测腹围的变化。

④ 及时送检肝功能及血常规标本，以便及时发现肝功能的异常。

⑤ 密切观察患者呼吸、腹水、尿量及四肢水肿等情况，如有异常，可行床边B超，及时了解肝静脉闭塞的程度，同时准确记

录 24h 出入水量。

⑥ 做好用药护理，及时准确的按医嘱应用护肝药、溶栓药等。

⑦ 重视患者的心理护理。

异基因造血干细胞移植复发的高危因素有哪些？什么是供者淋巴细胞输注？

答：高危因素如下。①疾病诊断：移植后 ALL 患者复发率最高，AML 次之，CML 最低。②移植前疾病状态：移植前处于急性白血病第一次缓解期（CR1）和 CML 慢性期的异基因移植后复发率为 10%～30%，难治性或晚期白血病高达 50%～80%。③供者来源：自体移植后复发率较异体移植高，同基因移植后复发率较异基因移植高，非血缘关系移植或配型不合的亲属移植较配型相合的同胞移植复发率可能降低。④移植方案和预处理方案的选择：一般讲，清髓性移植后复发率较非清髓性移植低。⑤移植物抗宿主病（GVHD）的发生：移植后 GVHD 的发生尤其是慢性 GVHD 的发生有助于降低移植后复发率。

供者淋巴细胞输注（DLI）为一种过继性细胞免疫疗法，将正常供者来源的外周血淋巴细胞输注患者体内以诱导移植物抗白血病（GVL）效应，继而彻底清除患者体内残留的白血病细胞，用于治疗复发。是治疗移植后白血病复发的有效手段之一。

造血干细胞移植患者的饮食指导有哪些？

答：造血干细胞移植患者饮食总的原则：新鲜、卫生、干净。

（1）预处理前，应进食高蛋白、高维生素的饮食，如猪肉、牛肉、鱼肉、排骨、新鲜蔬菜等。

（2）预处理时及移植后早期，应进食清淡、少渣、易消化和少刺激性的食物，应避免油腻、粗糙、带刺、辛辣的食物，以免损伤口腔和消化道黏膜。

（3）发生口腔溃疡时饮食要以半流食、流食为主，如牛奶、菜粥、豆浆、面条等。

（4）移植中后期逐渐增加进食量，增加高蛋白、高维生素、营养丰富食物的摄入，如鸡蛋、牛肉、羊肉、芹菜等，但不能吃不易消化吸收的食物，如油腻、油炸、烧烤的食物。

如何对造血干细胞移植术患者进行出院指导？

答：(1) 坚持饮食的基本原则 新鲜、卫生、干净，避免辛辣刺激性食物。患者使用的餐具与家人分开，并定期煮沸消毒。水果的食用需从单一水果开始，并注意观察大便情况，如出现腹泻等症状应暂停食用新鲜水果。

(2) 卧室的摆设中不可有鲜花和带土的植物，不能养宠物，避免感染。家具少而且简单，便于打扫卫生和减少感染的发生。卧室需经常开窗通风。

(3) 出院后保证充足的睡眠，可适当活动，如散步等。外出需戴口罩，避免去人多的地方。

(4) 养成听天气预报的习惯，注意冷暖交替，避免感冒。

(5) 指导患者出院后对自我病情的简单观察，如测量体温，观察有无咳嗽、咳痰及大便的情况等，如有特殊情况应及时就医。

(6) 根据医嘱严格用药，特别是免疫抑制药，不可随意调节剂量、频次等，以免影响治疗效果。

(7) 强调定期门诊复查的重要性和必要性。

(8) 留下科室联系电话、患者创建的聊天群，增加移植患者之间的交流，提高生活质量。

【护理查房总结】

造血干细胞移植的康复是一个漫长的过程，需要患者、家庭、社会多方面的支持。所以，护理移植患者需要更多的耐心、细心和关心。特别注意以下几点。

(1) 移植前宣教是重点，目的是最大程度上取得患者及家属的配合。

(2) 移植前期做好预处理时化疗药物毒性作用的护理。

(3) 移植后早期预防感染是关键。

(4) 移植后中晚期要做好 GVHD 的观察与护理。

(5) 指导患者出院后的家庭护理。

(6) 强调移植后规范用药的重要性。

(7) 创造有利条件便于移植后患者之间的联系、沟通，提高移植患者的生活质量。

查房笔记

第七章 骨肿瘤、皮肤肿瘤

病例1 • 骨肉瘤

【病历汇报】

病情 患者男性，16岁，诉4个月前军训时感右膝持续性疼痛；近1个月来，右膝部逐渐肿大，疼痛加重，为进一步诊治步行入院。入院后积极完善相关检查，1周后在全麻下行右股骨肿瘤切开活检术，病理学检查结果回报骨肉瘤。无明显手术禁忌证；6日后在全麻下行右下肢截肢术，术后予抗炎、止血、消肿等对症支持治疗，术后恢复可。患者术后1个月需化疗收入肿瘤科，实施以大剂量甲氨蝶呤为主的联合化疗方案。患者自发病以来，精神、饮食差，睡眠一般，大小便正常，体重明显下降。既往史：患者身体一般，无肝炎及结核病史，无外伤史，无血制品输注史，无过敏史及家族遗传病史。

护理体查 T 36.6°C，P 80次/分，R 20次/分，BP 112/68mmHg，KPS评分80分，体重52kg，身高158cm，体表面积1.60m^2。发育正常，营养良好，神志清楚，语言流利，自动体位，查体合作。皮肤、巩膜无黄染，无出血点及皮疹。头颅、五官无异常，双侧瞳孔等大等圆，对光反射灵敏，耳鼻无溢液、流脓，口唇无发绀，咽部无充血，双侧扁桃体不大。颈软，气管居中，甲状腺无肿大，颈静脉无充盈。胸廓对称、无畸形，胸骨无压痛，双侧呼吸运动对称、自如，语颤正常，叩诊呈清音，双肺呼吸音清，未闻及干湿啰音。心律齐，心音正常。腹部平坦，无腹壁静脉曲张，无胃肠型及蠕动波，腹软，无压痛、反跳痛，无肌紧张，无液波震颤，无振水音，未扪及包块，肝、脾肋下未扪及，墨菲征阴性，双肾区无叩击痛，移动性浊音阴性。右股骨髁上10cm以下肢体缺如，残端愈合可。左下肢正常，无畸形。

辅助检查 实验室检查，碱性磷酸酶182U/L（男性大于15岁为40～150U/L）；单光子发射计算机断层成像术（SPECT）全身骨扫描示右侧髋关节、右侧坐骨及股骨上段等处骨质代谢异常？

入院诊断 右股骨骨肉瘤截肢术后。

主要的护理问题 焦虑；疼痛；躯体活动障碍；活动无耐力；舒适的改变；自我形象紊乱；营养失调（低于机体需要量）；知识缺乏；潜在的并发症（口腔黏膜完整性改变）；潜在的并发症（有感染的危险）。

目前主要的治疗措施 化学治疗（甲氨蝶呤、顺铂、异环磷酰胺等）；对症支持治疗；免疫治疗；充分水化、碱化尿液；密切观察病情变化及化疗药物的不良反应；记录24h出入水量。

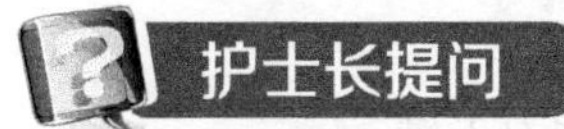

护士长提问

什么是骨肉瘤？

答：骨肉瘤为原发于骨骼的恶性肿瘤。本病以10～25岁的青少年居多，多见于四肢长骨的干骺端，股骨远端、胫骨和肱骨近端是常见的发病部位（图7-1）。骨肉瘤的病死率和致残率都非常高，

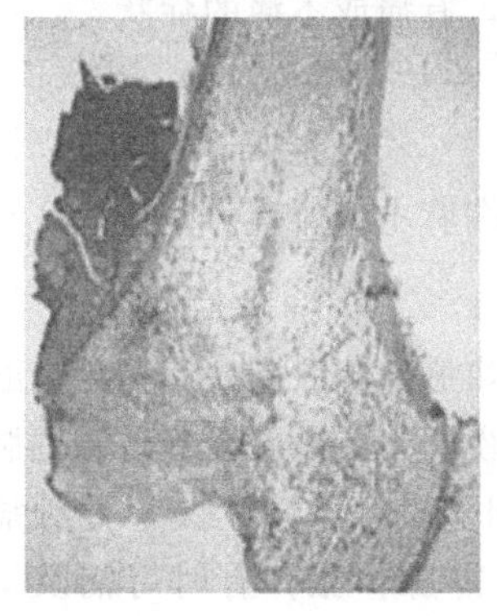

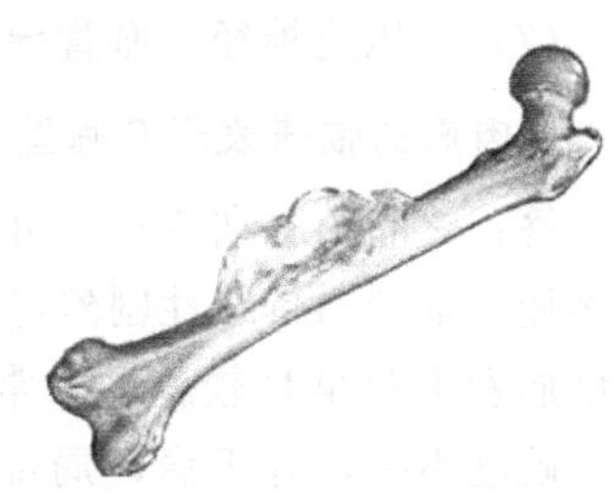

图7-1 骨肉瘤的常见发病部位

对社会和患者家庭造成的负面影响较大。

发生骨肉瘤的高危人群有哪些？

答：(1) 处于以下环境的工作者或有以下特征的人有可能处于硬骨肉瘤发病的危险期

① 放射物辐射。

② 暴露在石油产品、苯、除草剂和杀虫剂之中。

③ 遗传因素。

(2) 处于以下环境的工作者和有以下特征的人有可能处于软骨肉瘤发病的危险期

① 患良性瘤和其他疾病。

② 放射物辐射。

③ 遗传因素。

④ 儿童、青少年。

骨肉瘤的早期症状有哪些？

答：(1) 出现体重下降、疲劳和活动能力下降。

(2) 出现骨和关节疼痛或肿胀，经常在夜间疼痛感加强且不一定与活动有关；疼痛可以是持续钝痛或只在受压时感到疼痛。

(3) 有一处或多处骨折，无明显原因。在骨折被治疗后应检查有无骨肉瘤或骨质疏松。

(4) 在骨的表面出现一个硬的肿块，有痛或不痛的症状。

(5) 有持续且难以解释的背痛。

(6) 发生病理性骨折或变形。

(7) 因压迫神经、血管导致肢体远端麻木或瘫痪。

骨肉瘤的临床表现有哪些？

答：疼痛为早期症状，可发生在肿块瘤出现以前，起初为间断性疼痛，渐转为持续性剧烈疼痛，尤以夜间为甚。恶性程度高的肿瘤疼痛发生较早且较剧烈，常有局部创伤史。骨端近关节处肿瘤大，硬度不一，有压痛，局部温度高，静脉扩张，有时可扪及搏动，可有病理性骨折。全身健康逐渐下降至衰竭，多数患者在一年内有肺部转移。肺转移可以表现为胸痛、咯血等，也可以无临床表现，肺 CT 能早期发现肺转移灶。

骨肉瘤的诊断依据有哪些？

答：除根据临床表现外，主要靠 X 线、CT 作出初步诊断，最后需要做组织病理学检查才能确诊。

（1）多发于 10～25 岁的青少年，好发于四肢长骨的干骺端，如股骨远端及胫骨和肱骨近端。

（2）主要症状是局部疼痛，初为间歇性隐痛，迅速转为持续性剧痛，夜间尤甚。

（3）局部皮温高，静脉怒张，肿块生长迅速，压痛，可出现震颤和血管杂音，可有病理性骨折、关节功能障碍。

（4）晚期可出现全身毒性作用、食欲缺乏、体重减轻，最后衰竭，出现恶病质。

（5）部分患者伴有贫血，白细胞增高，血沉快，血清碱性磷酸酶增高。

（6）X 线、CT、MRI 的特征　X 线是诊断骨肉瘤最方便、实用和廉价的影像学方法，骨肉瘤的典型 X 线表现为骨质破坏、骨膜反应、软组织肿块和瘤骨，但对于肿瘤侵犯范围的判断不准确。CT 可以更清晰地显示肿瘤的骨破坏及基质特点，而 MRI 则用于了解病变的范围、软组织受侵袭情况，以及肿瘤与主要血管的关系。

（7）病理学检查可明确诊断。

骨肉瘤的治疗原则如何？

答：（1）骨肉瘤的治疗强调早期综合治疗，以手术和化疗为主。若诊断明确尚无肺转移，应先行术前新辅助化疗后施行保肢术或高位截肢术，术后继续化疗。

（2）合并单一肺转移源者可同时施行截肢术和肺转移源切除术。比较小的转移灶可以在电视辅助胸腔镜下行病灶切除术，稍大的转移灶可以开胸行肺叶楔形切除术，对于不能手术切除的转移灶可以行放疗。随着术后化疗的进行，部分肺转移灶也能被杀灭。靶向治疗药物联合化疗药物对肺转移治疗有效。

（3）放射治疗对骨肉瘤不敏感，仅用于手术前、后的辅助治疗，或肿瘤不能切除或肺转移时。

如何做好该患者化疗期间的健康教育？

答：化疗毒性作用和副作用大，让患者及家属了解化疗的重要性、可能出现的副作用及预防措施非常重要。①化疗期间注意休息，尽量少到户外活动，避免劳累或去人群集中的公共场所，注意保暖，预防感冒。②做好个人清洁卫生，保持口、鼻腔及皮肤清洁，大量饮水，按时服药，摄入营养丰富、均衡的饮食，宜清淡、细软、少渣，保持大便通畅。③患肢局部避免热敷、按摩、药物外敷、拍打，患肢避免负重，保持良好的心态，积极配合治疗。

该患者使用大剂量甲氨蝶呤时，会产生哪些不良反应？护理过程中应注意什么？

答：（1）大剂量甲氨蝶呤进入人体后，需在肝内分解，经肾脏排泄，易导致肝肾功能损害。充分的水化及碱化尿液可减少甲氨蝶呤在肾小管中形成结晶，从而避免或减轻肾损害。化疗期间多喝水，严密记录24h尿量，尿量每天在3000mL左右，每次小便后测定尿pH值（最好使pH值在6.8～7.5），以保障促进药物进入体内与肿瘤细胞作用后产生的毒素排出。

（2）大剂量甲氨蝶呤化疗对消化道黏膜损伤严重，所以用药期间，患者宜吃软、易消化食物，避免生冷、烫、有刺、硬食物的摄入，以免加重损伤造成口腔及胃肠道黏膜溃疡和黏膜脱落。化疗期间应密切观察口腔黏膜有无潮红、溃疡、糜烂等。对于口腔溃疡严重、疼痛不能进食者，应用漱口液含漱，以减轻局部炎症反应，减轻疼痛；同时，化疗期间应遵医嘱坚持服用保护黏膜的药物。

MTX浓度	CF用量(静滴)	用法
24h＜100μmol/L		
＞1～5μmol/L	25～50mg/m^2	q6h

续表

MTX 浓度	CF 用量(静滴)	用法
>10μmol/L	50～100mg/m²	q6h
>100μmol/L	1000mg/m²	q6h
46h<10μmol/L		
>1μmol/L	50～100mg/m²	q6h
>10μmol/L	100～200mg/m²	q3～4h
72h<1μmol/L		
0.1～0.9μmol/L	50～100mg/m²	q6h
>1μmol/L	50～100mg/m²	q3～4h
>10μmol/L	100～1000mg/m²	q3～4h

骨肉瘤的饮食要注意什么？

答：(1) 宜吃食物

① 宜多吃可抗骨肉瘤的食物，如海带、紫菜、杏仁、桃仁。

② 骨痛者宜吃牡蛎、蟹、虾、核桃。

③ 脾大者宜吃甲鱼、泥鳅、海鳗、毛蚶、海带、裙带菜。

④ 贫血者宜吃猪肝、香菇、芝麻、蜂乳、黄鱼、花生、海参、鲩鱼、鲍鱼。

(2) 忌吃食物

① 忌烟、酒及辛辣刺激食物。

② 忌霉变、腌制、油煎、肥腻食物。

③ 忌羊肉、鹅肉、猪头肉等食物。

日常生活中怎样预防骨肉瘤？

答：(1) 心理与健康预防　除了癌细胞，心理因素已成为扼杀肿瘤患者生命的一个重要因素。肿瘤患者常有四种心理问题：角色紊乱、退化和依赖、焦虑及抑郁。事实表明，癌症患者保持乐观的生活态度，树立战胜疾病的信心，坚信自己的康复能力，是克服癌魔的首要前提。相反，如果在疾病面前精神颓废，则可反馈性地导致机体的免疫功能下降，使病情恶化。

(2) 营养与饮食健康　食物是癌症患者康复的物质基础，重视癌症患者的饮食，提供合理充足的营养，增强机体的抵抗力，提高患者对治疗的耐受力，保证治疗计划顺利完成，促进康复。

(3) 早发现，早治疗，提高生存率　骨肉瘤在原发性恶性骨肿瘤中发病率占第一或第二位，且恶性程度很高，对患者的生命质量乃至生命危害甚大，因此应引起高度的重视。本病最早出现的症状是持续性疼痛，此时病变可能已持续一段时间，许多患者总将关节周围的疼痛理解为关节扭伤，直至发生持续性剧痛或触及肿块方来就诊。因此，普及骨肉瘤的相关知识，使人们增加对骨肉瘤的认识和了解并提高警惕性。特别是青少年发现膝关节周围无明显外伤的疼痛时，应尽早到有一定水平的医院检查。

(4) 避免接触放射性元素　本病的发生可能与一些外界的刺激有关，一些放射性的元素很容易造成人体骨骼的变化，诱发骨癌。特别是那些尚处于发育期的青少年，在治疗其他疾病时也要尽量避免放射性治疗，如X线等。如因某些因素不得不接触时，应注意防护。要定期复查直至20岁以后。因骨软骨瘤、巨细胞瘤、骨纤维异样增殖症等良性病变亦可转变为骨肉瘤，故这些患者更应警惕。

(5) 养成良好的生活习惯　预防骨肿瘤，要注意养成良好的生活习惯，改变不良的生活和饮食习惯，戒烟戒酒，少吃腌制和油炸食品。腌制食品含有大量亚硝酸盐，而熏制和油炸食物则含有大量的苯丙芘，它是重要的致癌因子。

骨肉瘤患者发生病理性骨折的危险因素有哪些?

答：(1) 疾病本身因素　骨肉瘤患者骨质受到不同程度的破坏，骨质密度降低，强度降低，稳定性降低，容易在受到轻微外力或机体本身重力的作用下发生骨折。

(2) 好发人群　骨肉瘤好发于10～20岁的青少年，以股骨下、股骨干多见。年龄越小，骨骼发育相对活跃，骨骼发育越不成熟，受到肿瘤侵害时骨折的概率就越高。

(3) 疼痛　局部疼痛和压痛最为常见，可与肿块同时出现或先出现，开始疼痛轻微，随着疾病发展可呈现持续性疼痛，皮肤呈暗红色，紧张发亮，皮温增高，短期内形成较大肿块，导致关节功能障碍、活动受限、骨骼畸形、患者行走不便，易发生病理性骨折。

（4）必要的影像学检查　CT、MRI、ECT、X线检查是骨肉瘤患者必不可少的检查项目，而做这些检查不可避免要搬动患者，但频繁搬动患者容易造成病理性骨折，应予注意。

（5）依从性　患者年龄小，好动好玩，对疾病没有正确的认识，缺乏保护意识，不能做到完全执行医嘱，家属对患儿过度偏袒，也使患者对医嘱的依从性降低，故发生骨折的危险性高。

骨肉瘤患者易发生病理性骨折，应如何预防和护理？

答：①遵医嘱指导患者服用止痛药物，缓解疼痛，减轻痛苦。②尽量将检查项目安排在同天进行，减少搬动患者，搬动时动作应轻柔，做好患肢保护，防止发生骨折而加重患者痛苦。③骨肉瘤患者卧床时间长，活动少，血液黏稠度高，化疗药物对血管内皮的损伤，成为增加血栓形成的诱因，在使用抗凝血药物治疗的同时，指导患者在床上做健侧肢体活动，可有效促进血液循环，防止血栓发生。④加强高维生素食物的摄入，防止便秘。⑤心理护理：关心患者，多与之交谈。患者对突发意外会产生恐惧心理。疾病所引起的疼痛和活动受限也使患者情绪低落。在做好患者心理护理的同时加强对患者家属的解释工作，使家属对疾病有一定了解，使患者获得家庭的支持，主动配合治疗及护理工作。

骨肉瘤患者截肢术后的安全护理措施有哪些？

答：①骨肉瘤患者入院后即告知患者及家属，避免患肢负重，应卧床休息，不可如厕。②病床有床挡保护，避免坠床，必须下床活动时需扶拐或使用轮椅。③病房地面清洁、干燥，避免患者摔倒造成骨折。④使用支具，保护患肢。⑤护士应注意观察患肢血运、活动、皮温情况，支具边缘可使用透明贴加强保护，避免皮肤破损。

骨肉瘤的预后怎么样？

答：骨肉瘤患者的预后与组织类型、原发部位、诊断时肿瘤大小及转移状况、手术前后血清碱性磷酸酶的变化有关。影响预后的关键在于就诊早晚、手术前后的化疗和放疗反应敏感度。低分化的骨肉瘤预后差，肢体远端骨好于近端骨，发生于脊柱的骨肉瘤预后较其他部位差。

该患者出现幻肢痛，护士应采取哪些护理措施？

答：幻肢痛是主观感觉已被截除的肢体依然存在，并有剧烈疼痛的幻觉现象。90%～95%的截肢患者术后会出现这种症状。这既是躯体疾病的症状，又是心理障碍的反应，主要表现为抑郁、失眠、多疑多虑、食欲缺乏等。在进行各种药物治疗、阻滞治疗和手术治疗的同时，需要进行心理治疗。为解决截肢后幻肢痛患者的身心痛苦，护士应采取以下护理措施。

（1）心理护理　建立良好的护患关系，关心患者，理解其痛苦，使患者充分表达真实想法，通过平等交谈，使压抑的情绪得以释放。医务人员热情、耐心，可使患者具有一种安全感，从而减轻不良情绪的影响。帮助患者尽快从躯体上和心理上适应残疾，在意志上由懦弱变成坚强。

（2）评估疼痛　通过与患者交谈，对患者的表情、活动、睡眠及饮食等方面进行全面评估。采用数字分级法（NRS），教会患者正确评分，让患者自己圈出一个最能代表其疼痛程度的数字，并将记分粗略分为轻度（3分以下）、中度（4～6分）和重度（7～10）。

（3）评估引起患者疼痛的因素　护理操作动作轻柔，避免诱发因素，同时重视心理护理，转移注意力，调节患者的情绪。

（4）消除患者对疼痛的恐惧感　给其讲解幻肢痛的原因及疼痛规律，消除恐惧感。

（5）指导患者运用放松术　夜间睡眠时为患者创造安静的环境，睡前用温热水泡脚、喝温热牛奶，教会患者运用放松术。

（6）其他护理措施　配合采用理疗、针刺、普鲁卡因穴位封闭、热敷等，减轻疼痛。

（7）分散注意力　鼓励参加娱乐活动，不要过分关注疼痛。

患者截肢术后，残端如何进行功能锻炼？

答：残肢早期进行功能锻炼对预防肌肉萎缩，关节僵硬畸形及日后患者更好地操纵假肢非常重要。残肢功能锻炼在于改善截肢患者全身状态，促进残肢定型，增强肌力，提高关节活动力，有利于充分发挥存留肢及假肢的功能。

（1）指导患者早期进行功能锻炼，术后尽早床上坐起或下床进行残肢主动活动，2～3 天以后练习坐起。患者情况良好，术后一周开始扶拐走路。截肢的功能锻炼应循序渐进，逐渐增加活动量。

（2）采取不同卧位进行残肢功能锻炼，如仰卧将身体向内旋转，仰卧将患肢尽可能下压，俯卧将患肢尽可能上举，卧向将患肢尽可能往内移动。

（3）加强残肢肌肉锻炼　指导大腿夹枕锻炼大腿肌肉，股四头肌舒缩锻炼、直腿抬高运动、患肢髋外展运动。

（4）其他康复训练　可评估患者不同阶段具体情况，指导患者站立平衡训练、迈步训练、步行训练、上下楼梯训练及上下斜坡训练。

【护理查房总结】

骨肉瘤是原发于骨组织的最常见的恶性肿瘤，其恶性程度高，预后差。发病年龄多在 10～25 岁。男性多于女性。好发部位是长管状骨的干骺端，股骨远端和胫骨近端最多见，其次是肱骨和腓骨近端，其他部位如股骨上端、脊椎、髂骨等骨组织均可发生。治疗的关键在于早期发现、早期诊断、早期治疗。特点是肺部转移早，在临床做出骨肉瘤诊断时，其中大部分已经发生肺的微小转移，这可能是既往骨肉瘤单纯截肢术后患者的 5 年生存率低至 5%～20% 的原因之一，对于骨肉瘤患者，护理得当可延长患者的生命，提高患者的生活质量。在护理骨肉瘤患者时，我们要特别注意以下几点。

（1）骨肉瘤患者应注意休息，避免劳累。

（2）患者的心理支持尤为重要，家属及护理人员应该帮助患者克服不良心理反应。防止外伤，防止发生病理性骨折。

（3）正确进行饮食指导，改变不良生活习惯，加强患者营养。

（4）尽量减轻患者疼痛，提高患者生活质量。

（5）化疗过程中，加强对穿刺部位的局部护理，观察患者并预防发生并发症，及时给予处理。

（6）加强健康宣教，指导患者进行截肢术后残端肢体的功能锻炼。

查房笔记

病例 2 • 恶性黑色素瘤

【病历汇报】

病情　患者男性，51 岁，因“发现左大腿上段肿块一年余”入住普外科。体格检查时发现患者左足趾根部可见蓝紫色色素沉着，考虑患者肿块是黑色素瘤的可能性大。彩超显示左侧腹股沟多发混合性肿块，左侧腹股沟多发淋巴结肿大，右侧腹股沟淋巴结可见。积极完善术前准备后在全麻下行左侧髂腹股沟淋巴清扫术＋右侧腹股沟淋巴结清扫术＋左侧足底肿块切除及取皮植皮术，术后病检报告示（左足底）恶性黑色素瘤，（皮肤切缘）未见肿瘤，（左腹股沟、左髂窝）淋巴结见肿瘤转移（4/9，2/4），（右腹股沟）淋巴结未见肿瘤转移（0/7）。需接受化疗，于入院后第 5 天转入肿瘤化疗科。转科后完善相关检查，于第 5 天在局麻下行静脉输液港植入术，第 6 天行 DVP 方案化疗（达卡巴嗪 400mg d1～d4、长春地辛 3mg d1、顺铂 40mg d5～d7），并予以干扰素 α-2b、重组人白介素-2 等生物免疫治疗，同时辅以保护肝脏、止呕、保护胃黏膜等对症支持治疗，化疗第 5 天患者诉腹胀、便秘，予以多库酯钠片口服。目前患者诉恶心，偶有呕吐。既往体健，无“结核病”“肝炎”，有输血史，无药物过敏史，无家族遗传史。

护理体查　T 36.5℃，P 80 次/分，R 18 次/分，BP 120/80mmHg。身体一般状况（KPS）评分 80 分，身高 155cm，体重 53kg，体表面积 1.4555m^2。患者发育正常，神志清楚，营养中等，自主体位，查体合作。腹部外形正常，无包快，无压痛及反跳痛，肝、脾、胆囊未扪及，肾区无叩击痛，肠鸣音正常，腹部无移动性包块。左足底及双侧腹股沟可见陈旧性手术瘢痕，双下肢肿胀。

辅助检查　彩超示左侧腹股沟多发混合性肿块，左侧腹股沟多发淋巴结肿大；病理学检查示（左足底）恶性黑色素瘤，（皮肤切缘）未见肿瘤，（左腹股沟、左髂窝）淋巴结见肿瘤转移

(4/9，2/4)，(右腹股沟）淋巴结未见肿瘤转移（0/7）。

入院诊断 左足底恶性黑色素瘤术后（Ⅳ期）；左侧腹股沟区淋巴结转移术后。

主要的护理问题 悲哀、恐惧；舒适的改变；知识缺乏（输液港的维护）；癌因性疲乏；便秘；营养失调。

目前主要的治疗措施 行DVP联合化疗；干扰素α-2b、重组人白介素-2生物免疫治疗；止呕、保护胃黏膜、护肝等对症支持治疗；营养支持治疗；多库酯钠口服通便；提高患肢，减轻肿胀。

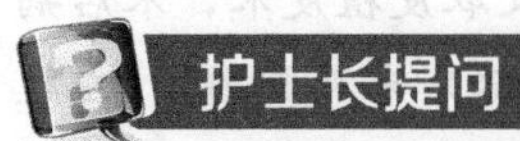

护士长提问

什么是恶性黑色素瘤？其流行病学特点有哪些？

答：恶性黑色素瘤是指发生于皮肤和黏膜、起源于神经外胚层神经嵴细胞的一种高度恶性肿瘤，是除基底细胞癌和鳞状细胞癌之外最常见的一种皮肤肿瘤。90%发生于皮肤，多见于足底、头颈部和躯干、小腿、指（趾）间、手掌、指甲下、甲沟等，10%发生于眼球的虹膜、睫状体，口腔、消化道系统的黏膜。

恶性黑色素瘤早期易发生淋巴和血道转移，预后较差。在许多国家该病的发病率和病死率都在增加。国内恶性黑色素瘤发病率低，但恶性程度高，因国内早诊工作缺乏经验，病死率达50%以上，是病死率最高的恶性肿瘤之一；近年来发病率明显上升。

恶性黑色素瘤的诱发因素有哪些？

答：(1) 色素痣恶变　原有的色素痣发生恶变是恶性黑色素瘤最常见的病因之一，容易发生恶变的有增生不良痣和巨毛痣。

(2) 紫外线照射　恶性黑色素瘤人群发生率随着居住地纬度的降低而增高。

(3) 皮肤类型　白种人发病率大于有色人种。

(4) 创伤　色素痣激光、烧伤、冷冻等可诱发恶变。

（5）遗传倾向　恶性黑色素瘤患者中1%～6%的人有家族史。

（6）内分泌紊乱　如妊娠可诱发或加剧恶变。

恶性黑色素瘤的病理分型有哪些？

答：（1）浅表扩展型　占20%～74%，可见于体表任何地方。易发生转移，预后不良。

（2）结节型　占15%～63%，也见于体表任何一处。以垂直发展为主，侵向皮下组织，易发生淋巴转移，更具致命性。

（3）肢端色斑型　约占10%，多发生于手掌、足底、甲床及黏膜等处，预后较差。

（4）雀斑痣型　占5%～14%，发生自老年人面部已长期存在的黑色雀斑。预后最好。

（5）其他分型。

恶性黑色素瘤的临床表现有哪些？

答：恶性黑色素瘤的临床表现为病变部位颜色、大小的改变或相应的症状如瘙痒、溃疡和出血等。根据病理分型其临床表现有所不同：雀斑痣型恶性黑色素瘤表现为原有的色素性皮损增大，色素加深；浅表扩展型恶性黑色素瘤表现为皮损周缘稍隆起，形态不规则；结节型恶性黑色素瘤的典型表现为突出皮面的色素结节，可发生于身体的任何部位，多发生在背部，向上浸润表皮形成溃疡；肢端色斑型恶性黑色素瘤发生于手掌、脚底及甲下的皮损颜色变为棕黄、棕褐色或黑色，但不高于皮面，病情继续发展病灶呈结节状隆起。

怎样鉴别诊断恶性黑色素瘤？

答：（1）普通痣与恶性黑色素瘤的区别

① A（asymmetry）：不对称性，即将痣一分为二，两半不对称。

② B（border irregularity）：边缘参差不齐，呈锯齿状改变。

③ C（color variation）：颜色改变，呈棕、黑、红、白或蓝混杂不匀。

④ D（diameter）：直径>5mm。

⑤ 表面粗糙不平、伴有鳞样或片状脱屑，有时有渗液或渗血。当发现普通痣出现以上改变时，提示有早期恶性黑色素瘤的可能。

（2）结构不良痣与早期恶性黑色素瘤，单凭肉眼观察难以鉴别，对怀疑病灶应做活检获得病理确诊。

（3）恶性黑色素瘤与其他含有色素的皮肤病损如老年性色素性疣、甲下血肿、色素性基底细胞瘤、硬化性血管瘤等的鉴别，主要参考病史、病程进展等加以鉴别。

（4）无色素性恶性黑色素瘤常与皮肤癌或软组织肉瘤难以混淆，需通过病理学检查或免疫组化等方法协助诊断。

（5）放射影像学检查　如X线、B超、CT、MRI等可以了解内脏等远处病灶部位有无转移。

（6）实验室检查　某些抗原性标记已被临床用于恶性黑色素瘤的鉴别诊断，如S-100蛋白、HMB-45角蛋白、白细胞共同抗原等。

恶性黑色素瘤的治疗原则是什么？

答：早期诊断和手术切除是恶性黑色素瘤的根本治疗方法。根据患者的病理分期决定治疗方案，除少数特别早期的患者只需要定期复查外，多数患者术后需要进一步治疗，无手术机会的晚期患者需要接受全身治疗如化疗和（或）免疫治疗，以提高疗效，延长生存时间。

恶性黑色素瘤的手术方式有哪些？该患者采用了哪种手术方式？

答：（1）原发病灶广泛切除。

（2）原发病灶广泛切除＋区域淋巴结清除术。

（3）恶性黑色素瘤孤立性转移灶切除术。

此患者左侧足底肿块切伴有远处转移，彩超示左侧腹股沟多发混合性肿块，左侧腹股沟多发淋巴结肿大，右侧腹股沟多发淋巴结可见。采用了左侧髂腹股沟淋巴清扫术＋右侧腹股沟淋巴结清扫术＋

左侧足底肿块切除及取皮植皮术。

患者什么情况下可使用放射治疗？

答：除了某些极早期的雀斑型恶性黑色素瘤采用放射治疗外，原发病灶一般不采用放射治疗，但转移性病灶放射治疗疗效达到50%。目前常用放射剂量为：对浅表淋巴结、软组织及胸腔、腹腔、盆腔内的转移灶，每次照射量≥500cCy，每周 2 次，总量2000～4000cCy，对骨转移灶每次 200～400cCy，总量 3000cCy以上。

恶性黑色素瘤的常用化疗方案有哪些？

答：恶性黑色素瘤对化疗不甚敏感，但联合用药可提高有效率，减低毒性作用。恶性黑色素瘤的常用化疗方案有：DVP 方案（达卡巴嗪 400mg d1～d4、长春地辛 3mg d1、顺铂 40mg d5～d7）、BDV 方案（卡莫司汀、达卡巴嗪、长春新碱）、PBDV 方案（顺铂、卡莫司汀、达卡巴嗪、长春新碱）等。

达卡巴嗪的不良反应有哪些？使用中应注意什么？

答：常见不良反应有骨髓抑制、恶心呕吐等胃肠道反应，偶有出现流感样症状。

在使用中应注意：药物对光和热极不稳定，遇光或热易变红，应避光密封 2～8℃保存；在水中不稳定，放置后溶液变浅红色，溶解后立即避光输注；只能溶于 5%葡萄糖中。

卡莫司汀的不良反应有哪些？使用中应注意什么？

答：可引起肝肾功能、骨髓异常，骨髓抑制发生在用药后 4～6 周。长期治疗可引起肺部并发症。

在用药期间需加强患者血象、肝肾功能、肺功能的监测。化疗结束后 3 个月不宜接种活疫苗。可致畸，孕妇、哺乳期妇女、老年人慎用。

什么是生物免疫治疗？

答：生物免疫治疗是指应用现代生物技术和产品，通过调节机体免疫系统，直接或间接地抑制肿瘤细胞和（或）杀死肿瘤细胞的治疗方法。主要分为细胞因子（CK）疗法、过继性免疫疗法、单抗及分子靶向治疗、基因治疗、肿瘤疫苗疗法等。

干扰素 α-2b 的不良反应及注意事项有哪些？

答：(1) 不良反应

① 用药后90%以上的患者会出现流感样症状，如发热、寒战、头痛、肌肉酸痛等，与用药剂量有关。

② 胃肠道反应：如恶心呕吐、腹痛、腹泻等。

③ 神经系统反应：主要表现为嗜睡和精神错乱。

④ 轻度脱发，较常见。

⑤ 少数患者用药后出现低血压、心律失常等。

⑥ 肝功能损害和骨髓抑制程度较轻，也较少出现。

(2) 使用注意事项

① 高热、儿童和孕妇慎用。

② 对老年患者在接受本药物治疗前和治疗中都应做心电图检查，根据病情调整或停止药物。

③ 用注射盐水溶解时应沿瓶壁注入，以免产生气泡。

④ 严重的肝、肾或骨髓功能不正常患者均不宜使用此药。

⑤ 有癫痫或中枢神经系统功能损伤者不宜使用此药。

重组人白介素-2 的不良反应及注意事项有哪些？

答：(1) 最常见的是流感样症状，如寒战、高热。

(2) 皮下注射者局部可出现红肿、硬节、疼痛，停药后可自行消失。

(3) 药物过量可引起毛细血管渗漏综合征，表现为低血压、末梢水肿、暂时性肾功能不全等，应立即停用，积极对症处理等。

(4) 本药与有肝、心、肾、骨髓功能不全及精神类药物合用时会加重上述器官的毒性，对本药物有过敏史、严重心肝肾功能异常或器官移植术后等患者慎用。

(5) 孕妇、小儿、高热患者和老年人需慎用。

患者出现流感样症状怎样护理？

答：患者在使用重组人白介素-2 和干扰素 α-2b 药物后出现一过性发热（38℃左右），亦可出现寒战、高热。停药后 3～4h 体温多可自行恢复到正常。告知患者上述症状出现的原因，消除患者的紧张感。及时更换被单和病服，避免感冒。在用药前 30min 予以尼美舒利片 10mg 口服可改善上述症状。

为什么患者会出现双下肢水肿？如何护理？

答：(1) 双侧下肢水肿是由于双侧腹股沟行淋巴结清扫术后淋巴回流受阻而引起的水肿，随着时间推移，水肿会有一定程度的改善。

(2) 责任护士应采取的护理措施

① 休息时抬高患肢。

② 穿着医用循序减压弹力袜或弹力绷带。

③ 理疗。

④ 饮食要求：限制盐的摄入，限制每天的入水量，多进食粗纤维的食物，保持大便通畅。

⑤ 做好水肿肢体的皮肤护理：注意保暖，积极预防因患者皮肤破损或干裂引起的感染。

⑥ 遵医嘱使用皮质激素或间断使用利尿药。

⑦ 必要时予手术治疗。

患者化疗期间出现恶心呕吐应怎样护理？

答：(1) 饮食要温热、清淡、易消化；少量多餐，鼓励进食；食物不要太烫，因高热食物加速肠蠕动而加重腹泻；少吃甜食及富含纤维类食物，以免产气过多引起腹痛腹胀；应多补充水分，一般以开水、淡茶为宜，不宜饮用咖啡、浓茶和酒类等；同时多食用含钾丰富的食物，如马铃薯、橘子、桃、杏等。

(2) 偏酸性的水果、硬糖及酸泡菜可缓解恶心。

(3) 避免强烈的阳光、嘈杂的声音以及强烈气味（如香水或其他患者的呕吐物）的刺激。

(4) 看电视、听音乐、下棋、谈论患者感兴趣的话题，都能帮助患者分散注意力，减少恶心呕吐。

(5) 治疗间隙期，鼓励患者到室外散步，呼吸新鲜空气，做适宜的运动，如散步、气功等。

(6) 在与患者的谈话中，不能渲染化疗引起的恶心呕吐，以免加重心理负担。

(7) 患者出现恶心呕吐时，应做短暂休息。呕吐严重时暂禁食，每次呕吐后用漱口液漱口。呕吐停止后从汤水开始逐步恢复饮食。

(8) 呕吐频繁时，遵医嘱加强止呕药物治疗。

为什么该患者会出现便秘？应如何护理？

答：患者出现便秘与化疗药物（长春新碱）毒性作用、止吐药物（盐酸帕洛诺司琼、甲氧氯普胺）作用以及活动量减少有关。增加膳食纤维的摄入，多喝水，根据病情适当地增加活动量，增加可使大便柔软的食物，如香蕉，根据病情予便秘常用药物，如多库酯钠片、麻仁润肠丸等或番泻叶冲水饮用。若无便>3天，可予开塞露或灌肠促其排便。

护士对该患者应怎样做好心理护理？

答：该患者诊断为恶性黑色素瘤Ⅳ期，预后较差，患者反复询问治疗效果，对治疗没有信心，经常对其家属发脾气。此时，护士应做好如下心理护理。

(1) 及时了解患者的心理状态，帮助患者及家属正确了解黑色素瘤的相关知识及疾病的预后，增强治疗信心，消除患者的恐惧感。

(2) 患者担心下肢肿胀影响自己的生活，并担心将来的家庭情况出现异常，工作受到影响。护士应积极与患者家属、亲友交流，鼓励他们关心、陪伴、疏导患者。

(3) 护士严密观察病情，将其与危重、恐惧、紧张患者进行隔离，减少恶性刺激。尽量将其与治疗效果好或性格开朗的患者安排在同一房间。

什么是静脉输液港？

答：静脉输液港（Port）是一种可以完全置（植）入体内的静脉输液装置，利用手术的方法将导管经皮下穿刺置于人体上腔静脉中，剩余导管及输液港座埋藏在皮下组织，只在患者体表可触摸到一圆形凸起。治疗时从此处定位，将无损伤针经皮垂直穿刺到注射座的储液槽，即可用于输注各种药物、补液、营养支持治疗、输血及血样采集等。可终身保留，注射区大约可穿刺2000次。

患者安装静脉输液港，护士应注意哪些护理要点？

答：(1) 必须使用无损伤针垂直穿刺输液港。

(2) 注射、给药前应抽回血确认位置。若抽不到回血，可注入5mL生理盐水后再回抽，使导管在血管中漂浮起来，防止三向瓣膜贴于血管壁。

(3) 可以进行常规的加压输液或输液泵给药，但是不应用于高压注射泵推注对比剂。

(4) 冲洗导管、静脉注射给药时必须使用10mL以上的注射器，防止小注射器的压强过大，损伤导管、瓣膜或导管与注射座连接处。

(5) 每次给药后都以标准脉冲方式冲洗导管。

(6) 保持正压方式移除注射器或无损针，以避免血液回流而增加凝血概率。

(7) 注射器推注化疗药物时，必须边推注药物边检查回血，以防药物渗出血管外损伤邻近组织。

(8) 经输液港采血时，穿刺成功后，抽出3～5mL血液弃置不用。换一新的10mL以上注射器抽足量血标本，采集完毕立即用20mL生理盐水以脉冲方式冲洗导管。

置入静脉输液港后，应嘱患者注意哪些事项？

答：(1) 保持局部皮肤清洁干燥，观察输液港周围皮肤有无发红、肿胀、灼热感、疼痛等炎性反应。如有异常应及时报告医务人员。

（2）置入静脉输液港患者不影响从事一般性日常工作、家务劳动、轻松运动。但应避免使用同侧手臂提过重的物品、过度活动，禁用同侧手臂做引体向上、托举哑铃、打球、游泳等活动度较大的体育锻炼。

（3）避免重力撞击输液港部位。

（4）治疗间歇期每 4 周对静脉输液港进行冲管、封管等维护一次，建议回医院维护。

（5）做 CT、MRI、造影等检查时，严禁使用此静脉输液港进行高压注射对比剂，防止导管破裂。

（6）如肩部、颈部出现疼痛及同侧上肢水肿、疼痛等症状，应及时回医院检查。

（7）如不能回院维护治疗时，请务必在当地正规医院由指定专业人员进行维护治疗。

患者出院前应做哪些健康指导？

答：（1）保持心情舒畅，在不引起疲劳和不影响治疗的前提下，应鼓励患者下床活动、散步，适当地自理生活，分散对疾病的注意力。

（2）加强营养，合理调整饮食。少量多餐，食物应易消化，富含营养。

（3）定期复查血常规、肝肾功能（每周 1～2 次），出现不适应随诊。如白细胞低于正常，遵医嘱给予粒细胞集落刺激因子针或益血生胶囊等升白细胞药物治疗，保持个人、环境清洁，注意饮食卫生，尽量少去人员杂多的地方，避免感冒；如血小板低于正常，遵医嘱予重组人白介素-11 等升血小板药物，应避免从事激烈的对抗性运动，避免磕碰出血，使用柔软的牙刷刷牙以防牙龈出血，注意观察大小便的颜色，如有异常及时就医。

（4）定期返院复查和治疗。

（5）尽量避免日晒，避开紫外线最强的时候外出。

【护理查房总结】

恶性黑色素瘤是皮肤癌的一种，恶性程度高，早期即可发生转移，一旦发展到晚期则治疗难度更大，严重威胁人类生命健康。结合临床检查和病理学检查有助于早期诊断，研究证实早期诊断、规范的诊治流程是改善恶性黑色素瘤预后的关键因素，外科手术＋联合化疗＋免疫治疗的综合治疗可取得较好的预后。对于此患者护士应做到以下几点。

(1) 积极做好患者的心理干预，缓解其心理压力，使其主动配合治疗。

(2) 治疗期间密切观察各化疗药物和免疫治疗药物的不良反应，并做好相应的干预措施。

(3) 掌握输液港的维护和护理要点，加强对患者及家属输液港的健康指导。

(4) 抬高患肢，观察下肢水肿情况是否得到改善。

(5) 做好患者双下肢的皮肤护理，防止感染。

(6) 合理安排饮食，保持大便通畅，保证患者营养。

(7) 做好出院前健康指导。

查房笔记

第八章　中枢系统肿瘤

病例1 • 脑胶质瘤

【病历汇报】

病情　患者女性，46岁，主诉无诱因出现右侧肢体抽搐10个月余，抽搐时呈屈曲状，神志清楚，约10s后缓解，感右侧肢体酸痛，就诊于当地医院，头部MRI检查结果示左侧基底节区异常。2个月前在当地医院行伽马刀治疗，后渐出现右侧肢体瘫痪，言语表达困难。为进一步手术治疗收治入院。起病来患者无神志异常，偶有头痛，无呕吐，精神、食欲可。患者既往体健，无"结核病""肝炎"，无外伤手术史，无输血史，无药物过敏史，无特殊嗜好。患者入院后完善相关检查，同时予以脱水降颅压。入院后第6天在全麻下行开颅探查术+病灶切除术，术毕入ICU监测，2天后返回病房，予吸氧、床旁心电监测，神志清楚，双侧瞳孔等大等圆，大小约3mm，对光反射灵敏，右侧肢体肌力2～3级，左侧肢体肌力5级，留置导尿管于床旁。术后第4天遵医嘱停止给氧，停床旁心电监测，拔出尿管，协助患者进行肢体功能锻炼。

护理体查　T 37℃，P 90次/分，R 16次/分，BP 110/76mmHg。KPS评分40分，体重60kg，身高155cm，体表面积1.59m^2。患者发育正常，神志清楚，自动体位，查体合作。患者主要症状为头痛、失语，右侧肢体肌力2～3级，有癫痫发作史。全身淋巴结无扪及，头颅、五官无异常，呼吸规则，双肺呼吸音正常，无啰音及哮鸣音，心律齐、心音正常，脊柱、外生殖器正常。患者神志清楚，运动性失语，定向力、记忆力、计算力可。颈软，双侧瞳孔等大等圆，大小约3mm，对光反射灵敏，眼球活动未见明显异常，双侧视力正常，无复视，面部痛温觉正常，无面肌抽搐，咀嚼肌无异常，角膜反射、下颌反射、吞咽反射可，右侧肢体肌力2～3级，肌张力偏高，右侧指鼻试验不能完成，右侧巴宾斯基征（+）、膝反射（+++）、凯尔尼格征（-）。

辅助检查　头颅MRI示左侧基底节区占位，周围大片水肿，左侧脑室受压明显，中线明显右移；实验室检查示血清谷丙转氨酶78.00U/L，谷草转氨酶42.00U/L；血钾3.79mmol/L，血钠132.2mmol/L。

入院诊断　脑胶质瘤。

主要的护理问题　头痛；自理缺陷；语言沟通障碍；躯体移动障碍；有皮肤受损的危险；清理呼吸道低效；有受伤的危险；便秘；潜在的并发症（肺部感染、深静脉血栓、脑疝、癫痫）；有体液失衡的危险。

主要的治疗措施　降颅内压治疗；完善各项检查；护肝治疗；拟先行手术治疗，再根据病情行化疗、放疗等综合治疗。

护士长提问

什么是胶质瘤？有什么特点？

答：(1) 胶质瘤是最常见的原发性颅内肿瘤，起源于脑神经胶质细胞，占所有脑瘤的40%～50%，绝大多数是恶性。

(2) 胶质瘤特点　浸润性生长，与正常脑组织无明显界限，具有恶性肿瘤特性。世界卫生组织（WHO）中枢神经系统肿瘤分类将脑胶质瘤分为Ⅰ～Ⅳ级。Ⅰ～Ⅱ级为低级别胶质瘤，生长缓慢，病程较长，自出现症状至就诊时间平均2年，生存时间5～10年。Ⅲ～Ⅳ为高级别胶质瘤，属于恶性肿瘤，瘤体生长快，病情短，自出现症状到就诊时多数在3个月之内，70%～80%在半年之内。生存时间约1年，且多数在治疗后数月复发。

胶质瘤的临床表现有哪些？

答：脑胶质瘤临床表现包括颅内压增高、神经功能及认知功能障碍和癫痫发作三大类。

（1）胶质瘤发病缓慢，一般为数周至数月，少数可达数年。

（2）颅内压增高症状 头痛、呕吐、视力减退、复视、精神症状等。

① 头痛：常是早期症状之一，初期常为间歇性、搏动性钝痛或胀痛，以后随着肿瘤增大，头痛加剧，时间延长，可以变成持续性。头痛可以是局限性或全头痛，常发生于清晨或起床后空腹时，白天逐渐缓解，严重时可伴有恶心呕吐，呕吐后头痛可减轻。当肿瘤囊性变、肿瘤内出血或蛛网膜下腔出血时，可使头痛加剧。如患者头痛忽然加剧、坐卧不安、大声呼痛或两手抱头、甚至叩击头部，伴有喷射性呕吐，继之昏迷，这是急性颅内压增高危象的先兆信号，必须采取紧急处理措施。

② 呕吐：也经常是胶质瘤的首发症状，多发生在清晨空腹时，呕吐前可有或无恶心，且常伴有剧烈的头痛、头晕。有时呈喷射性，多因颅内压增高刺激呕吐中枢引起。小儿颅后窝肿瘤出现呕吐较早且频繁，常为唯一的早期症状，易误诊为胃肠道疾病，故小儿出现频繁呕吐时，应做详细的神经系统检查，以防漏诊。

③ 视盘水肿：是颅内压增高的重要客观体征，幕上肿瘤一般为肿瘤侧较重，幕下肿瘤两侧大致相同。额叶底部肿瘤直接压迫同侧视神经引起原发性萎缩，对侧因颅内压增高引起视盘水肿。视盘水肿可在较长时间不影响视力，随着水肿的加重，出现生理盲点扩大和视野向心性缩小及视盘继发性萎缩。一旦出现阵发性黑矇，视力将迅速下降，要警惕失明的危险，需及早处理。

（3）肿瘤压迫、浸润、破坏脑组织所产生的局灶症状。

① 早期：刺激症状如局限性癫痫。

② 后期：神经功能缺失症状，如瘫痪等。

a. 额叶：随意运动，语言表达及精神活动障碍，如性格改变、淡漠、言语及活动减少，注意力不集中，记忆力减退，对事物不关心，不知整洁等。

b. 顶叶：中枢性感觉障碍。

c. 颞叶：癫痫，视幻觉，视野缺损，主侧半球者出现感觉性失语，癫痫可为早期症状。

d. 枕叶：视觉障碍。

e. 岛叶：内脏方面的神经系统症状。

(4) 第三脑室后部肿瘤占位效应可导致颅内压增高和局部体征，如双眼上视障碍，瞳孔调节障碍及对光反射异常；肿瘤向下发展，压迫小脑上蚓部，则可出现步态不稳、眼球震颤等。

(5) 颅后窝肿瘤与小脑半球肿瘤　共济失调，指鼻试验和跟膝实验不准；脑干症状，交叉性麻痹；小脑脑桥角症状，耳鸣、耳聋、眩晕、面部麻木、抽搐、声音嘶哑、进食呛咳、平衡感减退等。

脑胶质瘤的诊断最新变化是什么？

答：2016版世界卫生组织（WHO）中枢神经系统（CNS）肿瘤分类首次构建了分子时代CNS肿瘤诊断的新理念。2016版分类标准对弥漫性胶质瘤分类做出重大调整，并使用组织学和分子学特征进行重命名，包括IDH野生型/IDH突变型胶质母细胞瘤、H3K27M突变型弥漫性中线胶质瘤等。

胶质瘤的治疗方法有哪些？

答：脑胶质瘤诊疗规范（2018年版）指出脑胶质瘤治疗以手术切除为主，结合放疗、化疗等综合治疗方法。需要多学科合作，采取个体化综合治疗，以期达到最大治疗效益，尽可能延长患者的无进展生存期（PFS）和总生存期（OS），提高生存质量。

胶质瘤的手术治疗效果如何？

答：国内有研究显示，较低年龄（≤60岁）、较高的术前KPS评分（≥70分）、更大的手术切除程度和较低肿瘤分级均提示预后良好；尤其是新型手术辅助技术在开颅手术过程中对于判断切除肿瘤边界程度以及术中对脑神经功能的保护有很重要的作用，如神经影像导航、术中神经电生理监测技术、荧光引导显微手术、术中唤醒术等。手术切除是在保留功能的前提下最大限度地切除肿瘤，切除越彻底，肿瘤负荷越小，越有利于提高胶质瘤患者综合治疗的疗效。Brown 等的研究表明，不管胶质瘤的级别如何，切除肿瘤的程度与胶质瘤患者的生存期和生活质量密切相关。手术治疗可减少肿瘤细胞的数量，改变细胞动力学，切除放射抵抗的乏氧细胞和切除化疗不能到达的肿瘤区域，从而减小肿瘤负荷和增加辅助治疗的有效性。Laws 等研究结果显示，恶性胶质瘤即使行肉眼肿瘤全切，仍有 1g 左右的肿瘤组织残留，其中包含大约 10^9 个肿瘤细胞成为术后复发的根源。肿瘤切除程度是影响术后放化疗效果的重要因素之一，肿瘤残留越多，肿瘤负荷越大，放化疗的效果越差，预后越差。最大范围安全切除肿瘤有助于延长低级别胶质瘤（LGG）的复发间期。LGG 行部分切除复发的风险是全切除的 1.4 倍，死亡风险是 4.9 倍。在 2018 年脑胶质瘤诊疗规范中脑胶质瘤手术切除程度的判定推荐脑胶质瘤术后 24～72h 内复查 MRI，并以此结果作为后续治疗疗效或肿瘤进展的基线。

胶质瘤化疗的适应证有哪些？

答：（1）年龄大于 3 岁的患者。

（2）弥漫性生长的胶质瘤和颅内转移瘤、髓母细胞瘤、原发神经上皮肿瘤、生殖性胚胎肿瘤、反复复发的良性肿瘤。

（3）对放射治疗不敏感或手术禁忌证。

（4）间变性星形细胞瘤或间变性少枝胶质细胞瘤手术后、辅助放疗同时或放疗后。

（5）无论低级别或高级别胶质瘤术后复发者，无论手术能否全切或不能再进行手术，或术后复发拒绝再手术者。

（6）低级别侵袭性生长的胶质瘤，不能手术或手术不能全切或部分切除的胶质瘤患者。

脑胶质瘤患者进行化疗时，应如何护理？

答：（1）给药的护理　替莫唑胺的正确给药时间是早晨空腹服用，因呕吐影响早餐的摄入，每次服药前准备患者最爱吃的水果或果汁，服药后立即少量食用或嗅水果味可减轻恶心呕吐，呕吐后及时清洁口腔更换衣物，略推迟进餐时间。为防止呕吐窒息，床旁备用吸痰用物等急救设备。

（2）化疗期间鼓励患者多进食高维生素、高蛋白、高热量且易消化的食物，食欲不佳时可口服营养元素等加强营养，做好出入水量的观察记录。

（3）抗人表皮生长因子受体单克隆抗体（泰欣生）分子靶向治疗药物属生物制剂，给药后可出现发热、恶心呕吐、头晕、皮疹等副作用，严重者可出现超敏反应，导致过敏性休克危及生命。故用药前制订严密的预防超敏反应的急救措施，给药时携带预防过敏用物、药物。

（4）发热的护理　在病程中胶质瘤常导致持续发热，药物降温效果不佳，主要采用物理降温。①酒精擦浴降温。②冰袋降温。③电冰毯降温：体温超过 39℃启用电冰毯降温，电冰毯上置一层浴巾，防止皮肤损伤，体温降至 38℃时改用冰袋降温。

怎样指导患者口服替莫唑胺？

答：（1）该药品需要密封保存，取药时不得用手接触药物，药品一次吞服，不得咀嚼和打开胶囊。如果无意间打开或破坏了胶囊，必须避免吸入呼吸道，避免皮肤、黏膜直接接触，戴口罩、手套处理。应避免让儿童和宠物接近本品。药物过量时，需进行血液学检查。必要时应采取支持治疗措施。

（2）接受 42～49 天口服用药之后，应注意观察患者有无咳嗽、发热现象，警惕有无发生卡氏肺孢子菌肺炎。

（3）动物实验和体外实验表明，本品有致癌、致畸和生殖毒性。告知女性患者在治疗过程及治疗结束后 6 个月之内应避孕，男性患者在接受该治疗之前应冰冻保存精子。告知严重肝功能异常或肾功能异常者慎用，哺乳期妇女禁用。

（4）禁忌证　对本药或达卡巴嗪过敏、妊娠期、严重骨髓抑制的患者禁用。对重度肝肾功能不全的患者和 70 岁以上患者给药时，应谨慎。

替莫唑胺的毒性作用和主要不良反应有哪些?

答：替莫唑胺的毒性作用主要发生在骨髓、淋巴系统、睾丸和肠胃道。主要不良反应包括恶心呕吐、乏力和血液学毒性，恶心呕吐、头痛和倦怠的发生率最高，多为自限性，用止吐药即可控制。其骨髓抑制（血小板减少症和中性粒细胞减少症）为剂量限制性不良反应，多数患者骨髓抑制轻微，发生Ⅳ级骨髓抑制的比例为7%～8%，70岁以上的女性患者发生Ⅳ级骨髓抑制的概率稍高。这些不良反应通常为美国癌症协会（National Cancer Institution，NCI）通用毒性标准（Common Toxicity Criteria，CTC）1级或2级（轻至中度），且为自限性，用止吐药即可控制恶心和呕吐。重度恶心和呕吐（CTC 3级或4级）的发病率分别为10%和6%。

胶质瘤的分子靶向治疗效果如何?

答：胶质瘤的分子靶向治疗是一种新的治疗方法。最早上市的是贝伐单抗（Bevacizumab），商品名是阿瓦斯酊（Avastin）。它是重组的人源化单克隆抗体。2004年获得美国FDA批准上市，在美国是第一个获得批准上市的抑制肿瘤血管生成的药物。其作用机制显示 IgG_1 抗体能与人血管内皮生长因子（VEGF）结合并阻断其生物活性，当它与拓扑异构酶Ⅰ型抑制药伊立替康（Irinotecan）联合应用时对胶质瘤显示出较好的治疗效果。尤其对复发多形性胶质母细胞瘤。2012版美国NCCN指南推荐对于复发胶质母细胞瘤（GBM）可采用贝伐单抗＋伊立替康/替莫唑胺（TMZ）。

IDH1突变的患者，可能会从相关靶向药物中获益；还有比较罕见的BRAF突变，也可以从单个靶向药物中获益。但是更多的胶质瘤，可能需要的是不止一个靶向药物来进行治疗。

胶质瘤的免疫治疗机制是什么？目前分为几类？其疗效如何？

答：人脑胶质瘤是人类中枢神经系统最常见的恶性肿瘤，占颅内肿瘤的37.18%～56.37%，其病死率高。传统的手术、放疗、化疗等方法，疗效差，治愈率低，复发率高，预后极差。免疫学的不断发展为胶质瘤的治疗带来了新的手段和方法，免疫治疗被视为继手术、放疗、化疗之后的第四种肿瘤治疗模式。近年来，随着恶性胶质瘤分子生物学、基因工程技术、细胞工程技术的发展，研究者们提出了一些新的治疗策略和方法。中枢神经系统由于缺乏淋巴系统以及存在血脑屏障，通常被认为是免疫豁免器官。但越来越多的证据表明免疫细胞可以穿越血脑屏障。比如，T淋巴细胞可以进入中枢神经系统。另外，还发现胶质瘤患者体内存在自发的抗肿瘤免疫反应，在手术切除的胶质瘤标本中发现了不同程度的T淋巴细胞的浸润。这些发现为开发胶质瘤的免疫治疗提供了有力的依据。根据免疫系统的防御特点，目前胶质瘤的免疫治疗策略可以采用以下几类。

(1) 抗体或配体介导的免疫治疗，如抗内皮生长因子受体变异3（EGFRvⅢ）抗体，能够特异性识别胶质瘤细胞所表达的EGFRvⅢ，从而特异性地杀伤肿瘤细胞。

(2) 以抗原递呈细胞（APC）为基础的免疫治疗，包括巨噬细胞、B淋巴细胞、DC细胞等。

(3) 以效应细胞为基础的免疫治疗，这些效应细胞包括NK细胞、LAK细胞、CTL细胞、TIL细胞、ATTL细胞等。其中CTL、TIL、ATTL属于肿瘤抗原特异性淋巴细胞。CTL是$CD8^+$ T淋巴细胞，可以特异性地杀伤肿瘤细胞。TIL主要由CTL组成，它可以识别肿瘤细胞表面特异性抗原MHC-Ⅰ复合物，并能够从肿瘤组织中加以分离和扩增。

(4) 免疫佐剂为基础的免疫治疗，包括细胞因子、共刺激因子、MHC分子。在免疫反应中起到非常重要的作用。

尽管胶质瘤的免疫治疗取得了一定的进展，但仍不能完全清除肿瘤细胞，分析原因可能有以下几点：①仍然没有阐明胶质瘤的免疫学特性，比如逃避免疫机制等；②针对胶质瘤干细胞的研究较少；③没有阐明胶质瘤局部免疫微环境在胶质瘤发生发展中的作用。尽管如此，由于免疫治疗可以调动人体自身的免疫系统，产生特异性抗肿瘤免疫反应。从理论上讲是最理想的治疗胶质瘤的方法，具有其他治疗方法不可代替的优势。我们坚信随着医学基础研究的不断深入，免疫治疗最终必将成为治愈胶质瘤的最佳方法，甚至是唯一的方法。

脑胶质瘤患者的放疗护理有哪些？

答：（1）放疗的一般护理　注意穿着合适，避免在放疗治疗时受凉，患者外出治疗头上戴的帽子、口罩、身上穿的棉衣、脚上穿的棉鞋既保暖舒适又易于穿脱，也方便上下放射治疗床，患者易于接受。

（2）皮肤护理　为避免放疗定位头罩损伤额前活检穿刺处的伤口，每次放疗前，用创可贴贴覆伤口，放疗后换药，辅助紫外线局部理疗。患者放疗第20次时出现脱发、双耳后皮肤急性放射性皮炎，及时为患者修理头发使患者自我感觉形象良好，并应用0.2%氢化可的松冷霜、氯霉素羊毛脂涂抹皮炎部位，促使皮炎愈合。

（3）预防癫痫发作的护理　患者颅内病灶多，放疗照射面积大，且病灶多集中在颅底，放疗中随时有可能诱发癫痫发作。制订预防癫痫发作的各项护理预案及急救措施，备急救物品。加强患者的心理护理，控制会客、看电视时间，散步活动时有人陪伴，使患者情绪稳定。

（4）患者放疗后出现颅内水肿、病灶出血时，遵医嘱甘露醇脱水、抗生素抗感染，静脉补充营养。

胶质瘤的放射治疗效果如何？同时口服咪唑类抗肿瘤药物的机制是什么？

答：术后应早期行放射治疗。一般在术后2～4周内。研究表明恶性胶质瘤手术和放疗间隔过长可导致不良后果，术后早期放疗对神经功能具有保护作用。英国医学研究委员会（MRC）认为适当地提高放射剂量对提高高级别胶质瘤（HGG）患者的生存时间有明显优势。但多项临床研究表明，单纯提高放疗剂量并不能提高恶性胶质瘤的生存率。目前研究表明对恶性胶质瘤放疗剂量 60Gy 是较为合适的。

放疗同时口服咪唑类抗肿瘤药物的机制是增敏。TMZ 是咪唑类口服抗肿瘤药物。在体内转化为活性产物 MTIC，使肿瘤 DNA 甲基化，进而改变了肿瘤 RNA 及蛋白质的结构，影响了肿瘤细胞的增殖，具有良好的增敏作用。目前多项研究表明，手术后替莫唑胺同步放化疗加替莫唑胺辅助化疗仍然是治疗高、低级别胶质瘤的标准性治疗。

胶质瘤放射治疗的并发症有哪些？应采取哪些护理措施？

答：(1) 延迟性颅内高压　放射治疗引起颅内压增高是因为放疗损害周围正常脑组织而产生脑水肿，比肿瘤切除后颅内压增高发生的时间晚。放疗患者产生脑水肿常在放疗后 8～10 日发生，3～4 周后缓慢消失。①应注意观察患者有无头痛、呕吐等颅内高压的表现。②遵医嘱使用脱水疗法，时间相应延长，应注意有计划地安排输液，妥善保护外周静脉，以保证脱水治疗计划的实施。

(2) 伤口灼伤　放疗患者切口无红肿，但有头皮肿胀感甚至疼痛而难以忍受，是由头皮放射性损伤所致。在排除颅内压增高的情况下，应主动关心患者，遵医嘱定时给予镇痛药。

(3) 伤口愈合不良　伤口周围皮肤血运变差、愈合不佳，伤口易感染，甚至出现脑脊液漏，是因为放射线对组织损伤。应保持伤口敷料干燥固定，包扎不宜过紧，并注意防止伤口受压，遵医嘱合理使用抗生素。

(4) 视力下降　是由于颅内压增高持续时间长，压迫视神经或放射线损伤视神经。护理上注意观察患者的视力变化；遵医嘱早期采用降颅内压措施，以减轻视神经受压与损伤。

怎么判断浅昏迷和深昏迷？什么是 GCS？

答：(1) 昏迷程度的判断

① 浅昏迷：随意运动丧失，仅有较少的无意识自发动作，对疼痛刺激（如压迫眶上缘），有躲避反应和痛苦表情，但不能回答问题或执行简单的命令。吞咽反射、咳嗽反射、角膜反射及瞳孔对光反射、腱反射仍然存在，生命体征无明显改变。可同时伴有谵妄与躁动。

② 深昏迷：自发性动作完全消失、肌肉松弛、对外界刺激均无任何反应，角膜反射、瞳孔反射、咳嗽反射、吞咽反射及腱反射均消失，呼吸不规则，血压下降，即各种反应和反射都消失。病理征继续存在或消失，可有生命体征的改变。

昏迷是病情危重的标志，应积极寻找病因，并应积极处理。

（2）GCS的具体内容　GCS中英文全称是格拉斯哥昏迷评分(Glasgow coma scale)，是国际上通常采用的昏迷评分表，GCS评分法从三个方面检查患者对外界刺激的反应能力，即评估睁眼反应、语言反应和运动反应所得到的分数总和，病情越重得分越低。最高得分15分，最低得分3分，分数越低病情越重。通常8分以上恢复机会较大，7分以下预后较差，3～5分并有脑干反射消失的患者有潜在死亡的危险。见表8-1。

表8-1　Glasgow昏迷评定量表

项目	状态	评分/分
睁眼反应(eye open)	自发性的睁眼反应	4
	声音刺激有睁眼反应	3
	疼痛刺激有睁眼反应	2
	任何刺激均无睁眼反应	1
语言反应(verbal response)	对人物、时间、地点等定向问题清楚	5
	对话混淆不清，不能准确回答有关人物、时间、地点等定向问题	4
	言语不流利，但字意可辨	3
	言语模糊不清，字意难辨	2
	任何刺激均无语言反应	1

续表

项目	状态	评分/分
运动反应(action response)	可按指令动作	6
	能确定疼痛部位	5
	对疼痛刺激有肢体退缩反应	4
	疼痛刺激时肢体过屈(去皮质强直)	3
	疼痛刺激时肢体过伸(去大脑强直)	2
	疼痛刺激时无反应	1

注：本表适用于≥4 岁患者。小于 4 岁儿童，睁眼活动和运动功能评分法同成人，语言评分如下：对声音有定向能力、微笑或能交谈为 5 分；哭闹但听从哄劝安慰或交谈词不达意为 4 分；哭闹时不能听从哄劝安慰或呜咽声为 3 分；烦躁不安为 2 分；无语言为 1 分。

临床上的病理反射主要有哪些？什么是 Babinski 征？

答：临床上主要的病理反射有以下几种：Babinski 征（巴宾斯基征）、Gordon 征（戈登征）、Chaddock 征（查多克征）、Oppenheim 征（奥本海姆征）、Hoffmann 征（霍夫曼征）。

进行巴宾斯基征检查时，被检查者取仰卧位，下肢伸直，检查者一手持握其踝部，另一手用钝针或竹签沿足底外侧缘，由后向前划至小趾根部，再转向内侧。正常人表现为足趾向跖面屈曲，即进行巴宾斯基征阴性；如表现为拇趾背伸，其余四趾呈扇形展开，则为进行巴宾斯基征阳性。见于上运动神经元损伤，如脑血管意外、脊髓横断性损伤等。

肌力及其检查方法是什么？其分级和临床意义有哪些？

答：(1) 肌力的检查方法

① 嘱患者随意活动各关节，观察活动的速度、幅度和耐久度，并施以阻力与其对抗。

② 让患者维持某种姿势，检查者施力使其改变。

(2) 肌力的分级及临床意义

① 分级：根据肌力的情况，一般将肌力分为以下 0～5 级共 6

级。肌力记录法见表 8-2。

表 8-2　肌力的分级

分级	临床表现
0	肌肉无任何收缩（完全瘫痪）
1	肌肉可轻微收缩，但不能产生动作（不能活动关节）
2	肌肉收缩可引起活动关节，但不能抵抗地心引力，即不能抬起
3	肢体能抵抗重力离开床面，但不能抵抗阻力
4	肢体能抵抗阻力动作，但未达到
5	正常肌力

注：每一级可以用“＋”和“－”进一步细分。如测得的肌力比某级稍强时，可在该级的右上角加“＋”，稍差时则在右上角加“－”，以补充分级的不足。

② 临床意义：不同程度的肌力减退可以分为完全瘫痪和不完全瘫痪（轻瘫）。不同部位或不同组合的瘫痪可分别命名。a. 单瘫：单一肢体瘫痪，多见于脊髓灰质炎。b. 偏瘫：为一侧肢体（上、下肢瘫痪）常伴有一侧脑神经损害，多见于颅内损害或脑卒中。c. 交叉性偏瘫：为一侧肢体瘫痪及对侧脑神经损害，多见于脑干病变。d. 截瘫：为双下肢瘫痪，是脊髓横贯性损伤的结果，多见于脊髓外伤、炎症。

什么是颅内压增高？

答：颅内压（intracranial pressure，ICP）是指颅腔内容物对颅腔内壁所产生的压力。颅腔内容物包括脑组织、脑脊液和血液，三者与颅腔溶剂相适应，使颅内保持一定的压力。颅内压增高是神经内外科常见的临床病理综合征，是颅脑损伤、脑肿瘤、脑出血、脑积水和颅内炎症等所共有的征象。由于上述疾病使颅腔内容物体积增加，导致颅内压持续在 2.0kPa（200mmH_2O）以上（正常值 0.7～2.0kPa），从而引起相应的综合征，称为颅内压增高。颅内压增高是神经内外科经常遇到的病症，如不及早发现和控制，可导致脑疝等严重后果，而威胁生命。

颅内高压的观察要点有哪些?

答：(1) 意识的判断　评估意识状态的改变是判断颅脑损伤程度的重要指征。将意识分为清醒、嗜睡、昏睡、浅昏迷、深昏迷。通过以下方法判断患者意识状态：①呼叫患者姓名，与其进行简单对话；②用手轻拍或轻捏患者的皮肤，用针刺或压迫眶上神经，观察患者的反应；③观察患者的肢体运动；④观察患者的睁眼动作。也可以采用格拉斯哥昏迷分级记分法（GCS）判断意识障碍和颅脑损伤的程度。格拉斯哥昏迷分级记分法（GCS）是通过患者对言语的反应、睁眼和运动三方面的反应记分进行判断。最高分 15 分，最低分 3 分，分数越低，意识障碍程度越重，8 分以下为昏迷。根据 GCS 评分法将颅脑损伤分为三型：①轻型，GCS 13～15 分；②中型，GCS 9～12 分；③重型，GCS 8～3 分。

(2) 评估患者意识改变的原因。

(3) 观察患者的瞳孔、生命体征、肢体活动情况。

(4) 评估患者头痛的诱因、性质、部位、持续时间，有无呕吐、瞳孔变化等。

颅内高压的护理要点有哪些?

答：(1) 患者卧床休息，摇高床头 15°～30°。

(2) 保持病室安静，耐心倾听患者主诉，给予心理安慰，缓解患者不良情绪。

(3) 及时清理患者呕吐物，做好口腔护理。

(4) 保持呼吸道通畅，必要时给予吸氧，床旁心电监测，备急救用物于床旁。

(5) 严密观察患者意识、瞳孔、生命体征，发现异常及时通知医师，并作好记录。

(6) 建立有效静脉通路，遵医嘱进行脱水治疗，并观察用药效果。

(7) 遵医嘱记录 24h 出入水量。

(8) 根据病情，做好术前准备，如备头皮、合血等。

什么是侧脑室外引流术？其护理要点有哪些？

答：(1) 侧脑室外引流术是指经颅骨钻孔穿刺侧脑室，放置引流管将脑脊液引流出体外的医疗措施，通过脑室外引流可达到降低颅内压的目的。

(2) 护理要点

① 取平卧位，保持安静。对意识不清、躁动不安、有精神症状和小儿患者，应予以约束，防止患者自行拔出引流管而发生意外。

② 引流装置应高出床头 10～15cm（距侧脑室前角水平约 15cm）。脑室引流早期要特别注意引流速度，切忌引流过速、过多。骤然减压会使脑室塌陷，导致硬脑膜下血肿；颅后窝占位性病变的幕下压力偏高，当幕上压力骤然减低，小脑中央叶可向上疝入小脑幕裂孔，发生小脑幕裂孔上疝（为严重并发症）。

③ 严格保持整个引流装置及管道的清洁和无菌，各接头处应用无菌敷料包裹，不能任意拆卸皮管及在引流管上任意穿刺，以免造成脑脊液漏。

④ 保持头部创口或穿刺点敷料干燥，如发现敷料潮湿，应立即查明原因，并及时更换。

⑤ 观察并记录引流液性状、色、质、量。正常脑脊液无色透明。术后 1～2 天脑脊液可带血性，以后转为橙黄色。若术后脑脊液中有大量鲜红或术后血性脑脊液的颜色逐渐加深，常提示有脑室内出血，及时告知医师并处理。

⑥ 定时巡视观察引流管是否通畅。引流管不可受压、扭曲、成角、折叠。如发现堵塞，应及时查找原因，及时处理。

⑦ 每周培养脑脊液细菌一次。脑室引流时间不可过久。脑室引流过久者有可能发生颅内感染，感染后的脑脊液浑浊，呈毛玻璃状或悬有絮状物。故脑室引流时间一般不超过 7～10 天。

⑧ 拔管前一日，可试行抬高引流瓶或夹闭引流管，以便了解脑脊液循环是否通畅，颅内压是否有再次升高的情况。夹管后初期应密切观察患者是否出现头痛、呕吐等颅内压增高症状，一旦出

现，应立即开放夹闭的引流管，通知医师处理。拔管后切口处如发现有脑脊液漏出，要及时告知医师予以缝合，以免引起颅内感染。

什么是脱水降颅内压药？临床上常用的脱水降低颅内压药有哪些？其降压原理是什么？

答：脱水降颅内压药是通过一些在体内不易被代谢的低分子物质迅速提高血浆渗透压使组织脱水或抑制肾小管对电解质和水的重吸收，产生利尿、消肿、降压作用，达到减轻脑水肿，降低颅内压的目的。临床上常用脱水降低颅内压的药物有以下几种。

(1) 甘露醇（Mannital，己六醇）　通过提高血-脑和血-脑脊液间渗透压差而发挥脱水作用，在体内不参与代谢，对血糖无明显影响。静脉注射后，血浆渗透压迅速增高，绝大部分经肾小球滤过，几乎不被肾小管再吸收，每克可带走水分 12.5mL；并能扩张肾小动脉，增加肾血流量，使滤尿作用增强。同时还可以降低血液黏滞度和清除体内自由基。

(2) 呋塞米（Furosemide，速尿，呋喃苯胺酸）　主要通过抑制肾髓襻升支的髓质部和皮质部 Na^+ 与 Cl^- 的再吸收，促进 Na^+、Cl^-、K^+ 的排泄，影响肾髓质高渗压的形成，从而干扰尿的浓缩过程，产生利尿作用。且对近曲小管、肾小球过滤也有一定的作用。此外，还有轻度抗高血压作用。

(3) 七叶皂苷钠（Sodium aescinate，麦通纳）　通过增加静脉张力和抗渗出作用，达到消肿、抗感染、改善血液循环的目的。

(4) 甘油（Glycerin）　甘油通过提高血浆渗透压，将细胞及组织间水分吸收入血中，从而使组织脱水，且与水亲和力高，脱水作用更强。

(5) 甘油果糖注射液（布瑞得，Glycerol and fructose injection）　通过高渗性脱水，能使脑内水分含量减少，降低颅内压。本品降颅内压起效时间较慢，作用时间较长。

(6) 人血清蛋白和浓缩血浆　通过提高血浆胶体渗透压使脑组织间液的水分进入循环血液中，达到脱水降颅内压作用。

什么是癫痫？癫痫发作时如何急救处理？

答：（1）癫痫是一组由已知或未知病因所引起，脑部神经元高度同步化且常具自限性的异常放电所导致的综合征。以反复性、发作性、短暂性、通常为刻板性中枢性神经系统功能失常为特征。由于异常放电神经元的位置不同，放电和扩散的范围不等，患者发作可表现为感觉、运动、意识、精神、行为、自主神经功能障碍或兼而有之。每次发作称为痫性，持续存在的癫痫易感性所导致的反复发作称为癫痫。在癫痫中，由特定症状和体征组成的，特定的癫痫现象称为癫痫综合征。

（2）急救处理措施

① 发作时立即卧床休息，床旁加床挡，防止坠床，专人守护，尽快将缠好纱布的压舌板或筷子置于患者口腔一侧的上下磨牙之间，预防咬伤舌和颊部，有义齿者迅速取出。

② 保持呼吸道通畅，头偏向一侧，必要时吸痰、给氧，解开衣领和裤带，以减少呼吸道梗阻，改善缺氧状况，保持环境安静，避免强光刺激，注意观察瞳孔、呼吸、脉搏、血压的变化及发作类型，癫痫发作加重脑缺氧和脑水肿，癫痫发作后要进行降颅内压处理。

③ 四肢大关节处用约束带稍加压保护，以防止脱位、骨折。

④ 抽搐停止后，患者侧卧，暂不能喂水，预防吸入性肺炎，并记录发作时的情况。

⑤ 患者卧床休息，不单独外出，防止发生意外。

⑥ 对兴奋躁动者，加强保护，加床挡或用约束带固定四肢，给予镇静药，如苯巴比妥。癫痫持续状态，遵医嘱静脉给地西泮、苯妥英钠、硫喷妥钠等，平时需给抗癫痫药物，切勿骤停、骤减、骤换。

⑦ 对癫痫持续状态或短期内多次发作者，应予以输液，但要控制入水量，以防液体入量一时过多，加重脑水肿。

⑧ 防止继发感染或高热。

⑨ 注意营养，多进高蛋白质、高热量、高维生素、易消化食

物，但要少量多餐，不宜过冷过热，并严禁烟酒、辛辣食物及兴奋药，鼓励患者树立战胜疾病的信心。

⑩ 健康教育　出院后嘱患者勿登高、潜水、驾车及在危险机器旁工作，外出时随身带癫痫诊断卡，注明单位、地址、联系人、联系电话等，以便发生意外时能及时正确处理。

发生压力性损伤的因素有哪些？压力性损伤可分为哪几期？如何预防？

答：(1) 发生压力性损伤的因素　压力、剪切力、摩擦力、潮湿是压力性损伤发生的主要因素。年龄、吸烟、低血压（尤其是舒张压）、动脉硬化性心脏病、糖尿病、认知功能损害、营养不良、贫血等都是发生压力性损伤的危险因素。压力性损伤的主要并发症是感染，由于皮肤屏障作用丧失，创面暴露，且常被粪、尿污染，感染发生率极高。压力性损伤感染出现并发症的病死率可达50%，是7%～8%的脊髓损伤患者的直接死亡原因，老年患者与压力性损伤有关的病死率为23%～37%，发生压力性损伤的老年人较无压力性损伤的老年人，病死率会增加4倍，如压力性损伤不愈合，其病死率增加6倍。

(2) 美国国家压疮咨询委员会（NPUAP） 2016版压力性损伤定义与分期

① 定义：压力性损伤是位于骨隆突处、医疗或其他器械下的皮肤和（或）软组织的局部损伤。可表现为完整皮肤或开放性溃疡，可能会伴疼痛感。损伤是由于强烈和（或）长期存在的压力或压力联合剪切力导致。软组织对压力和剪切力的耐受性可能会受到微环境、营养、灌注、合并症以及软组织情况的影响。

② 分期

a. Ⅰ期（指压不变白红斑，皮肤完整）：局部皮肤完好，出现压之不变白的红斑，深色皮肤表现可能不同；指压变白红斑或者感觉、皮温、硬度的改变可能比观察到皮肤改变更先出现。此期的颜色改变不包括紫色或栗色变化，因为这些颜色变化提示可能存在深部组织损伤。

b. Ⅱ期（部分皮层缺失伴真皮层暴露）：伤口床有活性、呈粉色或红色、湿润，也可表现为完整的或破损的浆液性水疱。脂肪及深部组织未暴露。无肉芽组织、腐肉、焦痂。该期损伤往往是由于骨盆皮肤微环境破坏和受到剪切力，以及足跟受到的剪切力导致。该分期不能用于描述潮湿相关性皮肤损伤，比如失禁性皮炎、皱褶处皮炎，以及医疗黏胶相关性皮肤损伤或者创伤伤口（皮肤撕脱伤、烧伤、擦伤）。

c. Ⅲ期（全层皮肤缺失）：常可见脂肪、肉芽组织和边缘内卷。可见腐肉和（或）焦痂。不同解剖位置的组织损伤的深度存在差异；脂肪丰富的区域会发展成深部伤口。可能会出现潜行或窦道。无筋膜、肌肉、肌腱、韧带、软骨和（或）骨暴露。如果腐肉或焦痂掩盖组织缺损的深度，则为不可分期压力性损伤。

d. Ⅳ期（全层皮肤和组织缺失）：可见或可直接触及筋膜、肌肉、肌腱、韧带、软骨或骨头。可见腐肉和（或）焦痂。常常会出现边缘内卷、窦道和（或）潜行。不同解剖位置的组织损伤的深度存在差异。如果腐肉或焦痂掩盖组织缺损的深度，则为不可分期压力性损伤。

e. 不可分期（全层皮肤和组织缺失，损伤程度被掩盖）。

全层皮肤和组织缺失，由于被腐肉和（或）焦痂掩盖，不能确认组织缺失的程度。只有去除足够的腐肉和（或）焦痂，才能判断损伤是Ⅲ期还是Ⅳ期。缺血肢端或足跟的稳定型焦痂（表现为干燥，紧密黏附，完整无红斑和波动感）不应去除。

f. 深部组织损伤（持续的指压不变白，颜色为深红色，栗色或紫色）：完整或破损的局部皮肤出现持续的指压不变白深红色，栗色或紫色，或表皮分离呈现黑色的伤口床或充血水疱。疼痛和温度变化通常先于颜色改变出现。深色皮肤的颜色表现可能不同。这种损伤是由于强烈和（或）长期的压力和剪切力作用于骨骼和肌肉交界面导致。该期伤口可迅速发展暴露组织缺失的实际程度，也可能溶解而不出现组织缺失。如果可见坏死组织、皮下组织、肉芽组织、筋膜、肌肉或其他深层结构，说明这是全皮层的压力性损伤

（不可分期、Ⅲ期或Ⅳ期）。该分期不可用于描述血管、创伤、神经性伤口或皮肤病。

（3）压力性损伤的预防措施

① 早发现，早治疗：压力性损伤早期皮肤发红，采取翻身、减压等措施后可好转。

② 勤翻身：实施有效到位的翻身来间歇性地解除局部压迫，是预防压力性损伤最为有效、关键的措施。一般卧床患者每 1～2h 翻身一次，发现皮肤变红，则应每小时翻身一次，左侧卧、右侧卧、平卧、俯卧交替进行，并用软枕、气枕、水枕、气垫圈、海绵圈等垫在骨突出部位，可起到局部悬空、减轻压力作用。

③ 保持皮肤清洁干燥完整：温水擦浴每天 1～2 次，擦洗时不可用刺激性强的清洁剂，不可用力擦拭，以防损伤皮肤。对易出汗的腋窝、腹肌沟部位，可用小毛巾随时擦拭。

④ 加强营养：给予高蛋白、豆类；多食用植物油，如花生油、香油、豆油、菜籽油等，有润肠功效，利于缓解便秘同时选用富含植物纤维的食物，如粗粮、蔬菜、水果、豆类等。食用富含维生素 B_1 的食物，如粗粮、豆类、瘦肉、动物内脏、新鲜蔬菜等。

长期卧床患者易发生的畸形有哪几种？如何预防？

答：（1）长期卧床患者易发生的畸形　足下垂、膝关节屈曲、挛缩畸形、屈髋畸形、肩内收畸形。

（2）预防措施

① 用支被架、预防垂足板、沙袋等防止足部受压，以保持踝关节功能位，每天数次按摩踝关节和足背、足趾，以预防足下垂畸形。

② 每天数次进行膝关节伸屈活动，以防止膝关节屈曲、挛缩畸形。

③ 睡硬板床并进行伸髋锻炼，以预防屈髋畸形。

④ 患者仰卧时，两臂离开躯干位置，以防肩关节内收；全臂用枕垫起，以防肩关节后伸；在病情允许下，指导和协助患者自行梳头、扣后背纽扣、拉住床头栏杆向床头方面移动身体，以使臂膀外旋外展，从而避免肩内收畸形。

如何预防该患者跌倒？

答：评估患者发生跌倒、坠床的危险：本例患者入院以来右侧肢体肌力2～3级，曾有癫痫发作史，病情重，跌倒评分为55分，属于高危跌倒患者。意味着患者在卧床、下床活动时有发生坠床、跌倒的危险。护士应积极做好预防工作，评估患者一般情况，包括年龄、神志、肌力等。评估患者发生跌倒、坠床的风险因素；定时巡视患者，固定好病床脚刹、加床挡、合理安排陪护；嘱患者穿防滑鞋，保持病房地面干燥，灯光照明良好，病房设施摆放合理。

怎样预防患者肺部感染？

答：颅内肿瘤患者手术恢复慢、病情重、需长期卧床，容易导致肺部感染。预防长期卧床患者肺部感染非常重要。具体措施如下。

（1）在各项治疗、检查、护理患者前后应洗手。

（2）患者及病原体携带者的隔离。建议对耐甲氧西林金黄色葡萄球菌（MRSA）、铜绿假单胞菌（PA）患者在积极治疗的同时予以隔离，耐万古霉素肠球菌感染者必须隔离。

（3）体位摆放，使患者侧卧位或平卧位，头侧向一侧或保持在头颈部稍后仰的位置。

（4）保持呼吸道通畅，严格掌握吸痰指征，及时有效地吸痰。每2h翻身叩背，改善肺泡通气量。如果痰多不易吸出，应早期气管切开，病室严格消毒隔离，保持一定温度和湿度。吸痰时严格无菌操作，杜绝一管多用，并观察痰液性质、颜色、量、有无臭味等，定期做痰培养。气道内持续滴入湿化药液，增加雾化次数。抬高颈部，防止舌后坠，必要时置口咽通气管。每日口腔护理2次，雾化吸入，促进痰液稀释。频繁呕吐时，遵医嘱行胃肠减压，防止误吸及胃液的反流。保持切口周围清洁干燥，必要时更换局部敷料，防止交叉感染。

脑肿瘤患者易发生下肢深静脉血栓的原因有哪些？

答：形成下肢深静脉血栓的主要病因是血流缓慢、静脉内膜受损、血液的高凝状态。脑肿瘤患者的疾病及手术原因是下肢深静脉血栓的高危因素，具体原因如下。

（1）血流缓慢

① 脑肿瘤手术易造成血管痉挛，血管变细，血流缓慢。

② 手术后患者长期卧床，肢体瘫痪，肌肉泵血功能下降，血液淤滞在血管内。

（2）静脉内膜受损　手术中留置深静脉输液管，注射刺激性药物，容易造成血管内膜损伤。

（3）血液的高凝状态

① 脑肿瘤可以释放纤溶酶抑制因子和促凝血酶原激酶等促进血栓形成因子，手术创伤可引起血小板反应性改变，具有强烈抗凝作用的蛋白质减少，造成血液高凝状态。

② 脑肿瘤患者术后血小板计数增加，血红蛋白增加，血浆纤维蛋白质水平升高。

③ 手术中、术后输血和术后的脱水治疗可导致血细胞比容一过性增高，增加了血栓形成的机会。

颅内疾病肢体康复的主要方法有哪些？

答：（1）被动活动各个关节，可改善全身各个关节活动功能，增强肌力。关节锻炼方法见图 8-1。

（2）体位交换　如卧位→坐位→起床、轮椅→如厕（坐马桶）等移动动作。见图 8-2。

（3）日常生活动作训练　如穿衣、进食、抓物等基本技巧训练，使患者出院后能适应个人生活、家庭生活、社会生活和工作的需要。见图 8-3。

进行肢体功能锻炼要注意些什么？

答：（1）开始锻炼前评估患者的病情、一般情况，评估患者有无疼痛，有疼痛者，活动前遵医嘱给予镇痛药。关节被动运动应在关节正常活动的范围内活动。

（2）进行肢体运动时动作应轻柔、缓慢，力量要均衡。

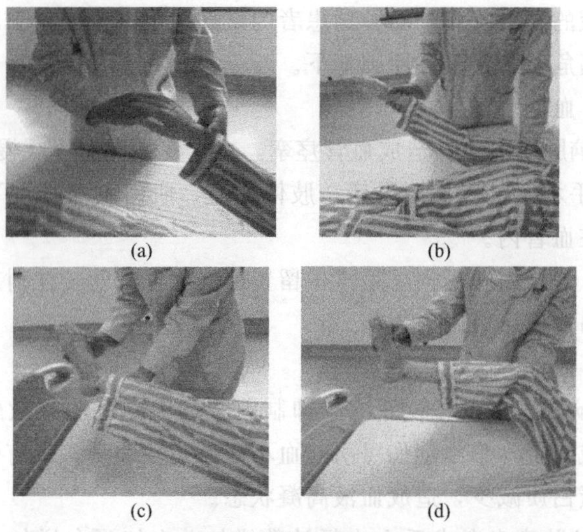

图 8-1 关节的被动运动

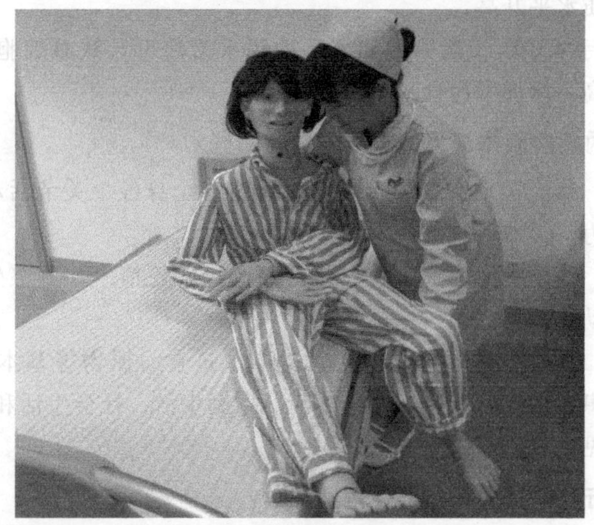
图 8-2 体位交换

（3）进行行走训练时严密观察患者是否出现头晕、面色苍白等直立性低血压的表现。

（4）功能锻炼应在医护人员指导下进行，要根据患者病情的不

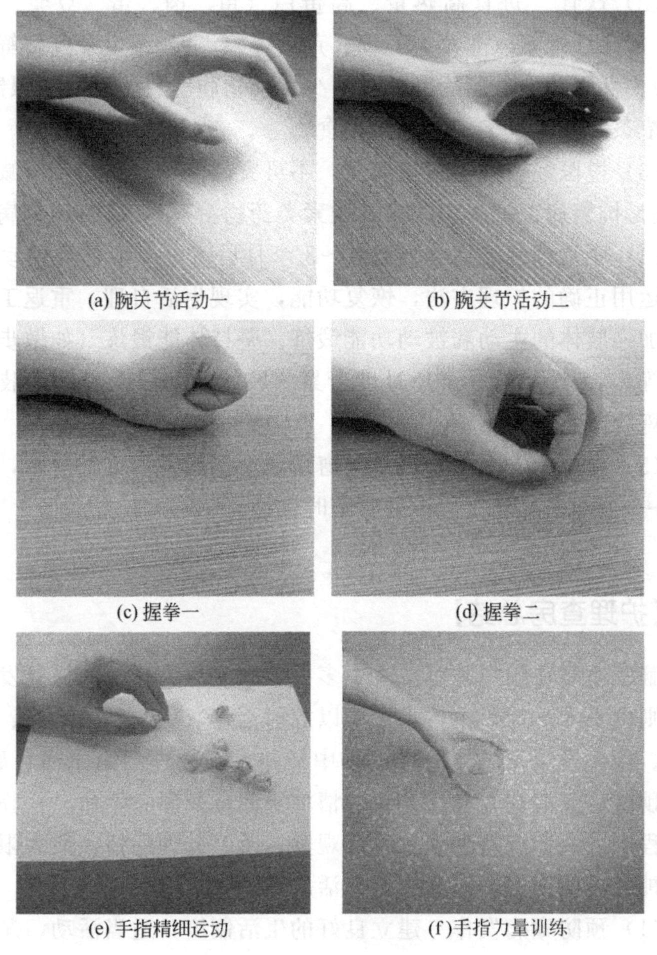
(a) 腕关节活动一　(b) 腕关节活动二
(c) 握拳一　(d) 握拳二
(e) 手指精细运动　(f) 手指力量训练

图 8-3　抓物练习

同阶段，制订出长期的科学锻炼计划。

（5）功能锻炼以主动练习为主，被动练习为辅，要长期坚持。

对脑胶质瘤出院患者如何进行健康教育？

答：（1）心理康复　医护人员和家属应密切配合，调整患者消极悲观的心理。

（2）饮食　进食高热量、高蛋白（鱼、肉、蛋、豆浆、牛奶等）、富含纤维素（韭菜、麦糊、芹菜等）、富含维生素（新鲜蔬菜水果）、低脂肪、低胆固醇饮食。少食动物脂肪、腌制品。限制烟、酒、浓茶、咖啡、辛辣等刺激性食物。

（3）遵医嘱按时、按量服药，不可突然停药、改药及增减药量（尤其是抗癫痫、抗炎、脱水及激素类药物治疗），以免加重病情。

（4）康复训练　适当休息1～3个月后恢复一般体力活动。掌握和运用正确的护理方法，恢复功能，实现生活自理，重返工作岗位。加强肢体的主动和被动功能锻炼。坚持体能锻炼（如散步、太极拳等），劳逸结合，避免过度劳累。肢体活动障碍者注意肢体功能锻炼，防止肌肉萎缩。

（5）保持个人卫生，每日开窗通风，保持室内空气清新，出院后3～6个月来院复查，不适时随时就诊。

【护理查房总结】

脑胶质瘤在颅内肿瘤患者中多见，大多数为恶性、易复发，治疗原则以手术治疗为主，术后辅以放射治疗、化学药物治疗、免疫治疗。疾病发生发展、治疗过程中易并发癫痫、颅内出血、感染。为了预防这类潜在并发症导致病情加重而危及患者生命，在临床护理过程中，我们应特别注意密切观察、及时处理病情，最大限度地降低神经功能损害，提高患者生活质量。

（1）预防癫痫发作　建立良好的生活制度，适当活动，避免过度劳累和紧张等；饮食上予以营养丰富和容易消化的食物；避免诱发癫痫发作的环境刺激。

（2）预防颅内压增高引发脑疝　一旦患者发生病情变化，应立即采取脱水降低颅内压、输氧保持呼吸道通畅、紧急手术准备等急救措施，控制病情。

（3）防止继发颅内感染　保持合适体位，定期伤口换药，遵医嘱合理使用抗生素。

（4）指导服药　遵医嘱按时、按量服药，不可突然停药、改药及增减药量（尤其是抗癫痫、抗炎、脱水及激素类药物治疗），以免加重病情。

（5）落实安全护理及生活护理　防止压力性损伤、坠床、泌尿系统感染、肢体活动障碍而引起的功能性衰退。

（6）关注患者生存质量　做好健康指导，指导进行康复训练，促进患者身心健康。

查房笔记

病例 2 • 脑膜瘤

【病历汇报】

病情 患者女性，59 岁，因 1 周前胃部不适服用“胃药”后出现头痛，表现为右侧额、颞部持续性胀痛，无明显放射痛，休息后症状稍有缓解，但反复发作，近来患者感张口乏力、咀嚼困难，遂至当地医院就诊。头颅 CT 示右额占位病变，进一步检查 MRI 示右侧额顶矢状窦占位，考虑为脑膜瘤可能性大，为进一步治疗而入住神经外科。入院后行开颅探查＋肿瘤切除术，术后病理学检查提示脑膜瘤。经会诊需行术后放疗，术后 20 天收住肿瘤科。患者起病以来，无意识障碍，无呼吸困难，无恶心呕吐，无肢体抽搐，无鼻、口流血流液，无持续发热、咳嗽及消瘦，睡眠可，大小便正常。既往体健。

护理体查 T 37.0℃，P 78 次/分，R 19 次/分，BP 142/82mmHg。发育正常，神志清楚，自主体位，步行入科，查体合作。KPS（身体一般状况）评分为 90 分，身高 153cm，体重 53kg，BMI 14.5，NRS（营养风险筛查）评分为 4 分。慢性病容，头颅无畸形，双侧瞳孔等大等圆，直径 3.0mm，对光反射灵敏，耳、口、鼻无分泌物，口角不歪斜，鼻唇沟对称，伸舌不偏。颈软，无抵抗。四肢自主活动自如，肌张力正常，深、浅感觉分布正常，肌力 5 级。生理反射存在，病理征阴性。腹式呼吸存在，腹壁静脉无曲张，腹壁柔软，剑突下压痛，无反跳痛，肝肋下未扪及，脾肋下未扪及。墨菲征阴性，各输尿管点无压痛，肝浊音界存在，移动性浊音阳性，双侧肾区无叩击痛，肠鸣音正常。

辅助检查 头颅 CT 示右侧额顶占位；头颅 MRI 平扫加增强示右额顶颅板下病灶，边界光滑，大小约17mm×20mm，周围脑组织略推移，中线结构无移位，鞍区未见明显异常；增强扫描见右侧额顶部肿块明显强化，与颅骨关系紧密，呈脑膜尾征。考虑脑膜瘤可能性大；活检病理学检查报告为脑膜瘤。

入院诊断 脑膜瘤术后。

主要的护理问题 疼痛；焦虑；知识缺乏；潜在并发症（脑疝、癫痫）。

目前主要的治疗措施 完善头颅 MRI 检查，评估术后颅内情况；营养风险评估及脏器功能评估；术后并发症的处理；制订术后放疗为主的治疗方案；对症治疗，维持水、电解质、酸碱平衡；营养支持治疗。

护士长提问

脑膜瘤有何特点？

答：脑膜瘤由 Cushing 于 1922 年首次提出，指的是起源于脑膜及脑膜间隙的衍生物。其特点有以下几项。①通常生长缓慢、病程长，一般为 2～4 年。少数生长迅速，病程短，术后易复发和间变，特别见于儿童。②肿瘤长得相当大，症状却很轻微，如眼底视盘水肿，但头痛却不剧烈。当神经系统失代偿，才出现病情迅速恶化。③多先有刺激症状，继以麻痹症状，提示肿瘤脑外生长。④可见于颅内任何部位，有好发部位及相应综合征。

不同部位脑膜瘤可有不同的临床表现，因成年人发病较多，故凡成年人有慢性头痛、精神改变，特别是伴有进行性加重的颅内压增高症状时，要考虑脑膜瘤的可能性。

脑膜瘤可分为几型？

答：脑膜瘤的分型有以下七种。

（1）内皮型　是最常见的类型。多见于大脑凸面、矢状窦旁、大脑镰、蝶骨嵴和嗅沟。肿瘤由蛛网膜上皮细胞组成。细胞的大小、外形变异很大，有的细胞很小呈梭形，排列紧密；有的细胞则很大，胞核圆形，染色质细而少，可有 1～2 个核仁，胞质丰富均匀。瘤细胞呈向心性排列成团状或呈条索状，瘤细胞之间血管很少，无胶原纤维。

(2) 成纤维型　由成纤维细胞和胶原纤维组成，瘤细胞呈纵行排列，偶呈栅栏状。细胞间脑膜瘤有大量粗大的胶原纤维，常见沙粒体。

(3) 血管型　瘤内有丰富的血管及许多血窦，血管外壁或间质中的蛛网膜上皮细胞呈条索状排列，胶原纤维很少。肿瘤生长快时，血管内皮细胞较多，分化不成熟，常可导致血管管腔变小甚至闭塞。血管周围常有类似血管内皮的多角形细胞。

(4) 沙粒型　瘤内含有大量沙粒体，细胞排列成旋涡状，血管内皮肿胀，玻璃样变后钙化。

(5) 混合型或移行型　此型脑膜瘤中含上述四型成分，但不能肯定以哪种成分为主时，可称为混合型脑膜瘤。

(6) 恶性脑膜瘤　有脑膜瘤的生长特性，细胞形态具有恶性肿瘤的特点，而且可以发生转移。这类肿瘤开始可能属良性，以后出现恶性特点，特别是对一些多次复发的脑膜瘤应想到恶性变的可能。恶性脑膜瘤生长较快，向四周组织内生长，瘤细胞常有核分裂象，易恶变为赘瘤。可发生颅外转移，多向肺转移，也可以经脑脊液在颅内种植。

(7) 脑膜赘瘤　肿瘤从一开始就是恶性的，具有赘瘤的形态特点，临床较少见，多见于10岁以下儿童。病情发展快，术后迅速复发，可见远处转移。肿瘤位于脑组织中，有浸润、外形不规则、边界不清、质地软、易碎，瘤内常有坏死、出血及囊变。瘤细胞有三种类型，即纤维型、梭状细胞型、多形细胞型，其中以纤维型恶性程度最高。

如何选择脑膜瘤的治疗方法？

答：手术治疗是脑膜瘤早期治疗的首选方法，手术治疗的原则是在保存神经功能的前提下尽可能切除肿瘤。

选择治疗脑膜瘤的具体方式应当根据患者的具体情况，由于脑膜瘤属实质外生长的肿瘤，大多属良性，如能早期诊断，在肿瘤尚未使周围的脑组织与重要脑神经、血管受到损害之前手术，应能达到全切除的目的。但是有一部分晚期肿瘤，尤其是深部脑膜瘤，肿瘤巨大，与神经、血管、脑干及丘脑下部粘连太紧，或将这些神经、血管包围不易分离，这种情况下，不可勉强行全切除术，以免加重脑和脑神经损伤以及引起术中大出血的危险，甚至导致患者死亡或严重残废。如果病情已属恶性，应当进行放射治疗、化学治疗等。

该患者放疗时出现头痛，应怎样护理？

答：患者在接受放射治疗过程中，由于放疗反应导致脑组织水肿，经常出现头痛，具体护理措施如下。

(1) 密切观察患者生命体征，神志、瞳孔、血压若有异常，应及时处理。

(2) 耐心倾听患者诉说，理解患者内心感受。

(3) 评估疼痛的程度，观察患者疼痛伴随症状，如面色、呼吸、血压变化，尤其是瞳孔变化情况。

(4) 分散患者注意力，如听音乐等。

(5) 合理安排治疗、护理时间，创造良好的环境，护理时动作应轻柔。

(6) 遵医嘱使用镇痛药和脱水药，缓解疼痛。

患者出现焦虑心理，应怎样护理？

答：为了减轻患者的焦虑情绪，护理上应做到：①热情接待患者，介绍病区环境、规章制度、主治医师及负责护士，消除陌生感；②评估患者焦虑的原因和程度，观察患者的情绪以及行为变化，及时发现并满足患者的需求；③有计划地与患者沟通交流，了解原因，鼓励表达心中感受，有针对性地采取疏导措施，给予安慰支持；④帮助患者结识其他病友，鼓励家人定期探视；⑤向患者讲解疾病的有关知识、治疗方法及自我保健意识，讲解成功病例，增强战胜疾病的信心；⑥指导患者放松，如缓慢的深呼吸、全身肌肉放松、听音乐等。

患者缺乏与疾病相关的知识，应怎样护理？

答：负责护士应做到以下几方面：①评估患者的文化水平及理解能力；②指导患者卧床休息，适当运动；③向患者解释疾病的发病机制、症状、体征、病理生理、预后以及注意事项；④指导患者合理饮食，忌食辛辣刺激性食物，多食高蛋白、高营养食物及蔬菜水果，保持大便通畅；⑤指导、协助患者做好放疗前的准备。

患者有潜在的并发症癫痫和脑疝，应怎样护理？

答：癫痫和脑疝是患者最大的安全威胁，护理上要求：①严密观察生命体征、意识、瞳孔的变化，并及时记录；②严密观察头痛部位、程度以及伴随症状；③遵医嘱给予脱水药物。④给予舒适、安静的修养环境，减少噪声和刺激；⑤遵医嘱给予抗癫痫药物，并观察药物疗效；⑥患者出院后，嘱其建立良好的生活习惯，适当活动，避免过度劳累和紧张等；饮食上予以营养丰富和容易消化的食物；避免诱发癫痫发作的任何刺激。

该患者接受放射治疗，护理上有何要求？

答：(1) 在放疗前告知患者放射治疗没有任何感觉，消除患者的恐惧心理，使患者保持愉快的心情，树立战胜疾病的信心，并详细说明治疗时的注意事项，以取得患者的配合。

(2) 饮食　摄入高热量、高维生素和高纤维素食物，多食蔬菜，保持大便通畅。忌辛辣等刺激性食物。

(3) 局部皮肤　治疗过程中可能出现局部脱发、皮肤瘙痒，嘱患者不能抓、挠，以防止皮肤溃烂，影响治疗。对于瘙痒严重者，可以轻轻叩击局部，必要时可以用止痒水。不得用有刺激性的清洗剂清洗。

(4) 全身反应　部分患者在放射治疗过程的中后期，可能出现白细胞计数降低、乏力、食欲缺乏、精神萎靡等表现，应合理安排患者的治疗时间，少食多餐。反应严重者应采用支持疗法，静脉补充营养，提高患者的免疫力，同时预防感染。

(5) 颅内压增高的护理　由于脑组织受射线作用，可能发生脑水肿，患者出现头痛、头晕、呕吐和视觉改变。应保持房间安静、空气清新，必要时采取镇静药，严格按照医嘱给予脱水药。

怎样对脑膜瘤患者进行健康宣教？

答：由于患者个体间的性格、文化等有差异，我们应根据患者的职业、文化背景等，分别采用不同的方式。从患者入院到出院最少要为患者进行三个阶段的宣教，内容如下。

（1）入院宣教　了解脑膜瘤患者入院时的心理需求，介绍医院环境、规章制度、科室人员，协助患者尽快办好相关手续，消除患者陌生感，减轻患者焦虑。

（2）住院宣教　认真为患者讲解查房时间、治疗时间、作息时间、探视时间、打饭和打开水时间、安全防范措施等。脑膜瘤因肿瘤呈膨胀性生长，患者往往以头痛和癫痫为首发症状，根据肿瘤的位置不同，还可以出现视力、视野、嗅觉或听觉障碍及肢体运动障碍等。针对患者不同的症状，遵医嘱给予脱水、抗癫痫、镇静等药物。同时做好疾病相关知识的宣教。

（3）出院宣教　告知患者回家后饮食、睡眠、功能锻炼注意事项。出院口服药物如何服用。给患者及家属留下联系方式，告知特殊情况及时与医务人员联系。

脑膜瘤患者存在哪些安全问题？

答：（1）坠床　脑膜瘤患者多伴有肢体不同程度的功能障碍，易在翻身下床时因不灵便的肢体起不到有效支撑作用而坠床。

（2）撞伤　多因头痛难忍而撞击床头所致或因输液架未及时取下而撞伤。

（3）跌伤　由于地面光滑、有果皮或障碍物、长时间卧床突然变换体位等导致跌倒。

（4）自杀　因脑膜瘤部位特殊、手术难以根治、住院费用高、痛苦大，患者常有自杀倾向。

（5）咬伤　患者癫痫发作时未做好保护而咬伤唇舌。

怎样对脑膜瘤患者进行安全管理？

答：(1) 健全并落实规章制度　学习相关法律知识，确保各项规章制度的落实，鼓励护理人员团结协作，以患者为中心，为患者解决实际问题。加强专科知识的学习，进一步规范护理行为。

(2) 避免患者受到损伤　有癫痫发作史者床头备开口器、压舌板，嘱其家属注意看护，避免患者独自外出。患者癫痫发作时护士双手扶住患者头部，协助其立即平卧，将压舌板放入两磨牙之间，防止咬伤，同时防止撞伤头部。将有癫痫发作史的患者床号、姓名写在提示板上，使各班护士心中有数，重点护理；对一侧肢体功能缺损明显者，翻身时弧度不可过大、速度不可过快；下床时先下健侧；护理人员搀扶其患侧，以防一侧肢体无力而跌倒。

(3) 切实采取防范措施　病房内物品放置有序，多余物品集中放置；走廊及厕所内装有扶手；病区地面用防滑地板，确保地面清洁干燥；呼叫器装在床头伸手可及处。有肢体功能不全者用双床挡防止坠床。要求患者醒后30s再起床、起床后30s再站立、站立后30s再行走，以防跌倒。有癫痫发作史者集中安置在邻近护士站的房间，以便于观察及护理。输液后将输液架取下收回，防止撞伤头部。严格按护理级别巡视病房并与随机巡视相结合；治疗、护理用物随时收回。

(4) 落实健康教育　要求护士掌握各种疾病的发病原因、临床表现、治疗方法、护理及注意事项。在患者入院时即向其讲解有关疾病知识、病房环境、注意事项，护士长不定时对健康教育情况进行检查、督促，倾听患者及其家属对护理工作及病区安全管理的意见和建议，及时改进工作，对潜在的安全问题及时处理，从而保证患者安全。

【护理查房总结】

脑膜瘤是起源于脑膜和脑膜间隙的衍生物，可能来源于软脑膜或硬脑膜细胞。它可以分为多种类型，入住肿瘤科病房的患者多为恶性脑膜瘤，治疗复杂而且疗程长，针对这些情况，负责护士需要加强病情观察，对患者做好心理疏导，做好健康宣教，对并发症提前干预，确保患者的安全。

（1）严密观察患者病情变化，及时处理颅高压、癫痫等。

（2）做好手术期间和放疗期间患者的心理护理，鼓励患者正确面对疾病。

（3）落实好安全护理如预防压力性损伤、跌倒、坠床，防范自杀、咬伤等意外事件的发生。

（4）落实各项生活护理。

（5）放疗期间，注意观察放疗副作用（骨髓抑制、口腔黏膜破损），保护放射区域皮肤的完整性。

查房笔记

病例 3 • 脑垂体腺瘤

【病历汇报】

病情 患者女性，33 岁，脑垂体瘤手术后 1 个月，为进一步治疗再次步行入院。患者 3 年前无明显诱因出现月经紊乱，未予重视，近一年出现间歇性头痛、头昏伴视力下降，症状加重 1 周，头部 MRI 示鞍区占位。患者头痛时神志清楚，持续时间不定，无抽搐，无恶心呕吐，精神、食纳一般，大小便正常。既往体健，否认传染病及家族性疾病史，无药物及食物过敏史。入院前 40 天在全身麻醉下行开颅手术+鞍区病灶切除术，术中手术切除大部分肿瘤，手术恢复顺利，伤口愈合好，病理诊断为垂体瘤。为进一步巩固疗效再次入院。入院后予完善各项治疗，于第 10 天行伽马刀治疗。

护理体查 T 36.8℃，P 78 次/分，R 18 次/分，BP 120/80mmHg。体重 55kg，身高 158cm，瞳孔等大等圆，大小约 3mm，对光反射灵敏，眼球活动自如，左眼视力 0.2，右眼视力 0.5，双颞侧视野缺损。发育正常，营养一般，自动体位，神志合作，目前无头痛不适。全身皮肤、巩膜无黄染，无皮疹及皮下出血点，浅表淋巴结无肿大。头颅、五官的大小、形态正常，无畸形，颈软，呼吸运动自如，语颤正常，双肺呼吸音清，无干湿啰音。心前区无隆起，心率约 56 次/分，律齐；腹部平坦，未见胃肠型蠕动波，肛门、外生殖器未查，脊柱无畸形，各棘间、椎旁无压痛。神志清楚，语言流利，自动体位，记忆力、计算能力正常，皱眉、伸舌、龇牙、吹哨均正常，指鼻试验阴性，四肢无畸形，四肢肌力及肌张力正常，各关节活动自如；膝反射、踝反射正常存在，凯尔尼格征、布鲁津斯基征、巴宾斯基征阴性。

辅助检查 头颅 MRI 示鞍区呈术后改变；心电图示窦性心律，电轴左偏；病理学检查报告示垂体瘤。

入院诊断 垂体腺瘤术后。

主要的护理问题 潜在并发症（脑组织水肿、头痛、视力、视野改变）；有体液失衡的危险（尿崩症、电解质紊乱）；自我形象紊乱；知识缺乏。

目前主要的治疗措施 完善各项检查；制订放射治疗方案；记录24h尿量；观察放射治疗后的不良反应；对症治疗，护肝、脱水降颅压治疗。

护士长提问

什么是垂体腺瘤？

答：垂体腺瘤是颅内常见的良性肿瘤，起源于蝶鞍内脑垂体细胞，其发病率约为1/10万，占颅内肿瘤的10%～12%，仅次于脑膜瘤和胶质瘤，好发于青壮年，男、女比例无明显差异，微腺瘤直径小于1cm，且局限于鞍内，大腺瘤直径为1～3cm，且突破鞍膈，巨大肿瘤直径大于3cm，肿瘤向鞍旁及视丘下部伸展，甚至可达第三脑室，累及海绵窦，伸入颅中窝，长入脚间池，进入蝶窦内、鼻咽部。

垂体的解剖结构是怎样的？

答：垂体位于蝶鞍区的垂体窝内，呈圆形，大小约1.2cm×1.0cm×0.5cm，重约750mg，分为腺垂体（前叶）和神经垂体（后叶），垂体左右两侧为海绵窦，海绵窦内有三叉神经等脑神经通过，前上方为视神经、视交叉，后上方为下丘脑和第三脑室。垂体为机体的重要内分泌器官。见图8-4。

下丘脑垂体系统如何对人体内分泌进行调节？

答：下丘脑通过神经和体液调节相应的腺垂体激素的分泌。神经垂体在结构与功能上都与下丘脑密切相关。从下丘脑视上核和室旁核的神经元发出的神经纤维直接进入神经垂体，称下丘脑垂体束。由视上核和室旁核的神经元合成和分泌的激素沿此通路被运送

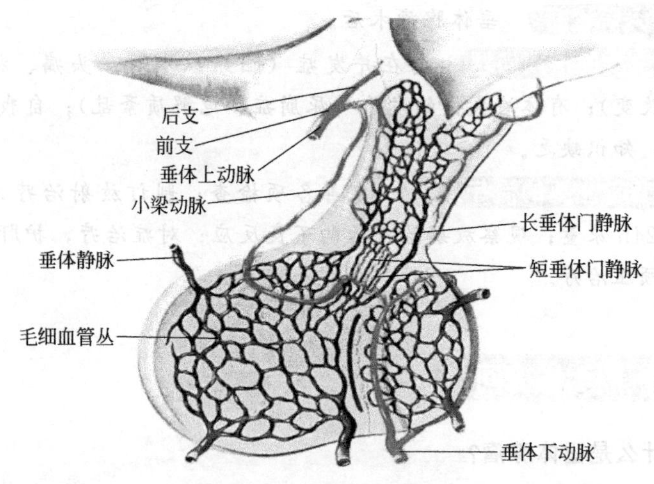

图 8-4　垂体的解剖结构

至神经垂体贮藏，需要时再释放入血液循环。从腺垂体中已经分离出 8 种蛋白质激素。

(1) 生长激素（GH）　GH 的主要生理功能是：刺激软骨及软组织增生，使骨骼面积增加，伴随内脏增大，肌肉、皮肤、结缔组织和淋巴器官增生；促进蛋白质合成；给哺乳动物反复注射 GH 时可使血糖升高，长期注射可导致永久性糖尿病；刺激胸腺淋巴细胞和一般淋巴细胞繁殖；将 GH 其他几种“促激素”[如促肾上腺皮质激素（ACTH）、促甲状腺素（TSH）、卵泡刺激素（FSH）、黄体生成素（LH）] 分别结合使用时，可显著加强这些激素的效能；对其他激素有“允许作用”，能产生使其他激素或因子充分发挥作用的生理环境等。

(2) 生乳素（PRH）　PRH 的主要生理功能是调节生殖活动和性行为，促进已发育好的乳腺分泌乳汁等。

(3) 促肾上腺皮质激素　ACTH 主要作用于肾上腺皮质的束状带和网状带，使其细胞增生，并促进糖皮质激素的生物合成和分泌。

(4) 促脂激素（LPH）　LPH 具有溶脂作用和轻微的黑素细胞

刺激作用。

(5) 黑素细胞刺激素（MSH）　MSH 的主要功能是刺激黑素细胞色素体，使之扩散，导致皮肤变黑。

(6) 糖蛋白质激素（LH、FSH、TSH）　在腺垂体中有三种糖蛋白质激素，即 LH、FSH 和 TSH。在硬骨鱼垂体中发现有一种异促甲状腺因子（HTF），与促性腺激素十分相近，HTF、LH 和 FSH 对硬骨鱼的甲状腺都有刺激作用，这些发现提示，TSH、LH 和 FSH 可能起源于同一种原始分子。LH 和 FSH 对性腺均有刺激作用。TSH 主要刺激甲状腺合成和分泌甲状腺激素。见图 8-5。

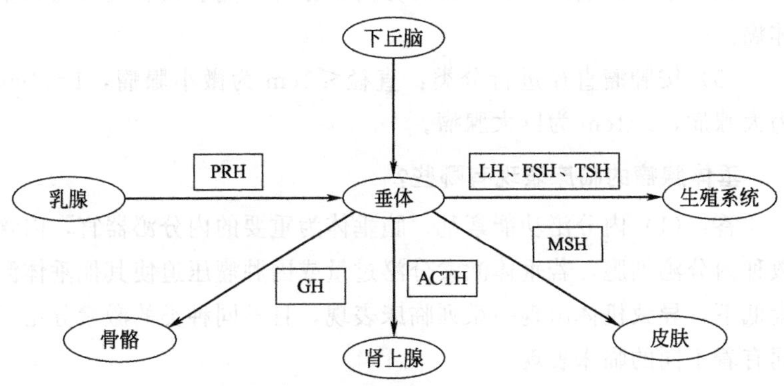

图 8-5　下丘脑垂体系统对人体分泌调节

垂体腺瘤对人体的危害表现有哪些方面？

答：垂体腺瘤好发于青壮年，对患者的生长、发育、劳动能力、生育功能有严重损害，并造成一系列社会心理影响。垂体腺瘤对人体的危害主要体现在以下几方面。

(1) 垂体激素过量分泌引起一系列的代谢紊乱和脏器损害。

(2) 肿瘤压迫使其他垂体激素水平低下，引起相应的靶腺功能低下。

(3) 压迫蝶鞍区结构（如视神经、视交叉、脑池动脉等），导致相应功能严重障碍。

垂体腺瘤的分类有哪些？

答：(1) 按照生物学行为不同，可分为侵袭性垂体腺瘤、非侵袭性垂体腺瘤。

(2) 按照其有无内分泌功能可分为分泌性腺瘤、无分泌功能腺瘤。分泌性腺瘤又可分为：①生长激素腺瘤；②泌乳素腺瘤；③促肾上腺皮质激素腺瘤；④促甲状腺素瘤；⑤促性腺激素腺瘤；⑥多分泌功能细胞腺瘤。本例患者为泌乳素腺瘤。

(3) 根据病理学检查方法分为嫌色性腺瘤、嗜酸性腺瘤、嗜碱性腺瘤。

(4) 根据肿瘤的生长方式可分为扩张性腺瘤、侵袭性腺瘤和垂体癌。

(5) 按肿瘤直径进行分类：直径≤1cm 为微小腺瘤，1～4cm 为大腺瘤，＞4cm 为巨大腺瘤。

垂体腺瘤的临床表现有哪些？

答：(1) 内分泌功能紊乱　脑垂体为重要的内分泌器官，内含数种内分泌细胞，若垂体激素分泌过量或因肿瘤压迫使其他垂体激素低下，导致机体出现一系列临床表现，且不同种类的激素分泌不同有着不同的临床表现。

① 生长激素细胞腺瘤：早期瘤仅数毫米大小，主要表现为分泌生长激素过多。未成年患者可发生生长过速，甚至发育成巨人。成人以后为肢端肥大的表现，如面容改变、额头变大、下颌突出、鼻大唇厚、手指变粗、毛发皮肤粗糙、色素沉着、手指麻木等。重者感全身乏力、头痛、关节痛、性功能减退、闭经、不育。

② 催乳素细胞腺瘤：主要表现为闭经、溢乳、不育，重者腋毛脱落、皮肤苍白细腻、皮下脂肪增多，还有乏力、易倦、嗜睡、头痛、性功能减退等。男性则表现为性欲减退、阳痿、乳腺增生、胡须稀少；重者生殖器官萎缩、精子数目减少、不育等，男性女性变者不多。

③ 促肾上腺皮质激素细胞腺瘤：临床表现为身体向心性肥胖、

满月脸、水牛背、多血质、腹部大腿部皮肤有紫纹、毳毛增多等，重者闭经、性欲减退、全身乏力，甚至卧床不起，有的患者有高血压、糖尿病等。

④ 甲状腺刺激素细胞瘤：少见，由于垂体甲状腺刺激素分泌过盛，引起甲亢症状，在垂体瘤摘除后甲亢症状即消失。另有甲状腺功能低下反馈引起垂体腺发生局灶性增生，逐渐发展成垂体腺瘤，长大后也可引起蝶鞍扩大、附近组织受压迫的症状。

⑤ 滤泡刺激素细胞腺瘤：非常少见，只有个别报告临床有性功能减退、闭经、不育、精子数目减少。

⑥ 黑色素刺激素细胞腺瘤：非常少见，只有个别报告患者皮肤黑色素沉着，不伴皮质醇增多。

（2）头痛　早期约2/3的患者有头痛，主要位于眶后、前额和双颞部，程度较轻，间歇性发作，多系肿瘤直接刺激或鞍内压增高，引起垂体硬膜囊及鞍隔受压所致。

（3）视力、视野障碍　早期垂体腺瘤常无视力、视野障碍。如肿瘤长大，向上伸展，压迫视交叉，则出现视野缺损，外上象限首先受影响，红视野最先表现出来。以后病变增大，压迫较重，则白视野也受影响，渐渐缺损可扩大至双颞侧偏盲。如果未及时治疗，视野缺损可再扩大，并且视力也有减退，以致全盲。因为垂体瘤多为良性，初期病变可持续相当时间，待病情严重时，视力、视野障碍可突然加剧，如果肿瘤偏于一侧，可致单眼偏盲或失明。

（4）其他神经和脑损害的表现　肿瘤压迫垂体柄和下丘脑时可出现尿崩症和下丘脑功能障碍等。肿瘤向前方延伸至额叶，可引起精神症状、癫痫、嗅觉障碍。侵入蝶窦、鼻腔和鼻咽部可出现脑脊液鼻漏、鼻出血。

垂体腺瘤的辅助检查有哪些?

答：（1）放射学检查　头颅CT、MRI、X线、脑血管造影（DSA）等对早期诊断及明确肿瘤大小、位置、性质有很大帮助。

① 蝶鞍区CT扫描：可提高垂体微腺瘤的发现率。多数表现为鞍区低密度区＞3mm的直接征象，少数呈高密度，表现为等密

度的微腺瘤；间接征象（垂体高度过7mm）；鞍隔饱满或膨隆，不对称。垂体卒中者，瘤内可见出血。

② 蝶鞍区MRI：能区分微小的组织差异，对垂体及肿瘤成像好，但对蝶鞍致密骨质不敏感。发现的最大径＜10mm的腺瘤称垂体微腺瘤，最大径＞20mm的称垂体大腺瘤，突破鞍隔或蝶鞍骨性结构向外侵袭性生长的称为侵袭性腺瘤。

（2）内分泌检查　应用内分泌放射免疫检查测定垂体和下丘脑多种内分泌激素，以确定肿瘤的性质、判断疗效及预后。检查项目有泌乳素、生长激素、促肾上腺皮质激素、甲状腺刺激激素、促性腺激素、黑色素刺激激素。

目前垂体腺瘤的治疗目的是什么？治疗方法有哪些？

答：垂体腺瘤治疗的主要目的：①切除或缩小病变；②恢复患者视力；③减低激素高分泌状态；④保护和恢复垂体正常功能。但临床上很难通过单一治疗方法达到上述目的，通常需要综合治疗。治疗方法有手术治疗、放射治疗和药物治疗。

（1）手术治疗　是垂体腺瘤的重要手段之一。随着内镜技术以及神经导航技术的不断发展，绝大多数垂体瘤能够经蝶窦切除。常用术式包括经蝶窦手术入路以及开颅手术。内镜技术的发展使得经蝶窦手术逐渐成为主要的手术方法。手术禁忌证为鼻部感染、蝶窦炎、鼻中隔手术史，向侧方、额叶底、鞍背后方发展的肿瘤。常用的开颅手术入路：①经额叶入路主要适用于较大的且向鞍上发展的垂体腺瘤。②经颞叶入路适用于向鞍旁发展的肿瘤。③经蝶骨翼入路适用于向视交叉后上方，向旁发展或侵入海绵窦肿瘤。

（2）放射治疗　一种辅助治疗，主要适应证：①手术未达满意全切；②部分侵袭性垂体腺瘤；③复发腺瘤；④药物难以控制的生长激素腺瘤、泌乳素瘤、促肾上腺皮质激素腺瘤。对于垂体腺瘤的放射治疗需要结合临床实际情况，尽量提高患者的生存质量。

（3）药物治疗　PRL型、GH型和ACTH型腺瘤，常用溴隐亭（多巴胺受体兴奋类药物，有降低血清泌乳素的水平和缩小肿瘤体积的作用）口服，垂体功能低下及无功能腺瘤采用各种激素替代治疗。

什么是经鼻蝶垂体瘤切除术？手术并发症及处理方法有哪些？

答：经鼻蝶垂体瘤切除术方法：患者均在气管插管全麻下进行手术，取仰卧位，头后仰下垂约 30°，常规颜面及鼻腔碘伏消毒，右侧鼻腔鼻前庭、鼻中隔注射利多卡因＋肾上腺素（1∶1000）混合液以收缩鼻黏膜血管、扩大鼻腔道、从中鼻甲下缘水平向下切开 1～1.5cm 的蝶窦前壁到蝶窦开口为止，采用磨钻磨削骨质，使骨窗直径为 1.5～2cm、沿蝶窦前壁骨窗边缘适当打开蝶窦黏膜，磨除蝶窦间隔以完全显露鞍底、用磨钻在鞍底中央偏下方开一骨窗，骨窗直径为 1.0～1.5cm，“十”字切开鞍底硬脑膜后电灼硬膜，用刮匙、环形刮圈和吸引器按从里到外、从上到下和从前到后的顺序分块切除肿瘤，清扫瘤床尽量达到全切。冲洗瘤腔，适当充填明胶海绵止血，鞍底采用人工硬膜双层封闭，进行鼻黏膜复位。在确认无活动性出血后缝合伤口、术中未全切除的患者术后均按疗程给予放疗。

并发症及处理方法：①蛛网膜下腔出血及术区出血。经治疗 2 周后均获得缓解，出院时无明显功能及生活障碍。②术后鼻腔出血。术后 3 天拔除填塞纱条后出现鼻腔大出血，给予再次填塞后止血。③鼻部黏膜下局限性感染。采用局部切开引流及抗生素治疗。④术后脑脊液鼻漏。采用改变体位治疗，或腰大池引流 2 周。

神经内镜对治疗垂体瘤的优点有哪些？

答：神经内镜治疗垂体瘤，经鼻腔生理通道，不用蝶窦牵开器，不切开唇下或鼻内黏膜，甚至术后可不填塞油纱条，从而将手术创伤降到最低，进一步减少了以往手术入路的创伤，扩大了病灶的显露，增加了直观切除病变的机会，最大限度地保护了鼻腔的正常结构。内镜下经蝶单鼻孔入路切除垂体腺瘤应用较广，术中经右鼻腔正常的解剖间隙（鼻中隔和鼻甲间隙）即可直达蝶窦，手术路径短；术中只需要剥离部分鼻中隔黏膜及切除扩大蝶窦开口开窗处的蝶窦黏膜，再打开蝶窦，切除蝶窦中隔，即形成一个“全景式”

的鞍底，切开鞍底硬脑膜后即可见肿瘤组织因颅内压从切口处突出。神经内镜在狭长的腔隙、孔道中操作，在成像上也较显微镜具有明显优势。

垂体瘤放射治疗的目的、适应证、禁忌证是什么？

答：(1) 目的

① 尽可能消灭肿瘤细胞。

② 对肿瘤周围组织减压，尤其对神经组织，如视交叉等。

③ 使内分泌功能稳定或正常。

④ 尽量避免因放射治疗引起的并发症或后遗症。

(2) 适应证

① 手术未能做肿瘤全切术，可行术后放疗。

② 术中证实有脑膜、骨质侵蚀或有恶变者。

③ 有手术禁忌证，或不愿接受手术者。

④ 肿瘤复发不宜再手术者。

(3) 禁忌证

① 有视力、视野严重受损者。

② 对年轻要求生育者，不应首选放射治疗。

③ 垂体腺瘤已卒中，瘤体已大部分囊变者。

伽马刀治疗前护理有哪些？

答：(1) 心理护理　由于伽马刀是医学领域中一种高科技治疗手段，患者因对伽马刀知识的缺乏，可能有恐惧心理并焦虑，护士应在治疗前向患者及家属介绍有关伽马刀的知识，如可能出现的副作用及需要配合的事项，提供健康教育手册和图片；陪同患者到放疗地点熟悉放疗环境，说明放疗过程，消除其紧张恐惧心理使其配合治疗。

(2) 调理患者一般情况　评估患者的营养状况，给予高蛋白、高热量、高维生素饮食，以增强体质，调节全身状况，如纠正贫血、脱水以及电解质紊乱等，了解肝肾功能及血常规等检查结果，先控制全身或局部感染后再行放疗。

(3) 口腔护理　放射治疗前充分评估口腔黏膜的完整性，有无溃疡、出血，评估牙齿有无龋齿、牙齿残根及活动性金属义齿；充分做好洁齿，积极治疗口腔疾病，注意口腔卫生，用淡盐水漱口；并应先拔除龋齿，对牙周炎或牙龈炎患者应采取相应治疗后再进行放射治疗。

(4) 伤口护理　如有切口或伤口，应在放射治疗前妥善处理，一般应待切口或伤口愈合后再进行放疗为宜。

(5) 伽马刀治疗前准备　患者治疗前防止受凉感冒，治疗前日下午及治疗日早晨分别洗头一次，前额无头皮感染；治疗前 30min 遵医嘱口服镇静药。

伽马刀治疗术后护理有哪些？

答：伽马刀治疗尽管痛苦少、损伤轻、安全性大，但较大剂量γ射线照射后，也会出现不良反应。术后患者回病房，应严密观察生命体征及意识瞳孔变化，发现异常及时报告医师，配合紧急处理和护理。

(1) 心理护理　患者因对伽马刀知识的缺乏，加上局部穿刺点疼痛的刺激和术后可能出现低热、恶心、乏力、呕吐等而产生焦虑、恐惧、紧张心理，因此要做好心理护理，多巡视患者，深入了解病情，发现问题及时做好相应处理，耐心做好解释工作，教会患者放松的技巧，努力减轻患者痛苦，解除焦虑、恐惧、紧张心理。

(2) 疼痛　在接受治疗过程中患者都会有不同程度的局部及靶射点周围疼痛，可给予口服镇痛药，如氨酚待因片等对症处理，并注意观察疼痛部位与程度，配合有效的心理护理，分散其注意力，提高对疼痛的耐受力。对出现伽马刀射线反应性颅高压性头痛者，可给予脱水降颅内压及激素治疗。

(3) 恶心呕吐　患者短时间接受大剂量伽马射线，易出现放射线反应，一般在治疗后数小时内出现食欲减退、恶心呕吐等症状，一般术后常规口服地塞米松，必要时肌注甲氧氯普胺，正确指导患者进行饮食调理，给予高蛋白、高维生素、易消化、营养丰富的食物，多食新鲜水果、蔬菜，增加患者机体抵抗力，促进患者的早日康复。

（4）白细胞减少　伽马刀治疗后，定期查血常规，若患者出现白细胞减少、中性粒细胞减少时，遵医嘱予以对症处理；及时调整饮食，指导患者注意休息，预防感冒。

（5）伽马刀术后头架针眼的护理　头部伽马刀治疗需采取骨性头部定位支架的方式进行定位，治疗结束后取下头架不需要缝合针眼，用盐水棉球清洁针眼周围皮肤后用皮肤消毒液消毒针眼，用无菌纱布覆盖针眼后用掌心环行按摩周围皮肤3～5次，以松弛针眼处皮肤，并给予纱布绷带加压包扎，头部针眼处如有活动性出血，则压迫止血2～3min，若无效则缝合止血。术后2天撤去，保持针眼处皮肤清洁干燥，防止感染。若针眼处红肿，局部予以消毒换药处理。

预防及护理伽马刀并发症的措施有哪些？

答：（1）毛发脱落　照射处局部毛发脱落时最常见的并发症。

（2）头痛或一时性视野改变，可能与被照射组织水肿所致有关密切观察患者病情变化，发现异常及时通知医师处理。出现脑水肿症状时遵医嘱给予脱水剂，严重者可配合使用皮质激素。必要时行CT/MRI检查。对伴有严重基础疾病，如高血压、糖尿病等，慎用激素治疗。使用脱水药时，应保持水、电解质平衡，并防止肾功能损害。绝大多数脑水肿可于1～6个月逐渐消退。

（3）垂体功能低下　术后3～5天由于机体不适应激素的变化而引起，表现为头晕、恶心呕吐、血压下降等症状。注意排除低血钾、低血钠引起的症状。一般用5%葡萄糖500mL＋氢化可的松100mg静脉滴注后缓解。

（4）视神经受损　向患者解释视力障碍发生原因以取得理解和配合；疏导患者情绪，培训适应术后生活方式；必要时协助患者日常个人生活；对于可能为术后脑水肿引起的暂时性视力障碍，遵医嘱使用甘油果糖200mL静脉滴注，并观察患者的视力变化。

（5）放射性脑坏死　为脑组织的不可逆损害，常发生于照射病灶的周围脑组织。多由于受照射病灶的区域较大，致使病灶周围的脑组织受到大面积辐射，或由于治疗时所选用的中心剂量太高，或因为早期出现的放射性脑水肿没有得到及时、良好的控制，病情进一步加剧而引起。故要加强病情观察，发现异常及时报告医师予以对症处理。

伽马刀治疗患者如何做好出院指导？

答：伽马刀治疗后到病变组织产生生物效应是渐变的，向患者讲解出院后的注意事项。

(1) 定期复查　垂体腺瘤经伽马刀治疗后，起效慢，但远期疗效好，许多病例多年来未见复发，故6～12个月复查一次即可。

(2) 饮食指导　给予高蛋白、高能量、高维生素、低脂、易消化的食物，禁烟戒酒，以提高身体抵抗力，保持大便通畅。

(3) 防止血管损伤　经伽马刀治疗后血管壁脆性增强，指导动静脉畸形的患者2年内避免情绪激动和剧烈运动，避免过度疲劳，注意适量活动、保暖，预防感冒。

脑垂体瘤患者使用溴隐亭的注意事项是什么？

答：联合应用溴隐亭和放疗治疗泌乳素（PRL）微腺瘤，可提高疗效。无视神经压迫的泌乳素（PRL）微腺瘤，经蝶显微外科手术可以全部切除肿瘤，不需要放射治疗。对大腺瘤切除或术后复发者，可采用放射治疗，但放射治疗对降低泌乳素水平不理想。溴隐亭是治疗泌乳素腺瘤较常用的口服药物。溴隐亭为半合成的麦角胺生物碱，能刺激垂体细胞的多巴胺受体，降低血中泌乳素。对由于血中泌乳素增高导致妇女闭经不育的，服用溴隐亭后可恢复月经和排卵受孕，亦可抑制病理性溢乳，并使泌乳腺瘤缩小。在溴隐亭治疗过程中应密切观察泌乳素水平，视力、视野变化和CT/MRI，一旦发现肿瘤增大，应及时经蝶手术治疗。溴隐亭一般只用于手术和放疗不满意的患者。溴隐亭最常见的副作用是暂时性的恶心和呕吐，且随着剂量增加会反复出现。在用药初期可出现直立性低血压，但不会随着剂量的增加而加重。另一种显著的副作用是精神异常。所以在服药过程中，护士一定要做好相关知识指导及健康宣教，严密观察病情变化，及时巡视病房。

垂体腺瘤所致高血糖患者的健康教育有哪些？

答：（1）饮食　饮食治疗的原则是平衡饮食，荤素搭配、粗细搭配；定时定量；口味清淡，减少脂肪；避免吃得过多；饮食要尽可能丰富多样；多吃富含纤维素的食物；细嚼慢咽。不提倡大量喝稀饭，喝稀饭的原则是少量，干稀搭配，最好与含蛋白质的食物一起吃，例如鸡蛋、牛奶、肉包子。其次患者应该戒烟、限制饮酒。此外并不是绝对不能吃水果，当空腹血糖控制在7.0mmol/L（126mg/dL）以下、餐后2h血糖10mmol/L（180mg/dL）以下、糖化血红蛋白小于7.5%且血糖没有较大波动时，可以选择水果，但需代替部分主食。食用水果最好在两餐之间，病情控制不满意者暂不食用，可吃少量生黄瓜和生番茄。

（2）运动　坚持三原则：有氧运动、持之以恒和量力而行。有氧运动是指强度较低、持续时间长、有节奏的运动，如慢跑、散步、打太极拳、骑自行车、跳舞等；以早餐后或晚餐后1h左右运动为宜，至少每周3次以上。

（3）使用胰岛素　核对胰岛素的类型及名称，检查胰岛素的有效期，胰岛素有无外观上的改变等，如发现胰岛素出现雾状、结晶、变色则不能使用；垂直装上新的针头并排气，直到针头有一滴饱满的水珠出现；选择正确的注射部位：上臂侧面及稍向后面、大腿前侧及外侧、臀部、腹部（避开硬结、瘢痕、脐周围5cm以内）；用酒精消毒皮肤；调节剂量，皮下层注射；如果使用8mm针头，需要用2个手指捏起皮肤；如果使用5mm针头，可以垂直注射，不需要捏起皮肤；注射后持续按住推键，在皮下停留5～10s，再拔出。

如果该患者术后出现尿崩症应如何护理？

答：尿崩症常因为肿瘤或手术操作累及下丘脑或视上核到神经垂体的纤维束所致。术后应准确记录患者24h出入水量，必要时应记录每小时尿量。患者连续2h尿量超过300mL/h，儿童超过

150mL/h，尿比重<1.005时，应通知医师并遵医嘱用药，观察用药后效果，以及时控制尿崩症。常用垂体后叶素6U加入50mL液体中持续静脉泵推注，根据每小时尿量调节每小时泵内滴注速度。低钠血症时，鼓励患者多饮盐开水及含钾、钠高的食物，如橙汁、咸菜，以补充丢失的钾、钠和水分。禁止经胃肠道或静脉摄入糖类物质，以免血糖增高产生渗透性利尿而加重尿崩症。密切观察患者的意识、生命体征及皮肤弹性。

该患者感知改变的护理措施有哪些？

答：(1) 向患者详细介绍病室环境，提供适当的光源。

(2) 把水、餐具、呼叫器等物品放在患者视力范围内。

(3) 移去环境中障碍物，室内物品摆放相对固定。

(4) 避免让房门半开，一定要全开或全关。

(5) 保持床位低水平，床边有扶栏。

(6) 当患者行走时要搀扶，提供适当的辅助用具。

并发垂体危象时，应如何处理？

答：并发垂体危象，即应如下处理：遵医嘱静脉滴注50%葡萄糖40～60mL及糖盐水，以抢救低血糖及失水等。低温者可将患者放入24～35℃温水中，逐渐加热水温至38～39℃，当患者体温回升至35℃以上则擦干保暖。高热者根据具体情况选择降温方法。禁用或慎用吗啡、巴比妥类、氯丙嗪等及各种降糖药，以防诱发昏迷。

患者并发脑脊液鼻漏时的护理措施有哪些？

答：(1) 绝对卧床休息，去枕平卧。

(2) 禁用棉球、纱条填塞鼻腔，以防感染。

(3) 禁用力擤鼻涕，以免加重脑脊液鼻漏。

(4) 给予抗生素治疗，防止颅内感染。

垂体腺瘤患者手术的疗效如何？

答：垂体腺瘤手术效果良好，一般来说经蝶显微外科手术切除腺瘤，疗效可达60%～90%，但复发率较高，若复发者能及时诊断和手术或放疗，其有效率仍可在80%以上。因此，术后仍需定期复查，观察临床症状，做内分泌和放射学检查。

【护理查房总结】

垂体瘤是颅内肿瘤常见的良性肿瘤，临床治疗多采用综合治疗。手术治疗为首选的治疗方法，放射治疗是一种有效的切除不干净时的辅助治疗手段，运用于手术不彻底或可能复发的垂体腺瘤及垂体癌。X线刀、伽马刀运用于小于3cm的瘤体。尽管放射治疗垂体腺瘤有一定的疗效，但临床上对其剂量、疗效，以及其对垂体功能低下、视交叉视神经、周围血管神经结构等的损害尚待进一步研究。护士要了解放射治疗后常见并发症的症状，需加强对这些患者的观察。且对这些患者进行长期的随访，了解患者心理、身体、生活情况。

（1）做好患者围术期、放疗期间的心理护理，鼓励患者正确地面对疾病。

（2）密切观察患者病情变化，做好相关并发症的预防与护理。

（3）术后密切观察患者引流液的性状与量，保持引流通畅。

（4）定期监测患者体温，发现异常及时报告，预防发生垂体危象。

（5）落实安全护理和生活护理 预防压力性损伤、跌倒，按照患者自理能力评估给予生活护理。

（6）做好患者的康复指导，指导康复训练，合理安排休息与活动。

查房笔记

病例 4 • 脑转移瘤

【病历汇报】

病情　患者男性，42岁，因诊断为原发性支气管肺癌放化疗后，Ⅳ期右上肺中低分化肺腺癌伴双肺、肝、骨、脑、肾上腺转移，并行培美曲塞二钠+顺铂化疗三周期。5个月前每月予唑来膦酸抑制骨转移骨质破坏，共5次，先后行螺旋断层放疗，放射靶区包括肺、肾上腺及骨转移癌灶，共放疗39次，治疗后腰痛消失。为求进一步诊治入院治疗，入院诊断：原发性支气管肺癌放化疗后，右周围型，T4N2M1b，Ⅳ期，伴双肺、骨、脑转移，中低分化腺癌。入院后行培美曲塞二钠+顺铂化疗及全脑姑息性放疗，放疗中出现了轻微头昏，经过甘露醇对症治疗后好转。

护理体查　T 36.6℃，P 88次/分，R 20次/分，BP 115/85mmHg，疼痛评分（NRS法）0分。KPS评分85分，ZPS评分0分，身高168cm，体重63kg，体表面积1.76m^2。患者神志清楚，双侧瞳孔等大等圆，约3mm大小，对光反射灵敏，眼球活动自如，左眼视力0.7，右眼视力0.8。患者神志清楚、语言流利、记忆力、计算能力正常。呼吸规则，双肺呼吸运动对称自如，无啰音及哮鸣音，偶有干咳，无咳痰，无痰中带血，心律齐、心音正常，脊柱、外生殖器正常，浅反射及腱反射正常，双下肢无水肿，病理征阴性，精神食纳可，大小便正常，体重无下降。

专科情况　PS评分0分，全身浅表淋巴结无肿大，胸廓对称、无畸形，双侧呼吸运动对称自如，右上侧语颤减弱，叩诊呈清音，右上肺呼吸音清，余肺呼吸音清晰，无干湿啰音及哮鸣音，偶有干咳，无咳痰，无痰中带血。患者头部放射区皮肤完好，可见色素沉着，无发红、破溃。右上臂留置PICC导管，导管置入长度为41cm，患者臂围为27cm，穿刺点无红、肿、热、痛，导管固定好，输液顺畅。腹部平坦，肠鸣音正常，未见胃肠型及蠕动波，腹式呼吸存在，腹壁静脉无曲张，腹壁柔软，无压痛及反跳痛。双膝反射正常，凯尔尼格氏征、布鲁津斯基征、巴宾斯基征阴性。

辅助检查 纤维支气管镜活检示中低分化腺癌；CT检查示双肺多发性结节，肺转移可能性大；MRI示脑部占位性病变，转移瘤可能性大；骨ECT示多处骨质破坏，骨转移可能性大；彩色B超示肝内多处占位性病变，肝转移可能性大；实验室检查，癌胚抗原（CEA）62.84mg/L，CA125 4.29U/L，CA19-9 14.09U/L，甲胎蛋白（AFP）8.55ng/mL。

入院诊断 肺癌（中低分化腺癌）T4N2M1b Ⅳ期，并双肺内转移；骨转移；肝转移癌；脑转移瘤。

主要的护理问题 气体交换受损，与肺组织病变引起气体交换面积减少有关；营养失调（低于机体需要量），与肿瘤引起机体代谢增加有关；活动无耐力，与活动时组织供氧不足，疲乏有关；焦虑与恐惧，与肺癌的确诊，担心疾病的预后和死亡威胁有关；潜在并发症（颅内压增高症、脑疝）。

目前主要的治疗措施 化学治疗及靶向治疗；营养对症治疗；抑制骨质破坏治疗；密切观察化疗药物的不良反应。

护士长提问

什么是脑转移瘤？

答：脑转移瘤是恶性肿瘤一种常见的远处转移方式，系指原发于身体其他部位的肿瘤细胞转移入颅内形成病灶，其发病率占颅内肿瘤的3.5%～10%。肺内脑转移最多见，其次是子宫、卵巢、黑色素瘤。转移途径主要有经血液转移（如肺癌），直接侵入（如鼻咽癌、视网膜母细胞瘤），脑脊液转移（如颅内生殖细胞瘤、髓母、黑色素瘤），淋巴转移（少数肿瘤可经脊神经和脑神经的淋巴间隙或椎静脉丛转移至颅内）。发病年龄高峰20～50岁，男性多于女性。转移病灶部位以大脑中动脉供血区等血运较丰富区域为主，占

70%以上，亦多见于小脑半球，可为单发或者多发。瘤多呈类球形或结节状，质地软硬不等，周围脑组织水肿带明显，可呈浸润性生长。

脑转移瘤的症状和体征有哪些?

答：脑转移瘤大多起病慢，但病程进展迅速。大多数患者有中枢神经系统功能紊乱的症状，早期仅表现头痛日渐加重、视盘水肿、癫痫，根据病变部位不同可出现局限性定位体征，如偏瘫、偏身感觉障碍、肢体肌力减退、失语、眼震、共济失调等体征。大约50%的患者有头痛症状，其他恶心呕吐、失语、共济失调、脑神经麻痹等症状亦常见。25%的患者出现视盘水肿。转移病灶部位以大脑中动脉供血区等血运较丰富区域为主，其发病率占一半以上，容易发生在灰质和白质交界处，以额叶、颞叶、顶叶多见，枕叶少见。小细胞肺癌常发生于小脑转移。脑转移瘤70%～80%是多发的实质性病变。脑转移瘤病程短，起病后病情呈进行性加重，如发生肿瘤出血坏死病情呈突然加重，也可呈卒中样发病。所有的颅内转移肿瘤最终将引起患者颅内压升高，从而导致其脑组织压迫，引起中枢神经系统损害，危及患者的生命。

目前脑转移瘤的治疗方法有哪些?

答：脑转移瘤的治疗种类有手术治疗、放疗、化疗等。

(1) 放射治疗　是脑转移瘤最常用的治疗方式之一，全脑放疗或全脑立体定向放疗是目前治疗脑转移癌的主要手段。随着X线立体定向放射治疗技术的应用，近年来临床上开展了新型的全脑立体定向放疗，该疗法优势在于局限性高剂量精确照射，其中射线剂量在患者的非靶体组织当中陡降，有着高精确度重复性的头颅固定。该技术的放射生物学优势体现在分次照射能够减少对患者脑神经以及脑组织的放射性损伤，能够治疗大体积病变。

(2) 手术治疗　适应证为单发性转移瘤，原发灶已切除或暂时尚未找到原发灶，且能耐受手术者；或者多发性较大病灶已引起明显颅内高压威胁患者生命者的姑息治疗。

(3) 化疗　根据原发灶的病理性质选用化疗药物。根据肿瘤的来源，脑内转移灶的数量、部位和大小，以及患者的全身状况和原发病的情况综合考虑，采用个体化的综合治疗。临床研究发现以下患者具有较好的预后：①年龄小于65岁；②KPS评分大于70分；③脑是唯一转移部位而没有其他脏器的转移；④没有查出原发肿瘤或者原发肿瘤得到控制；⑤原发肿瘤被确诊一年以后才出现转移的；⑥患者为女性；⑦脑转移灶数量少等。

恶性脑瘤行介入灌注治疗术前该如何护理？

答：(1) 主要是心理护理　心理-社会因素与肿瘤的发生、发展之间有密切联系，与肿瘤患者的生活质量和生存期有明显的相关性。颅内转移瘤患者的心理负担重，对生命前景较为关注，强烈的求生欲望使患者即使知道自己所患疾病不能治愈但也希望延长生命。因而肿瘤患者的心理护理非常重要，有效的心理护理可以起到药物所不能达到的作用。患者经历手术创伤加上身患癌症的复杂心理，最显著的心理特点是由于知识缺乏、治疗效果茫然和惧怕化疗药物所致的不良反应等。易产生悲观、恐惧等情绪。针对患者的这一心理特点，护士在治疗前要热情地与患者交谈，鼓励患者树立信心，向患者及家属讲解整个治疗方案的步骤、方法、目的、效果及其必要性以及治疗过程中的注意事项，最好请治疗效果好的患者对其进行教育和鼓励，以消除不安情绪。家庭成员支持和鼓励对患者的生活质量、适应能力起着重要作用，责任护士同时要做好家属的思想工作，配合、支持医师观察患者的病情变化、心理状况、饮食及休息情况。

(2) 按介入治疗术前常规护理　术前6h禁食、禁饮；术前3天口服肾上腺皮质类激素，以减轻肿瘤周围水肿，增强正常脑组织对化疗药物的耐受，减轻化疗后全身的不良反应。有癫痫病史的患者术前服用抗癫痫药物，预防患者术中出现癫痫发作。导管室配合护士在术前一天对患者进行访视，进行专业化的健康教育，包括手术的简要过程、术中和术后的配合等，并确认是否签署介入治疗的知情同意，与患者建立信任关系，减轻患者的焦虑、恐惧情绪。介入治疗前备好动脉插管化疗的介入材料、化疗药物、心电监护仪、氧气及吸痰器装置、微泵等，以及解痉、镇静及抗过敏等急救药品，腹股沟区备皮。

恶性脑瘤行介入灌注治疗术中该如何护理？

答：(1) 术中配合 患者的核查由医师、护士、技师共同执行手术核查制度，核对患者信息，防止差错发生。

(2) 监测生命体征 协助患者摆好体位，连接心电监护仪，观察生命体征、意识、瞳孔等的变化及肢体活动情况并详细记录，术中若发生异常立即报告术者，予对症处理。

(3) 快速开放血脑屏障 建立静脉通道，遵医嘱快速输入20%甘露醇注射液+地塞米松磷酸钠注射液10mg，以开放血脑屏障。快速静脉滴注20%甘露醇注射液，可迅速改变血脑屏障的通透性，而对正常脑组织无长期不可逆损伤，提高了化疗药物进入病灶的浓度。术中观察静脉通道是否通畅，防止弯折扭曲，及时更换液体以防气体栓塞。防止血栓或气栓形成。遵医嘱给予肝素钠，准确记录并遵医嘱及时追加药物，检测活化凝血时间使其维持在250～300s。穿刺前用0.9%氯化钠注射液500mL中加1mL 6250U肝素钠的液体冲洗用物；经“Y”形阀持续加压滴注平衡液，防止微小血栓进入血管。操作过程中若出现机械源性脑血栓形成，根据情况可行动脉溶栓。加压袋压力始终保持在300Pa，及时更换加压袋内液体，防止液体滴空导致空气栓塞。

(4) 术中并发症的观察及护理 化疗药物可能引起恶心呕吐等症状。患者出现呕吐时，立即将其头偏向一侧，防止误吸；遵医嘱肌内注射盐酸甲氧氯普胺注射液，同时注意观察患者呕吐物的性质和量。化疗药物作用于脑血管，可加重脑部的水肿，使患者出现头晕、恶心呕吐、视物模糊等颅内压增高症状。患者出现不同程度的颅内压增高症状。此时应向患者说明情况，缓解其紧张情绪，控制液体量，必要时给予脱水药、激素等药物治疗；同时严密观察患者意识、瞳孔、生命体征的变化，保持室内安静，持续低流量给氧，遵医嘱给予对症治疗。

（5）癫痫发作的护理　立即让患者平卧，迅速制动四肢，头偏向一侧，保持呼吸道通畅，并给予牙垫防止咬伤，持续给氧，遵医嘱给予地西泮 10mg 静脉推注，严密观察患者意识、瞳孔及生命体征的变化并记录；遵医嘱给予药物治疗。脑血管痉挛由于导管和药物的刺激，容易诱发脑血管痉挛，表现为一过性神经功能障碍、肢体麻木等。常规用尼莫地平注射液，遵医嘱通过微泵控制滴速和药物浓度。

恶性脑瘤行介入灌注治疗术后该如何护理？

答：（1）体位护理　患者术后回病房，穿刺侧肢体平伸，平卧 12h，局部加压腹股沟穿刺点以防穿刺点出血，以弹力绷带加压固定效果较好，患者舒适度较高。注意足部保暖，每小时观察末梢循环及足背动脉波动情况 4 次。平卧期间定时按摩骨隆凸受压部位皮肤，防止压力性损伤。观察尿量情况，发现异常及时报告医师。

（2）不良反应的观察及护理　化学药物治疗后白细胞降低，易发生感染，应对患者加强保护性隔离措施，预防感冒。对于活动耐力差的患者，活动时应有人陪护防止摔伤。患者出现恶心呕吐后，护理人员应及时给予漱口、清理污物及被服，使患者感到舒适，并遵医嘱给予止吐、保护胃黏膜药物等。

（3）给予高热量、高维生素、高蛋白、易消化食物，鼓励患者进食进饮，保证入量，少食多餐，忌过硬及辛辣等刺激性食物，对于吞咽困难的患者可进食流食，必要时留置胃管鼻饲。注意保持口腔卫生，饭后漱口。

（4）给予持续吸氧、心电监测，观察患者生命体征、血氧饱和度、意识及瞳孔变化，及时化验血常规、凝血功能变化，注意患者有无出血征兆，患者头痛加剧时应警惕脑出血的发生。有颅内高压者遵医嘱用脱水药。

（5）健康教育　介入灌注治疗后，护理人员要进行有效的健康教育与出院指导。带药出院的患者，护理人员应反复说明严格按照医嘱用药，不可盲目服用、随意停用和增减药物剂量，交代患者或家属服药时间、方法、禁忌及用药注意事项。叮嘱患者保持生活规律，禁烟、酒及辛辣等刺激性食物。按时作息，适量运动，定期来医院复查，不适随诊。

什么是 Omni-wedge?

答：Omni-wedge 是全向楔形板技术，配备在医科达直线加速器上，由一个平野和两个楔形方向相互垂直的楔形野完成，它的楔形方向不依赖准直器旋转方向，可以在保证 MLC 射野最优适形靶区的前提下，提供任意角度的楔形方向。应用 Omni-wedge 能提高靶区剂量均匀度，是一种简单、实用的工具。

ZPS 评分标准是什么？

答：ZPS 是评价肿瘤患者体力状况评分标准，见表 8-3。

表 8-3　ZPS 评分标准

体力状况	得分/分
正常活动	0
症状轻，生活自在，能从事轻体力活动	1
能耐受肿瘤症状，生活自理，但白天卧床时间不超过 50%	2
肿瘤症状严重，白天卧床时间超过 50%，但能起床站立，部分生活自理	3
病重卧床不起	4
死亡	5

注：ZPS 评分一般要求不大于 2 分才考虑化疗。

使用替莫唑胺治疗脑转移瘤时的药理作用、适应证、不良反应及注意事项有哪些？

答：(1) 药理作用　替莫唑胺在生理酸碱条件下经快速非酶催化转变为活性化合物 MTIC [5-(3-甲基三氮烯-1-基) 咪唑-4-酰胺]，MTIC 注药通过对 DNA 上鸟嘌呤的烷基化（甲基化）发挥细胞毒作用。

(2) 适应证　多形性胶质母细胞瘤或间变性星形细胞瘤。

(3) 副作用　最常见的不良反应为恶心呕吐。可能会出现骨髓抑制，但可恢复。应定期监测患者血常规。其他的常见的不良反应为疲惫、便秘和头痛、眩晕、呼吸短促、脱发、贫血、发热、免疫力下降等。

（4）注意事项

① 有可能出现骨髓抑制，给药前查患者中性粒细胞及血小板。（首次给药后的第 21～23 天）查患者的血象，之后每周查一次，中性粒细胞（ANG）大于或等于$1.5\times10^9/L$，血小板大于或等于$100\times10^9/L$时，再进行下一周期的治疗。

② 肝肾功能异常患者慎用本品。

③ 替莫唑胺影响睾丸的功能，男性患者应采取避孕措施。

④ 女性患者在接受替莫唑胺治疗时避免妊娠。

使用司莫司汀治疗脑转移瘤时的药理作用、适应证、不良反应及注意事项有哪些？

答：（1）药理作用　本品为细胞周期非特异性药物，作用于细胞周期的 G1-S 早期，对 G2 期也有抑制作用。本品进入人体后解离形成乙烯碳正离子，发挥化疗作用，使 DNA 键断裂，发挥抗肿瘤作用，其另一代谢产物主要与蛋白质特别是其中的赖氨酸末端的氨基等反应，导致骨髓毒性，氨甲酰化还破坏一些酶蛋白使 DNA 被破坏后难以修复，有助于抗癌作用。本品与其他烷化剂并无交叉耐药性。

（2）适应证　本品脂溶性强，可通过血脑屏障，进入脑脊液，常用于脑原发肿瘤及转移瘤。与其他药物合用可治疗恶性淋巴瘤、胃癌、大肠癌、黑色素瘤。

（3）不良反应

① 骨髓抑制：呈延迟性反应，有累积毒性。白细胞或血小板减少最低出现在 4～6 周，一般持续 5～10 天，个别可持续数周，一般 6～8 周可恢复。

② 服药后有胃肠道反应、肝肾功能异常、轻度脱发，偶见全身皮疹，可抑制睾丸和卵巢功能，引起闭经及精子缺乏。

（4）注意事项　骨髓抑制、感染、肝肾功能不全者慎用；用药期间应密切注意血象、血尿素氮、尿酸、肌酐清除率、血胆红素、转氨酶的变化和肺功能的变化。老年人因肾功能减退，可影响药物排泄，应慎用此药。本品可抑制身体免疫功能，使疫苗接种不能激发身体产生抗体。用药结束后3个月内不宜接种活疫苗。预防感染，注意口腔卫生。

使用尼莫司汀治疗脑转移瘤时的作用机制、适应证、不良反应及注意事项有哪些？

答：(1) 作用机制　主要作用机制可能是使细胞内DNA烷化，引起DNA低分子化，抑制DNA合成。

(2) 适应证　脑肿瘤、消化道癌（胃癌、肝癌、结肠癌、直肠癌)、肺癌、恶性淋巴瘤、慢性白血病等。

(3) 不良反应　(偶：＜0.1％。有时：0.1～5％。发生率不明：5％以上或不明频度)

① 骨髓抑制：出现白细胞减少、血小板减少、贫血，有时出现出血倾向、全血细胞减少等，因此每次给药后至少6周内应每周进行1次外周血象检查，若发现异常应做适当处理。

② 间质性肺炎及肺纤维症：偶然出现间质性肺炎及肺纤维症。

③ 过敏症：有时出现皮疹，若出现此类过敏症状，应停药。

④ 肝肾功能损害。

⑤ 消化道出现食欲缺乏、恶心呕吐，有时出现口腔炎、腹泻等。

⑥ 其他：有时出现全身乏力、发热、头痛、眩晕、痉挛、脱发、低蛋白血症。

(4) 注意事项

① 有肝肾功能损害患者、合并感染患者（因白细胞减少而降低对感染的抵抗力)、水痘患者（会出现致死性全身障碍）慎用。

② 会引起迟缓性骨髓功能抑制等严重不良反应，因此每次给药后至少6周应每周进行临床检验（血液检查、肝功能及肾功能检查等)，充分观察患者状态。若发现异常应减量或停药等。另

外，长期用药会加重不良反应，呈迁延性推移，因此应慎重给药。

③ 应充分注意出现感染及出血倾向及其恶化。

④ 小儿用药应慎重，尤应注意出现不良反应。

⑤ 小儿及育龄患者用药时，应考虑对性腺的影响。

高压氧加放疗提高肺癌局控率、改善生存率的可能机制是什么？

答：(1) 氧能与射线照射组织后产生的自由基竞争性结合水合电子，固定自由基对 DNA 的损伤，增加肿瘤细胞对放射线的敏感度。

(2) 可使肿瘤细胞的 DNA 损伤，延缓或抑制细胞分裂进程，同时可促使 G0 期细胞进入增殖周期，诱导肿瘤细胞同步于 G2、M 期，从而辅助提高放疗的疗效。

(3) 增加肿瘤细胞过氧化氢酶活性，并能快速减少缺氧诱导因子 1 的表达，抑制缺氧时在肿瘤细胞恶性行为中所起的中枢纽带作用，干扰肿瘤细胞的代谢和血管内皮生长因子的表达，从而诱导肿瘤细胞凋亡。

脑转移瘤放射治疗的射波刀相关知识有哪些？

答：射波刀 (Cyber knife) 又称“立体定位射波手术平台”，或“网络刀”“电脑刀”，是全世界最新型的全身立体定位放射外科治疗设备，它可治疗全身各部位的肿瘤，只需照射 1～5 次，即可杀死肿瘤组织，是唯一综合“无伤口、无痛苦、无流血、无麻醉、恢复期短”等优势的全身某些部位放射手术形式。放射治疗对实质性病灶有一定的效果。放射治疗可以控制肿瘤发展，使肿瘤缩小，射波刀有着独特的优势，明显提高了脑转移患者的近期症状改善率、局部控制率，并且痛苦小、反应轻、更人性化的治疗模式易为患者接受。射波刀治疗脑部转移瘤无须框架固定，采用精确影像引导，根据患者颅骨骨性标志进行定位，对正常组织损伤小，比传统的放射外科更能有效地治疗颅内较大的转移瘤。

脑转移瘤放射治疗的目的、适应证及禁忌证有哪些？

答：(1) 目的

① 消灭肿瘤细胞。

② 防止新病灶出现。

③ 尽量避免因放射治疗引起的并发症或后遗症。

(2) 适应证

① 颅外各个系统恶性肿瘤的囊性、实性或囊实混合性单发脑转移瘤，不宜手术或拒绝手术。

② 颅外各个系统恶性肿瘤的多发转移瘤。

③ 全身情况良好，无明显颅内压增高症状与体征。一般情况下，无颅高压无伤口即可放疗，有明显颅高压者先降压。

(3) 禁忌证

① 颅内高压未能得到处理和控制或肿瘤在颅内散在生长或全身转移者。

② 伴有心、肺、肝肾功能障碍者。

③ 抵抗力低下者。

④ 骨髓抑制，药物治疗无法改善。

射波刀治疗的护理措施有哪些？

答：(1) 心理护理　由于射波刀是一种新的治疗脑转移瘤的方法，患者对治疗过程后恢复情况缺乏了解，易产生恐惧心理，加上患者在意识清醒状态下接受治疗，焦虑、紧张、恐惧心理明显，所以治疗前进行良好的宣教、沟通、指导，治疗中不断鼓励、安慰，治疗后积极进行有效的情感支持至关重要。护士应给患者详细讲解治疗方法以及治疗中配合注意事项，以增加患者和家属的治疗信心，取得患者的积极配合。

(2) 皮肤护理　由于单次治疗时间较长，而且患者往往需要保持仰卧位 1h 左右，所以年老瘦弱或者皮下脂肪少、营养不良患者接受治疗前，骶尾部以及骨突处可以给予减压贴保护，防止治疗过程中局部受压血液循环不畅，而致压力性损伤。治疗前剔除头发

（照射局部毛发），嘱咐患者治疗前用温和无刺激清洗液彻底清洁放射局部皮肤，告知患者治疗期间不可抓挠放射治疗局部皮肤。

（3）术后护理　患者治疗结束返回病房后，病房护士要与手术室护士做好交接工作，了解患者有无不适，并嘱其卧床休息，可将床头摇高至15°～30°，预防发生及加重脑水肿。治疗后有30%的患者出现不同程度的食欲缺乏，故合理安排患者饮食尤为重要，治疗前后禁忌饱餐，应当给予患者高蛋白、高碳水化合物、高纤维、高维生素、低脂肪饮食，禁止刺激性及坚硬食物。加强病情观察，观察瞳孔、监测患者生命体征，给予格拉斯哥昏迷评分（GCS），每日用0～10数字评估量表评分患者的疼痛分值，了解患者有无疼痛、麻木加重。

（4）并发症的护理

① 急性放射性反应：患者治疗后出现头痛、头晕遵医嘱给予20%甘露醇125mL＋地塞米松5mg静脉快速滴注后症状均明显缓解。

② 恶心呕吐者：给予阿扎司琼10mg静脉注射以缓解症状，并嘱咐患者清淡饮食，以少食多餐为宜。

③ 护理高热者：治疗后出现高热（38.5～39.0℃）立即给予冰块降温，温水擦浴并调节适当室温。反复高热患者遵医嘱给予吲哚美辛栓0.05g塞肛，高热期间防止出汗较多引起电解质紊乱，嘱患者多饮淡盐水，必要时给予静脉补液。

④ 护理电解质紊乱者：患者治疗后有出现低钾血症（测得血钾3.0～3.2mmol/L），出现低钠血症（测得血钠120mmol/L）。低钾血症表现为四肢无力，腱反射减退或消失，严重者心律失常，甚至更严重者可出现心搏骤停、呼吸麻痹。

低钾血症的护理措施：a. 采取措施止吐、止泻，防止钾的继续丢失，若病情允许可尽早恢复饮食；b. 及时补钾，口服补钾最安全，不能经口服补钾者行静脉滴注，但严格按照静脉补钾的要求（控制总量、浓度不高、滴速要慢、尿量正常）进行；c. 预防并发症，加强陪护，避免意外伤害；严密观察脉搏、呼吸、血压、尿量，及时测定血清钾和做心电图检查。

低钠血症的护理措施：a. 严密观察患者的神志、瞳孔、每小时尿量、24h 出入量及生命体征的变化并详细记录；b. 限制液体入量，常选用限水治疗，需要限制液体入量，一般控制水摄入量在 500～1000mL/d 以造成负水平衡，通常限水治疗 2～3 天血钠水平回升，若出现严重低钠血症则应积极补钠；c. 补充钠盐首选口服补钠，将食盐生理需要量 7～15g 合理分配在每日的膳食中；对于神志不清者及留置胃管者，根据血钠情况及时补充每日所需要的钠盐；出汗多的患者每日增加 2g 左右的摄盐量。

该患者的呼吸道管理措施有哪些?

答：(1) 保持病室内空气新鲜，每日早、晚各通风 1 次，每次 30min，温度控制在 20～22℃，相对湿度为 50%～70%。给予舒适的体位，如抬高床头、半坐位、高枕卧位。

(2) 遵医嘱给予持续吸氧，1～2L/min，并保持输氧装置通畅，同时向患者说明其意义和目的。

(3) 指导患者有效的呼吸技巧，如腹式呼吸及缩唇式呼吸。鼓励患者积极咳出痰液，保持呼吸道通畅。

(4) 发生呼吸困难时，陪伴患者以减轻其焦虑紧张情绪。定时监测动脉血气分析值的变化。密切观察病情变化，如有无压痛、头晕、烦躁不安、神志改变等肺性脑病症状。必要时遵医嘱应用呼吸兴奋药及支气管扩张药，并密切观察药物的副作用。

该患者营养护理的注意事项有哪些?

答：(1) 评估患者的进食能力，宣教饮食种类及进食方法，呕吐严重者，遵医嘱给予补液及止呕治疗。

(2) 做好呕吐的护理　防止误吸，及时清除呕吐物，协助患者漱口。观察呕吐物的颜色性质和量。

(3) 保持室内空气清新，改善进餐环境。

如何指导该患者进行活动与功能锻炼?

答：(1) 以患者自觉舒适为原则，协助取前倾坐位或半坐位。

（2）指导患者做缓慢深呼吸、腹式呼吸、缩唇式呼吸等呼吸功能锻炼。

（3）合理安排患者休息和活动量。

如果该患者合并颅内压增高，其护理措施有哪些？

答：（1）一般护理

① 体位：抬高床头15°～30°，以利于脑室引流，减轻脑水肿，昏迷患者取侧卧位，便于呼吸道分泌物排出。

② 给氧：持续或间断给氧，降低 $PaCO_2$ 使脑血管收缩，减少脑血流量，降低颅内压。

③ 饮食和补液：不能进食者，每日补液量控制在1500～2000mL，保持每日尿量不少于600mL。控制输液速度，防止短时间内输入大量液体而加重脑水肿。神志清醒患者遵医嘱给予普食，适当限盐。

④ 维持正常体温和防止感染：高热可使机体代谢率增高，加重脑缺氧，故应及时有效地降温。遵医嘱用抗生素预防和控制感染。

⑤ 加强生活护理：适当保护患者，避免意外损伤。

（2）药物治疗的护理

① 脱水治疗：遵医嘱合理补液，最常用20%甘露醇，成人每次250mL，15～30min滴完，每日2～4次。使用脱水剂可使钠、钾等排出过多，引起电解质紊乱，脱水治疗期间记录24h出入水量。使用高渗性液体后，血容量突然增加，可加重循环系统负担，有导致心力衰竭或肺水肿的危险，尤其是儿童、老人及心功能不全者，应注意观察和及时处理。停药前应逐渐减量或延长给药间隔，防止颅内压反跳现象。

② 激素治疗：常用地塞米松5～10mg静脉或肌内注射，每日2～3次，或氢化可的松100mg静脉注射，每日1～2次。治疗期间注意观察有无因应用激素诱发应激性溃疡和感染等不良反应。

该肺癌脑转移患者出院宣教的内容有哪些？

答：（1）合理休息，保证充足的睡眠，避免劳累，睡硬板床避免负重，预防病理性骨折。

（2）保持良好的心情，鼓励家人多陪伴患者，加强与之沟通，指导正确地面对疾病。

（3）加强营养，多进食鱼、肉、蛋、牛奶等高蛋白食物及新鲜水果、蔬菜，少食刺激性、辛辣食物，禁吸烟饮酒。

（4）保护头部放射区皮肤，避免用刺激性肥皂洗头，外出时防止暴晒，鼓励患者戴帽子。

（5）加强肺部功能锻炼，指导患者每日适当散步、打太极、深呼吸、腹式呼吸等，注意预防感冒。

（6）每日开窗通风，保持室内空气清新，出院后 1 个月定期来院复查，不适时随时就诊。

射波刀治疗出院宣教有哪些？

答：对患者及其家属进行出院宣教，避免患者不了解射波刀而产生焦虑情绪，嘱患者饮食清淡，如出现头痛等不适时及时就诊，应按时复查并长期定期随访，评估患者射波刀的远期疗效。脑转移瘤对放射治疗较为敏感，常用的放射技术包括立体定向放射治疗（SRT）与全脑放射治疗（WBRT）及常规放疗等。WBRT 作为目前标准的治疗方案，在临床应用时应注意针对个体患者选择合适的剂量分次方案，同时应考虑权衡其神经系统的不良反应。

深静脉置管（PICC）的护理有哪些？

答：（1）一般护理　需随时观察患者穿刺点有无渗血、渗液，穿刺部位及局部皮肤有无红、肿、热、痛等情况；置管后保持局部皮肤清洁干燥，禁止搔抓，并告知患者应穿宽松衣服，更衣时应避免拽托、牵拉导管。

（2）并发症预防及处理

① 导管感染：细菌多来自导管接头、皮肤等。穿刺点未愈合时，每隔 2 天换药 1 次，并保持敷料清洁、干燥，无卷边、无松动，每周更换肝素帽或正压接头 1 次，可减少感染概率；用 0.9% 氯化钠注射液对静脉输注高浓度液体的导管进行冲洗，避免液体附

着于导管壁形成脂类阳离子复合物，并残留于导管内而引起导管堵塞或感染；若局部穿刺部位皮肤有分泌物渗出或轻微红肿，应加强换药次数，视情况加用抗生素软膏涂抹。

② 导管堵塞：因PICC导管内径较细，脑转移瘤患者血液多呈高凝状态，加之常用甘露醇等高渗性药物治疗，较易引起导管堵塞。因此，输液前用0.9%氯化钠注射液冲洗导管，输注完毕后，用0.9%氯化钠注射液100mL冲管后，再用10～20mL正压封管，必要时加用10U/mL肝素盐水封管，可预防导管阻塞。

③ 导管脱出：多由于导管固定欠妥或患者自身因素所致。因此，每次换药时，消毒穿刺点及周围皮肤后，必须待自然风干后才能覆盖敷料；敷料使用时应采用高举平台法，固定时应从中心向四周按压，以去除滞留在敷料内的空气，使敷料固定更加牢固。肘关节上导管应呈“U”形固定，认真做好交接班，密切观察敷料的使用状态，发现异常及时处理。同时应加强患者带管期间的健康教育，提高其对导管的自我维护意识。

【护理查房总结】

目前脑转移瘤的治疗以放疗为主，化学治疗为辅。患者接受放疗时，由于患者对放疗、仪器、环境不了解容易出现焦虑、恐惧心理，应注意做好患者的心理护理。其次要了解化疗药物机制、作用及副作用，做好患者化疗期间的护理，针对所接受的治疗做好健康教育。在患者放化疗期间，要特别注意。

(1) 做好患者的心理干预和疏导。说明放疗的原理、流程。

(2) 合理安排患者饮食，做好不同治疗时期的饮食计划，改善患者营养不良。

(3) 加强化疗药物的配制、使用的安全管理，注意放化疗防护。

(4) 化疗期间密切观察化疗药物的胃肠道反应等不良反应，并做好相应的护理。

(5) 观察患者的疼痛、颅内高压症状，发现异常随时报告医师。

(6) 康复期肿瘤患者合理安排活动与休息。

(7) 做好患者安全的护理，防止患者跌倒、压力性损伤等。

查房笔记

参考文献

[1] 陆再英，钟南山. 内科学. 第7版. 北京：人民卫生出版社. 2008.

[2] 蒋冬梅. 护理常规. 长沙：湖南科学技术出版社，2007.

[3] 陆舜，廖美琳，施春雷. 恶性胸膜间皮瘤. 上海：上海科技教育出版社，2005.

[4] 李映兰，李红. 临床护理三基实践指导 . 北京：化学工业出版社，2012.

[5] 廖遇平，姜武忠. 实用肿瘤综合治疗手册 . 长沙：湖南科学技术出版社，2006.

[6] 杨月华，许敏，钱培芬，姜瑛. 肿瘤科护理基本知识与技能 . 北京：科学出版社，2010.

[7] 丁玥. 肿瘤科护理必备 . 北京：北京大学医学出版社，2011.

[8] 陈璐，邬淑雁，邓志鸿. 肿瘤科实用护理手册 . 上海：第二军医大学出版社，2010.

[9] 汤钊猷. 现代肿瘤学. 第3版. 上海：复旦大学出版社，2011.

[10] 闻曲，刘义兰，喻姣花. 新编肿瘤护理学. 北京：人民卫生出版社，2011.

[11] 胡雁，陆箴琦. 实用肿瘤护理学. 上海：上海科学技术出版社，2007.

[12] 姚阳. 恶性肿瘤的诊断与综合治疗. 上海：复旦大学出版社，2005.

[13] 陈灏珠. 实用内科学. 第12版. 北京：人民卫生出版社. 2005. 20.

[14] 王滨，曹贵文. 介人护理学. 北京：人民卫生出版社，2005.

[15] 孙燕，石远凯. 临床肿瘤内科手册. 第5版. 北京：人民卫生出版社，2011.

[16] 尤黎明，吴瑛. 内科护理学. 北京：人民卫生出版社，2006.

[17] 申屠英琴，赵锐祎，陈春芳等. 27例PICC穿刺部位渗液的原因分析及护理对策. 中华护理杂志，2011，46（2）：131.

[18] 吴阶平. 泌尿外科学. 济南：山东科学技术出版社，2008.

[19] 吴在德，吴肇汉. 外科学. 第7版，北京：人民卫生出版社，2008.

[20] 梁勇. 外科学. 北京：人民军医出版社，2010.

[21] 冯梅，贺爱兰. 综合医院常见疾病护理常规. 长沙：湖南科学技术出版社，2007.

[22] 延玲，杨筑春，王继红. 宫颈癌放射治疗的护理，中国实用医药，2012，7（1）：207-208.

[23] 蔡红兵，陈惠祯. 妇科肿瘤学. 武汉：湖北科学技术出版社，2011. 10.

[24] 郑修霞. 妇产科护理学. 北京：人民卫生出版社，2012.

[25] 黄俊辉，廖遇平，曹培国. 临床肿瘤学教程. 长沙：湖南科学技术出版社，2006.

[26] 杨晓凤，张素芬，张清媛. 实用血液疾病治疗学. 北京：军事医学科学出版社，2008.

[27] 纪瑜，王琰，俞惠艳. 自体外周血干细胞支持治疗30例的阶段护理体会. 护理与康复，2012，11（9）：856-858.

[28] 颜霞. 实用血液护理及技术. 北京：科学出版社，2008.

[29] 陆道培，徐兰平，王海燕等. 造血干细胞移植. 北京：北京大学医学出版社，2005.

[30] 王耀辉，徐德宝，丁玉兰. 实用专科护士丛书神经内科、神经外科分册. 长沙：湖南科学技术出版社，2010.

[31] 杨莘. 神经疾病护理学. 北京：人民卫生出版社，2011.

[32] 赵继宗. 神经外科学. 北京：人民卫生出版社，2012.

[33] 王建荣，周玉虹. 外科疾病护理指南. 北京：人民军医出版社，2012.

[34] 赵佛容. 口腔护理学. 上海：复旦大学出版社，2004.

[35] 黎容清. 头颈部肿瘤放疗病人口咽黏膜炎的观察及护理. 医学文选，2000，19 (6)：984-985.

[36] 谭慧. 肿瘤化疗患者住院期间发生跌倒原因分析及对策. 护理管理杂志，2010，10 (4)：293-294.

[37] 戴叶花，侯爱和，瞿舒培. 心灵关怀对肿瘤放疗患者焦虑与应对方式的影响. 护理学杂志，2011，2 (17)：77-78.

[38] 曹伟新. 外科护理学. 第 4 版. 北京：人民卫生出版社，2009.

[39] Marion Johnson，Gloria Bulechek，Howard Butcher Etc. 主编. 吴袁剑云，主译. 护理诊断、结局与措施 . 第 2 版 . 北京大学医学出版社，2010.

[40] 杨月欣，王光亚，潘兴昌. 中国食物成分表. 第 2 版. 北京：北京大学医学出版社，2009.

[41] Orna Katz，Yuval Nachalon，Ohad Hilly，et al. Radiotherapy in early-stage tongue squamous cell carcinoma with minor adverse features. Head Neck. 2017，39 (1)：147-150.

[42] Mark A. Ellis，Evan M. Graboyes，Amy E. Wahlquist，et al. Primary Surgery vs Radiotherapy for Early Stage Oral Cavity Cancer. Otolaryngol Head Neck Surg. 2018，158 (4)：649-659.

[43] Koerdt，Steffen，Röckl，Jonas，Rommel，Niklas，et al. Lymph node management in the treatment of oral cancer：Analysis of a standardized approach. J Cranio-Maxillo-Facial Surg. 2016，44 (10)：1737-1742.